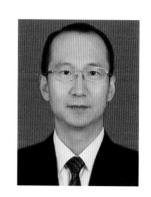

周　鹏

　　周鹏，男，医学博士，主任中医师，博士研究生导师，博士后合作指导老师。现任深圳市宝安区中医院党委书记、院长、针灸学科学术带头人，广东省青年医学杰出人才，深圳市鹏城岐黄中医药领军人才，深圳市高层次人才（后备级），中国针灸学会睡眠管理专业委员会副主任委员，中华中医药学会外治分会副秘书长兼常务委员，广东省针灸学会老年病专业委员会主任委员。

　　主持、参与"调神固本法治疗心身疾病的临床及机制研究"等项目，荣获广东省针灸学会科学技术三等奖、中国针灸学会科学技术奖二等奖、广东省优秀科技成果、广东省科技进步二等奖。主持广东省药品监督管理局备案的院内中药制剂"葛根舒筋颗粒"治疗颈肩疼痛、"固腰颗粒"治疗腰腿疼痛等研究项目。主持、参与国家级课题4项、省部级及厅局级课题11项、市区级课题10项；发表论文70余篇，其中SCI 6篇；主编著作2部，参编专著多部；制订行业标准1项，被授权实用新型专利5项。

　　牵头成立广东省首家针灸专科医院，带领针灸科成为广东省中医临床重点专科、深圳市中医特色专科，2018—2021年蝉联"中国中医医院优秀区县临床专科""最佳临床型专科"称号。创新服务模式，牵头成立深圳市首个立足于服务全院各临床病区的针灸亚专科，荣获"2017年改善医疗服务优质服务岗"。

　　临床专长：在临床诊疗中强调"辨体–辨病–辨证"诊疗模式的运用，治疗疾病尤重"调神固本"，并倡导"多维外治"疗法，擅长运用针灸、针刀等结合中药治疗脑卒中、颈椎病、腰椎间盘突出症、肩周炎、膝关节骨性关节炎、咳嗽、失眠、头痛、围绝经期综合征、慢性疲劳综合征等临床常见病、多发病。

针灸调神固本

治疗心身情志疾病

主编◎周　鹏

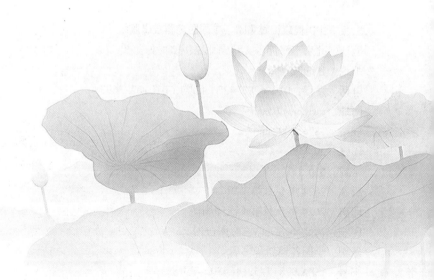

中国健康传媒集团

中国医药科技出版社

内 容 提 要

《针灸调神固本治疗心身情志疾病》为我国首部论述针灸治疗心身情志疾病的医学专著。全书分为上、中、下3篇，共计13章。上篇"心身情志理论"，介绍心身情志理论的起源形成与发展、现代认识、发病基础、特点、预防；中篇"针灸调神固本法"，介绍针灸调神固本的源流发展与创立、治疗特色与手段，以及穴位组成及功效、组方原则；下篇"临床治疗与研究进展"，介绍30种常见心身情志疾病的临床治疗、研究进展，每种疾病详述概述、病因病理、临床表现、诊断要点、辨证分型、针灸治疗、康复理疗、调养护理、健康宣教及临证医案，充分反映现阶段针灸治疗心身情志疾病的学术水平。临床研究进展展示近20年来针灸治疗心身情志疾病的临床研究现状。

全书内容丰富，资料翔实，言简意赅，实用性强，适用于广大中医针灸临床医师、针灸教学及科研人员学习使用，亦可供全国高等中医药院校中医学、针灸推拿学专业学生阅读参考。

图书在版编目（CIP）数据

针灸调神固本治疗心身情志疾病 / 周鹏主编 . — 北京：中国医药科技出版社，2024.9
—ISBN 978-7-5214-4806-1

Ⅰ . R246.6

中国国家版本馆 CIP 数据核字第 20240ZC782 号

美术编辑　陈君杞
版式设计　也　在

出版	**中国健康传媒集团**｜中国医药科技出版社
地址	北京市海淀区文慧园北路甲 22 号
邮编	100082
电话	发行：010-62227427　邮购：010-62236938
网址	www.cmstp.com
规格	787 × 1092mm $\frac{1}{16}$
印张	29 $\frac{1}{2}$
字数	630 千字
版次	2024 年 9 月第 1 版
印次	2024 年 9 月第 1 次印刷
印刷	河北环京美印刷有限公司
经销	全国各地新华书店
书号	ISBN 978-7-5214-4806-1
定价	96.00 元

获取新书信息、投稿、为图书纠错，请扫码联系我们。

编 委 会

编写说明

中医七情所致疾病，历代医家均有记载，针灸治疗情志疾病散载于各类书籍中。经检索中国国家版本馆、全国图书馆参考咨询联盟等发现，目前尚无针灸治疗心身情志疾病的专著出版。

对"心身情志疾病"的定义，目前学界尚无统一认识。编者结合现有资料及多年临床经验认为，心身疾病是指一系列与心理、社会因素密切相关，临床表现以躯体症状为主的疾病；情志疾病是指七情刺激所致的以情志异常表现为主的疾病，包括神志与精神方面的疾病。10余年来，周鹏教授应用针灸调神固本法治疗心身情志疾病取得显著疗效。其作为主要完成人参与的"疏肝调神针刺治疗抑郁障碍的机制研究"项目获得中国针灸学会科学技术奖二等奖、广东省优秀科技成果、广东省科技进步二等奖；主持的"调神固本法治疗心身疾病的临床及机制研究"项目获广东省针灸学会科技进步三等奖，相关疗法在针灸临床上得到推广应用，造福广大心身情志疾病患者。

《针灸调神固本治疗心身情志疾病》为我国首部论述针灸治疗心身情志疾病的医学专著。全书分为上、中、下3篇，共计13章。上篇"心身情志理论"，介绍心身情志理论的起源形成与发展、现代认识、发病基础、特点、预防；中篇"针灸调神固本法"，介绍针灸调神固本的源流发展与创立、治疗特色与手段，以及穴位组成及功效、组方原则；下篇"临床治疗与研究进展"，介绍30种常见心身情志疾病的临床治疗、研究进展，每种疾病详述概述、病因病理、临床表现、诊断要点、辨证分型、针灸治疗、康复理疗、调养护理、健康宣教及临证医案，充分反映现阶段针灸治疗心身情志疾病的学术水平。临床研究进展展示近20年来针灸治疗心身情志疾病的临床研究现状。

全书内容丰富，资料翔实，言简意赅，实用性强，适用于广大中医针灸临床医师、针灸教学及科研人员学习使用，亦可供全国高等中医药院校中医学、针灸推拿学专业学生阅读参考。

编委会

2024年1月

目 录

上篇 心身情志理论

中篇　针灸调神固本法

下篇　临床治疗与研究进展

上篇

心身情志理论

第一章
心身情志理论的起源、形成与发展

第一节　心身情志理论的起源

考古研究发现，旧石器时代晚期就已经出现了祷告、祝福等原始的心身情志调理活动，生活在远古时代的人们已经有了心身情志思想雏形。殷墟甲骨文中有"寐""寝""梦"的记载，并有关于失眠的描述，有可能是对心身情志疾病的最早记录。远古时期的人们生活艰苦，生产力落后，常把疾病当成神灵惩罚、恶魔作祟，因此以祈祷神灵保佑、驱邪辟秽为治病方法。远古时期的医者，如尧帝时代的神医巫咸用巫祝疗病。《吕氏春秋·勿躬》说"巫彭作医，巫咸作筮"，反映当时巫术与医道结合于一身的情况，也可能是最早的心身情志疗法。

先秦时期已有对心身情志理论记载。这一时期是中医心身情志理论的起源萌芽阶段，人们在生活和医疗实践中认识到情志对健康和疾病的影响，其时所形成的有关调摄情志的基本方法和原则至今仍然影响人们对情志的认识。目前发现最早记录情志的文献是成书于公元前 5 世纪的老子的《道德经》，成书于秦汉时期的《内经》则奠定了中医情志理论的基础。

一、心身情志概念的起源

心身情志概念，早在诸子文献中就有论述。如《孟子·公孙丑上》提出四情说："恻隐之心，仁之端也；羞恶之心，义之端也；辞让之心，礼之端也；是非之心，智之端也。人之有是四端也，犹其有四体也。"是说人拥有的恻隐、羞恶、辞让和是非之心是最宝贵的本性，是仁、义、礼、智的萌芽。孟子对本性的探讨同时也是对情志的思考。《吕氏春秋·尽数》云："大喜、大怒、大忧、大恐、大哀，五者接神则生害矣。"提出五情说，认识到过度的喜、怒、忧、恐惧、哀伤等情绪变化影响精神，可以导致疾病出现。《左传·昭公二十五年》说："民有好、恶、喜、怒、哀、乐，生于六气。是故审宜类，以制六志……好物乐也，恶物哀也，哀乐不失，乃能协于天地之性，是以长久。"首次提出"好、恶、喜、怒、哀、乐"六志的概念，指出人具有 6 种不同的情感，认为外物是情感产生的原因，是人感受"六气"的结果。"好物乐也，恶物哀也"指出对事物价值观、道德观的判断也是情感的体现，美好的事物使人开心，糟糕的事物则使人悲伤。《礼记·礼运》提出七情说："何谓人情，喜、怒、哀、惧、爱、恶、欲，七者弗学而能。"认为七情是人与生俱来的情绪表现，是不需要后天学习获得的。《逸周书·度训解》则认为"凡民生而有好有恶，小得其所好则喜，大得其所好则乐，小遭其所恶则忧，大遭其所恶则哀"，把情志的产生机制阐述为人天生拥有好恶，认为情感变化是后天遭遇导致的。

二、心身情志理论与各家思想渊源

1. 心身情志理论与道家思想

道家是春秋战国时期出现的一个重要思想流派，以老子、庄子学术思想为代表，其养神思想对中医情志养生理论影响深远。《道德经》说："人法地，地法天，天法道，道法自然。"其追求、主张的"道"，则是指天地万物的本质、自然的规律。道家认为人要长寿必须符合自然规律。根据道法自然的要求，《道德经》主张"少私寡欲"，偏重内在精神修养达到天地人和。《庄子》说："无为则俞俞，俞俞者忧患不能处，年寿长矣""虚无恬淡，乃和天德""悲乐者，德之邪；喜怒者，道之过；好恶者，德之失"。老庄道家以"清静无为"为养神长寿的思想，对历代情志养生调摄影响深远。

2. 心身情志理论与儒家思想

孔子创立的儒家思想是一种和谐而积极的"中庸之道"。相对于道家的清静无为，儒家更强调道德的主体作用。儒家养生以"仁者寿""天人合一"为思想指导，通过养气达到修身养性目的，追求"中和"的最高境界。儒家的养生观受"修身、齐家、治国、平天下"思想的指导，社会生命价值观与养生统一结合，关注生命在社会中的存在，指导人修身养性，属于道德养生。另外，孔子提出"仁者寿"的观点，认为"大德必有寿"，品德高尚之人能获得长寿，因为优秀道德情操标志着精神健康，而良好的精神状态是摆脱疾病和延长寿命的必要前提。

《论语·雍也》中记载："知者乐水，仁者乐山。知者动，仁者静。知者乐，仁者寿。""仁"是儒家思想的核心，也可以说是儒家养生理念的核心。"仁者寿"是孔子养生思想的核心。道德养生的重要内容是以"仁"为目标的道德修养可以促进人们心理健康，从而有益于养生。修身和爱人是"仁"的具体体现。"修身"是指修身养性，是自身道德的修养过程。修身有利于保持乐观、舒畅的心态，使人心胸开阔，乐观向上，身心平和、稳定、舒适，对养生有积极作用。

"君子坦荡荡，小人长戚戚"。孔子提倡通过修养成为坦荡的君子。用豁达的态度包容世间万物，就不会被外界的烦琐事物所困扰，就可以保持良好心情。稳定情绪对健康有重要作用。没有良好的身心修养，对现实生活放任狭隘的思想和行为，身心就容易被琐事包围，导致情绪低落、抑郁，可能引起疾病。

"爱人"是指对他人慷慨善良，是一种规范人际关系的道德原则。善待他人，不仅可以开阔心胸，还有利于营造和谐的人际关系和生活环境，是有利的外部条件。在规范自身方面，《论语·颜渊》云"非礼勿视，非礼勿听，非礼勿言，非礼勿动"；《论语·季氏》云"少之时，血气未定，戒之在色；及其壮也，血气方刚，戒之在斗；及其老也，血气既衰，戒之在得"。提出行为准则及相应道德规范属于儒家的精神调摄。不同于道家"寡欲无为"的思想，儒家认为适度表达情志是有利于健康长寿的。

孟子重视精神调适，其云："养心莫善于寡欲。"他认为减少过分的欲望追求是养心的重要调摄方式。"我四十不动心"，表明其在各种复杂生活局面下能有效掌控自身情绪，达到心安境地。

荀子系统总结儒家思想，反对唯心论、鬼神论。"气刚强，则柔之以调和；勇胆猛戾，则辅之以通顺""怒不过夺，喜不过予"，认为不同性格可以在情志上得到体现，还可以通过相应的方法进行调整。荀子关注到性格与情志的关系，对情感的产生机制进行了较为全面、系统的研究，发展了"弗学而能"的学术思想。《荀子·天论》："形具而神生，好、恶、喜、怒、哀、乐藏焉，夫是谓之天情。"提出"天情"，认为人的情志是与生俱来的。《荀子·正名》："情者，性之质也；欲者，情之应也。以所欲为可得而求之，情之所必不免也。"认为"欲"是"情"产生的基础，必须克制过分的欲望，纵欲就会导致自我毁灭。

综上，儒家看重身心修养，在与外界环境和谐共处的过程中不断完善自我道德，从而达到养生的目的。其"以仁德育其寿，以中和养其身"的思想观念成为中国传统文化思想的核心，对修身养性具有重要的指导意义。

先秦思想家已经开始重视人的情感活动，并初步探讨了情志的由来、作用及与性格行为的关系，关于情志理论的论述散在于各种古籍中。当时的人们对情志的认识多来源于直接的生活经验，人们逐渐从生活和医疗实践中认识到心身情志对健康影响，心身一元论思想开始形成。早期的思想文化源头规范了人们的情志活动及表达，对后世的心身情志理论的形成有重要的意义。

第二节　心身情志理论的形成

一、《内经》奠定心身情志理论基础

《内经》是我国最早的医学著作，也被认为是中医理论的奠基之作，系统记载了心身情志疾病的中医学防治理论及诊疗活动，论述情志的产生及与脏腑的关系、情志病病因病机、情志病致病规律及防治方法，形成了一套完整的情志病辨治理论体系，为心身情志理论的发展奠定了坚实的理论基础。

（一）情志的产生及其与脏腑的关系

情志是人体对客观事物的不同反应，包括七情（喜、怒、忧、思、悲、恐、惊）和五志（怒、喜、思、悲、恐）。《内经》首次提出"五志"的概念，描述人的情志活动。

《素问·阴阳应象大论》说："人有五脏，化五气，以生喜怒悲忧恐"。《素问·宣明五气》："心藏神，肺藏魄，肝藏魂，脾藏意，肾藏志。"情志作为一种内在体验，其以五脏的精、气、血、津液为基础物质，也是五脏功能活动外在表现。《宣明五气》又说："精气并与心则喜，并与肺则悲，并与肝则忧，并与脾则畏，并与肾则恐。"当人体受到外界因素刺激，在心神主导下，脏腑精气进行重组分配，各个脏腑的精气在体内的分布状态不同，产生不同的情志，对外界刺激产生适应性反应。

《内经》详细论述了五志分属五脏。《素问·阴阳应象大论》："肝在志为怒……心在志为喜……脾在志为思……肺在志为忧……肾在志为恐。"

怒　指发怒、气势很盛，是心中不快，甚至愤恨不平的情绪表现。肝为将军之官，主春，主升发。肝开窍于目，发怒导致气机上逆，怒目而视，与肝相应，故怒属肝。

喜　指欢乐、高兴，是心情愉快的情绪表现。因当人心情愉悦的时候，红光满面，气色红润。心属火，对应火之机动，炎上之象，故喜属心。

思　指思考，思绪，是人思考问题时的精神状态。脾开窍于口，思虑过多表现为食欲不振，口淡乏味，故思属脾。

忧　指忧虑、愁苦，是一种沉郁焦虑的情绪状态，是面对问题时无法很好解决或对计划好的事情充满不确定的心态，多表现出担忧、焦虑、抑郁等。因气机内向收敛，对应五行属金，故忧属肺。

恐　指害怕，恐怕，是一种恐惧的情绪状态。是身体面对并试图摆脱某种危险而无能为力时精神极度紧张的情绪体验。肾开窍于耳及二阴，惊恐时可能导致听力减退或大便失禁，故恐属肾。

情志活动中的五志分属五脏，心神占主导地位。《灵枢·邪客》说："心者，五脏六腑之大主也，精神之所舍也。"《素问·灵兰秘典论》："心者，君主之官也，神明出焉。"提示心神在神志活动中有主宰作用。《灵枢·本神》说："心藏脉，脉舍神。""所以任物者谓之心，心有所忆谓之意，意之所存谓之志，因志而存变谓之思，因思而远慕谓之虑，因虑而处物谓之智。"皆表明心作为思维、意志、情感等活动产生的基础与前提，起到统领作用。

（二）情志病病因病机

1. 病因

《内经》中对情志病的病因论述主要有内在因素和外界因素。

（1）内在因素：内在情志过极。首先，《内经》认为正常的情志活动是有利于脏腑功能，对健康是有帮助的。《灵枢·本脏》说："志意者，所以御精神，收魂魄，适寒温，和喜怒者也""志意和则精神专直，魂魄不散，悔怒不起，五脏不受邪矣"。当情志活动过于突然、剧烈，或持续时间过长，超过人体生理、心理所能承受的限度时，就会引发疾病。其中包括长时间持续的情志，如担忧；或强烈突然产生的情志，如暴怒等。《素问·阴阳应象大论》："暴怒伤阴，暴喜伤阳。"不同体质及性格的人常表现出不同的心理和情感倾向，如火形之人容易急躁发怒。《素问·经脉别论》："当是之时，勇者气行则已，怯者则着而为病也。"在接受相同的刺激时，由于勇怯不同，情感反应的强度和持续时间会有显著差异。

（2）外界环境：①外在自然环境。处于自然环境中的人的情志活动也受到自然因素的影响。《内经》对四季更替带来的情志活动变化描述如"夏三月……使志无怒……秋三月……使志安宁"。有研究发现，气候条件的变化也会影响人体的情绪。如春季对应肝木，情绪易波动，肝气郁结，导致疾病。②外在社会环境。社会环境的改变，如"尝贵后贱"，容易导致情志内伤，损伤脏腑，产生疾病。《素问·疏五过论》记载："离绝菀结，忧恐喜怒，五脏空虚，血气离守。"

2. 病机

气是构成和维持机体正常生命活动的基本物质，气机指人体内气的正常运行，包括脏腑经络的功能活动。《素问·阴阳应象大论》说："人有五脏化五气，以生喜怒悲忧恐。"情志为脏腑功能活动的产物，脏腑功能正常的运行有赖于气机协调，故情志与气机关系密切。情志失常常导致气机失调。《灵枢·寿夭刚柔》说："忧恐忿怒伤气，气伤脏，乃病脏。"情志致病的关键病机是气机运行紊乱，不同情志刺激有不同的气机紊乱模式。如《素问·举痛论》："怒则气上，喜则气缓，悲则气消，恐则气下……惊则气乱……思则气结。"不同情志刺激导致的气机紊乱具体情况如下。

怒则气上 "怒则气逆，甚则呕血及飧泄，故气上矣"（《素问·举痛论》）；"若有所大怒，气上而不下，积于胁下，则伤肝"（《灵枢·邪气脏腑病形》）；"阳气者，大怒则形气绝，而血菀于上，使人薄厥"（《素问·生气通天论》）。说明怒使气血逆乱，气机上逆，导致呕血、飧泄、胁痛、薄厥等疾病。"盛怒者，迷惑而不治"（《灵枢·本神》）指出大怒导致气逆伤于神，引起迷惑扰乱症状。"人之卒然忧恚，而言无音"（《灵枢·忧恚无言》）指出发怒气逆导致失音。由上，怒致病的主要病机在于气机上逆。肝主疏泄，在志为怒，若大怒不止，则将导致肝气上逆，气血冲逆于上，损伤机体，引致呕血、飧泄、昏厥、失音等病证。

喜则气缓 "喜则气和志达，荣卫通利……故气缓矣"（《素问·举痛论》）指出喜为心之志，正常的喜悦能使气血调和，营卫通利，有益于身体健康。"喜则气下"（《素问·调经论》）说明过喜则伤心，使心气缓散不收，气机弛缓。《灵枢·癫狂》指出："狂者多食，善见鬼神，善笑而不发于外者，得之有所大喜。"《灵枢·本神》又说："喜乐无极则伤魄，魄伤则狂。"若暴喜魄伤，则心血涣散，神不守舍，甚至失神狂乱。即《灵枢·本神》所谓"喜乐者，神惮散而不藏"。过喜致病病机在于伤人阳气，扰乱气机运行，致气机涣散，引发精神错乱等病证。

悲则气消 《素问·玉机真脏论》说："悲则肺气乘矣。"《素问·举痛论》说："悲则心系急，肺布叶举，而上焦不通，营卫不散，热气在中，故气消矣。"悲为肺志，过则伤肺，耗肺气伤。《素问·痿论》："悲哀太甚，则胞络绝，胞络绝则阳气内动，发则心下崩，数溲血也。"由于悲哀太甚，使心包络脉阻绝，热郁胸中，消灼肺气。《灵枢·本神》提出："因悲哀动中者，竭绝而失生""悲哀动中则伤魂，魂伤则狂妄不精，不精则不正，当人阴缩而挛筋"。肺主气，过悲消散气机，导致溲血、阴缩、挛筋等病证。

恐则气下 《素问·举痛论》："恐则精却，却则上焦闭，闭则气还，还则下焦胀，故气下行矣。"恐为肾之志，恐惧伤肾，气泄于下，出现肾气失固，精气下陷。故《灵枢·本神》说："恐惧而不解则伤精，精伤则骨酸痿厥，精时自下""恐惧者，神荡惮而不收"。《灵枢·癫狂》："狂言、惊、善笑、好歌乐、妄行不休者，得之大恐，治之取手阳明、太阳、太阴。"过度恐惧伤神，神不守舍，而发狂病。

惊则气乱 《素问·举痛论》说："惊则心无所倚，神无所归，虑无所定，故气乱矣。"惊骇导致心气紊乱，心神失常。《素问·血气形志》："形数惊恐，经络不通，病生于不仁。"惊骇导致气血散乱，经络不通，肌肤麻木不仁。过惊病机主要在于气机散乱，其所致病证常以精神意识失常为主。

思则气结 《素问·阴阳应象大论》说脾"在志为思""思伤脾"。《素问·举痛论》："思则心有所存，神有所归，正气留而不行，故气结矣。"《灵枢·本神》说："愁忧者，气闭塞而不行""脾愁忧而不解则伤意，意伤则悗乱，四肢不举"。思虑太过病机主要在于气机阻滞，中焦健运失司，气血运行不通，引发筋痿、心痹或神志异常的病证。

（三）情志病致病特点

1. 由内而生，直接伤脏

《内经》将人体致病因素分为两类：外部因素和内部因素。不同于外部侵袭机体的六淫，七情由内产生，直接损伤脏腑。《灵枢·百病始生》说："夫百病之始生也，皆生于风雨寒暑，清湿喜怒。喜怒不节则伤脏，风雨则伤上，清湿则伤下。"《素问·调经论》说："夫邪之生也，或生于阴，或生于阳。其生于阳者，得之风雨寒暑。其生于阴者，得之饮食居处，阴阳喜怒。"情志损伤脏腑的一般规律是直伤本脏，《素问·阴阳应象大论》指出怒伤肝、喜伤心、忧伤肺、思伤脾、恐伤肾，也可伤及他脏，如《灵枢·本神》"脾愁忧而不解则伤意，意伤则悗乱……肺喜乐无极则伤魄，魄伤则狂"。心神在情志活动中占主导地位，外界刺激均内传于心，因此都可影响心神，如《灵枢·口问》提出"心者，五脏六腑之主也……故悲哀愁忧则心动，心动则五脏六腑皆摇"。综上，情志致病由内而生，直伤本脏，波及他脏，皆可伤心。

2. 传变不同，有兼夹性

《内经》认为疾病传变是有规律的，外邪侵袭由表入里，情志致病的规律则与之不同。《素问·玉机真脏论》："然其卒发者，不必治于传，或其传化有不以次，不以次入者，忧恐悲喜怒，令不得以其次，故令人有大病矣。因而喜大虚则肾气乘矣，怒则肝气乘矣，悲则肺气乘矣，恐则脾气乘矣，忧则心气乘矣，此其道也。"在现实生活中，情志致病往往非单一因素致病，多由两种及以上情志联合致病，如《灵枢·百病始生》"忧思伤心"；《素问·经脉别论》"有所惊恐，喘出于肺"。多种情志因素致病则表现出复杂的兼杂性。

3. 形神皆伤，加重病情

《内经》认为情志因素致病直接损伤脏腑气机。不同情志损伤导致气机变化不相同。《素问·举痛论》说："怒则气上，喜则气缓，悲则气消，恐则气下……惊则气乱，思则气结。"气机损伤引起脏腑功能失调，导致身体病变。《灵枢·本神》说"心怵惕思虑则伤神，神伤则恐惧自失，破䐃脱肉，毛悴色夭，死于冬"，表明情志致病先伤神，导致形体损伤，最终威胁生命。《素问·疏五过论》也有论述："暴乐暴苦，始乐后苦，皆伤精气，精气竭绝，形体毁沮"。剧烈情志波动也可导致原有疾病病情加重，如强烈的情志刺激可诱发高血压患者晕厥，即《素问·生气通天论》"大怒则形气绝，而血菀于上，使人薄厥"。

（四）情志病防治方法

1. 预防方法

（1）清静养神：主张恬淡虚无、淡泊宁静、清心寡欲，使"嗜欲不能劳其目，淫邪不能惑其心"，达到"志闲而少欲，心安而不惧，形劳而不倦"的生活状态。现代社会生活面临许多诱惑，若所愿不遂，使情志不畅，容易导致疾病的产生，"恬淡虚无"的清净养生观可预防情志疾病的产生。

（2）顺时调神：《内经》认为人生活在大自然中，天人合一，顺应自然规律方能长寿。顺时调神是指情志活动也应顺应四季变化，春季顺从情绪，夏季避免过度愤怒，秋季收敛情绪，冬避免情绪波动，以调养情志，达到养生目的。

（3）怡情畅神：通过欢悦状态调畅情志活动，以利于身心健康。《素问·举痛论》说："喜则气和志达，荣卫通利。"《灵枢·本脏》说："志意和则精神专直，魂魄不散，悔怒不起，五脏不受邪矣。"表明欢悦、乐观的心态使气血调和，营卫通利，情志不易波动，脏腑功能则能正常运行，益于身体健康。

2. 治疗方法

（1）情志相胜法：是一种心理治疗方法。五志与五脏、五行相对应，医生可运用五行生克制化规律，有目的地使用语言或动作激发患者的某种情绪，以抑制或纠正不良情绪。

悲胜怒 肺属金，在志为悲，特性为清静、肃杀；肝属木，在志为怒，特性为生发、柔和。五行中金克木，肺金可以制肝木，以气之消沉抑制气之上逆，故悲可胜怒。如《儒门事亲》提出："悲可治怒，以凄怆苦楚之言感之。"

恐胜喜 肾属水，在志为恐，性为润下；心属火，在志为喜，性为炎上。五行中水克火，肾水可以制心火，恐则气下，喜太过则"神惮散而不藏"，恐吓可使病者产生畏惧的情绪，治疗过喜所致的心气涣散等证，故恐可胜喜。如《儒林外史》中范进中举后喜极癫狂，岳父威吓之使其恢复。

怒胜思 肝属木，在志为怒，性为生发、柔和；脾属土，在志为思，性为长养、化育。五行中木克土，肝木可以制脾土，以气之升发解除气之郁结，故怒可胜思。如王冰注《素问》云："怒则不思，忿而忘祸，则胜可知矣。思甚不解，以怒制之，调性之道也。"

喜胜忧（悲） 心属火，在志为喜，性为炎上；肺属金，在志为悲，性为清静、肃杀。五行中火克木，心火可以制肺金，以气之缓和舒畅解散气之愁结闭塞。如《儒门事亲》提出"喜可以治悲，以谑浪亵狎之言娱之"。

思胜恐 脾属土，在志为思，性为长养、化育；肾属水，在志为恐，性为润下。五行中土克水，脾土可以制肾水，对恐惧不安而致病者，引导其进行思考则可以制约恐惧，达到治愈疾病的目的。如《儒门事亲》中说"思可以治恐，以虑彼忘此之言夺之"。

（2）开导劝说法：通过言语交谈的方式对患者进行疏导，消除患者顾虑，达到治疗疾病目的。如《灵枢·师传》"告之以其败，语之以其善，导之以其所便，开之以其所苦"，指出可以晓之以理，动之以情，说服、开导患者，消除其思想顾虑，纠正其不良情绪，使其积极配合治疗。

（3）移精变气法：通过祝由的方式治疗情志疾病。《素问·移精变气论》："古之治病，惟其移精变气，可祝由而已。"《灵枢·贼风》："其祝而已者，其故何也……先巫者，因知百病之胜，先知其病之所从生者，可祝而已也。"分析解释发病缘由，转移患者注意力，创造良好的精神环境，使其达到精神内守来治疗疾病。

（4）暗示疗法：通过间接的方式诱导患者消除不良情绪，以解除疾病。《素问·调经论》记载："按摩勿释，出针视之，曰我将深之，适人必革，精气自伏，邪气散乱，无所休息，气泄腠理，真气乃相得。"针刺治疗前先提示患者，调整其身心状态，提高针刺效果，使疾病向愈。

（5）从欲顺情法：顺从患者意愿，尽可能达到其身心要求，治疗心理疾病。《素问·移精变气论》："闭户塞牖，系之病者，数问其情，以从其意。"《灵枢·师传》："顺者，非独阴阳脉论气之逆顺也，百姓人民皆欲顺其志也。"对待因自身需求得不到满足而导致情志疾病的患者，应正确分析病因，顺从其合理意愿，消除顾虑，以治疗疾病。

二、其他经典对理论形成的贡献

《伤寒杂病论》为东汉张仲景所著，是我国第一部临证医学专著，被后世分为《伤寒论》和《金匮要略》。张仲景确立了临床辨证施治体系，至今仍指导着中医学的临床实践。《伤寒杂病论》中多有对于情志疾病的论述，建立了奔豚病、百合病、脏躁等情志病证的理、法、方、药辨证论治原则，对构建情志病辨证体系有重要贡献。如描述奔豚"从少腹起，上冲咽喉，发作欲死，复还止，皆从惊恐得之"，创立奔豚汤；描述百合病"常默默，欲卧不能卧，欲行不能行"，创立百合地黄汤治疗；描述妇人脏躁"喜悲伤欲哭"，创立甘麦大枣汤；描述梅核气"妇人咽中如有炙脔"，创立半夏厚朴汤。在病因方面，《金匮要略·脏腑经络先后病脉证》中提出："千般疢难，不越三条：一者经络受邪，入脏腑，为内所因也；二者四肢九窍，血脉相传，壅塞不通，为外皮肤所中也；三者房室、金刃、虫兽所伤。以此详之，病由都尽。"仲景开创了情志理论与实践结合的临床医学新时期，对后世"内伤七情"理论的形成产生了重要影响。

《黄帝八十一难经》简称《难经》，又称《八十一难》，相传为战国名医秦越人所著。关于《难经》的著者与成书年代，历来说法不同，根据其内容判断成书应在《内经》之后，约为汉代。"难"为问难、疑难之义。全书以基础理论为主，并结合临床实际，讨论阐明《内经》提出的81个问题。《四十九难》说："有正经自病，有五邪所伤，何以别之？然：忧愁思虑则伤心；形寒饮冷则伤肺；恚怒气逆，上而不下则伤肝；饮食劳倦则伤脾；久坐湿地，强力入水则伤肾。是正经之自病也。"认为"正经自病"的病因包括忧愁思虑、怒气逆、形寒饮冷、饮食劳倦、久坐湿地等，重点阐述忧、愁、思、虑、恚、怒损伤脏腑的病因学意义，对后世的情志病因学的认识产生重要影响。

《华氏中藏经》又名《中藏经》，相传为汉代华佗所著，体现华佗的诊疗思路和学术思想。其学术思想源于《内经》和《难经》，以脏腑辨证为中心，论证独特，医理简明，临床实用。《中藏经·劳伤论》："劳者，劳于神气也；伤者，伤于形容也。饥饱无度则伤脾，思虑过度则伤心，色欲过度则伤肾，起居过常则伤肝，喜怒悲愁过度则伤肺。"认为肺不仅与悲忧相关，而且与喜、怒、思、恐也密切相关。"肝中热，则喘满而多怒，目疼，腹胀满，不嗜食，所作不定，睡中惊悸，眼赤视不明，其脉左关实者是也"，提出多怒易惊为肝热的辨证要点。《中藏经》使脏腑辨证理论进一步系统化，为后世情志病证辨证的产生奠定了理论基础。

第三节　心身情志理论的发展

一、晋唐时期

《诸病源候论》是一部对临床各科疾病的病因病机和证候进行系统分析和阐述的专著。由隋朝太医博士巢元方等编著，该书有50卷，具体阐述内、外、妇、儿各科60余类疾病的病因、病机与证候，是我国现存最早的论述病源证候学的专著。

《诸病源候论》对情志疾病进行详细记载和分类，有研究显示，《诸病源候论》记载证候1700余个，其中有106个为情志证候。书中将情志疾病的病因概括为七气："七气者，寒气、热气、怒气、恚气、忧气、喜气、愁气。凡七气积聚，牢大如杯若盘，在心下、腹中，疾痛欲死，饮食不能，时来时去，每发欲死，如有祸状，此皆七气所生"。认为情志疾病可由寒气、热气、怒气、恚气、忧气、喜气、愁气等病因引起，并对疾病发作时的症状加以描述："怒气则上气不可忍，热痛上抢心，短气欲死，不得气息也；恚气则积聚在心下，心满不得饮食；忧气则不可极作，暮卧不安席；喜气即不可疾行，不能久立；愁气则喜忘不识人语，置物四方，还取不得去处。若闻急，即手足筋挛不举"。认为情志病的病因为忧思，病机为气留而不行。针对结气病介绍导引治疗方法："两手拓肘头，拄席，努肚上极势，待大闷始下，来去上下五七，去脊背体内疼，骨节急强，肚肠宿气。行忌太饱，不得用肚编也"。书中较多提到"风邪"所致情志症状，《风邪惊悸候》："心神虚弱致风邪乘虚干之，故惊而悸动不定也，其惊悸不止，则变恍惚而忧惧"。因心神虚弱，外感风邪，疾病临床表现为"惊不自安，惊不已""其状乍惊乍喜，恍惚失常""其状目睛不转而不能呼""发则不自觉知，狂惑妄言，悲喜无度是也""或欲走，欲自高贤称神圣是也"，等等。《诸病源候论》开始对情志病症联系脏腑病因进行分类，如善怒是"肝气之实也"，喜笑不休是"心气之实也"，善忧悲是"心气之虚也"，善悲恐如人将捕之是"肝气之虚也"。

《备急千金要方》为唐代孙思邈所著，是中国古代中医学经典著作之一。该书汇集唐代以前的诊治经验，较为系统地阐述了脏腑辨证论治体系，并且多处论述情志病的病因病机。如《备急千金要方·心脏脉论第一》指出："五脏者魂魄之宅舍，精神之所依托也。魂魄飞扬者，其五脏空虚也，即邪神居之，神灵所使，鬼而下之，脉短而微，其脏不足则魂魄不安。"对脏腑病变产生的情志变化也有进一步发挥，如"脾主意，脾脏者意之舍，意者存忆之志也""愁忧不解则伤意，意伤则闷乱"。孙思邈在继承前人的情志病脏腑辨证理论体系的基础上，对其进行完善和发展，对后世影响较大。

在精神养生方法方面，孙思邈在吸取前人经验的基础上，结合自身临床实践，创立独特的精神养生方法。如《导引养性法第二》："多思则神殆，多念则志散，多欲则智昏，多事则形劳，多语则气争，多笑则脏伤，多愁则心慑，多乐则意溢，多喜则忘错昏乱，多怒则百脉不定，多好则专迷不理，多恶则憔悴无欢"。表明其养生较注重调摄精神。

在情志病治疗方面，《备急千金要方》首次记载精神疾患的13个经验效穴，即十三鬼穴。由于古时常将症状变化莫测的精神类疾患归咎于鬼神作祟，因此命名治疗穴位时用"鬼"字；又因穴位有13个，故称"十三鬼穴"。相传十三鬼穴为春秋战国名医扁鹊所创，《风癫第五》说："扁鹊曰：百邪所病者，针有十三穴。"孙思邈将其系统整理为人中（鬼宫）、少商（鬼信）、隐白（鬼垒）、大陵（鬼心）、申脉（鬼路）、风府（鬼枕）、颊车（鬼床）、承浆（鬼市）、劳宫（鬼窟）、上星（鬼堂）、男会阴女玉门（鬼藏）、曲池（鬼腿）、廉泉（鬼封）。治疗上也有具体操作要求："先从鬼宫起，次针鬼信，便至鬼垒，又至鬼心，未必须并针，止五六穴即可知矣""男从左起针，女从右起针……术家秘要，缚鬼禁劾五岳四渎，山精鬼魅，并悉禁之"。治疗选穴上："邪病卧瞑瞑不自知，风府主之""若手足擎惊者，灸少商"。在针灸治疗情志病方面，十三鬼穴有重要的意义，对后世影响深远，《针灸聚英》《针灸大全》及《针灸大成》对其均有记载。

晋代著名针灸医家皇甫谧将"怒"作为针灸的禁忌，《针灸甲乙经·针灸禁忌第一》指出"大怒无刺，已刺勿怒""大惊大怒，必定其气，乃刺之"。认为情志波动异常情况下，先定气稳定后才能进行针刺治疗。

唐代医家杨上善最早对《内经》进行整理注释。其中有对情志病因相关问题的论述。他在《太素·虚实所生》说："阴，五脏也；阳，六腑也。风雨寒暑外邪，从外先至六腑，故曰生于阳也；饮食起居男女喜怒，内邪生于五脏，故曰生于阴也""湿从地起，雨从上下，其性虽同，生病有异。寒生于外，清发于内，性是一物，起有内外，所病亦有不同。喜者，阳也；怒者，阴也。此病之起也"。从阴阳、内外角度对情志致病进行分类总结，对后世情志理论的发展起到促进作用。

唐代医家王冰对情志病机有独到见解，其云："夫病生之类，共有四焉，一者始因气动而内有所成，二者不因气动而外有所成，三者始因气动而病生于内，四者不因气动而病生于外……始因气动而病生于内者，谓留饮滞食，饥饱劳损，宿食霍乱，悲恐喜怒，思慕忧结之类也。"认为悲恐喜怒、想慕忧结等情志活动是致病因素。其注《素问》，对"五志"进行论述："怒，直声也，怒以威物""虑也，思也""喜，悦乐也，悦以和志""恐以远祸""思以成务"。认为"五气，谓喜怒悲忧恐。然是五气更伤五脏之和气矣""思虑心虚，故外邪因之而居止矣"。表明情志损伤后脏腑虚弱，更容易受到外邪侵袭。他还将《内经》"上古天真论""四气调神大论"等论述精神调摄篇章调整至卷首，以强调养身调神的重要性。

南朝齐梁时著名的医学养生家陶弘景在养生方面有独到见解，在吸收前人在养生方面的诸多经验和成果后，他将养生从养神、养气、养形3个方面进行了论述，并著《养性延命录》，认为养生重在养神，包括调摄情志，起居有方，精神恬淡，虚静无为等。

晋唐时期的医学文献中收载了大量治疗情志病的药物和方剂，如唐代苏敬等人编写的《新修本草》记载郁金、薄荷、青木香等有疏肝解郁功效的药材，《外台秘要》收载龙骨汤、紫雪丹等。《备急千金要方》记载的温胆汤、磁朱丸、地黄煎方等方剂，至今仍有效指导临床。

二、宋金元时期

宋金元时期是中医情志疾病学术思想的繁荣发展时期，宋代陈无择的"七情学说"进一步丰富了中医情志疾病病机理论。

1. 七情学说的提出

南宋陈言，字无择，其编著的《三因极一病证方论》是中医病因病机学方面的重要专著。陈无择在继承《内经》和《伤寒杂病论》基础上，创立病因分类的"三因学说"。《三因极一病证方论·五科凡例》："其因有三：曰内，曰外，曰不内外。内则七情；外则六淫；不内不外，乃背经常。"把各种致病因素归纳为内伤七情、外感六淫、不内外因3类。明确提出了七情概念："七情者，喜、怒、忧、思、悲、恐、惊"。并阐释了七情的致病作用及机制："七者不同，各随本脏所生所伤而为病。故喜伤心其气散，怒伤肝其气击，忧伤肺其气紧，思伤脾其气结，悲伤心胞其气急，恐伤肾其气怯，惊伤胆其气乱。虽七诊自殊，无逾于气""若将护得宜，怡然安泰。役冒非理，百病生焉""七情，人之常性，动之则先自脏腑郁发，外形于肢体，为内所因"。

在临床诊治中，陈无择不仅认识到七情内伤为病的重要性，更全面发现内外因的交互联系："如欲救疗，就中寻其类例，别其三因，或内外兼并，淫情交错，推其深浅，断其所因为病源"。

2. 金元四大家

刘完素，金代河间人，后世称他为"刘河间"。因其主张"火热论"，多用寒凉药治病，故又被称为"寒凉派"。主要著作有《素问玄机原病式》《素问要旨论》《黄帝素问宣明论方》。刘完素所创立的火热论理论源于《素问》"病机十九条"，多从火热致病的角度出发阐述病机。刘完素重视情志致病，对于情志疾病的病机提出"五志过极皆为热病""七情者，喜、怒、哀、惧、爱、恶、欲……情之所伤，则皆属火热"的观点，认为五志过极化火导致疾病。进一步从心立论，将五志化火生热的关键归于心。若心之火热扰乱神明致情志异常，可出现如癫狂、谵妄等证，治疗上采取泻心火等方法。刘完素还对卒中的病因病机在情志关联上增加新的内容，《素问玄机原病式·六气为病》："而卒中者，由五志过极皆为热甚故也。"刘元素的火热论对情志病因学和治疗发展起到重要影响。

李杲，晚年自称"东垣老人"，创立"脾胃论"，善用温补脾胃法治疗疾病，后人称"补土派"。代表作有《脾胃论》《内外伤辨惑论》。"内伤脾胃，百病由生"是其学术思想核心。《内外伤辨惑论·辨阴证阳证》："遍观《内经》中所说变化百病，其源皆由喜怒过度，饮食失节，寒温不适，劳役所伤而然。"李杲认为情志失度、饮食不节、寒热失调和劳累过度是脾胃内伤的原因。"皆先由喜、怒、悲、忧、恐，为五贼所伤，而后胃气不行，劳役饮食不节继之，则元气乃伤""夫喜怒不节，起居不时，有所劳倦，皆损其气。气衰则火旺，火旺则乘其脾土……皆因妄作劳役，形气俱伤"，表明疾病发展是各个致病因素相互交织的结果，而情志因素往往是疾病的诱因。李杲对于情志内伤脾胃的病机阐述有："故夫饮食失节，寒温不适，脾胃乃伤。此因喜、怒、忧、恐损耗元气，资助心火，火与元气不两立，火胜则乘其土位，此所以病也""凡怒忿、悲、思、恐惧，皆损元气。夫阴火之炽盛，由心生凝滞，七情不安故也"。在阐述"阴火"病机时，其认识到情志因素的影响作用。《脾胃论·三焦元气衰旺》："此三元真气衰惫，皆由脾胃先虚，而气不上行之所致也。加之以喜、怒、悲、忧、恐，危亡速矣。"李杲更重视情志因素在疾病发展变化中的作用，把七情致病思想与脾胃论理论相结合，将调摄神志融入治疗过程，形成独特的防治情志疾病的方法。

张从正，睢州人。他认为病由邪生，"邪去则正安"，主张"攻邪祛病"，擅用汗、吐、下的方法治疗疾病，称"攻下派"，代表著作《儒门事亲》。他在运用汗、吐、下三法治疗疾病时，重视情志因素和社会环境的影响，同时也善用情志疗法。例如结合情志因素的影响列出禁用吐法的情况："性行刚暴，好怒喜淫之人，不可吐；左右多嘈杂之言，不可吐；病人颇读医书，实非深解者，不可吐；主病者不能辨邪正之说，不可吐"。《儒门事亲》对《素问》"九气"中寒、热二气之外的"七情"致病机制进行进一步发挥："所谓九者，怒、喜、悲、恐、寒、暑、惊、思、劳也。其言曰：怒则气逆，甚则呕血及飧泄，故气逆亡矣。王太仆曰：怒则阳气逆上，而肝木乘脾，故甚则呕血及飧泄也。喜则气和志达，荣卫通利，故气缓矣。悲则心系急，肺布叶举而上焦不通，荣卫不散，热气在中，故气消矣。恐则精却，却则上焦闭，闭则气还，还则下焦胀，故气不行矣"。结合七情病机表现，他在《内经》情志五行相胜之理基础上提出通过以情胜情治疗情志疾病，更加具体和实用，如"悲可以治怒，以怆恻苦楚之言感之……思可以治恐，以虑彼忘此之言夺之"。张从正擅长运用情志疗法治疗疾病，是理论结合实践的典范。

朱震亨，浙江义乌人。因家居丹溪，后世称其为"丹溪翁"。学术主张"相火论""阳有余阴不足论"，治疗方法以滋阴为主，故称为"滋阴派"。其代表著作为《格致余论》《局方发挥》。朱丹溪倡导"相火论"，认为"人非此火不能有生"，而相火妄动即属邪火，是疾病产生的根本原因，情志过极是引起邪火主要原因之一。"五脏各有火，五志激之，其火随起"。他重视心理摄生，节制食色欲望，清虚恬静，防止相火妄动导致疾病。他对郁证论治有独到见解，认为人身诸病多生于郁。首创六郁学说，包括气郁、湿郁、热郁、痰郁、血郁和食郁，阐述郁证病机为"气血冲和，百病不生，一有怫郁，诸病生矣"，并创制有行气开郁功效的越鞠丸，用于治疗气机失调的病证，临床沿用至今。朱震亨善用情志疗法治疗疾病，《格致余论》中记载了许多情志疗法验案。此外，他还对情志疗法使用范围有明晰的见解。《格致余论》记载：《外台秘要》有禁咒一科，庸可废乎？予曰：移精变气乃小术耳，可治小病。若内有虚邪，外有实邪，当用正大之法……然符水惟膈上热痰，一呷凉水，胃热得之，岂不清快，亦可取安。若内伤而虚，与冬严寒，符水下咽，必冰胃而致害。"朱震亨明确指出心理疗法是辅助疗法，实际因外邪侵扰致病，还需要通过药物治疗。

另外，《太平惠民和剂局方》中也载有许多治疗情志疾病的方剂，其中逍遥散是历代中医治疗情志疾病应用较广泛的方剂。宋代严用和的《济生方》对情志疾病有许多精辟的论述，载有益气补血，健脾养心名方归脾汤。

三、明清时期

明清时期中医情志病理论发展迅速。

明代医家张景岳通过"从类分门，附意阐发"方法整理《内经》，在《类经·会通类》中详论"情志九气"，首次将"情志"并称，并设立情志病专篇，根据《素问》中精气并于脾则畏的观点提出，情志除怒、喜、思、恐、忧外还有悲、惊、畏，并提出"五志互病"之说。《类经·九气》："情志之伤，虽五脏各有所属，然求其所由，则无不从心而发……故忧动于心则肺应，思动于心则脾应，怒动于心则肝应，恐动于心则肾应，此所以五志惟心所使也。"另外，张景岳对情志病（痴呆、癫狂、痫病、郁证）的脉象及机制进行也进行了详细描述，强调情志对健康的影响，形成独具特色的心身医学观。

清代以叶天士、吴鞠通等为代表的温病学派将情志因素作为温病辨证的重要参考依据，"心神不安，夜甚无寐，或斑点隐隐，即撤去气药"。叶天士在卫气营血辨证中将情志变化作为邪气由气入营的标志。《临证指南医案》中论述"七情致病"，并记载有较多医案。林珮琴《类证治裁》明确了情志病治疗中精神治疗的重要性，认为人有病在七情者，非药石可治，还当以情治之。徐大椿也在《医学源流论》提出"人心之感召，无所不通"，强调精神治疗的重要作用。清代医家张履和编写关于情志疾病的专著《七情管见录》。清代医家王清任在继承前人理论的基础上，结合解剖实践，提出"灵机记性不在心在脑"，创立"脑髓说"，运用化瘀方法治疗情志疾病。

明清时期，随着印刷业的进步发展，医学专著、医案专辑得以大量发放刊行，关于中医情志病理论、医案经验得到有效发展传播。如明代徐春甫的《古书医统大全》、江瓘的《名医类案》，清代蒋廷锡的《钦定古今图书集成·医部全录》、魏之琇的《续名医类案》、俞震的《古今医案按》等，许多有关中医情志病诊疗经验被收录在以上著作中，具有重要的理论和价值。

四、近现代

鸦片战争后的 100 多年里，由于社会动荡，中医学发展缓慢，情志病相关内容不多，没有理论上的创新突破。《医学衷中参西录》中，张锡纯从"脑为元神之府"出发，重视脑神病变中痰等病理产物的作用，提出情志失调导致痰产生，而痰涎阻塞神明导致脑神病变为发病机制。他研制的许多治疗情志疾病的方剂，如镇肝熄风汤、资生汤、秘红丹等，沿用至今。

随着社会的发展，现代疾病谱发生了重大变化。心身情志疾病的发病率日益升高，成为威胁人们健康的重要隐患。情绪与疾病之间的关系逐渐成为医学界的研究热点。近年来，随着新的研究方法的不断融入，心身情志理论研究工作广泛开展，从学科角度进行的系统探讨也在不断推进，如王米渠等编写的《中医心理学》于 1987 年出版，广泛应用于各大高等院校，为心身情志疾病研究提供有力的理论支撑。乔明琦等人编写的《中医情志学》于 2008 年出版，标志着中医情志学作为新的学科进入中医理论体系。随着时代的发展，面对当今社会的需求，在继承中医传统情志学说的基础上不断融合情志学说与现代心身医学理论，保留中医的精华，吸收现代心身医学理论优势，对提高心身情志疾病的临床诊疗水平具有重要意义。

第二章
心身情志理论的现代认识

第一节　心身情志理论的特征

心身情志理论不仅继承延续了优秀的中医情志理论特色，也结合了现代心身医学的学科特点。该理论以"形神合一"为核心思想，将形体与神志紧密联系在一起；以经典的"五脏情志论"为理论基础，将之运用于辨证施治的整个过程；贯彻治未病思想，提倡重在预防；重视社会人文因素在发病中的重要作用，最终落实到个体的个性气质，以患者为中心，鼓励自我调节和自我治疗。

一、以"形神合一"为核心思想

中医学的"形神合一"观是心身情志理论的核心思想，指导着医学实践活动。形与神两者的辩证统一关系可以描述为"形为神之宅，神为形之主"。"形"即人体有形之躯，既包括构成人之形体的精、血、津液等有形之物，又包括以五脏为中心的全身形体结构，涵括了"身"之义；神即神、魂、魄、意、志，不仅协调人体的生理功能，还统摄人的精神心理活动，涵盖了心和身两方面的内容。"形神合一"的本质是心身一元论。心与身是不可割离的两部分，两者统一于神的统摄之下，生命活动才能健康有序进行，精神意识也有其依附的基础，这也是中医学整体观念的重要体现。从西医学的角度来说，心理和生理紧密相关，心理活动是神经系统在应对复杂环境的适应性活动中产生的，涉及大脑的神经冲动传导、神经元之间的信息传递等生理过程。

二、以"五脏情志论"为理论基础

"五脏情志论"源于《内经》，意指情志活动与五脏关系密切，通过调整脏腑功能可达到疏泻气机、调畅情志的目的。《灵枢·本神》记载："肝藏血，血舍魂""脾藏营，营舍意""心藏脉，脉舍神""肺藏气，气舍魄""肾藏精，精舍志"；《素问·阴阳应象大论》又指出："人有五脏化五气，以生喜怒悲忧恐"。可见五脏精气既是产生五神的物质基础，也是化生 5 种基本情志的基础。五脏虚实不同可致不一样的病理表现，其中"心气虚则悲，实则笑不休"更是指出脏腑与情志的密切联系，五脏调和、正气存内则精神内守、神志安宁，情志失调则脏腑气血失和，引发疾病。临床中可见肝脏疾病患者容易出现情绪不稳定、烦躁易怒，甚至出现幻觉、恐惧；而当承受精神压力、焦虑时，可出现心率加快、心律不齐等心血管问题。心身情志理论立足于五脏情志论，重视通过对固护五脏来调摄神志。

三、以治未病思想为特色，重在预防

"圣人不治已病治未病，不治已乱治未乱"。治未病思想贯穿一切中医医疗实践活动，不仅利于疾病管理，也对社会发展有重要意义。治未病思想主要包括未病先防、既病防变和瘥后防复三方面。心身情志的刺激可直接伤及脏器，因此平素修身养性，通过培养良好的心理素质、习惯和生活方式可以减少情志过极，降低疾病发生的风险。轻度的情志疾病如不加以重视、及时解除诱发因素，则容易发展为病情更为复杂难治的中重度心身疾病。且多数心身情志疾病容易因自身或环境因素而反复，难以根治，故病愈后要重视预防疾病复发。现代人多思虑，体力劳动较前大大减少，提倡通过各种体育锻炼颐养性，增强体质，减少疾病与不良情绪的发生。

四、重视社会人文因素的影响

社会人文因素对心身情志的影响不容小觑，《素问》提出"尝贵后贱""尝富后贫"可导致"脱营""失精"的疾病，反映了社会地位、经济情况的变化对形体及情志的影响。心身情志理论不仅从内部看见脏腑形体对情志的作用，更能从外部因素看见社会环境、经济地位、人文认知对于个人情绪、心理状况的重要影响。科技高速发展的现代社会具有工作流动性强、竞争日益激烈、生活节奏快、人际交往复杂等特点，人作为社会主体，需要承受社会发展给日常生活带来的变化，如无法适时调节，则容易出现抑郁、焦虑、失眠等心身疾病。因此心身情志理论尤其重视社会人文因素的影响，体现在对不良情绪、心理应激的及时疏导，对生活方式、行为习惯的调整，对自我、人际和社会认知的正确引导。

五、结合个性气质

人的个性气质各有特点，《灵枢》将人的性格、心理特征融入体质分类的范畴，把人的气质性格分为太阳"火形之人"、少阳"金形之人"、阴阳和平"土形之人"、少阴"木形之人"、太阴"水形之人"。不同体质出现的情绪问题各不相同，《灵枢·寿夭刚柔》指出人的性格有刚有柔，刚强之人容易脾气急躁，柔弱之人性格多沉默抑郁，致病倾向亦有不同。这种观点无论在当时还是现在都是十分科学的。人的个性形成由生物基因和环境因素共同决定，心理现象是人的主观体验，包括思维、感觉、知觉、记忆、情感等，具有独特的主观性。心身情志理论立足于经典论述，结合现代心理学，认识到心身情志疾病从诊断到施治全程应当注意性格禀赋、个性气质。

第二节 心身情志的本性和理性

心身情志结合了古代对情志的认识及现代对心身的研究，具有复杂性。本性是指先天禀赋而成的固有属性，理性则是通过后天社会实践习得的，认识心身情志的本性与理性是学习心身情志理论不可回避的问题。

一、本性

心身情志的本性是人类与生俱来的，不需要通过后天学习而本能表现出来的情绪反应。儒家经典《礼记》记载："喜怒哀惧爱恶欲，七者不学而能。"表明了情志活动不需要通过后天习得。《内经》把人的全部情志分为喜、怒、忧、思、悲、恐、惊七情，蕴含着基本情志的概念，是人和动物共有的，其表达与生存需求紧密联系。如婴儿通过哭闹表达饥饿、冷暖等信息，宠物猫狗通过叫表达饮食需求，现代心理学称之为先天性情志或原始情绪。可见古今对人类情志的本性认识是一致的。心身情志的本性作为人类复杂情感的发展基础，在人类生存、决策、健康等方面均具有重要价值，早期本性的充分表达有利于后期理性部分健全地发展。

二、理性

心身情志的理性是人类所特有的，是通过后天在社会中的学识、见识与修为积累而成的。不同于心身情志的本性表达，心身情志的理性表达受个体所处的社会环境、职业、文化背景的影响，也是人类情志的特点所在。与心身情志理论重视社会人文的基本特征相对应，人类情志的理性更多需要通过社会学习发展。主要表现：①远离社会接触的人其情志的理性表达会有不同程度的障碍，如隔绝人类社会被野兽抚养长大的孩子无法融入社会；②不同的社会文化背景影响下的情志表达不甚相同，如体力劳动者的情志表达往往比脑力劳动者更加直接热烈；③通过社会学习可以强化理性而改变行为的发生概率。

心身情志的理性可以通过后天的学习训练得到加强，一定程度上超过本能的情绪反应。但值得注意的是，情志的本性和理性实际上并不能完全分开，如当人遇到紧急、危险的情况时，其紧张、恐惧的本能情绪会在理性未发生时不自主地驱使个体做出应对反应。

第三节 心身情志的正负双重特性

现代心理学将情绪分为积极情绪和消极情绪两大类，也称为正面情绪和负面情绪。

心身情志理论延续这种分类方法，分为正性情志和负性情志两方面特性。正性情志指积极向上，令人感到愉悦，有益于身心健康的情绪，如欢快、兴奋、自信、满足等；负性情志指消极的，会引起身体不适，甚至影响日常生活的情绪，如愤怒、恐惧、悲伤、羞愧等，持续日久可诱发抑郁、焦虑等心身疾病。情志对人的影响犹如一把双刃剑，充分认识其正负特性有助于管理情绪，达到"恬淡虚无""精神内守"。

一、正性情志对个体的影响

1. 有益于身体健康

《素问·举痛论》提到："喜则气和志达，荣卫通利，故气缓矣。"说明喜悦的积极情绪能使气机调达，有益于身体健康。研究表明，积极健康的情绪，如愉快、欢乐、适度的紧张，可以使心脏输出量增加，促进血液循环，使人精神振作；情绪积极、乐观的儿童的智力水平比情绪悲观、忧郁的儿童的智力水平高；长期处于积极乐观的状态，大脑会释放内啡肽物质，降低患心血管疾病的风险，增强身体的免疫力。

2. 有助于提高执行力

情绪不仅直接影响行为，还会通过影响认知、动机、决策和情感间接地作用于行为。拥有积极情绪，在处理任务和解决问题时会更加富有创造性和效率，主要因为正性情绪能拓宽认知视野，使人们看到更多的可能性，而不是仅停留在问题的表面，使人们在面对挑战或困难时能够发现更多的解决办法。当处于愉快的情绪状态时，大脑更容易进入流动状态，有助于激发创造力和想象力。正性情绪也能引发积极的行为反应，使人们更愿意采取行动，更有决心和毅力去完成任务，从而提高行动效率。

二、负性情志对人体的影响

1. 不利于身体健康

《素问·举痛论》提出："怒则气上，喜则气缓，悲则气消，恐则气下，惊则气乱，劳则气耗……思则气结"。古人已认识到消极的情绪会影响气机的正常运行。现代研究表明，情绪与多种疾病密切相关，肠胃被认为是最容易受情绪影响的器官，强烈的情绪刺激会引起恶心呕吐、胃胀胃痛等胃肠道应激反应；长期的心理压抑会损害人的免疫系统，导致免疫能力低下或异常亢进；长期处于焦虑紧张的情绪会损害心血管功能，造成高血压、冠心病、心律失常等心血管疾病。另外，不良情绪超负荷还会引起内分泌紊乱、记忆力减退等问题。

2. 影响人际交往

情绪会互相感染并在人际互动中传递，不良的情绪容易影响人际交往。首先表现在影响沟通方式和表达方式。负面情绪可能导致沟通障碍、冲突和误解，当情绪消极、愤怒时，往往更容易发生争吵、抱怨和攻击他人的行为。其次表现在影响社交活动。抑郁、焦虑的情绪会使人感到难以面对社交活动，从而减少或避免与人接触，进而更难以得到心理健康支持。同时，不良情绪的影响容易使人过于关注自己的问题和需求，忽视他人的感受，不利于人际交往。

3. 可能成为自我变革的驱动力

负性情绪是每个人情感反应的一部分，虽有诸多不良影响，但如果引导得当，也可能成为自我变革的驱动力。原因在于：①负性情绪可能会促使人们进行自我反省，思考为何会产生这样的情绪及如何改变现状。这为深入了解自我，促进个人成长提供了机会和动力。②负性情绪可能促使人们重新评估生活状况、价值观和目标，可能改变原有的决策，从而使生活朝着新的方向发展。③负性情绪可以揭示人们对某些事情的看法，有助于使人们更好地了解自己，增进人际关系，有效地处理生活中的问题。④负性情绪可以帮助人们学习面对困难的技巧，增强应对压力的能力，对个人的成长和变革有重要意义。

第三章
心身情志疾病的发病基础

第一节　阴阳五行理论与心身情志疾病

　　阴阳五行学说是中国古典哲学理论的核心，是古人从自然中归纳总结出的用以解释各种现象的哲学方法理论，可分为阴阳学说与五行学说。阴阳五行学说早在春秋战国时期就融入医学理论中，成为中医学的主要内容。中医强调人是一个有机整体，阴阳五行则深刻描绘出人体脏腑功能的整体相关性。《素问·宝命全形论》中说"人生有形，不离阴阳"，阴阳是人类精神活动的基础，五行相生相克则是维持正常情志活动的前提。

　　人的正常生命活动是心理和生理功能的有机融合，心身之间相互依赖、相互促进、相互制约，以保持阴阳平衡、生克适度，达到"形与神俱""形神合一"的状态。情志活动则是人体精神活动的外在表现，是脑神对客观的自然反应，其正常状态是机体心身健康的前提，主要包括"七情"（喜、怒、忧、思、悲、恐、惊）和"五志"（喜、怒、忧、思、恐）。从病理上而言，各脏腑组织、局部与整体的情志相互影响、相互传变，会产生复杂的病理变化。情志过盛或偏均可导致人体脏腑阴阳失调，生克失衡，气血功能紊乱，以致心身功能紊乱，从而诱发心身疾患。"七情"在心身疾病的发病中起着根本性作用，异常情志变化导致异常气机运动变化，正如《素问·举痛论》中所言："百病生于气也，怒则气上，喜则气缓，悲则气消，恐则气下……惊则气乱……思则气结"。故脏腑必及阴阳而寓五行，论脏腑的生克制化又必赅阴阳。要达到"阴平阳秘，精神乃治"的心身情志和谐状态，阴阳互制是前提，五行相胜是基础，五行相生相胜则是阴阳调节的具体化表现，阴阳化生五行，五行中又有阴阳。

一、阴阳学说与心身情志疾病

　　阴阳学说是中医学基础理论，"阴阳"指事物或事物之间相互对立的两种基本属性，如《素问·阴阳应象大论》"阴阳者，天地之道也，万物之纲纪，变化之父母，生杀之本始，神明之府也"，《生气通天论》"生之本，本于阴阳"，揭示阴阳是生命运动的源泉。《素问·生气通天论》"阴者藏精而起亟也，阳者卫外而为固也"，说明阴是人体健康的物质基础，阳是人体健康的精神基础，有阴则阳才能"卫外而固"，有阳则阴为其守而"起亟"。"阴平阳秘，精神乃治。阴阳离决，精气乃绝"。阴阳平衡是心身健康的前提条件，心身疾病的辨证重在审查阴阳。故阴阳学说对疾病的认识和诊治均有着指导意义。

1. 阴阳与情志活动

万物均有阴阳之分，情志活动亦有其阴阳属性。如《素问·阴阳应象大论》记载："暴怒伤阴，暴喜伤阳。"《灵枢·行针》说："多阳者多喜，多阴者多怒。"《内经》对情志进行了阴阳属性的归类，七情中的喜、怒、惊为阳，悲、忧、恐为阴，思属脾土兼阴阳属性。阴阳之中又各具阴阳之性。从动静角度而言，喜、怒、惊可以推动气血流行乃至激越，宜归属为阳；悲、忧、恐常令人气血滞涩甚至郁凝，宜归属为阴；思则是一种相对平和的情志，无太过或不及，应为平人之象。故人体阴阳协调则精神充沛，心理活动正常；若阴阳失调，则会引发各类疾病。

2. 情志的阴阳属性与互制

情志阴阳属性需辨证认识。从情志所属的脏腑来看，喜应心，为阳中之太阳；怒应肝，为阴中之少阳；思应脾，为阴中之至阴。从情志活动的外在表现及气机运行的特点来看，喜、怒、惊多致气机生发外散，故为阳；忧、恐、思多致气机内收下沉，故属阴。基于《内经》阴阳互制理论，不同阴阳属性的情志之间也是互相制约的。当情志活动出现阴阳偏胜偏衰时，采取具有与之相对特性的情志即可矫正之。吴崑在阐明"怒胜思"时说"经曰：思者气结。气结者，阴翳之根也，故用暴怒以伤其阴，使之归于平调而已"，认为思为脾志属阴，气结而不畅亦属阴，故以属阳之怒来抑制其过胜之阴，使之恢复平衡。

3. 阴阳平衡与心身健康

基于阴阳体系，心身健康的现代学观点完全符合古代的阴阳学说。人体是由肉体与意识构成的阴阳复合体，根据阴阳学说，人体分属如下：肉体在内属阴，心理或意识在外属阳，"阳在外，阴之使也阴在内，阳之守也""孤阴不生，独阳不长"，两者相互依存，互为作用，故心"因而和之，是为圣度"。

《素问·阴阳应象大论》："左右者，阴阳之道路也。"《临证指南医案》指出人身气机合乎天地自然，肺气从右而降，肝气从左而升，升降得宜，则气机舒展，阴阳互调，升降有序，方能维持气机平衡。《素问·阴阳应象大论》："水火者，阴阳之征兆也。"肾为水脏，心为火脏，分别代表着阴与阳，构成了平衡与制约关系。心火下温肾水之寒，肾水上济心火之亢，如此方能"阴平阳秘，精神乃治"。又如心藏神，为君主之官、神明之府，是产生精神活动的场所，喜、怒、忧、思、悲、恐、惊皆会扰动心神。张景岳指出"情志之伤，虽五脏各有所属，然求其所由，则无不从心而发""元阳者，即无形之火，以生以化神机是也"，是故阴阳匀平，水火既济，才能五行圆融，阴阳调和，精神充养。

二、五行学说与心身情志疾病

"五行"即木、火、土、金、水 5 种物质属性及其运动变化。《尚书·洪范》将五行特性概括为"水曰润下，火曰炎上，木曰曲直，金曰从革，土爱稼穑"。古代医家将五行学说引入医学中，用以解释脏腑的生理功能及相互关系。世间万物皆可归属于五行，事物间及其内部遵行与五行相适应的运动规律，人体脏腑经络的结构关系及调节方式亦如此。

1. 五行生克与情志

在人体中，五行生克维持五脏功能的动态平衡。《素问·阴阳应象大论》《五运行大论》依据四时五脏阴阳系统，将五行与五脏、情志相配属，根据五脏之间的制约关系，认为"怒伤肝，悲胜怒""喜伤心，恐胜喜""思伤脾，怒胜思""忧伤肺，喜胜忧""恐伤肾，思胜恐"。五行相胜关系即"金胜木""水克火""木克土""火克金""土克水"，揭示了五脏之间相互制胜的原理，同时奠定了情志之间五行制胜关系的理论依据。

2. 五志相胜与气机升降

情志生于五脏，五脏之间相互生克，故五行与五脏、五志之间存在资生制约的密切关系。五志可直接影响脏腑功能，临床上可依此达到治疗的目的。这种五志相胜法实则是基于五行生克关系调节脏腑气机的方法。南宋陈无择在《三因极一病证方论》中首次提出"七情"，指出"七情者，喜、怒、忧、思、悲、恐、惊是也"。同时阐述了情志活动与脏腑气机的关系，"喜伤心，其气散；怒伤肝，其气击；忧伤肺，其气聚；思伤脾，其气结……恐伤肾，其气怯；惊伤胆，其气乱。虽七诊自殊，无逾于气"，认为情志影响五脏之气机，不同的情志对五脏气机的影响亦不同。《素问·六微旨大论》言"出入废则神机化灭，升降息则气立孤危。故非出入，则无以生长壮老已；非升降，则无以生长化收藏"，认为气机的升降出入运动维持着生命活动，气机升降失调是情志伤脏的主要病机，升降失常会导致情志病。但无论是情志的相生相克还是气机变化影响情志，均符合五行属性，充分体现出古人朴素、克制、中庸的情感表达方式。

第二节　五脏理论与心身情志疾病

中医五脏理论成形经历了漫长的过程。远古时期，通过人们狩猎、祭祀等活动在动物身上积累解剖知识，并与人体进行对照，确立了一些基本的器官结构。夏商周时期出现对人体的解剖，并有了最早的与人体解剖相关的文字记载。随着时间的推移，人们逐渐将五脏的形态学基础与古典哲学五行理论结合，最终形成了中医学五脏理论。

《内经》以五行为基，将五脏与情志对应，初步确立了五脏与心身情志疾病的关系。《素问》说"人有五脏化五气，以生喜怒悲忧恐"，狂喜伤心，多忧伤肺，大怒伤肝，思虑伤脾，惊恐伤肾。五脏与情志的关系相辅相成，五脏的结构形态决定了其功能作用，是其与情志相互影响的物质基础，五脏的健康状况与五情所感密切相关。如《灵枢·本脏》："五脏皆小者，少病，苦憔心，大愁忧；五脏皆大者，缓于事，难使以忧。五脏皆高者，好高举措；五脏皆下者，好出人下。五脏皆坚者，无病；五脏皆脆者，不离于病。五脏皆端正者，和利得人心；五脏皆偏倾者，邪心而善盗，不可以为人平，反覆言语也。"

一、肝与心身情志疾病

肝位于腹腔，横膈之下，右胁之内，五行属木，为阴中之少阳。肝藏魂，在志为怒，在体合筋，其华在爪，在窍为目，在液为泪，与春气相通应。肝主疏泄而藏血，调和气血，刚柔相济。《素问·灵兰秘典论》说："肝者，将军之官，谋虑出焉。"肝的疏泄和藏血功能正常则气血充盈，能耐受疲劳，故称肝为"罢极之本"。肝与胆通过经络互为表里，胆为"中正之官"，善于决定判断，正直刚强，无偏无倚，肝胆相使，才能使人正确处事。

从病机上看，气机郁滞，升降失常是情志病所具有的共同特点，肝主疏泄，能够调畅气机，情志病的临床表现与治疗都和肝有密切关系。如《丹溪心法》说："气血冲和，万病不生，一有怫郁，诸病生焉。"肝五行属木，具有木喜条达而恶抑郁的特性，同时内寄相火为刚脏，因此保障肝气的疏泄功能，疏通、条达全身气机，脏腑经络之气则畅通无阻。升降出入的运动稳定有序是情志调和的必要条件。肝在志为怒，怒以肝气、肝血为基础化生而成，肝疏泄正常则人的心情舒畅而不易恼怒，既不亢奋，也不抑郁。大怒、暴怒或长期郁怒不解会伤及肝脏，《内经》中"怒伤肝"说的就是大怒暴怒会使肝气升发太过，气血逆乱，出现失眠头痛、面红目赤、嗳气恶心、呕吐反酸等症状。长期郁怒不解会影响肝气的疏泄功能，导致肝气郁结，出现闷闷不乐、胸胁乳房胀痛、情绪低落等症状。另外，肝气亏虚会影响人的决断能力，使人易于受惊，忧郁胆怯，倦怠乏力，缺乏兴趣，无法决断。

二、心与心身情志疾病

心位于胸中，两肺之间，膈膜之上，外有心包络卫护。形态尖圆，如未开之莲蕊。心在五行属火，为阳中之太阳。心藏神，在志为喜，在体合脉，其华在面，在窍为舌，在液为汗，与夏气相通应。心与小肠通过经络互为表里。心主宰人的整个生命活动，故称心为"君主之官""生之本""五脏六腑之大主"。

心主神明论认为人对客观事物的感知是在心神主导下完成的，人的精神、意识、智慧和思维活动虽然分属五脏，但主要由心主持。心统领人体情志和思维活动，是生命活动的最高主宰，调控全身各脏腑、官窍。如《素问·灵兰秘典论》说："心者，君主之官，神明出焉……主不明则十二官危。"心与情志疾病之间密不可分，不仅过喜会伤及心神，七情异常、五志过极最终皆会连累到心神，《素问·邪气脏腑病形》曰："愁忧恐惧则伤心。"

心的生理功能与喜志有直接关系，心的气血阴阳充实和谐，心藏神功能运转正常，才能协调机体与周围环境的关系，使人气血充足，神志思维正常，表现在内则脏腑功能活动协调，表现在外则精力充沛、精神饱满、思维敏捷，即所谓气合志达，营卫通利。情志活动是以五脏精气为基础的，喜以心的精气为基础，若心气不足、心神失养，则使人出现易悲伤、精神萎靡、疲倦少言等症状。心气有余则会使人喜笑不止，心神不能收敛而涣散不藏。不同的情志活动必将影响相应的脏腑，喜为心志，大喜最易伤心，使心神内动，神气耗散而不能守舍。

三、脾与心身情志疾病

脾位于腹腔上部，横膈下方，与胃相邻。脾在五行属土，为阴中之至阴。脾藏意，在志为思，在形体为四肢及肌肉，其华在唇，在窍为口，在液为涎，与长夏之气相通应。脾为"后天之本""气血生化之源"，脾与胃通过经络构成表里关系。

脾具有主运化和主统血的功能，为后天之本，只有脾运化水谷充养先天，才能使脑神得养，情志和畅。如《素问·六节藏象论》："五味入口，藏于肠胃，味有所藏，以养五气，气和而生，津液相成，神乃自生"；《医林改错·脑髓说》："灵机记性在脑者，因饮食生气血，长肌肉，精汁之清者化而为髓，由脊骨上行入脑，名曰脑髓"。可见，水谷精微正是神志的物质基础。脾胃与情志疾病的关系是相互的，脾胃病往往伴有情志症状，因为脾虚则意无所存，思无所主，人无法正常处理自身情绪，五脏得不到有效充养。情志病也往往伴有脾胃症状，《景岳全书》说："此脾胃之伤于劳倦情志者，较之饮食寒暑为更多也。"如思虑过度，所求不得顺遂，中伤脾土，气机郁结阻滞，壅塞不畅，就会导致一系列脾胃病症状，如腹满、食欲不振、精神萎靡、心情抑郁、倦怠懒言等。还有部分人的腹痛腹泻、纳呆等症状与情志不畅有重要联系。其他脏腑的情志病变也可影响脾胃，如肝气郁结，横逆犯脾，木旺乘土；或脾虚肝旺，土虚木乘。另外，若脾虚不能运化，则聚湿生痰，痰随气升降，无所不至，导致复杂的情志变化，症状变幻多端，病证错综复杂。脾胃是气机升降的枢纽，故情志疾病虽先伤所藏之脏，但随病程进展都会伤及脾胃，导致气血生化障碍，运行输布失常，精血耗伤，诸病由生。

四、肺与心身情志疾病

肺位于胸腔，左右各一，覆盖于心之上。肺五行属金，为阳中之少阴。肺藏魄，在志为悲，在体合皮，其华在毛，在窍为鼻，在液为涕，与自然界秋气相通应。肺与大肠互为表里。《素问·灵兰秘典论》曰："肺者，相傅之官，治节出焉。"

肺在五脏六腑中居最高位，中医喻其为"华盖"。肺主气，司呼吸，通调全身水液的输布和排泄。肺主一身之气的生成，气足则得以正常发挥气的推动调控作用。肺主宣发、肃降，肺的呼吸运动带动全身气机运动。肝升于左，肺降于右，共同促进气机的正常疏泄。若肺主气功能失常，则影响气机升降。肺在志为悲，悲忧虽是人正常的情绪变化，但也常常导致情志疾病。悲忧是在所面临难题得不到解决时产生的，悲忧以肺的气血津液为物质基础，由肺气所化生，肺精、肺气不足，则易出现悲观失望、意志消沉、精神不振、眉头紧锁等症状。过度悲伤则属于不良的情绪变化，可损伤肺精、肺气，或影响肺气的宣降，导致肺气不足，表现为声低气怯、倦怠懒言、意志消沉、忧心忡忡、多愁善感等。另外，肺为娇脏，其他脏腑的情志疾病极易影响肺，如大怒肝火暴亢，肝木反侮肺金，木火刑金，灼伤肺津。

五、肾与心身情志疾病

肾为先天之本，五行属水，为阴中之太阴。肾藏志，在志为恐，在体合骨，其华在发，在窍为耳和二阴，在液为唾，与冬气相通应。肾与膀胱通过经络构成表里关系。

肾主水液，主封藏。恐为肾志，过分惊恐易伤肾气，使人收敛不足。恐为人面临威胁、异常之物或乍到非常之境时表现出的一种情志活动，正常情况下，可以使机体避免受到更大危害，转危为安。

肾藏精生髓，上联通于脑，脑为髓海，肾中精气充实，则脑得以发育健全，表现为思维敏捷，精力充沛，精神饱满。肾精亏虚，则脑失所养，表现为健忘，反应迟钝，腰酸腿软，神志恍惚等。过度的惊恐可损伤脏腑精气，导致脏腑气机逆乱，精气不能上行，反而下走，表现为神荡惮不收，善怒，怵惕不安，遗精滑泄，二便不调等。肾为先天之本，肾脏的病变会导致他脏所属情志异常，如肾阴亏虚，阴精不足，不能滋养肝木，使肝失疏泄，肝阳上亢，发为阴虚火旺之证；或不能上济心火，致心火亢盛，扰乱心神，发为心肾阴虚证。肾所藏之精为调控情志的物质基础，肾藏精，心藏神，心神由肾精所养，肾志为心神所统。肾精虽然被心神所统摄，但心神根植于肾精，所以心神安宁则肾精稳固，同样的，肾精稳固则心神安宁，此所谓水火既济方能情志调畅。

第三节　七情五志理论与心身情志疾病

一、七情与五志

情志，包括七情、五志，是精神活动的表现，属于中医人体之神的范围。七情，是喜、怒、忧、思、悲、恐、惊7种情志活动。根据五行学说，五志分属五脏，心在志为喜，肝在志为怒，肺在志为忧，脾在志为思，肾在志为恐。情志都是脏腑功能活动的表现形式，脏腑精气是情志活动的物质基础，五志又受心神统摄调节，同时情志的变化又会反向调节各个脏腑的功能。明代张介宾于《类经》中提出"情志九气"，首次将"情""志"并称，此后"情志"便成为七情、五志的统称而被沿用至今。随着学术体系的不断发展，现已形成以"神志""情志"为核心的完备的中医神志理论、情志理论。

二、情志的相胜调控

《古今医统大全》曰："此言天以五行，以应人之五志。"即人之五志与五行五脏均可——对应，怒、喜、思、悲、恐分别归为木、火、土、金、水。五行学说的特点在于它阐释了宇宙万物的相互关系，运用五行学说的辩证思维剖析五志的相互关系，就可以得到五志之生克、制化。

1. 五志生克

五志生克是五志间存在的对立统一的关系。这种对立统一关系可以五志不及或太过之性维持五志功能的正常运作，包括相生及相克。

（1）五志相生：是喜、怒、思、悲、恐之间存在的有序递相资生和促进的关系，以防五志之性不及，维持五志功能的正常运作。五志相生顺序是喜生思，思生悲，悲生恐，恐生怒，怒生喜。在五志相生关系中，任何一志都具有"生我"和"我生"两方面的关系。因此，五志相生实则是五志中的某一志对其子志的资生和促进。以怒为例，恐生怒，故恐为怒之母志，喜为怒之子志，怒与喜是母子关系，恐与怒也是母子关系。

（2）五志相克：是喜、怒、思、悲、恐之间存在的有序递相克制和制约的关系，以免五志之性太过，维持五志功能的正常运作。五志相克顺序是喜克悲，怒克思，思克恐，悲克怒，恐克喜。在五志相克关系中，任何一志都具有"克我"和"我克"两方面的关系。《内经》把相克关系称作"所胜""所不胜"。"克我"者为"所不胜"，"我克"者为"所胜"。因此，五志相克实则是五志中的某一志对其所胜的克制和制约。以怒为例，由于悲克怒，故悲为怒之"所不胜"，思又为怒之"所胜"。

2. 五志制化

五志制化即借助五志间的生克关系实现五志的自我调节，维持五志的生理状态。制有生的一面，亦有克的一面。制之生可防五志之性不及，制之克可防五志之性太过。生生克克，皆为保持人体五志通达，即五志正常的生理状态。

人的情志活动复杂多变，除规律性的五志生克制化，五志互藏和思志调衡都是情志活动稳定的调控机制。五志互藏是指五志中的每一志都蕴涵着其他情志，如日常所见的喜忧参半、悲喜交加之情，均属五志互藏的外在表现。五志互藏以五行互藏为理论依据、物质保障，说明情志活动的复杂性。思志调衡则是指所有情志皆受思志调控，如明代张介宾《类经》载："深思见理，恐可却也。"西医学也认为情绪可以靠思维控制。从五行来说，思属脾土，居中央，且为后天之本，是其他四脏的气血精气之物质基础，自然也可调控其余4种情志。

三、常见的七情所致心身情志病症

七情不畅会导致许多心身情志疾病，有些疾病具有非常明显的情志症状，有些则表现为身体不适，但最终都与七情不畅相关联。根据《中医神志病临床诊疗指南》，与情志相关的中医疾病诊断有22种，西医疾病诊断有8种。除了癫病、狂病等常见情志病外，比较有中医特色的有百合病、脏躁、梅核气、奔豚等。

百合病　首次出现于《金匮要略》中，是一种热扰心神导致情志异常的疾病。《金匮要略·百合狐惑阴阳毒病脉证治》载："百合病者，百脉一宗，悉致其病也。意欲食复不能食，常默默，欲卧不能卧，欲行不能行，饮食或有美时，或有不用闻食臭时，如寒无寒，如热无热，口苦，小便赤，诸药不能治，得药则剧吐利，如有神灵者，身形如和，其脉微数。"关于百合病的病因病机，各家有不同的说法。张璐《张氏医通》认为

"所谓百脉一宗，言周身之血，尽归心主也"；魏荔彤《金匮要略方论本义》认为"百合病者，肺病也。肺主气，肺病则气病，气病则脉病，可以递言也。百脉一宗，言周身之脉，皆一气为这宗主而已"。现代学者普遍认同程门雪《金匮篇解》的见解："肺主气，肺朝百脉，心主血，脉为血府，百合病者百脉一宗悉致其病，可以断言是气血皆病，是心肺皆病"。

脏躁　首次作为病名载于《金匮要略·妇人杂病脉证并治》："妇人脏躁，喜悲伤欲哭，象如神灵所作，数欠伸，甘麦大枣汤主之"。《内经》的"邪哭"等与之相似。《金匮要略》对脏躁的描述并不详细，所以后世医家对"脏躁"之"脏"为何脏及"躁""燥"之别有诸多不同看法。"脏"分为"单脏说"与"多脏说"。单脏说认为脏是心、肺、大肠或子室，多脏说则认为脏为心肝、肺肝、心肺，也有人认为脏泛指五脏。"躁"与"燥"侧重不同。言"燥"者说的是病因病机，言"躁"者说的则是疾病症状。因《金匮要略》中并未提及"燥"为病机，所选方剂也不突出滋阴润燥，所以"躁"的认可度更高。

梅核气　主要症状为咽部异物感，吐之不出，咽之不下，但饮食无碍，常与西医学的癔球症或咽异感症相联系。梅核气病名出现较晚，但我国古代已有对此病的记载，如《素问·咳论》说"心咳之状，咳则心痛，喉中介介如梗状，甚则咽肿喉痹"；《金匮要略·妇人杂病脉证并治》记载"妇人咽中如有炙脔，半夏厚朴汤主之"等。经过历代医家总结，梅核气的主要病机被认定为气机不畅，气郁、气逆导致咽中炙脔；病因可分内外两端，内因主要为气血不足，外因则多为湿邪、热邪。

奔豚　主要临床表现为患者自觉有气上冲，上下不定，发无定时，发时痛苦不堪，过后如常。最早见于《内经》。《灵枢·邪气脏腑病形》说："肾脉……微急为沉厥奔豚，足不收，不得前后。"《难经》中称作"贲豚"，"贲"与"奔"相通。张仲景《金匮要略》认为该病发病原因有二：一为惊恐情志刺激，"病有奔豚，有吐脓，有惊怖，有火邪，此四部病，皆从惊发得之"；二为针刺后寒邪顺针孔入里，"发汗后，烧针令其汗，针处被寒，核起而赤者，必发奔豚"。治疗奔豚用药多以调胃理脾、培补元气、扶正祛邪、理气和中、温阳散寒、平降冲逆为主。

七情致病种类繁多，症状各不相同，大多会有明显的情志异常，但有些也会表现为生理上的不适，生理上的不适又会反过来影响情志，因此在面对此类疾病时，要审查内外，综合考量。

第四章
心身情志疾病的特点

第一节 心身情志疾病的发病特点

心身情志疾病发病是一个综合性问题，涉及情绪和心理因素、体质特点及其他因素共同作用。理解心身情志疾病的发病学特点有助于深入认识和探索心身情志疾病的病理机制，提供更好的预防和治疗策略。心身情志疾病的发病特点包括以下几个方面。

1. 心身相互作用

心身情志疾病是与心理、情绪状态密切相关的一种疾病。情绪的波动和心理不健康会影响身体正常功能，并在疾病发展过程中发挥着重要作用。长期的紧张、焦虑和悲伤情绪可能导致免疫系统功能紊乱，引发免疫性疾病（如自身免疫性甲状腺疾病）。而这些疾病又会反过来加重负面情绪。躯体与心理相互影响，互为作用，密不可分。

2. 有明显的心理、社会因素诱因

心理、社会因素可以是个人生活中的压力、情绪问题、人际关系困扰，也可以是社会环境中的变化、经济压力、职业压力等。这些因素对个体的心理和情绪状态产生影响，进而对身体健康产生不良影响。然而，患者本人并不一定能意识到这些心理、社会因素对自身的影响。这可能是因为患者往往更关注身体的症状和体征，忽视了心理方面的问题。此外，心身疾病的发展过程往往是循序渐进的，患者可能意识不到心理社会因素在病程演变中的作用。因此，在寻求医疗帮助时，往往将注意力集中在身体症状上，而忽视了潜在的心理、社会因素。正确对待和认识这种特点，可以帮助我们更好地了解心身情志疾病的发展机制，提高心身健康的诊治水平，为患者提供全面而有效的医疗服务。

3. 存在躯体症状和体征

物理检查可以发现心身疾病患者的躯体症状，部分患者存在实验室指征。患有焦虑症的人常常出现心悸、呼吸急促等躯体反应，体检时可能会发现心率加快、血压升高等症状，同时实验室检查可能显示血液指标异常等。

4. 累及器官

心身情志疾病往往累及自主神经系统、内分泌系统支配的某一器官。

自主神经系统包括交感神经系统和副交感神经系统。交感神经系统促进身体的应激反应，如使心率加快、血糖升高等；副交感神经系统则可促进食物消化、降低心率等。当面临压力或情绪不稳定时，交感神经和副交感神经的平衡可能会被打破，导致自主神经功能紊乱。这种紊乱可能通过心身疾病而表现出来，例如，焦虑症患者常常出现心悸、呼吸急促等自主神经功能紊乱症状。

内分泌系统则通过释放激素来调节身体的各项功能。激素发挥重要的调节作用，如甲状腺激素影响代谢，肾上腺素调节应激反应等。当持续性心理压力增大时，内分泌系统可能会出现紊乱，导致激素分泌失衡。这种失衡可能进一步影响器官的功能，如致使甲状腺功能异常、肾上腺素分泌异常等。

心身疾病累及自主神经和内分泌系统支配的器官的发生机制非常复杂，涉及神经－内分泌－免疫系统的相互作用。心理因素通过神经途径和激素途径对器官功能产生影响，进而导致心身疾病的发生和发展。

5. 症状表现更强烈、持久

心身疾病导致的生理变化通常比正常情绪状态下产生的相同变化更为强烈和持久。当人们处于正常的情绪状态，会伴随着一系列生理变化，比如心率改变、血压上升等，是自适应的反应，通常是短暂且符合身体需求的。然而，心身疾病导致的生理变化通常更为强烈和持久。这是因为心身疾病不仅影响情绪，还导致生理紊乱。如抑郁症患者情绪低落，对事物失去兴趣，同时体内的一些化学物质，如血清素和多巴胺等也会发生明显变化。这些生理变化不仅持续时间较长，而且幅度较大，与一般情绪波动引起的生理变化相比更为显著。

6. 与体质关系密切

个体的体质特点和情志因素之间存在紧密联系。不同的体质类型对情绪刺激的反应也不同，在心身情志疾病的发病机制中表现出差异。体质特点可能使个体对特定的情感状态更加敏感或易受影响。例如，木质体质的人在悲伤、忧郁时容易出现肝气疏泄不畅的症状，如头痛、胸闷等；偏热体质的人容易因为愤怒而导致高血压；偏寒体质的人则容易因恐惧导致肠道紧张，引发消化不良等问题。

7. 常掺杂其他因素

心身情志疾病的发病十分复杂，往往不是单一因素引起的，除了上述所说的情绪、体质因素，还与遗传、环境、生活方式等其他因素相互作用，共同影响疾病的发生与发展。遗传易感因素结合工作压力、家庭关系问题等可能共同导致心脏病的发生。压力和情感困扰或可导致肾上腺激素分泌失衡，影响免疫功能和神经内分泌系统，进而引发各种不适或疾病。

第二节　心身情志疾病的表现特征

一、临床表现特征

1. 情绪波动较为明显

心身情志疾病的主要特征之一是患者情绪波动明显，常常出现低落、焦虑不安、易怒、烦躁等情绪变化。这些情绪波动可能是生活压力、情感困扰等因素引起的。情绪紊乱可能会影响日常生活和社交功能。

2. 伴随心理症状

心身情志疾病患者还常常出现一些心理症状。如容易产生自卑感、焦虑感，心情沮丧、自责等。有些患者还可能出现失眠、多梦等症状。这些情绪异常多伴随对原有生活状况的适应困难和社交障碍。

3. 伴随躯体症状

心身情志疾病患者常常伴随着一系列身体症状。这些症状包括头痛、头晕、胸闷、心悸、腹胀、肌肉酸痛等。此外，还可能出现食欲不振、消化不良、性功能障碍等症状。躯体症状往往是情绪、心理压力引起的，没有明显的器质性病变。

4. 出现行为改变

心身情志疾病患者的行为也会出现一些改变，可能变得消极敷衍、冷漠孤独、回避社交等。有些患者还可能出现自伤、过度使用药物或酗酒等行为。

不同患者在心身情志疾病的表现特征上存在个体差异。有些患者情绪波动明显，躯体症状不明显；有些患者躯体症状明显，情绪波动不明显。因此，对于不同患者须进行综合性、个性化化治疗。

二、发病特点

心身情志疾病发病也有特殊之处。患者常常突然发作恐惧、狂躁、虚脱等，可能与外界刺激、情感波动等因素密切相关。其发病特点如下。

1. 情绪与心身症状呈现一致性

心身情志疾病中的情绪异常与身体症状之间存在一致性，即情绪异常与身体症状的出现、发展和缓解有着明确关联。例如，焦虑情绪可能导致心悸、胸闷等症状出现。

2. 症状具有可变性、间歇性

心身情志疾病的症状常常具有可变性和间歇性，即症状的出现和严重程度可能随着时间推移而波动。这是心身情志疾病与其他疾病的重要区别。

3. 临床表现复杂多变

情志与人体内在的精神活动密切相关，又受到外界环境和个体差异等多方面因素的影响，因此，心身情志疾病往往随着时间、地点、对象、心境等的变化而变化，表现为复杂多变的临床症状。

第三节　心身情志疾病的病机特点

正常的情志活动是人体生理功能的调节因素，有利于气血和阴阳的平衡。但是，如果情志失调，就会影响人体的气机运行，导致气滞、血瘀、阴阳失调等病理变化，从而引发各种疾病。这就是中医所说的"情志内伤"。心身情志疾病可归属于中医情志病范畴。中医认为，情志疾病的病机特点有以下几点。

1. 多发于心

心主神明，主管人体的精神活动，与各种情志有密切联系。因此，情志失调首先会损伤心气，影响心脏的功能。同时，心又与其他脏腑相通，通过经络和气血的传导，将情志的影响传播到全身。如《灵枢·本神》说："心者，五脏六腑之大主也，精神之所舍也。"因此，情志疾病多以心为本，以手少阴为标。

2. 不独责于心

五脏藏神，各主情志，情志所伤，五脏病发。《素问》明确指出"怒伤肝，悲胜怒""喜伤心，恐胜喜""思伤脾，怒胜思""忧伤肺，喜胜忧""恐伤肾，思胜恐"。正常的情志活动有利于脏腑功能的协调和平衡，但过度的情志刺激会导致脏腑功能失调。

3. 情志不和，扰乱精神

精神是生命活动的主宰和反映，与情志活动密切相关。正常的情志活动有利于精神安定和清明，但异常的情志活动会扰乱精神状态。

4. 多由气机失调引起

气机正常运行是人体健康的保证，而气机失调则是疾病的根源。情志失调会导致气机紊乱，出现气滞、气逆、气郁、气虚等现象。气机失调又会影响津液、精气的代谢和功能活动。

心身情志疾病多呈现复杂多变的临床表现。情志与人体内在的精神活动密切相关，而精神活动又受到外界环境和个体差异等多方面因素的影响，因此心身情志疾病往往随着时间、地点、对象、心境等的变化而变化，表现为复杂多变的临床症状。《素问·阴阳应象大论》说："喜怒不节，寒暑过度，生乃不固。"说明情志疾病的发生与外邪的侵袭也有关系。《灵枢·本神》认为喜怒不节，五脏皆受伤。悲哀太过，心系急而气绝；恐惧过甚，神气乱而不治。说明心身情志疾病的发展与情志的强度和持续时间也有关系。因此，心身情志疾病的诊断和治疗要综合分析各种因素，灵活运用中医理论和方法。

第五章
心身情志疾病的预防

第一节　针灸情志养生与预防方法

早在两千多年前，《素问·上古天真论》就提出了养生的观点："其知道者，法于阴阳，和于术数，食饮有节，起居有常，不妄作劳，故能形与神俱，而尽终其天年，度百岁乃去"。从《内经》开始，中医学就已经意识到保持精神和情绪的稳定对于预防情志疾病、保持健康的重要性。在临床实践中，历代医家总结出了一系列有效的预防情志疾病的方法和措施。随着社会发展，情志疾病已经成为威胁人类健康的主要疾病之一。发挥中医优势，建立适应新形势的情志疾病预防体系，保障大众健康和社会稳定刻不容缓。

一、情志养生

中医所言情志乃人的 7 种情感，即七情，具体包括喜、怒、忧、思、悲、恐、惊。《说文解字》云："喜，乐也。"可见喜是一种心情愉悦的、美好的心理体验。怒者，恚也。怒为怨恨、愤怒，是一种常见的情绪。人们常因没有达到目的或愿望未得到满足而发怒，或因受到外界和他人的刺激而产生怨恨、愤怒的情绪。忧，心动也。忧是种苦闷的心情，指心中愁闷、忧愁、发愁。思曰容，言心之所虑，又为思慕、想念、悲伤之意。悲者，痛也，伤也。忧心且悲，是一种悲伤、悲痛、悲哀的情绪。恐，惧也，指害怕、惊恐、畏惧、恐惧的情绪。惊，马骇也，本义为马受到惊吓，引申为精神受到突发性事件的强烈刺激而惶恐不安，恐惧与惊讶并存。由此可见，七情乃人们内心情绪表现于外的形式，是心理状态的自然流露。这些流露于外的情绪与人体脏腑、气血等功能密切相关。适度的情志变化有利于脏腑功能活动；而异常的情志变化导致气机失调，气血紊乱，甚至导致脏腑功能失调，引发疾病。

"养生"一词最早见于《庄子》，又称为"摄生"。所谓"生"，指生命、生存、生长；所谓"养"，指的是保养、调养、补养。综合来说，养生即是保养生命，延年益寿。情志养生则是指通过怡养心神、调节情绪、调整生活等方法实现保养身体、减少疾病、促进健康及延年益寿的目标。

中医预防学的独特优势在于"治未病"，防患于未然，防微杜渐。中医养生观注重养心，养心首调神。这样的整体养生观对于情志疾病的预防具有重要的指导意义。《素问·上古天真论》说："精神内守，病安从来。"情志本就是在脑神的调控下，由五脏精气变动产生的。情志以情绪为主体，兼顾认识、意志过程，是具有体验、生理和行为等变化的多维结构心理现象，因此调神对于情志养生尤为关键。神作为生命活动的总体表现，体现在意识、精神、思维等方面，情志不畅或过度的情志刺激均可以直接伤神，引发疾病。《内经》中不仅有对中医情志养生认识的丰富论述，也从医学角度具体阐述了"形神一体观"这一重要思想，强调形与神之间的辩证关系。形与神在结构上是"体"与"用"的关系，在生理病理上辩证统一，相互影响。结构上的关系在《内经》中概括为"形者神之体，神者形之用"，表明形乃神之物质基础，神为形之功能与作用，神以形为根基且调控着形的活动。生理、病理上的关系体现在"形盛则神旺，神明则形安"。形病致神乱，如脏腑、阴阳失调可导致失眠、情绪异常等精神情志疾病；神损又可致形病，异常的情绪会影响气血及脏腑的功能。精、气、血充盛，则神有所养，即"形体不敝，精神不散"。因此，情志养生重在调情志而养心神。其主要包含两方面：一是要避免来自内外环境的不良刺激，二是要提升个体心理自我调节的能力[1]。通过维持稳定、平和的情绪，保持良好的身心状态，取得预防和治疗疾病的效果。

二、针灸在养生中的应用

针灸作为中华传统文化的瑰宝，已被广泛应用于各种疾病的治疗。对于养生保健，针灸亦发挥着重要作用。中医理论认为，经络在人体中发挥重要作用，经络不通就无法发挥联络、感应和传导的功能。当脏腑功能无法协调，营卫气血无法顺畅运行时，就会产生或加重疾病。经络在人体中具有"行气血而营阴阳""濡筋骨，利关节"的作用。很多疾病的发生和发展与经络有关，因为经络既是病邪传变的途径，又是血脉痹阻所在。

腧穴是人体脏腑、经络之气血输送到体表的位置。腧穴又称为"气穴""气府"等，是针灸治疗的关键所在。人体上分布着许多腧穴，大致可以分为十四经穴、经外奇穴和阿是穴3类。腧穴在人体中具有输注脏腑经络气血，沟通体表与体内脏腑的功能。针灸疗法以腧穴为基础，运用针刺、艾灸、拔罐等方法调理机体的功能，增强人体的抗病能力，以达到预防、治疗及养生保健的目的。

中医学认为人体的健康不仅取决于饮食、运动等良好的生活习惯，还与情绪、精神状态密切相关。因此，针灸情志养生强调平衡情绪，舒缓心态，保持良好的精神状态。以下例举部分针灸养生与预防疾病的方法。

1. 针刺法

《素问·刺法论》载："故刺法有全神养真之旨，亦法有修真之道，非治疾也，故要修养和神也。"明确指出针刺并非仅专为治疗疾病而存在，其还具有调神养精、维护机体健康的作用。《灵枢·逆顺》说："上工刺其未生。"认为高明的医生可用针刺治未发之病，即用针刺预防疾病的发生。《针灸聚英》记载："无病而先针灸曰逆。逆，未至而迎之也。"指的是在尚未患病之时，可采用针刺疗法增强机体的抗病能力，以预防疾病的发生。《伤寒论》中则有关于用针刺调补胃气，防太阳病邪入阳明经的论述，此为既病防变的具体应用。《针灸资生经》中提及"刺泻风门，可令背不痈疽"，于风门穴以泻法针刺，可预防背部痈疽的产生。《卫生要求》记载："人之脏腑经络血气肌肉，日有不慎，外邪干之则病。古之人以针灸为本……所以利关节和气血，使速去邪，邪去而正自复，正复而病自愈。"明确说明了针刺有快速祛邪促愈的养生保健作用。现代研究表明[2]针刺治疗各种心身情志疾病有疗效优、不良反应小的优点。

2. 艾灸

《内经》中虽无艾灸养生保健的明确记载，但书中防重于治的观点及对灸法温阳补虚作用的阐述，为后世养生灸法的创立和发展奠定了理论基础。《备急千金要方》载："宦游吴蜀，体上常需两三处灸之，勿令疮暂瘥，则瘴疠温疟毒气不能着人也。"《肘后方》亦有艾叶重灸住室可防止传染性疾病蔓延的论述。现代研究表明[3]，艾灸具有消毒抗菌、抗病毒、缓解不良情绪等作用。巢元方《诸病源候论》记载了寒冷地区用灸法预防小儿惊风的民间习俗。孙思邈是艾灸养生保健的积极倡导者，他指出"膏肓灸无所不治"，"此灸讫，令人阳气康盛"。《外台秘要》载有 30 岁以上的人灸足三里降逆明目的方法。《黄帝明堂灸经》介绍了艾灸足三里、绝骨可预防中风的发生。《医说》言"若要安，三里莫要干""三里者，五脏六腑之沟渠也，常欲宣即无风疾"，认为灸足三里可预防中风。《灸膏肓腧穴法》指出灸膏肓俞对痨瘵康复有重要作用。《针灸资生经》体现了王执中重视养生，提倡未病先防、已病常护的理念。王执中主张通过保养元气维护身体健康，尤其强调艾灸气海、关元、神阙等穴位的重要性，并明确指出脐可壮元阴元阳，能使身体健壮，延年益寿。罗天益在《卫生宝鉴》中也提到："灸气海以生发元气，滋荣百脉"。李梴在《医学入门》中专立"炼脐法"，强调"凡一年四季各熏一次，元气坚固，百病不生""益气延年"。《类经图翼》记载："在神阙穴隔盐灸，著灸之三五百壮，不唯愈疾，而且延年。"其还认为风门灸"能泻一身之热气，常灸之无痈疽疮疥等患"，并言"小儿忌灸足三里，三十外方可灸，不尔反生疾"。杨继洲《针灸大成》记载："但未中风时，一两月前，或三四个月前，不时足胫上发酸重麻，良久方解，此将中风之候也。便宜急灸三里、绝骨四处，各三壮。后用生葱、薄荷、桃柳叶，四味煎汤淋洗，灸令祛逐风气自疮口出。如春交夏时，夏交秋时，俱宜灸，常令二足有灸疮为妙。"提出在出现中风先兆而尚未中风之时就应及早采用灸法进行保健预防。程芝田《灸法心传》力倡"护阳宜灸"，强调"真气壮则人强，真气虚则人病，真气脱则人死，盖气者，阳所生也。保命之法，当以灼艾第一"。艾灸可扶阳，扶阳则延衰。《医学汇言》记载有人虽"少年时多病"，"每岁灸脐中，自后健康"，"年逾百岁，而甚壮健"。《备急千金要方》中记载"凡人自觉十日以上康健，即须灸三数穴以泻现气""宦游吴蜀，体上常须两三处灸之……则瘴疠湿毒，不能着人"，强调灸法在强身健体、益寿延年中的作用。《扁鹊心书》将灸法列于各种养生保健法之首，认为灸关元无病可预防保健，既病可防传变；明确提出灸法可延年益寿："人于无病时，常灸关元、气海、命关、中脘……虽未得长生，亦可保百年寿矣"。灸法养生保健具有简便易行、经济实用等优点，应用于延缓衰老具有独特的优势。

3. 穴位贴敷

穴位贴敷疗法以中医整体观和辨证论治为原则，结合脏腑-经络学说，将药物贴敷于体表穴位，通过经络传导及气血运行，使穴位和药物发挥双重作用，从而达到预防、治疗疾病和保护机体的作用。张璐《张氏医通》记载，夏月三伏用药贴敷肺俞、膏肓俞、百劳等穴可预防哮喘冬季发病。关新红等[4]发现穴位贴敷足三里、丰隆能够降低老年髋部骨折患者术后凝血水平，预防深静脉血栓的发生。黄宝珠[5]等的研究表明，穴位贴敷能调节亚健康人群的血液流变学指标，改善亚健康人群脏腑功能，调理亚健康状态。

4. 推拿

宋代陈直的《寿亲养老新书》中提及，按揉涌泉穴可"终不染痒，面色红腻，腰足轻快"。葛洪《养性延命录》记载："平旦以两掌相摩令热，熨眼三过，次又以指掻目四眦，令人目明……又法摩手令热以摩面，从上至下，去邪气令人面上有光彩。又法摩手令热，雷摩身体，从上而下，名曰干浴，令人胜风寒时气、热头痛，百病皆除。"通过按、揉、摩、擦等推拿手法刺激特定的部位或腧穴，可调节气血，通畅经脉，达到养生的目的。特定腧穴的推拿可以缓解疲劳，提高免疫力，改善睡眠质量。现代研究表明[6]，推拿可促进血液循环，增加大脑血流量，改善脑灌注，从而保护脑神经。

5. 拔罐

拔罐可对腧穴局部皮肤、筋膜、肌肉进行牵拉，激发经络之气，达到疏通经络、调节脏腑、祛除疾病、养生保健的目的。研究表明[7]，拔罐的养生保健机制有3点：首先，皮部是人体的最外层，卫气外达皮肤肌腠，可卫护机体，防邪入侵；其次，拔罐后产生的瘀斑可对机体产生一种长久的良性刺激；再者，病邪侵入皮部后即可由络入脏，损害脏腑，拔罐可使组织充血水肿，唤起机体产生免疫蛋白等，修复病灶，加快微循环及新陈代谢，达到组织破坏、重构后的新平衡，从而整体调节五脏六腑，达到养生保健目的。早在《五十二病方》中就已经有对各种腧穴拔罐法的记载。经过历代医家改进和发展，拔罐法逐渐演变成为百姓常用的简便养生方法。

三、针灸在情志疾病中的应用

《内经》倡导"恬淡虚无""积精全神"的养生之道，《素问》遗篇《刺法论》告诫人们"慎其大喜欲情于中"，少思，勿怒，勿大悲伤，注重精神意志修养，以保持情志的调畅，从而预防情志疾病的发生。在治疗方面提出了一系列如情志相胜法、气功导引法、音乐疗法及针灸治疗等验之有效的情志疾病疗法。

1. 针刺法

针刺疗法以中医理论为依据，通过选择性刺激相应的穴位达到防病治病的目的。马洁等[8]采用调督解郁法针刺治疗原发性抑郁症30例，选穴百会、印堂、合谷、太冲、大椎，治疗24次。结果表明，较之安慰剂假针刺治疗，调督解郁法针刺可改善抑郁焦虑症状，效果较佳。

2. 电针

电针是将毫针刺入腧穴，得气后在针上通以感应人体生物电的微量电流，从而提高疗效的治疗方法。于海英等[9]将101例抑郁症患者随机分为两组，药物组服用帕罗西汀，针药组在药物组基础上联合电针治疗，共治疗4周，结果发现电针在改善焦虑躯体化方面有明显优势。刘强等[10]采用高频电针治疗失眠患者30例，发现高频电针可改善失眠患者症状，且治疗效果好于艾司唑仑片。

3. 艾灸

李旭豪[11]采用督灸疗法治疗肾阳虚型轻中度抑郁症患者33例，治疗8周，结果发现督灸疗法可以降低患者抑郁程度，提高其社会适应能力与生活质量。秦维维等[12]观察艾灸足三里、三阴交治疗围绝经期失眠女性患者的疗效，结果提示对女性围绝经期失眠患者采用艾灸足三里、三阴交配合中医健康教育，可提高其睡眠质量，改善不良情绪。

4. 针刺放血

针刺放血疗法是用针具刺破人体特定的部位，放出少量血液，以治疗疾病的方法。姚自强等[13]对75例抑郁症患者在常规药物治疗的基础上联合针刺放血治疗，三阴交、内关、神庭、百会使用导气针，少泽、关冲、中冲、少冲、商阳、少商使用无菌三棱针点刺放血，结果提示针药联合治疗组的汉密尔顿评分和血液流变学水平明显优于只用药物治疗组的患者，表明针刺放血具有调节经脉、疏通气血的功效，安全性高。

5. 耳穴压豆

耳穴压豆疗法又称耳疗，是通过刺激耳部缓解身体相应部位病理状态的一种治疗、保健方式。苏金哥等[14]将86例抑郁症患者随机分为两组，分别进行药物和药物联合耳穴压豆治疗。研究结果表明对抑郁症患者实施耳穴压豆治疗能显著改善抑郁程度和睡眠质量，总体优势显著。

6. 穴位贴敷

穴位贴敷疗法最早见于《五十二病方》，是通过穴位吸收刺激增强机体免疫力，从而达到治疗疾病的目的的一种疗法。王瑾[15]对40例冠心病合并抑郁状态的患者在冠心病常规治疗基础上进行中医穴位贴敷，连续贴敷1个月，结果表明穴位贴敷对汉密尔顿评分、抑郁状态改善效果较好。李小妹等[16]采用太冲、行间穴位贴敷治疗肝郁化火型失眠，结果显示穴位贴敷能够有效改善患者的睡眠质量和焦虑情绪。

7. 联合疗法

何琪等[17]研究表明，浅针联合耳穴压豆可显著改善原发性失眠患者睡眠质量及伴随的情绪问题，能进一步调整气郁质失眠患者的病理体质。孙博伦等[18]采用百会穴艾灸联合穴位按摩治疗老年女性失眠患者，结果表明百会穴艾灸联合穴位按摩能改善老年女性失眠患者的焦虑情况并提高其睡眠质量。

参考文献

［1］常兴，张恬，孟庆岩，等．探析情志养生在情志病和中医"治未病"思想中重要作用［J］．辽宁中医药大学学报，2018，20（8）：88-90．

［2］李慧敏，刘婵媛，崔华恩，等．针刺联合六字诀养生操治疗慢性非特异性腰痛的临床效果观察［J］．现代养生，2023，23（1）：30-32．

［3］管丹丹，陈理，刘开萍，等．艾灸防治新型冠状病毒肺炎研究进展［J］．辽宁中医药大学学报，2021，23（3）：168-171．

［4］关新红，张长彪．七厘散穴位贴敷联合足底热敷对老年髋部骨折术后患者深静脉血栓的预防作用［J］．西部中医药，2022，35（7）：119-121．

［5］黄宝珠，周俊亮，林青梅，等．穴位敷贴对亚健康人群血液流变学指标的影响［J］．深圳中西医结合杂志，2017，27（9）：22-24．

［6］王晓伟，梁元政，王晓丹，等．推拿对循环系统作用的研究进展［J］．河南中医，2023，43（7）：1121-1126．

［7］王玥，钟维佳，张丹枫，等．刺络拔罐疗法在中医美容中的应用［J］．中国民间疗法，2020，28（6）：110-112．

［8］马洁，陶善平，褚晓彦，等．调督解郁法针刺治疗原发性抑郁症的临床随机对照研究［J］．辽宁中医杂志，2020，47（5）：180-182．

［9］于海英，廖利娜，库木斯·巴雅合买提．电针治疗首发抑郁症的疗效观察［J］．中华针灸电子杂志，2018，7（1）：3-5．

［10］刘强，邓琳琳，王飞，等．高频电针结合"小醒脑开窍"针刺法治疗失眠临床研究［J］．浙江中医药大学学报，2019，43（11）：1284-1287．

［11］李旭豪．督灸治疗肾阳虚型轻中度抑郁症的临床研究［D］．济南：山东中医药大学，2022．

［12］秦维维，毛长侠，刘楠楠．艾灸足三里、三阴交联合中医健康教育对更年期女性失眠的临床研究［J］．世界睡眠医学杂志，2019，6（5）：567-569．

［13］姚自强，陈绍云，朱石莲．针刺放血法结合氟西汀治疗抑郁症的临床疗效［J］．临床医学工程，2017，24（9）：1241-1242．

［14］苏金哥，刘晓梅，姜海军．耳穴压豆改善抑郁症患者睡眠情况的疗效研究［J］．中国医药科学，2021，11（24）：184-187．

［15］王瑾．穴位贴敷治疗冠心病合并抑郁状态40例［J］．陕西中医，2014，35（5）：596-597．

［16］李小妹，李媛，潘明治，等．太冲、行间穴位贴敷治疗肝郁化火型失眠31例［J］．福建中医药，2022，53（7）：53-54，57．

［17］何琪，杨原芳，吴成林．浅针联合耳穴压豆治疗气郁质原发性失眠的疗效观察［J］．针刺研究，2019，44（4）：293-296，311．

［18］孙博伦，鲍金雷，王璐，等. 百会穴艾灸联合穴位按摩对老年女性失眠患者焦虑及睡眠质量的影响［J］. 广州中医药大学学报，2020，37（4）：676-680.

第二节　现代心理学理念与预防方法

一、心身情志疾病的现代心理学理念

Meyer 于 1958 年创立生物 - 心理 - 社会模式的心理生物学体系，这种模式在现代心身医学和生物医学领域受到越来越多的关注，也使研究人员和临床工作者更关注个体的心理因素，并将内在情绪和心理调适纳入治疗体系。心身情志疾病的心理因素有多种，如人格特质、应对方式、重大应激事件、成长环境等。这些因素直接反映在情绪上，成为疾病形成的重要因素。西医学证明，在心身疾病的发病过程中，心理因素对躯体产生影响，这种影响通常通过情绪活动这一媒介实现，情绪变化会引起生理唤醒，进而导致一系列躯体变化，严重者会引起心身疾病。因此，情绪在心身疾病发生过程中有枢纽作用。

现代心理学认为，情绪导致疾病的发生实际是刺激性事件打破机体平衡状态而使之消极应对的结果。或可以说，它是人体面对超负荷事件的一种应激反应模式。应激反应是一个人对抗强烈的刺激性事件所产生的保护性反应。从生理角度看，适度的情绪刺激可以激活下丘脑 - 垂体 - 肾上腺轴，维持机体稳态，提高适应能力，使机体产生适度的应激反应，以帮助个体更好地应对应激带来的挑战。从病理角度看，长期或过量的情绪刺激会过度激活下丘脑 - 垂体 - 肾上腺轴，破坏机体稳态，引起强烈的应激反应，导致多个器官、系统发生一系列生理、生化和病理性改变，最终造成系统损伤。

致病情绪可以分为基本情绪和复合情绪两个方面。基本情绪是人类和动物天生具备的情绪原型，如喜悦、愤怒、悲伤、恐惧等，并且每一种基本情绪都有其独特的生理机制和外部表现。

喜　致病机制强调高强度积极情绪体验对机体产生消极影响的可能性。在心理层面，高强度的喜悦体验可能对个体的时间感知、空间感知、注意力控制、记忆能力等产生负向影响；在生理层面，喜悦可能通过上调交感神经系统及下调副交感神经系统的指标表达出来，增加疾病发生的潜在风险。

怒　致病机制主要涉及高度唤醒的负性情绪对机体产生影响。在心理层面，怒的情绪可能通过干扰高级认知加工过程、窄化认知范围、损害任务转换能力、提升个体攻击性水平、影响个体选择偏好等促使个体产生冲行为；在生理层面，怒通过过度激活交感 - 肾上腺髓质系统引发强烈的心血管系统反应，表现为心肌及周围血管过度收缩，从而诱导心肌损伤、心律失常、冠心病等疾病的发生，同时引发儿茶酚胺的大量释放，促进血小板聚集，加速凝血过程，增加心肌梗死的风险。

悲 致病机制主要着重于高强度和长时间悲伤情绪体验对机体产生负面影响。在心理层面，悲伤体验可降低个体对其他事物的知觉和注意能力，延长个体的决策时间，加深信息加工的深度，从而对个体的决策及行为产生影响；在生理层面，持续高强度的悲伤可能引发前额叶皮质、扣带前回及杏仁核等脑区的功能失调，这些脑区与情绪调节及认知加工密切相关。此外，悲与抑郁的发病机制可能存在关联，高强度、长时间的悲伤情绪可能导致抑郁症的发生。

恐 致病机制主要是高激动度和高紧张度的不安全感和危机感对机体产生消极影响。在心理层面，恐惧会导致知觉通道窄化，抑制无关信息加工，使得个体思维变得缓慢，行动变得僵化；在生理层面，恐惧主要通过皮质及皮质下等通路将信息传递至杏仁核并进行加工，然后通过中央核投射至下丘脑及脑干，形成恐惧相关的反应。这一过程调节了自主神经系统及下丘脑－垂体－肾上腺轴等生理系统。此外，海马、前扣带回及前额叶皮质等脑区也参与调节杏仁核的活动，从而影响恐惧反应的表达。

思 思是一种复合情绪，包括情绪和认知评价的相互作用。有学者认为思属于心理学复合情绪中的抑郁情绪，主要由痛苦情绪组成，同时包含愤怒、悲伤、羞愧等其他基本情绪成分。在心理层面，抑郁情绪通过增加注意接触时间、收窄注意聚焦范围、增加认知负荷、降低唤醒水平等方式影响个体的注意力倾向，这意味着抑郁情绪会使个体更加关注负向的信息，并更难以集中注意力于其他事物；在生理层面，抑郁可能通过损伤血管内皮功能引发白细胞介素、C-反应蛋白、肿瘤坏死因子等物质释放，进而激活下丘脑－垂体－肾上腺轴系统，抑制自主神经系统的功能。这些生理过程可能导致心血管疾病的发生与发展。

二、现代心理学预防方法

现代社会的许多疾病均可归属于心身情志疾病范畴，如慢性失眠、肠易激综合征、勃起功能障碍等，治愈难度高，与个体的生活方式、行为习惯，特别是长期的情绪状态有着密切联系。对于以心理情绪为主要致病因素的心身情志疾病的治疗，个体心理的调节则尤为重要，朱震亨《丹溪心法》记载："五志之火，因七情而生""宜以人事制之，非药石能疗，须诊查由以平之"。《内经》更是较早提出了一系列心理疗法，如以情胜情法、祝由疗法、开导劝慰疗法、音乐疗法。现代心理学治疗方法则包括合理情绪疗法、厌恶疗法、激将法、森田疗法、认知－行为疗法等。

1. 合理情绪疗法

合理情绪疗法又称理性情绪疗法。此种疗法认为情绪障碍是由不合理的信念造成的。因此，简要地说，合理情绪疗法就是以理性治疗非理性，帮助求治者以合理的思维方式代替不合理的思维方式，以合理的信念代替不合理的信念，从而最大限度地减少不合理信念给情绪带来的不良影响，通过以改变认知为主的治疗方式帮助求治者减少或消除已有的情绪障碍。

2. 厌恶疗法

厌恶疗法是一种常被用于克服某些不当成瘾行为的治疗方法，它的原理是使患者在外界刺激下对自己内心难以克制的成瘾行为产生恐惧或厌恶的情绪联想和体验，从而排斥并且戒掉成瘾行为。无论采用电击厌恶法、药物厌恶法还是想象厌恶法，最终结果都是利用患者内心的恐惧和排斥感克服过分喜好和上瘾行为。

3. 激将法

"激将法"原本是指用刺激性的话语使将领出战的一种方法，现在多指利用对方自尊心和逆反心理中积极的一面，用话语等外界刺激使对方快速抉择，增加其果断性。在心身情志疾病的预防中，有一项重要步骤就是让性格缺憾的人建立积极的人格品质和情绪，并将这些良好的人格特质进一步扩展与建设。例如有些人的意志果断性欠佳，做事总是犹豫不决，优柔寡断，在面对重大抉择时往往不能快速正确地做出选择，畏首畏尾，面对这种意志中缺乏果断力的人，常采用激将法。

4. 森田疗法

某些心身情志疾病患者并发神经症，难以克服和治愈，普遍存在忧虑、苦恼、痛苦情绪。越是回避和压制，症状越严重。这种无休止的体验常常使患者难以忍受，痛苦万分。对此，心理治疗师常选用森田疗法，让患者完全接受症状及这种苦恼焦虑的存在，不再挣扎，泰然处之，顺其自然地继续自己的生活。久而久之，这种顺应的状态就会取代之前的痛苦情感，相应的症状就会在不自知的情况下缓解甚至消失。

5. 认知 – 行为疗法

认知 – 行为疗法就是将行为和认知治疗结合，帮助患者认识自己的错误思维、错误想法，帮助患者对自身健康状况进行分析思考，转换患者的病理性注意中心，使患者将注意力转移到自身外部，以理性的思考克服内心过度的恐惧，使患者主动排解恐惧等不良情绪。该疗法可调整情绪和心理状态，使患者重建正确认知，切断情绪障碍与躯体症状之间的恶性循环，控制一切不利于身心健康的消极因素，从而达到缓解心理压力、提高生活质量的目的。此种疗法对失眠、抑郁症、焦虑症等心身疾病有较好的效果。

中篇

针灸调神固本法

第六章
针灸调神固本法的源流发展与创立

第一节 "调神"思想的源流发展

"调神"中神的基本概念最早来源于古代唯物主义哲学。古代唯物主义哲学中"神"的基本含义包括了世界万物的变化发展与精神作用。宋尹学派认为"一切物化谓之神"。这里的"神",主要是指世界上万事万物生成变化的根本原因。《说文解字》记载:"神,天地引出万物者。"《易传·说卦》记载:"神也者,妙万物而为言也。"这里的"神"指的是神的主宰作用。在先秦诸子关于神的论述中,也有许多养神调生的内容。

一、先秦诸子对神的认识

先秦诸子对神的含义和形与神的关系都有自己的认识,但侧重点有所不同。老子、庄子认识到形与神是密不可分的,主张养神应顺应自然,养神的方式在于内心的守静。老子重视对神的养护,庄子则认为形与神缺一不可,提出"形神共养",强调"形神合一"的境界。宋尹学派则在此基础上有所发展,提出"精气理论",用精气阐述神的物质性,认识到精气是神产生的物质基础,但具有片面性,没有认识到神的功能作用。孔子则赋予了神新的社会属性,把神和仁、礼相联系,认识到社会因素对神的影响作用。荀子、孟子把精神意识活动与人体脏器相对应,更加形象地阐述了形与神之间的关系,认识到心神的主宰作用。

1. 老子、庄子对神的认识

老子对于神的认识可以从《老子》"营魄抱一"中看出,他认为人的形体和精神是相互联系,密不可分的。同时,老子还主张养神,讲究顺应自然,把"守静"作为养神的目的,提倡人身体和精神的统一。他认为世界是一种静寂的状态,只有内心平静才能更好地洞察事物规律。《道德经》提出:"躁胜寒,静胜热,清静为天下正。"又道:"重为轻根,静为躁君。"庄子作为道家学派著名代表人物,对于神的认识基于老子对于神认识,从宇宙变化的客观规律着眼,认为形体是精神的物质基础,有形体方能保神。如《庄子·天地》中提到"形全者神全"。同时,庄子也认识到神对形体是有促进及主导作用的,如《庄子·在宥》中记载:"神将守形,形乃长生。"《庄子·刻意》中提到:"纯素之道,唯神是守;守而勿失,与神为一。"庄子正是基于神与形的相互依存、密不可分的关系，提出形神共养的主张，他认为躯体的养护有助于神的滋养，反之，形体枯竭则人的精神也会衰败，如《庄子·刻意》中说："形劳而不休则弊，精用而不已则竭。"而庄子养神讲求的是人应顺其自然规律、恬淡虚无，使神安静。养神在于保持内心的平静，即人在静的状态下才能更好地减少外界的干扰，形神合一。《庄子·天地》记载："静则无为……无为则俞俞，俞俞者忧患不能处，年寿久矣。"其意思就是宁静可以使人从容自得，心无杂念，思想通达，长寿延年。这与《内经》中"恬淡虚无，真气从之，精神内守，病安从来"的思想是高度一致的。

2. 宋尹学派对神的认识

宋尹学派在继承"气构成宇宙万物"的思想的基础上提出了新的认识，认为人是由气构成的，人体当中最细微的气叫作"精气"，并且还提出精气是精神意识活动的物质基础，精神意识的强弱与人体精气的强弱密切相关。如《管子·内业》说"精也者，气之精者也"，"精存自生，其外安荣，内藏以为泉源，浩然和平以为气渊，渊之不涸，四肢乃固，泉之不竭，九窍遂通"。

3. 孔子、孟子、荀子对神的认识

孔子提倡修德养心，对神的认识与前人有所不同。他赋予了神不同的含义，主要包含仁礼道德修养的内容，重视社会因素对身心健康的影响。孔子非常重视品德修养，深刻认识到良好的道德情操与性格是人心理健康的重要标志之一。《论语·雍也》说："知者动，仁者静。知者乐，仁者寿。"他认为仁德之人长寿的原因在于其不会患得患失，不忧惧，避免了各种焦虑、烦恼等不良因素的过度刺激，最大地减少不良情绪对身心的影响。孔子在提出"仁者寿"的思想的同时，对于神的摄养也提倡"中庸之道"，主张动静兼养。《孔子家语》指出："人将身有节，动静以义，喜怒以时，无害其性，虽得寿焉，不亦宜乎。"孟子对于神亦有自己独到的见解，如《孟子·尽心上》记载："仁，人心也。"可以看出，孟子认为心与精神意识思维活动相关，同时还认识到人体正气与神气密切相关，如《孟子·公孙丑上》中提到："夫志，气之帅也；气，体之充也。"气在生命活动中起着重要的作用，气能够生神，而精神意志则是气的统帅，发挥着主宰气的作用。所以，修养"正气"，外界邪气则不容易入侵人体，从而保持身与心的健康。而荀子认识到人的各种精神活动，如情感、思维等，都依赖于相应的生理器官。如《荀子·天论》记载："形具而神生，好恶喜怒哀乐藏焉，夫是之谓天情。"这里的"天情"指的是精神活动。荀子还特别强调，心既是一种思虑器官，又是精神活动的主宰。如《荀子·解蔽》云："心者，形之君也，而神明之主也。"

二、秦汉学者对神的认识

秦汉时期的学者对神的认识主要以《内经》论述为主，相较于先秦诸子百家更加系统与成熟，对神的含义也有诸多论述。《内经》所阐述神的含义有4种：①神是生命的象征，是基础物质精、气、血共同作用的体现；②神是生命活动的外在表现，具有调节、主导、主宰的作用；③神是自然变化的规律体现；④神指人的精神、意识、思维等活动。如《灵枢·小针解》云"神气者，正气也"，指出神就是人体内的正气。《灵枢·平人绝谷》云："故神者，水谷之精气也。"这里的神是指水谷精微之气。《灵枢·营卫生会》云："营卫者，精气也；血者，神气也。故血之与气，异名同类焉。"表明神即人体中血气，对人体有滋养作用。《素问·移精变气论》说："得神者昌，失神者亡。"王冰注："《庚桑楚》曰：神全之人，不虑而通，不谋而当，精照无外，志凝宇宙，若天地然。"表明神是整个生命活动的外在表现，是机体功能状态与内部各脏腑功能状态的协调统一，是人体的正常生理状态。《素问·汤液醪醴论》："帝曰：何谓神不使？岐伯曰：针石，道也。精神不进，志意不治，故病不可愈。"表明神具有调节、主宰人生命活动的作用。《素问·气交变大论》说："天地之动静，神明为之纪。"指出神是自然之规律、变化之法度。《灵枢·本神》："所以任物者谓之心，心有所忆谓之意，意之所存谓之志，因志而存变谓之思，因思而远慕谓之虑，因虑而处物谓之智。"表明神是人的精神、意识、思维等活动。

三、秦汉以后对神含义的认识

1. 南北朝时期

范缜在其著作《神灭论》中提到"神即形也，形即神也。是以形存则神存，形谢则神灭""神之于质，犹利之于，形之于用，犹刀之于利""舍利无刀，舍刀无利，未闻刀没而利存，岂容形亡而神在"，形象阐述了形神统一、互为依存的关系。在此基础上，其更是创造性地提出"形者神之质，神者形之用"的观点，表明神是一种功能、作用。

2. 隋唐时期

药王孙思邈主张养性怡神，劳逸适度，《备急千金要方》《千金翼方》中有诸多体现。如"养性之道，常欲小劳，但莫大疲及强所不能堪耳""多思则神殆，多念则志散，多欲则志昏，多事则形劳，多语则气乏，多笑则脏伤，多愁则心慑，多乐则意溢，多喜则忘错昏乱，多怒则百脉不定，多好则专迷不理，多恶则憔悴无欢，此十二多不除，则营卫失度，血气妄行，丧生之本也"。他认为形与神相互依存，如《存神练气铭》云："若欲存身，先安神气。"

3. 金元时期

刘河间"精中生气，气中生神，神能御其形"的观点是对"形神相即"理论的进一步发展。他特别强调"形气贵乎安，安则有伦而不乱。精神贵乎保，保则有要而不耗。故保而养之，初不离形气精神"，表明了形与神对于人体的重要性。张子和《儒门事亲·九气感疾更相为治衍》云："怒则气并于肝，而脾土受邪。"根据"五行相胜"理论，比较系统全面地阐明了以情制情的养神机制。李东垣则主张从调理脾胃入手养神，如《脾胃论》云："若心生凝滞，七神离形，而脉中惟有火矣。善治斯病者，惟在调和脾胃。"

4. 明清时期

张景岳提出"得神者昌，失神者亡"的观点，表明神对人体的重要性。他的"治形论"观点也强调形体保养的重要性。喻嘉言则主张调和营卫，以养心神。

5. 近现代

张锡纯的心脑相通理论把道家内丹术理论与中医学理论相结合，创造性地提出了神明体用的观点。他认为神明之体在脑，而神明之用发于心，思维的过程就是神明由脑及心而发挥作用。

从历代先贤对神的认识中可见调神在治疗疾病中的重要性。调神是针刺治病的最高境界，能够调畅气机，促进气机恢复，升降出入有序，气得上下，血脉和利，安定五脏，神运机转。

第二节　"固本"思想的源流发展

"本"，《说文解字》段玉裁注："木下曰本，从木，一在其下。"本义指树木的根部，在《中医大辞典》中，本字释义分为6种：①根本，原本；②运气学说术语；③根源；④原来，本来；⑤人身之躯体为本，四肢为末；⑥探究本原。"固"，有巩固、加固、坚固之义。固本，即巩固根本。人身之本即精、气、神，人体脏腑之本又分为先天之本与后天之本。固本既包括了补益先天之本与后天之本，又指强固人之精、气、神。

固本思想的源头可追溯至《内经》，历代医家在《内经》认识的基础上不断发展创新，逐渐形成了补益先天之本与后天之本以激发生生之机，进而强固根本以扶正祛邪的固本思想。

一、先天之本与后天之本

肾为先天之本，脾为后天之本的观点最早由明末清初著名医家李中梓提出，其著作《医宗必读》云："治病必求于本。本之为言根也，源也。世未有无源之流，无根之本。澄其源而流自清，灌其根而枝乃茂，自然之经也。故善为医者，必责根本。而本有先天后天之辨。先天之本在肾，肾应北方之水，水为天一之源。后天之本在脾，脾为中宫之土，土为万物之母。"李氏的观点并非凭空臆想的，他是在总结前人思想的基础上结合临床经验提出的。《素问·阴阳应象大论》记载："阴阳者，天地之道也，万物之纲纪，变化之父母，生杀之本始，神明之府也，治病必求于本。"这里的"本"指的是阴阳。随着时代的发展，"阴阳"一词在具体的疾病辨证中被赋予了不同的含义，如五脏六腑、气血津液、经络等。

（一）肾为先天之本

1. 肾主生长发育，主生殖

《素问·上古天真论》说："女子……二七而天癸至，任脉通，太冲脉盛，月事以时下，故有子……七七，任脉虚，太冲脉衰少，天癸竭，地道不通，故形坏而无子也。丈夫……二八，肾气盛，天癸至，精气溢泻，阴阳和，故能有子……七八，天癸竭，精少，肾脏衰，形体皆极。"《内经》按照女子七七、男子八八对人体生长发育阶段进行划分，以人体肾气的盛衰为主要依据，指出人体从生长发育到衰老死亡是肾气逐渐强盛而后衰弱的过程。在此过程中，男女的生殖功能也是由肾气决定的。

2. 肾主藏精

《素问·上古天真论》记载："肾者主水，受五脏六腑之精而藏之，故五脏盛，乃能泻。"《灵素节注类编·阴阳脏腑总论》记载："肾主蛰藏，凡一身之精，由脾输化摄聚，归藏于肾，故为生气之本。"《素问·藏象论》记载："肾者，主蛰，封藏之本，精之处也。"由此可见，肾脏具有封藏之性，为藏精之处，五脏六腑之精皆可聚于肾中藏之。同时，肾不仅可以贮藏五脏六腑之精气，人体先天元气之精也皆藏于肾。

3. 抵御外邪，防止疾病

《灵枢·刺节真邪》说："真气者，所受于天，与谷气并而充身者也。"真气指人体真元之气，由先天之精气与自然界之清气、水谷之精气相结合而成，其中肾中精气起着重要作用。人体肾精充足，则真气充盛，形体健壮，抗病力强；若肾精不足，则元真亏虚，形体虚衰，易于为病。《素问·金匮真言论》说："夫精者，身之本也。故藏于精者，春不病温。"孙思邈亦云："精少则病，精尽则死。"由上可知，肾脏的生理功能不仅关系着人体繁衍后代的生殖功能，还决定着机体的生长发育，是生命诞生和发育成长的先决条件。同时，肾气与健康又息息相关，是抵御外邪，阻止疾病侵袭人体的重要条件。肾脏这种功能特性决定了其在中医学体系中的重要地位，故肾脏被称为"先天之本"。

（二）脾胃为后天之本

1. 脾胃为气血生化之源

生命需要后天水谷精微的滋养，而饮食水谷首先入于胃中，依靠脾胃之气转化为水谷精微，并散精于五脏六腑，以奉养周身，化生气血，如《灵枢·营卫生会》中记载："人受气于谷，谷气入胃，以传与肺，五脏六腑皆以受气……此所受气者，泌糟粕，蒸津液，化其精微，上注肺脉，乃化而为血。"机体无水谷精气的滋养则无法存活，如《灵枢·五味》说："谷不入，半日则气衰，一日则气少矣"；《素问·平人气象论》云："人以水谷为本，故人绝水谷则死，脉无胃气亦死"。气血也皆由水谷精微化生而来，以充养四肢百骸。《内经》认为脾胃属土，具有生养万物之性，位于人体之中，如《素问·玉机真脏论》云："脾为孤脏，中央土以灌四傍"。

《内经》把胃称为"太仓"，认为脾胃为"仓廪之官"，称其为五脏六腑气血生化之源。从《内经》对脾胃功能特性的论述可以看出其"重土"的思想。此后历代医家在"重土"思想的影响下，不管是在临证诊治方面，还是在养生防病方面，都把养护脾胃放在了十分重要的位置，并对《内经》的脾胃学说不断完善发展。如张仲景提出"四季脾王不受邪"，李东垣提出"真气又名元气，乃先身生之精气也，非胃气不能滋之"，把脾胃与先天元气联系在一起，认为后天可滋养先天，同时，他还提出"水谷尽而神去……水去则荣散，谷消则卫亡，荣散卫亡，神无所依"，即认为人之神也依赖于水谷精气所养。张介宾在《景岳全书》中说："故人之自生至老，凡先天之有不足者，但得后天培养之力，则补天之功，亦可居其强半，此脾胃之气所关于人生者不小。"认为有的人先天虽有不足，但经过后天脾胃之气的调养也可以补足。李中梓则是总结历代脾胃学说之人，创造性地提出了"脾为后天之本"的观点，认为"一有此身，必资谷气，谷入于胃，洒陈于六腑而气至，和调于五脏而血生，而人资之以为生者也"。

2. 脾胃为气机升降枢纽

脏腑功能的正常运行依靠气机的正常升降出入，如《素问·六微旨大论》说："出入废则神机化灭，升降息则气立孤危。故非出入则无以生长壮老已，非升降则无以生长化收藏。"《素问·玉机真脏论》："脾为孤脏，中央土以灌四傍"；《素问·太阴阳明论》："脾者土也，治中央，常以四时长四脏"。可见脾胃具有协调其余脏腑正常运行的作用。《素问·刺禁论》说："肝生于左，肺藏于右，心部于表，肾治于里，脾为之使，胃为之市。""使"和"市"均有畅通之义，引申为转枢，这句话也揭示了人体五脏气机运行的规律特点，即肝气从左生发，肺气从右降下，心气布于体表，肾气沉治于里。脾胃居于中焦，沟通内外表里上下，在气机运转中发挥着枢纽的作用，在输布各脏腑之气的同时，也制约各脏腑气机的升降出入，维持气机的平衡状态。假如脾胃功能失常，就会出现上下不交，左右不行的局面，导致五脏气机失常，三焦皆可出现问题，如《四圣心源》云："中气衰则升降窒，肾水下寒而精病，心火上炎而神病，肝木左郁而血病，肺金右滞而气病。"因此，治疗五脏气机失常所致的病症可以从调理脾胃入手。

二、治病必求于本

最早的"治病求本"思想源于《素问·阴阳应象大论》。该篇记载："阴阳者，天地之道也，万物之纲纪，变化之父母，生杀之本始，神明之府也。治病必求于本。"阴阳是自然界事物运动变化的基本规律和普遍法则，是认识万物之纲领，是事物发生、发展和衰退、消亡的根本。疾病作为万事万物运动变化的现象之一，自然也遵循阴阳对立统一的法则，故医者在认识人体、诊治疾病时，必须寻求阴阳变化之本。这里的"本"指的是阴阳，因此医家认为治疗疾病的根本即调和阴阳。但是随着时代的发展，后世医家对于《内经》中"治病必求于本"的思想多有发展与创新，他们在诊治具体疾病过程中将阴阳具体化，指五脏六腑、气血津液、精气神等。朱丹溪提出"将以施其疗疾之法，当以穷其受病之源"，强调治病需探求邪气根本；薛己《明医杂著》认为"凡医生治病，治标不治本，是不明正理也"，强调辨证求本、治病求本的重要性；李中梓《医宗必读》提出"治病必求于本。本之为言根也，源也……故善为医者，必责根本"，强调治疗疾病的根本应当从脾肾论治。

固本思想以《内经》脾胃化生气血荣养周身理论为基础，结合历代诸家所论，确立以补益先天之本与后天之本激发人体生生之机，进而强固根本以扶正祛邪的思路。

第三节　神伤形损理论的提出

周鹏教授根据自己多年的临床实践经验，在继承发扬传统中医理论的基础上，结合新的西医学理论模式，以及形与神之间的关系、心身情志疾病的致病特点，创新性提出心身情志疾病的总病机为"神伤形损"。

在传统中医理论中，形的概念有广义和狭义之分。广义的形指一切物质实体，诚如《庄子·天地》中讲的"物成生理谓之形"。狭义的形单指人的形体，《孝经·开宗明义》云"身体发肤，受之父母"，即狭义的形，是人存在的物质实体，如筋、脉、肉、皮、骨等。《素问·八正神明论》："然夫子数言形与神，何谓形……形乎形，目冥冥，问其所病，索之与经，慧然在前，按之不得，不知其情，故曰形。"神的概念也有广义、狭义之分。广义神指生命活动的外在表现，狭义神指精神心理活动。两者相辅相成，相互影响，相互作用。

一、形具神生

神作为生命活动的外在表现，其发挥作用必须以形体为基础。《灵枢·天年》载"血气已和，营卫已通，五脏已成，神气舍心，魂魄皆具，乃成为人"，很好地解释了形与神相互依存的关系，认为人表现出各种形式的生命活动，是以气血充足和脏腑功能正常运行为前提基础的，而后才有可能"神气舍心"，促成"魂魄毕具"。可见，形是产生神的物质基础和前提条件，是神发挥作用的载体，形与神是生命活动表现的统一整体。形是具体的，而神则不同，但神不是虚无缥缈、超物质的，它的产生同样有着物质基础。

1. 精与神

《素问·金匮真言论》："夫精者，身之本也。"精是构成人体和维持生命活动的最基本物质，是生命的本源。精可分为先天之精和后天之精。先天之精禀受于父母，为生殖之精，如《灵枢·决气》："两神相搏，合而成形，常先身生，是谓精"。后天之精由人体水谷之精化生而来，如《灵枢·营气》："谷入于胃，乃传之肺……精专者行于经隧"。

《灵枢·本神》："生之来谓之精，两精相搏谓之神。"因此，先天之精对于神的生成和发展起着决定性作用，先天禀赋不足的人，其神的状态往往不如常人。人体内的先天之精不是固定不变的，会随着生长老已而逐渐消耗。人体内的后天之精由水谷精微化生而来，能够补养先天之精，从而濡养神，通过调神养精，减缓消耗程度，延长寿命。张介宾《景岳全书》记载："故人之自生至老，凡先天之有不足者，但得后天培养之力，则补天之功，亦可居其强半，此脾胃之气所关于人生者不小。"人体精气的变化也会影响神的功能发挥，同时情志改变也会影响精的变化，如《灵枢·大惑论》："心有所喜，神有所恶，卒然相惑，则精气乱，视误故惑，神移乃复。"

2. 血与神

血是循行于脉中而富有营养的红色液态物质，是构成人体并维持生命活动的基本物质之一。《灵枢·决气》："中焦受气取汁，变化而赤，是谓血。"脾胃为气血生化之源，脾胃腐熟、运化水谷之精华，化生为血。《灵枢·平人绝谷》记载："故神者，水谷之精气也。"可见，血与神同源，亦由水谷之精气化生而来。血与神两者相互依存，同源互化。《灵枢·营卫生会》："营卫者，精气也；血者，神气也。"《素问·八正神明论》："故养神者，必知形之肥瘦，营卫血气之盛衰。"《素问·五脏生成论》："肝受血而能视，足受血而能步，掌受血而能握，指受血而能摄。"上述观点均表明神化于血，血可以蕴神，二者同源同处，密不可分。而且《内经》始终强调调神必以调人体营卫血气为前提。

3. 气与神

气是构成人体与维持生命活动的基础物质之一，主要由秉受父母的先天之气、饮食的水谷之气及吸入的自然清气相互融合而成，是一种具有很强活力且运行不息的极细微物质和能量。气与神的关系即气为神之母，神为气之主，神能驭气，气能化神。气为血之帅，人体之气能够导血以养神，气机的运行又为神所主宰。《灵枢·小针解》谓"神者，正气也"，神寓于气，气以化神，气盛则神旺，气衰则神病，气绝则神亡。《素问·逆调论》说："荣气虚则不仁，卫气虚则不用，荣卫俱虚则不仁且不用。"即气虚则神机失用。可见，气与神相互依存，关系密切，神化生的物质基础为气，必须依赖形体而存在，而气依靠神的驭使方可正常运行。

神随气往，神定则气机不乱，神惊则气乱。因此情志异常必将会影响气机的运行，气机失常则易产生疾病。《素问·举痛论》："百病生于气也，怒则气上，喜则气缓，悲则气消，恐则气下，寒则气收，炅则气泄，惊则气乱，劳则气耗，思则气结。"可见养神、调神对于人体健康的重要性。

4. 五脏与神

五脏具有化生和贮藏精气的功能。《灵枢·本脏》："五脏者，所以藏精神血气魂魄者也。"《素问·五脏别论》："五脏者，藏精气而不泻也。"五脏藏精，化生气血以养神。《素问·天年》云："何者为神？岐伯曰：血气已和，荣卫已通，五脏已成，神气舍心，魂魄毕具，乃成为人。"人之神以气血为物质基础，通过血气的滋养而壮大，而气血来源于五脏，因此五脏生理功能的正常运行对神至关重要。五脏调和则精藏，精藏则气血旺，气血旺盛则神旺而安，神安则其调节、主宰的作用才能得以正常发挥。如果精气受损，五脏的生理功能无法正常运行，气血的生成、输布、运行失调，将导致精神和情志活动异常，即《灵枢·本神》："是故五脏主藏精者，不可伤，伤则失守而阴虚，阴虚则无气，无气则死已"。

5. 脑与神

脑又名髓海、头髓，位于头颅之中，是精髓和神明高度汇集之处，为元神之府，神明之要。关于脑与神的关系，历代医家均有不同的认识。唐代孙思邈《备急千金要方》云："头者，身之元首，人神所注。"宋代医家陈言《三因极一病证方论》道："头者，百神所集。"明代医家李时珍更是提出"脑为元神之府"的观点。清代医家张志聪《素问集注》云："诸阳之神气，上会于头，诸髓之精上注于脑，故头为精髓神明之府。"近代著名医家张锡纯在总结历代学说的基础上，把道家元神、识神理论引入中医学理论中，提出神明有元神与识神之分。他认为元神为神之体，识神为神之用，"神明之体藏于脑，神明之用发于心"，创造性地提出了"神明体用"的观点。并且提倡心脑相通理论，力主"衷中参西"，中西医汇通。

二、神为形用

广义之神是生命活动的主宰及其外在总体表现的总称，狭义之神是指人的精神、意识和思维活动等。神对于生命活动的主宰和调节作用有其独特的表现形式，其中最主要表现形式为脏腑和经络气机的升降出入运动。《素问·六微旨大论》道："非出入则无以生长壮老已，非升降则无以生长化收藏。"脏腑和经络气机升降出入运动是维持生命活动、神机运转不息的最主要表现形式。只有神机主宰、调节作用正常发挥，才能保证气机正常运行。

1. 脏腑气机运动

《素问·刺禁论》说："肝生于左，肺藏于右，心部于表，肾治于里，脾为之使，胃为之市。"此句阐述了人体五脏气机运动的规律，即肝气从左生发，肺气从右降下，心气布于体表，肾气沉治于里，而脾胃位于中焦，沟通人体内外表里上下，在气机运转中起到枢纽的作用，既可协助输布各脏腑水谷之气，又能够调节各脏腑气机运行，保持气机的平衡状态。"肝者，将军之官，谋虑出焉"。肝主疏泄，主藏血，能够疏通、畅达全身气血，其气主升发。"心者，君主之官也，神明出焉"。心主血脉，主藏神，主通明，心气以降为主。"脾胃者，仓廪之官，五味出焉"。脾主运化，主统血，其生理特性为喜燥恶湿，其气以升为主。胃为水谷气血之海，主受纳、腐熟，其生理特性为喜润恶燥，其气以降为顺。"肺者，相傅之官，治节出焉"。肺主气司呼吸，主行水，主治节，其生理特性为主宣发肃降，以降为主。"肾者，作强之官，伎巧出焉"。肾主藏精、纳气，主水，其生理特性为主蛰守卫，以升为主。脏腑气机升降出入运动，促使人体内部与外部的物质能量交换，以此来维持物质代谢与能量转换的动态平衡。

《素问·五脏别论》说："所谓五脏者，藏精气而不泻也，故满而不能实；六腑者，传化物而不藏，故实而不能满也。"人体脏腑功能出现问题，主要表现为各脏腑气机失常。如肝失疏泄则易出现气机郁结，肺失宣降则易导致水液输布失常，心失通畅则易出现血脉不通，肾失封藏则水湿不化、二便失调，脾胃升降失常则清浊不分。

2. 十二经脉运行特点

《灵枢·逆顺肥瘦》："手之三阴，从脏走手；手之三阳，从手走头；足之三阳，从头走足；足之三阴，从足走腹。"表明十二经脉气血的运行从手太阴肺经开始，逐经相传，至足厥阴肝经而终，再由足厥阴肝经复传于手太阴肺经，形成周而复始、如环无端的循环流注系统，将气血周流全身，营养和维持各组织器官的功能活动。《灵枢·卫气》："阴阳相随，外内相贯，如环之无端。"说明十二经脉气血的运行规律始终以气机升、降、出、入的形式表现出来，经气在脏腑经络中不断进行升降出入运动，进行能量交换，使得脏腑功能相互配合、相互作用，共同维护人体内部环境的稳定，保障身体健康。

三、形神合一

张景岳《类经》载："形者神之体，神者形之用；无神则形不可活，无形则神无以生。"他认为形与神相辅相成，不可分离，形健神旺是生命健康的标志。"形神合一"理论萌芽于商周时期的养生理论，最早的论述见于《内经》，是中医学基础理论的重要学术思想之一，也是中医整体观的内涵之一。神指生命活动的外在表现，也指精神、意识、思维等活动。形指气血津液、五脏六腑等物质。"形神合一"指的是形与精神是统一的、不可分割的整体。正如《内经》认为形神为一体，形为神之体，神为形之主，二者不可分离，相互影响，相互依存，辩证统一。如范缜《神灭论》载："神即形也，形即神也，形存则神存，形谢则神灭。"二者的辩证统一关系主要表现在以下两个方面。

1. 形为神之宅，形病则神不安

形是神的物质基础。《灵枢·天年》载："血气已和，营卫已通，五脏已成，神气舍心，魂魄毕具，乃成为人。"血气和、五脏成是各种形式生命活动的形体基础。形是产生神的前提条件，是神发挥功用的载体，形与神是人生命活动表现的统一整体。气血也是"形"的一种，是生命活动的源泉与动力，是人体健康的保证。只有气血调和，脏腑经络才能外应四时之变，内应升降出入之动。神必须时刻依赖于精、气、血的充养，才能够精神充沛。形有病则神不安，如华佗《青囊秘录》中提到："夫形者神之舍也，而精者气之宅也，舍坏则神荡，宅动则气散，神荡则昏，气散则疲"。《灵枢·本神》："肝藏血，血舍魂，肝气虚则怒，实则怒。脾藏营，营舍意，脾气虚则四肢不用，五脏不安，实则腹胀经溲不利。心藏脉，脉舍神，心气虚则悲，实则笑不休。肺藏气，气舍魄，肺气虚则鼻塞不利，少气，实则喘喝胸盈仰息。肾藏精，精舍志，肾气虚则厥，实则胀。"由此可见，五脏之精气受损，则气血的生成、输布、运行失调，从而影响精神和情志活动，使神志不安。临床中形致神病的例子很多，如绝症、重病患者或疾病迁延日久难以痊愈者容易产生抑郁、焦虑等消极情绪，甲状腺功能亢进的患者往往容易诱发躁狂倾向，系统性红斑狼疮患者容易出现精神问题，等等。

2. 神为形之主，神变则形病

神对形有调节、主宰作用。《素问·移精变气论》载："得神者昌，失神者亡"；《素问·汤液醪醴论》："神去而病不愈"。人体是一个有机的整体，脏腑经络、气血津液功能的正常发挥和协调平衡都离不开神的调节和主宰。如果人体之神发生病变，则会表现出相应的形病，如《素问·生气通天论》说："大怒则形气绝，而血菀于上，使人薄厥。"人体精神状态的异常主要通过气机或气血的失常致使形体异常表现出来。如《灵枢·百病始生》说"喜怒不节则伤脏"；《素问·阴阳应象大论》说"心在志为喜，喜伤心""肝在志为怒，怒伤肝""肺在志为忧，忧伤肺""脾在志为思，思伤神""肾在志为恐，恐伤肾"。由此可见，情志异常容易导致人体脏腑气机失调。发病时先损及人体之神，神乱气机，导致气血紊乱，五脏不和，五脏功能失调，从而出现各种脏腑疾病。临床中常见神致形病，其中最典型的是神经衰弱。长时间熬夜，缺少足够的休息，容易导致疲惫乏力、头昏脑涨、记忆力下降、精神不振等症状出现；又如与人发生争吵时，因情绪激动，出现失明或心脑血管疾病等。

形与神之间的关系是辩证统一的，形体是生命的基础，神依附于形体而存在，先有形体，才有生命，生命诞生方能产生精神意识活动。形盛则神旺，形衰则神衰，形谢则神灭。神致形病，当治神以健形，《素问·宝命全形论》曰："一曰治神，二曰知养身。"治神最主要的是对人体精神活动的调节，可以通过中医的情志相胜法、移情易性法、静心宁志法调节人体的神，使神发挥其调节脏腑经络气血运行的功能，促使气机升降出入有序，经络通畅，运行有度，五脏六腑各司其职，气血旺盛，从而使得精神内守，脏腑和调，以实现"治神以健形"的目的。形致神病当治形以调神，而治形的关键又在于调节脏腑经络气机。《庄子·至乐》："万物皆出于机，皆入于机。"可见"机"是变化的枢纽，是生命活动的关键环节，只有气机通畅，经脉开合流注、营卫化生运行、气血循环输布才能有条不紊，五脏才能安定，精神方可内守。

第四节　针灸调神固本法的创立

中医理论呈现出"经典传承式"的发展特点，即各代医家在继承《内经》核心观念的基础上，不断借鉴、同构同时期新出现的思想文化及自然科学优秀成果，结合临床实践经验，阐释并发挥中医经典中的概念与理论，使之更好地契合时代发展与临床应用需求。"针灸调神固本法"的提出亦符合这一特点。

随着当今社会的高速发展，生活、工作、社会压力剧增，导致人们容易出现焦虑、烦躁、疲劳、失眠等问题，给生活带来巨大的痛苦。除一些不可抗因素外，心身情志疾病出现的主要原因在于不良的生活方式过度耗损人体的"神本"与"形本"。"神本"即人体之精气神，反映生命活动的整体状态；"形本"即先后天之本，反映脾胃肾的功能状态。其作用机制归纳为以下3点。

1. 情志失调

现代社会工作生活压力大、人际交往复杂，易导致情志过极，焦虑、抑郁、失眠等情志病的发生率越来越高。正如《灵枢·本神》所说："心怵惕思虑则伤神，神伤则恐惧自失"。诸多思虑耗伤心神，易致脾失健运，胃失和降，先天不滋后天，则损及元阴元阳。

2. 劳逸失度

现代人作息不规律，难以做到劳逸结合。日常以脑力工作为主，缺乏运动，凝神多思则易耗气，致神失所养，食欲减退；肆意纵乐，起居无节则伤精耗气，致神不内守，阴阳失衡。

3. 饮食失宜

现代人饮食不规律，常饥饱无度。过饥过饱均易损脾胃，导致气血生化失常，进一步损及他脏，致使神不得养。

基于新时期我国在卫生防控方面的巨大挑战，综合分析"神本"与"形本"易伤的现状，周鹏教授在继承国医大师石学敏、岭南针灸名家司徒铃、广东省名老中医符文彬、广东省名中医尹建平等诸多前辈学术思想的基础上，翻阅古今文献，并结合自身多年的临床行医经验，推陈出新，总结出一套治疗心身情志疾病的理论和方法，命名为"针灸调神固本法"。其核心思想是治病必先固护脾肾，即"调理脾胃为其先，补肾益精为其本，调畅情志贯穿始终"。其处方精髓主要包括"一针、二灸、三巩固"。人体是一个有机整体，如果先天之本不足，就可能影响五脏功能的正常运行，造成阴阳失衡，从而导致疾病的发生。同理，"后天之本"受到损伤，水谷精微不能化生气血津液输布精微于人体脏腑，造成人体正气不足，致使邪气侵袭。因此治疗心身情志疾病要注重固护脾肾，只有先后天得以固护，生化之源才能不竭，人体正气才能充盛，才能做到"正气存内，邪不可干"。《内经》"得神者昌，失神者亡""神去而病不愈"是对神主宰生命活动的高度概括，表明神在生命活动中发挥着主导作用。人体是一个有机的统一整体，脏腑、气血功能的正常发挥和协调平衡都离不开神的调节和主宰。因此，调神对于治疗心身情志疾病十分重要，调神的总原则是顺应四时、顺情理志、精神内守。

第七章
针灸调神固本法的治疗特点与手段

第一节　针灸调神固本法的治疗特点

通过对心身情志疾病病因病机的深刻分析可知，心身情志疾病的总病机是"神伤形损"。"神伤形损"又是心身情志病的根本病理基础和关键环节。从辨病论治的角度看，切断这一关键环节是治疗心身情志病的关键，故"调神固本"为首要治则。心身情志疾病病理基础的形成非一朝一夕之变故，而是长期起居失宜、情志不调、饮食不节、劳逸无度造成脏腑功能失调、阴阳失衡，从而导致神伤形损。因此，从辨证论治的观点出发，在治疗心身情志疾病时必先固护脾肾，即调理脾胃为其先，补肾益精为其本，调畅情志贯穿始终。另外，情志失常，脏腑功能失调，必然导致气血运行不畅，经络阻滞。因此，为了加快心身健康的恢复，也应当同时确立疏通经络的治则。由此，根据辨病论治与辨证论治相结合的原则，心身情志疾病的治疗法则即"调畅精神，培元固本，通达经络"。

1. 通调任督，调和阴阳

任脉与督脉相表里，督脉为"阳脉之海"，任督二脉为一身阴阳之总纲，起沟通、调整一身之阴阳的作用。常用穴有百会、神庭、印堂、中脘、气海及关元。针刺巅顶之百会穴醒脑宁神，神庭、印堂镇静安神，合用神宁气定，通调督脉之气机。百会、神庭、印堂均在头面部，为督脉之要穴，一身之阳经均与督脉交会，督脉入络脑，上循巅顶，与脑密切相关。脑又有元神之府之称，与神志密切相关，故督脉可调神葆神。中脘、气海及关元位于腹部，归属于任脉，任脉为"阴脉之海"，与一身阴经均有联系，故可调节全身阴经脉气及五脏六腑之气血。

2. 固护本元

调理先天之本以肾经为主，调理后天之本以脾胃经为主。常用穴位有足三里、三阴交、天枢、中脘、下脘、气海、关元。其中，足三里为胃经合穴，具有健脾益胃，强壮机体的作用，是诸虚百损的常用穴，可固护后天，补益脾胃；三阴交为足太阴脾经之经穴，足三阴经交会之处，可健脾益血，调肝补肾；天枢为大肠募穴，可通调肠腑气机，保持脾胃运化功能正常；脾胃为后天之本，中脘为胃之募穴，可与天枢合用，补益脾胃，滋养后天之本；气海为元气汇聚之处，为气之海，关元为小肠募穴，两穴合用，能培补元气。肾为先天之本，中脘、气海、下脘、关元、天枢相配合用，可达后天养先天之效。针刺时中脘、下脘可斜刺，针尖朝气海、关元方向，引导经气及脏气顺着针尖的方向汇聚于气海、关元；关元、气海、直刺向下，内守经气及脏气。

3. 宣畅气机，调神养心

通过调节人体特定穴来条达气机，畅通血脉，气畅血盈则精神得充。常用穴位有神庭、太溪、四神聪、本神、内关、阳陵泉、照海、合谷、太冲。神庭为督脉、足太阳、阳明之会；心包经之内关通于阴维脉，而阴维脉又与足阳明胃经相合；四神聪为经外奇穴，位当脑之"输"，且有经络入络于脑，善调元神之气机，充养脑髓气血，益智复聪。太溪为肾脏元气所过和留止于足少阴经之原穴，为肾经经气所注之输；照海属足少阴肾经腧穴，为八脉交会穴，两穴具有滋肾阴、壮肾阳、益肾精、纳肾气的功效。同时，肾生髓，脑为髓海、元神之府，此二穴又有健脑补肾、安神益智之效。本神为足少阳胆经、阳维脉交会穴，居脑部前额发际处，内应于脑，使神归于本而名之本神。阳维起于"诸阳会"，联络诸阳经以通督脉，协调阴阳。故本神具有镇静安神、调和阴阳的作用。合谷、太冲合称"四关穴"，分别是大肠经、肝经原穴，古人云"五脏有疾，当取之十二原"，取之可充分调动脏腑之原气抵抗病邪。"四关"意为生命的关口，两穴一气一血、一阴一阳、一手一足，可调整上下阴阳，如人体正气之守护大将。

第二节　针灸调神固本法的治疗手段

针灸调神固本法常用的治疗手段为"一针二灸三巩固"，即针刺、精灸、埋针治疗。

一、针刺（一针）

1. 组方原则

传统治疗心身情志疾病多从肝或心论治，思路比较狭窄，而针灸调神固本法从心身疾病现代的发病特点着眼，认为患者除了"神伤"还有"形损"，因此在治疗该类患者时，不仅需要以调畅全身气机为根本，同时还要兼顾补益先后天之本，使气血生化有源，达到"以形养神"的目的，增强调神之效。治疗以主穴为主，辅以副穴，阴阳相济，随症加减。

2. 处方

以百会、内关、关元、足三里等穴为君，以合谷、太冲、气海、中脘等穴为臣。佐以四神聪、神庭等穴以疏经通络，宁心安神，调和气血。上述诸穴配伍，共同发挥"疏经理气，养心宁神，调神固本"之功效。调脑神、心神，使之明达；培元气，固根本，顺阴阳，使之平衡；理气血，使之冲和。虚实有别，兼而顾之。

3. 补泻手法

针刺手法的基本原则是虚则补之，实则泻之。由于针刺的特殊性，同一个穴位不同进针深度、不同方向及手法操作，针刺作用也不相同。历代医家在临床实践中根据不同疾病的特点创立了不同的针刺手法，探索出穴位深浅、方向的具体操作要求，一直运用在临床并延续至今。但是，受到当时历史条件的限制和各种因素的影响，有些内容不尽完善或不适用于当今临床。因此，根据心身情志疾病特点、所选腧穴的特异性和临床实践的要求，确立以"补法为主，辅以泻法"为针刺总原则。这一针刺治疗方法对进针方向、针刺深度和施术手法等都有明确要求。操作严格规范，增强临床可重复性，进而提高临床疗效。

二、精灸（二灸）

精灸技术是将米粒大小的艾灸炷于穴位点燃，以此来治疗全身疾病的灸类技术。因其热力集中、透热迅速、刺激量大，一壮可达到普通麦粒灸多壮之效，取其精而效验，称为精灸。

1. 理论基础

灸量是指艾绒等灸材燃烧时产生的温热及生成物对机体的刺激量，包括灸材燃烧产生的热量高低、穿透力大小、生成物的刺激程度，是影响灸效的关键因素。艾炷底的大小是灸量控制的重要方面，底面积可以影响刺激面积及整个艾炷的重量。《扁鹊心书》认为"灸不三分，是谓徒劳""此为作炷，欲令根下广三分为适也"。一些医家认为艾炷的底面积不能太小，否则会影响热力的传入而疗效不佳。"减此，不覆空穴，不中经络，火气不能远达"。但同时也有医家提出应根据情况灵活使用，不可拘泥于三分之一范围。《外台秘要》中详述理由："小品方云：黄帝曰灸不过三分是为从穴，此言作艾炷欲令根下广三分也，若减此，则不覆空穴，不中经络，火气不行，不能除病，若江东、岭南，寒气即少，当二分为准。"孙思邈指出"艾炷务大"的同时提出需要根据患者个体情况确定艾炷大小："小弱，炷乃小作之，以意商量"。日本的针灸学者也注意到这一问题，透热灸派强调用高质量的灸材制作半个米粒大小的艾炷，在压痛点、硬结处、经穴部施灸，使皮肤发红或出现水疱来治疗疾病。传统麦粒灸因施灸壮数多、燃烧时烟雾多、灸量灸度不易控制等，临床上易偏废。精灸技术在传承司徒氏灸的基础上发展演化而来，小的艾炷与皮肤的接触面积小，燃烧时皮肤的灼痛感较小，患者较容易耐受深度燃烧，使得小艾炷易燃烧充分，耗时短，产生的灸效更具穿透性。因此，精灸有灸材消耗少、治疗时间短、灸量灸度易控制、临床疗效好、便于推广等诸多优势。目前，精灸在临床上已广泛应用于痛症、心身情志相关病症等，取得了良好的治疗效果。

2. 灸材选择

精灸强调灸料的选用，常用细软金黄的陈年精细艾绒，"至柔烂如棉为度"。《太平惠民和剂局方》中指出，新鲜艾叶经过反复捣筛，候其细黄熟为度。《针灸聚英》认为高质量艾绒具有"灸有力，火易燃"之特征。所以，精灸强调选用高质量精细艾绒，应具备如下特点：①便于搓捻为精灸要求的小规格艾炷；②燃烧时火力均匀，热度易透达深部；③燃烧时温度温和；④气味芬芳。

3. 处方

中脘、下脘、气海、关元、心俞、肝俞、脾俞、肺俞、肾俞、大肠俞、大椎、百劳、风池、命门、腰阳关、足三里。中脘、下脘可补益脾胃，气海、关元为元气汇聚之处，能培补元气，四穴均为任脉经穴，精灸可以后天养先天，温养脾胃，固本培元。背俞穴为五脏六腑之气输注于背部的腧穴，心俞、肝俞、脾俞、肺俞、肾俞、大肠俞灸之可调理五脏六腑之气血，与腹部穴位相配，亦有前后相配之意，从阴引阳，从阳引阴。大椎、百劳、风池、命门、腰阳关、足三里配合，大椎、命门、腰阳关为督脉穴位，督脉为诸阳之会，灸之可温补一身之阳气。风池为祛风要穴，灸之可疏风清热，通利官窍；百劳为经外奇穴，灸之可滋阴补虚，舒经通络；足三里为人体保健要穴之一，灸之可调理脾胃，补中益气，扶正祛邪。诸穴合用，以调整人体脏腑气机和气血阴阳。

4. 操作步骤

（1）灸材准备：细软金黄的陈年精艾绒、万花油、棉签、打火机、线香等。

（2）选定体位后以棉签蘸取少量万花油标记穴位。

（3）将艾绒做成底直径 2mm、高 3mm 大小的圆锥形艾炷，上小下大，上尖下平，确保其易置于穴位上燃烧。

（4）放置艾炷，以线香点燃，待患者诉灼痛难以忍受时夹走，每穴施灸 2 壮。

5. 治疗分类

（1）轻度：患者诉有痛感时（约燃烧至 1/2）即用镊子将燃烧的艾炷移开（此为灸 1 壮）。每个穴位灸 2 壮，以施灸穴位皮肤潮红效最佳。

（2）中度：患者诉有痛感 2s 后（约燃烧至 3/4）用镊子将艾炷移开（此为灸 1 壮）。每个穴位灸 2 壮，以施灸部位皮肤潮红效果最佳。

（3）发疱：待艾炷在皮肤上完全烧尽为止（此为灸 1 壮）。每个穴位共灸 2 壮，以施灸穴位皮肤轻度发疱为佳。

6. 特色

（1）艾绒精细：以细软金黄的陈年精细艾绒制成艾炷，使其燃烧时热力均匀深透。

（2）壮数精少：一般为 1~3 壮。

（3）时间精短：一般只有 5~7s，能节省时间。

三、埋针（三巩固）

埋针疗法是古代针刺留针方法的发展，是以特制的小型针具固定于腧穴皮内或皮下，进行较长时间埋藏的方法，又称皮内针疗法。埋针疗法能给皮部以弱而长时间的刺激，调整经络脏腑功能，以达到防治疾病的目的。

1. 理论基础

皮内针发展于针刺留针。留针术最早见于《素问·离合真邪论》："吸则内针，无令气忤，静以久留"。古代留针的目的是候气，使气至以治疗疾病，如《素问·离合真邪论》记载"静以久留，以气至为故，如待所贵，不知日暮"。而皮内针是通过把特制的针具埋入皮肤，长久刺激，治疗疾病，与古代留针候气治疗疾病一脉相承。皮内针疗法与针灸的十二经络皮部理论密切相关。皮内针属于表浅刺激的方法，而十二皮部是与十二经脉相应的皮肤处，属十二经脉及其络脉的散布部位，是十二经脉功能活动于体表的反应部位。《素问·皮部论》记载："皮者，脉之部也，邪客于皮则腠理开，开则邪入客于络脉，络脉满则注于经脉，经脉满则入舍于腑脏也。"阐述了疾病的传变过程为皮－络－经－腑－脏。可见，皮部作为最外层，是机体的卫外屏障，有抗御病邪、保卫机体的作用，如《素问·皮部论》载"是故百病之始生也，必先于皮毛；邪中之则腠理开"；《素问·阴阳应象大论》曰"善治者，治皮毛"。皮部是人体抗御病邪的第一屏障，刺激人体皮部可以更好地使机体抵御外界邪气入侵。皮内针疗法正是根据十二经脉皮部理论发展而来。

现代研究表明，皮内针刺入皮肤后，可直接刺激神经末梢，使神经兴奋沿着通路传至中枢神经系统－脊髓－大脑，进而激活神经－内分泌－免疫网络，发挥其调整和治疗作用。皮内针留于相应穴位还可诱导肥大细胞脱颗粒，使其释放蛋白酶、组胺、缓激肽、细胞因子等化学物质，进一步兴奋神经末梢。同时，表皮中的朗格汉斯细胞作为免疫活性细胞参与免疫应答。皮内针浅刺和留针产生的持续刺激经神经－内分泌－免疫网络传导整合后，发挥其针刺效应。

（3）埋针处方：五脏俞（肺俞、心俞、肝俞、脾俞、肾俞）、五神俞（魄户、神堂、魂门、意舍、志室）及膈俞、胆俞、膏肓、阳纲、内关。背俞穴是五脏六腑之气输注于背部的特定穴，具有治疗相应内脏疾病的特异性。心藏神，肺藏魄，肝藏魂，脾藏意，肾藏志，五脏藏五神，选用五脏俞、五神俞可以调整脏腑气血以平调情志。配合四花穴、膏肓、阳纲、内关等以补益虚损，疏肝利胆，调理肠胃，宁心安神。另外，皮内针可延长穴位刺激时间，巩固针灸疗效。

2. 针具选择

选用揿针（图钉型），针身长 0.2~0.3cm。针柄呈环形，针身与针柄呈垂直状。

3. 操作

严格消毒皮内针、镊子和埋刺部位皮肤，用镊子夹住针圈，将针尖对准穴位刺入，使环状针柄平整地留在皮肤上，用胶布固定。一般 3~5 日为 1 个疗程，最长可达 1 周。若天气炎热，留针时间不宜过长，以 1~2 日为宜，以防感染。

第八章

针灸调神固本法的常用穴位组成及功效

针灸调神固本法主方由主穴和副穴共同组成。主穴有百会、内关、中脘、下脘、气海、关元、足三里、三阴交、合谷、太冲，副穴为四神聪、神庭、印堂、本神、神门、天枢、阳陵泉、太溪、照海。

一、主穴

1. 百会

（1）释义：百脉朝宗，故名"百会"；处于人体至高之处，又名"巅上"；三三所朝之处，又名"三阳"；阴生阳，所朝之处，满于上空，又名"天满"；将面首与地势而论，又名"昆仑"。

（2）定位：正坐，于前发际正中直上 5 寸，或后发际中点上 7 寸处取穴。或于头部正中与两耳尖连线的交点处取穴。

（3）操作：平刺 0.5~0.8 寸。可灸。

（4）穴解：百会是针灸调神固本法中调脑神的主穴。其为足太阳、足少阳、手少阳 3 条阳经交会之所，同时又是足厥阴经与督脉的交会穴，故称其为"三阳五会"。百会穴居巅顶，联系脑部。根据气街理论，"气在头者，止之于脑"（《灵枢·卫气》），即到头部的经气都联系于脑。杨上善说："胃流津液渗入骨空，变而为髓，头中最多，故为海也。是肾所生，其气上输脑盖百会穴，下输风府也。"可见百会穴与脑密切相关，是调节大脑功能的要穴。头为诸阳之会，百脉之宗，而百会穴则为各经脉气会聚之处，穴性属阳，阳中寓阴，故能通达阴阳脉络，连贯周身经穴，对于调节机体的阴阳平衡起着重要的作用。《针灸资生经》言百会"百病皆主"，可见百会穴治疗范围广泛。《针灸大成·考正穴法》载"主心烦闷，惊悸健忘，忘前失后，心神恍惚"，提示百会穴可以治疗情志相关疾病。

2. 内关

（1）释义：内，内部也；关，关卡也。意指心包经的体表经水由此注入体内。间使穴传来的地部经水流至本穴后由地部孔隙从地之表部注入心包经的体内经脉，但心包经体内经脉经水的气化之气无法从本穴的地部孔隙外出体表，如被关卡阻挡一般，故而得名。

（2）定位：位于前臂区，腕掌侧远端横纹上 2 寸，在桡侧腕屈肌腱与掌长肌腱之间取穴。

（3）操作：直刺 0.5~1 寸。可灸。

（4）穴解：内关为针灸调神固本法调心神的主穴，属于手厥阴心包经。心包是心之相臣，可代君行令受邪。《灵枢·邪客》曰："诸邪之在于心者，皆在于心之包络。"心主神明，内关穴可直接与心相联系。心包经与三焦经互为表里，内关穴为心包经的络穴、八脉交会穴，通于任脉，会于阴维。阴维脉主一身之里，有宣通三焦、醒脑开窍、宁心安神的功效，故可针之治疗神志疾病。

3. 中脘

（1）释义：处于上腹部正中，故名"中脘"；仓廪之官，五谷之府，又名"太仓"，为三皇五帝之厨府。

（2）定位：在前正中线上，上脘下 1 寸，脐上 4 寸，居心弊骨与脐之中。

（3）操作：斜刺 0.5~1 寸，针尖指向气海、关元穴。可灸。

（4）穴解：中脘为针灸调神固本法中协助巩固后天之本的穴位，属任脉，为胃经募穴，八会穴之腑会，手太阳、少阳、足阳明、任脉之会。

4. 下脘

（1）释义：脘，胃腑也，下脘在建里下 1 寸，脐上 2 寸，是胃之下口也。

（2）定位：在上腹部，前正中线上，当脐中上 2 寸。

（3）操作：斜刺 0.5~1 寸，针尖指向气海、关元穴。可灸。

（4）穴解：下脘同为针灸调神固本法中协助巩固后天之本的穴位。属任脉，为足太阴脾经与任脉之会。有健脾和胃、补中益气的功效。中脘、下脘理中焦，调升降。因手太阴肺经起于中焦，故此二穴又兼助肺气肃降之功能。与气海、关元合用引气归元。气海主一身之气疾，关元培肾固本，四穴合用有"以后天养先天"之意。

5. 气海

（1）释义：化卫气之海，上行气街，由气海处分天气，导气以上，导血以下，为纳气之根本、大气之所归，犹如百川汇海，故名"气海"；或如海水化云升腾，降为雨露，泽被大地，气化循环，故又名"气泽"。

（2）定位：在前正中线上，脐下 1.5 寸。

（3）操作：直刺 0.5~1 寸。可灸。孕妇慎用。

（4）穴解：气海为针灸调神固本法中协助巩固先天之本的穴位，属任脉。《古法新解会元针灸学》记载："各部凡有脂膜皆属三焦之形，由气海而化元阳之气，出关元，化卫气，属下焦，营卫宗三焦气互相贯溢，统先天肾气、后天卫气交会之所，统摄原气。贯各部分，名气海。"穴处为人身生气之海。气海能主一身之气疾，刺激之有培补元气、益肾固精的作用。

5. 关元

（1）释义：关，门也，人出入之道；元，原本、根本。穴为元阴元阳交关之处、藏精蓄血之处，人生之关要，真元之所存，故名。

（2）定位：在前正中线上，脐下 3 寸。

（3）操作：直刺 0.5~1 寸。可灸

（4）穴解：关元为针灸调神固本法中巩固先天之本的主穴，属任脉，小肠之募穴、足三阴经与任脉的交会穴。其位于人体中心，为人身闭藏精气，始受元气之所，即一身太极与消息之地。经云："脐下肾间之气，乃人之生命，十二经之根本。"故针刺关元穴有培本固元的作用。

6. 足三里

（1）释义：里，居所，集会通道；三，三寸。《素问》："天枢之上，天气主之，天枢之下，地气主之；气交之分，人气从之。"本穴统治上、中、下三部诸证，是谓"足三里"。

（2）定位：犊鼻下 3 寸，胫骨前缘旁开一横指（中指）。

（3）操作：直刺 0.5~1 寸。可灸。

（4）穴解：足三里为针灸调神固本法中巩固后天之本的主穴，足阳明胃经之合穴、胃腑之下合穴。《素问》曰"阳明常多气多血"，足三里为阳明经穴，五行属土，针灸刺激可增强脾胃化生气血，提升人体正气之功。《刺灸心法要诀》亦载足三里可用于"伤寒羸瘦损，气蛊证诸般"。针刺足三里具有健脾调胃、补益气血之功。

7. 三阴交

（1）释义：足三阴经交会之处，故名"三阴交"。凡肝、脾、肾三经之证关于血分者，统能治之，如药之当归，又名"承命""太阴""下三里"。

（2）定位：内踝尖上 3 寸，胫骨内侧缘后缘。

（3）操作：直刺 0.5~1 寸。可灸。

（4）穴解：三阴交为针灸调神固本法中协助巩固先后天之本的穴位，属足太阴脾经。脾经循行过腹部，"入腹，属脾，络胃"。太阴为多气少血之经，故三阴交可畅气机，补气血，健脾胃。三阴交又是肝、脾、肾三经交会之穴，所以又可治疗所交会经脉的疾病，如肾系、肝胆疾病。刺激三阴交具有补益肝肾、健脾养胃、调气养血的作用。

8. 合谷

（1）释义：合，开合，结合，合拢；谷，山谷。穴在太阴与阳明结合处，开则如谷，合则如山，故名"合谷"。

（2）定位：在手背，第 1、2 掌骨间，第 2 掌骨桡侧中点处。

（3）操作：直刺 0.5~0.8 寸。可灸。

（4）穴解：合谷为针灸调神固本法中协助调神的穴位。合谷为大肠经之原穴，乃四总穴之一，有"面口合谷收"之治，"头面纵有诸样症，一针合谷效通神"。又为全身镇痛之要穴。

9. 太冲

（1）释义：太，大，泰；冲，冲要、通道义。穴在足大趾附近，与足底涌泉穴相对。涌泉属肾经，肾经与冲脉并行循足，合而盛大，地居冲要，脉气盛大，又有宁静聪明之象，象阴血之充盈盛大，故曰"太冲"。

（2）定位：在足背，第1、2跖骨间，跖骨底结合部前方凹陷中。

（3）操作：直刺 0.5~0.8 寸。可灸。

（4）穴解：太冲为针灸调神固本法中协助调神的穴位。太冲乃肝经之输穴、原穴。合谷配太冲名"四关"，两穴一阴（太冲）一阳（合谷）、一气（合谷）一血（太冲）、一脏一腑、一升一降，阴阳上下相配，气血脏腑同调，具有调畅气机、补益气血、调和阴阳的作用，可用于治疗人体精神、情志方面诸疾。为生命之关口，保健之要穴。

二、副穴

1. 四神聪

（1）释义：神，神志；聪，聪明。原名"神聪"，在百会前、后、左、右各开1寸处。因共有四穴，故名"四神聪"。

（2）定位：百会穴前后左右各旁开1寸，共四穴。

（3）操作：平刺 0.5~0.8 寸。可灸。

（4）穴解：四神聪属经外奇穴，位当脑之"输"，且有经络入于脑，善调元神之气机，充养脑髓气血而益智复聪。刺激四神聪具有安神益智、健脑调神之功效。

2. 神庭

（1）释义：神，元神；庭，庭堂、宫廷，又有颜面之义。穴位居高直鼻，邻近颜面发际，为脑神之宅，故名"神庭"，又名"发际""天庭"。

（2）定位：正坐仰靠，于头部中线入前发际 0.5 寸处取穴。

（3）操作：平刺 0.3~0.5 寸。可灸。

（4）穴解：神庭属督脉穴，为督脉、足太阳、阳明之会，位于头部，当前发际正中直上 0.5 寸。神庭与神密不可分，其神为脑神、上神。《医心方》曰："上神在天部，当于额上下行，在神庭。"脑神亦称元神，为两精相搏而成，属先天之神。心与神也联系紧密，心藏神，《医学衷中参西录》曰："脑中为元神，心中为识神……元神者，藏于脑……识神者，发于心。"心所主之神为识神、意识之神，属后天之神。人体正常的意识活动在先天之神的调控下由后天之神协调完成，因此刺激神庭穴可调控心神和脑神。

3. 印堂

（1）释义：印，泛指圆章；堂，庭堂。古代额部两眉之间为"阙"，星象加成为印堂，穴在其上，故名。

（2）定位：正坐仰靠或仰卧，于两眉头连线的中点，对准鼻尖处取穴。

（3）操作：提捏局部皮肤，进针后平刺 0.3~0.5 寸；或用三棱针点刺出血。可灸。

（4）穴解：印堂属经外奇穴，是起于内眼角的足太阳膀胱经、起于鼻旁的足阳明胃经、从印堂正中穿过的任脉的汇集之地。膀胱经主宰人体的阳气，胃经主宰血气，任脉则主宰人一身之阴，因此印堂汇集了人的阳气、血气、阴气，刺激印堂穴具有调和阴阳、畅达气机的功效。

4. 本神

（1）释义：本，人之根本也，气也，指穴内物质为天部之气；神，在天为风也，指穴内物质的运行为风气的横向运动。脑为神府，此穴居脑部前额发际处内，内应于脑内，使神归于本而名之。亦指头之天部的冷凝水湿在此汇合后循胆经传输。

（2）定位：前发际线上 0.5 寸，头正中线旁开 3 寸。

（3）操作：平刺 0.5~0.8 寸。

（4）穴解：本神属足少阳胆经，为足少阳胆经、阳维脉交会穴。《类证治裁·不寐》中说"惊恐伤神，心虚不安"。胆经起于头面部，经别贯心，经筋结于尻，系于膺乳，交巅上，并左右相互交叉，维筋相交。所以胆和心关系密切，互相影响。阳维起于诸阳会，联络诸阳经以通督脉，协调阴阳。刺激本神穴具有镇静安神、调和阴阳的作用。

5. 神门

（1）释义：神，与鬼相对，气也；门，出入的门户。意指心经体内经脉的气血物质由此交于心经体表经脉。穴处有地部孔隙与心经体内经脉相通，气血物质为心经体内经脉的外传之气，其气性同心经气血之本性，为人之神气，心气出入之门户，故名。

（2）定位：腕掌侧远端横纹尺侧端，尺侧腕屈肌腱的桡侧凹陷处。

（3）操作：直刺 0.3~0.5 寸。

（4）穴解：神门是手少阴心经的原穴、输穴。"心藏神，主神明"，神门为"循经所过，主治所及"的穴位，为心经原穴入心，为心气出入之门户，取之起到直接调心神的作用。

6. 天枢

（1）释义：天，上部；枢，枢纽，司运转。天枢为星辰名，北斗第一星，主持天际各星运行之律，如作脐轮周转。清气达胃府，上通肺金转浊气出肠，仿佛天之中枢，故名"天枢"。又以大小肠连接管道甚长，故名。

（2）定位：在腹部，脐正中线旁开 2 寸。

（3）操作：直刺 0.8~1.2 寸。可灸。

（4）穴解：天枢属足阳明胃经，是手阳明大肠经募穴，位于脐旁 2 寸，恰为人身之中点，如天地交合之际，升降清浊之枢纽。人的气机上下沟通，升降沉浮均过于天枢穴。刺激天枢穴，具有调理肠胃、理气行滞的功效。

7. 阳陵泉

（1）释义：阳陵，指人体外侧局部隆起处；泉，泉水。穴位在膝关节外侧隆起处，与阴陵泉相对，故名。

（2）定位：腓骨头前下方凹陷中。

（3）操作：直刺或向足踝方向斜刺 1~1.5 寸。可灸。

（4）穴解：阳陵泉为足少阳胆经之合穴，"合主逆气而泄"，胆经属木，合穴属土，其气通于肝，能调节气机升降出入，恢复气机平衡。又为胆经的下合穴，"合治内腑"，长于治疗本经及表里经脏腑的病变，如《针灸甲乙经》中记载"胆胀者，胁下支满……

阳陵泉主之"。针刺阳陵泉具有疏肝利胆、调畅气机的作用。

8. 太溪

（1）释义：太，大也；溪，溪流也。意指肾经水液在此形成较大的溪水。然谷穴传来的冷降之水至本穴后冷降，形成较为宽大的浅溪，故名太溪。

（2）定位：在足踝区，内踝尖与跟腱之间的凹陷中。

（3）操作：直刺 0.5~0.8 寸。

（4）穴解：太溪为足少阴肾经原穴，又名"吕细"，古代医家称其为"回阳九穴之一"，为肾脏元气所过和留止于足少阴经之穴、肾经经气所注之输。具有滋肾阴、壮肾阳、益肾精、纳肾气的功效。肾生髓，脑为髓海、元神之府，故本穴又有健脑补肾，安神益智之效。

9. 照海

（1）释义：照，照射也；海，大水也。意指肾经经水在此大量蒸发。水泉穴传来的地部经水至本穴后形成一个较大的水域，水域平静如镜，接受天部照射的热能而大量蒸发水液，故名。

（2）定位：正坐垂足或仰卧位，内踝下缘边际方凹陷中。

（3）操作：直刺 0.5~0.8 寸。

（4）穴解：照海属足少阴肾经，又名阴跷穴、漏阴穴，为足少阴肾经和阴跷脉交会穴，系八脉交会穴之一。刺之具有滋阴清热、补肾强骨的功效。

第九章
针灸调神固本法的组方

人体是一个相互联系的有机整体，如果"先天之本"不足，就可能影响五脏功能的正常运行，造成阴阳失衡的状态，从而导致疾病的发生；同理，"后天之本"受到损伤，水谷精微不能化生气血津液，输布精微于人体脏腑，造成人体正气不足，致使邪气侵袭。因此要注重固护脾肾，只有先后天得以固护，生化之源才能不竭，人体正气才能充盛，"正气存内，邪不可干"。

一、主方

1. 主方一（调神固本）

［主穴］百会、内关、中脘、下脘、气海、关元、足三里、三阴交、合谷、太冲。

［副穴］四神聪、神庭、印堂、本神、神门、天枢、阳陵泉、太溪、照海。

2. 主方二（调神为主，固本为辅）

［主穴］百会、内关、合谷、太冲、关元、足三里。

［副穴］四神聪、神庭、印堂、本神、太溪。

3. 主方三（固本为主，辅以调神）

［主穴］百会、中脘、下脘、气海、关元、足三里、三阴交。

［副穴］印堂、天枢、阳陵泉、太溪、照海。

依据患者的病情特点选择主方，如患者症状以情志失常为主，选择主方二；如患者症状以脏腑功能失调为主，选择主方三；如两种症状均明显，选择主方一。

二、配穴

1. 辨证选穴

（1）肝郁脾虚证：配肝俞、脾俞。

（2）心脾两虚证：配心俞、脾俞。

（3）心肾不交证：配神门、太溪。

（4）气滞血瘀证：配肝俞、膈俞、血海。

（5）痰气郁结证：配期门、丰隆。

2. 随症选穴

（1）眠差：加安眠、照海。

（2）焦虑：加列缺、照海。

（3）健忘：加绝骨、水沟。

（4）头晕、注意力不集中：加四神聪、悬钟。

（5）咽痛：加列缺、照海。

（6）肌肉酸痛：加阴陵泉、阳陵泉。

（7）烦躁：加膈俞、胆俞。

三、禁忌证及注意事项

1. 禁忌证

（1）小儿囟门未闭时，头顶部腧穴不宜针刺。

（2）孕妇小腹部、腰骶部腧穴不宜刺，合谷、三阴交、昆仑等通经活血穴位不宜操作。女性行经期应避免针刺腹部穴位。

（3）凝血机制障碍，常有自发性出血或损伤后出血不止者不宜针刺。

2. 注意事项

（1）患者在过于饥饿、疲劳或精神过度紧张时，不宜立即进行针刺；身体瘦弱、气虚血亏的患者针刺手法不宜过强，并应尽量选用卧位。

（2）皮肤感染、溃疡、瘢痕或肿瘤的部位，不宜针刺。

（3）针刺尿潴留患者小腹部腧穴时，应掌握适当的针刺方向、角度、深度，以免误伤膀胱等器官，出现意外事故。

（4）针刺或可出现晕针、滞针、弯针、断针、血肿、气胸、内脏损伤等异常情况，须注意预防及处理。

下篇

临床治疗与研究进展

第十章
常见心身疾病的临床治疗

神经性厌食症

【概述】

神经性厌食症（AN）是一种以患者病态地害怕肥胖，以及病态地减重等行为为主要表现的进食心理障碍。多见于青少年女性，患者故意限制饮食，采取过度运动、引吐、导泻等方法减轻体重。部分患者用胃胀不适、食欲下降等理由解释其限制饮食的行为。常有营养不良、代谢和内分泌紊乱等伴随症状，女性可出现闭经，男性可有性功能减退，青春期前患者性器官呈幼稚型。有的患者可有间歇发作的暴饮暴食。

【病因病理】

中医文献无神经性厌食症的病名，根据其症状表现，可归属于"恶食""不嗜食"等范畴。《素问·五常政大论》"不食"和《景岳全书》"不能食而瘦"等论述均与本病相似。神经性厌食症多因情志因素而起，患者进而纳呆厌食，身体逐渐消瘦，与肝脾关系最为密切。其病多发于肝脾，肝之疏泄不及，气血津液运行不畅，出现气滞、血瘀、痰阻等病理反应，进而影响各脏腑的功能；肝的疏泄影响脾的运化功能，出现纳呆厌食、消化不良诸症，导致气血生化乏源，身体消瘦，乏力倦怠；情志不畅亦可影响心脾，导致心悸乏力，失眠少寐，纳呆食少便溏等症状；气滞痰阻，上扰清窍，蒙蔽神志，患者出现异常怕胖心理，对减重过度执着。气血不足，日久瘀血阻络；或疏泄不及，冲任不畅；或血瘀经停，气血乏源，日久肾精不足，损伤冲任，出现闭经。气机不畅，气滞血瘀，津凝为痰，故而又会出现痰瘀互结之证。

【临床表现】

1. 行为表现

表现为刻意减少热量摄入和增加消耗，造成明显的低体重和营养不良。"刻意"是这一行为的特点，区别于躯体疾病或其他精神疾病造成的食欲下降或进食困难。

（1）限制进食：严格限制每餐所吃食物的数量和种类。最初减少主食摄入量，逐渐几乎不吃任何高营养食物，严重时甚至青菜也要用水涮一下才能入口。不允许任何油脂入口。

（2）过度运动：以消耗热量、减轻体重为目的，强迫性地进行各种体力活动。包括刻板、过度地锻炼、做家务，甚至经常保持站立或行走的运动状态而拒绝坐卧等。运动强度多与体力极不相称，使人感到患者似在自我折磨、自我惩罚。

（3）催吐：进食后催吐，即使吃得不多，也仍要催吐。长期反复催吐后，患者食管下端的贲门括约肌松弛，导致进食后自发性呕吐。

（4）滥用药物：各类泻药、利尿药、抑制食欲药物在厌食症患者中的滥用极为常见。患者服食该类药物带有盲目、天真幼稚的色彩和不计后果的特点。为了快速降低体重，患者常常大剂量或同时服用多种药物，导致机体功能紊乱，甚至短暂出现幻觉、妄想、行为紊乱等精神病性症状。

除了上述与减轻体重相关的极端行为外，厌食症患者还表现出专注于食物和体型、体重的其他特殊心理和行为特点。

2. 精神心理表现

对体重、体型的先占观念是神经性厌食患者的核心认知症状，表现为对瘦的无休止追求和对肥胖的病态恐惧。体像障碍在厌食症患者中常见，其对自己的身体状态存在歪曲认知。

3. 常伴症状

（1）精神症状：包括抑郁、焦虑、强迫、恐怖、情绪不稳、易激惹、孤独、社交隔离等。随着病程进展，厌食症患者常常会出现情绪不稳、易怒，当父母或他人劝导进食时患者症状加重，因此人际关系紧张；情绪低落，兴趣减退，注意范围变窄；有强迫思维和行为。此外，在营养不良发展到一定程度时，患者可出现脑衰弱综合征，表现为注意力不集中、失眠、记忆力下降、情感脆弱等。

（2）躯体症状：除体重减轻外还可能引发身体各个系统的相关损害。另外，过度运动、呕吐、滥用药物行为本身还会带来特殊的医学问题。最常见的是电解质紊乱导致的并发症，如低钾、代谢性碱中毒、代谢性酸中毒、低钠等。

【诊断要点】

1. 西医诊断

2013 年，美国《精神障碍诊断及统计手册》第五版（DSM-5）将神经性厌食中闭经的诊断条目去除，并放宽了体重的标准，增加了严重程度的分级标准，旨在减少"非典型"的诊断分类人群。具体诊断标准如下。

（1）对能量摄入的限制满足不了需求，造成显著低体重。显著低体重定义为低于正常体重范围的最低值或低于儿童/青少年体重的最低预期值。

（2）即使处于显著低体重，仍然强烈害怕体重增加或变胖，或有持续的妨碍体重增加的行为。

（3）对自己的体重或体型有体验障碍，体重或体型对自我评价有着不恰当的影响；或持续缺乏对目前低体重严重性的认识。

2. 中医诊断

（1）病史：伴随月经周期反复发作，常因家庭不和或工作紧张诱发，与精神心理因素密切相关，多见于25~45岁的女性。

（2）症状：多于经前1~2周出现，经前几天加重，月经来潮后症状明显减轻或消失。常见症状有紧张、焦虑、激动、情绪不稳定、注意力下降、工作效率低、社交障碍、失眠、嗜睡、眩晕、眼花、厌食、恶心、腹泻、心悸、盗汗、性欲改变、肢体肿胀、乳房胀痛、头痛等。症状伴随月经周期反复出现，至少出现2个月经周期。症状的轻重有明显的个体性差异，严重程度足以影响患者的正常生活及工作。

（3）体征：一般全身及局部无明显体征，部分患者可有肢体肿胀或体重增加。

（4）辅助检查：① BBT测定：大多为双相，但排卵后体温上升缓慢，或不规则，或上升时程短，与黄体功能不足有关。②生殖内分泌激素测定：月经后半期血清P水平低下或正常，E浓度偏高。E/P值增高，可有PRL水平升高。③阴道细胞学检查：可有雌激素水平增高、孕激素降低改变。④其他检查：如血常规、尿常规、肝肾功能检查、血浆蛋白检查等，可排除其他疾病。

【辨证分型】

有研究[1]搜集总结了33位中医医家对神经性厌食症的证治论述和经验，将神经性厌食症分为5种证型。

1. 肝胃不和证

（1）主症：面色萎黄，忧郁寡欢，食少纳呆，厌食油腻，胃脘痞闷嘈杂。

（2）兼症：神疲倦怠，少气懒言，心悸气短，大便溏薄，月经停闭，带下频多。

（3）舌脉：舌淡红，苔薄白，脉弦缓或沉细。

2. 痰瘀互结证

（1）主症：郁闷不乐，形体消瘦，面色萎黄，不思饮食，脘腹胀闷。

（2）兼症：神疲乏力，夜不能寐，四肢不温，闭经，大便干，溲如常。

（3）舌脉：舌淡红，边有瘀点，苔白润，脉弦滑。

3. 肝胃阴虚证

（1）主症：不思饮食，不饥不纳或毫无食欲。

（2）兼症：口干，消瘦，急躁易怒，闭经，大便干结。

（3）舌脉：舌红少，苔欠润，脉细数。

4. 心脾两虚证

（1）主症：思虑过度，心神不宁，心悸气短，不思饮食，身体羸弱。

（2）兼症：倦怠乏力，形寒肢冷，面色无华，皮肤粗糙，毛发脱落。

（3）舌脉：舌质淡，脉弱。

5. 肝肾亏虚证

（1）主症：闭经，身体消瘦，皮肤干燥无光泽。

（2）兼症：腰膝酸软，心烦失眠，小便短少。

（3）舌脉：舌淡红，苔少，脉沉弱或细涩。

【针灸治疗】

1. 针刺法

（1）治法：解郁调神，健脾固本。以任脉、督脉、手足厥阴、手足阳明经穴为主。

（2）选穴处方

［**主穴**］百会、内关、中脘、下脘、气海、关元、足三里、三阴交、合谷、太冲。

［**副穴**］神庭、天枢、太溪。

（3）操作方法：患者取仰卧位，腧穴皮肤、医生双手常规消毒。百会、神庭选取 0.25mm×25mm 的毫针向枕后部平刺 0.5~0.8 寸；印堂选取 0.25mm×25mm 的毫针，采取提捏进针法，针尖朝向鼻部平刺 0.5~0.8 寸；内关、合谷选取 0.25mm×25mm 的毫针直刺 0.5~0.8 寸；中脘、下脘、气海、关元、天枢选取 0.25mm×40mm 的毫针直刺 1~1.2 寸；足三里、三阴交、太溪选取 0.25mm×40mm 的毫针直刺进针 1~1.2 寸；太冲选取 0.25mm×40mm 的毫针向踝部斜刺 0.5~0.8 寸。进针后，采用提插、捻转等基本行针手法平补平泻，至患者得气。

（4）处方释义：百会位于巅顶部，是督脉经穴，为三阳五会之处，是督脉"入络于脑"的头部取穴，可通督调诸阳之气，安脑宁神；神庭是督脉、足太阳经、足阳明经交会穴，又位于头面部，既可调神醒脑，又可通足阳明经调胃助纳；太冲、合谷合称"四关穴"，合谷位于多气多血的阳明经，太冲位于少气多血的厥阴经，两者相配具有疏肝和胃，调畅气血之功效；内关是心包经的络穴、八脉交会穴之一，通阴维脉，可以调节三焦气机，调整心气神；中脘、下脘位于胃脘，为后天脾胃之所，而中焦又为肺经源始之处，故中脘、下脘有调理中焦气机升降，兼肃降肺气之功；关元是任脉穴位，又是小肠募穴，气海为气之海，补虚常用穴，两穴相配，有培元固本之效；三阴交为肝、脾、肾交会穴，与冲任二脉关系密切，故具有健脾益血、调补肝肾、安神之功效；足三里为足阳明胃经合穴、下合穴，具有益气健脾、助胃纳运之功；天枢属胃经，是脾胃升降、肝胆疏泄之枢，具有健脾益胃、疏肝利胆的作用；太溪为肾之原穴，为肾之原气大会处，可补益肾精。

2. 精灸法

（1）治法：温补中焦，补益脾肾。取任脉、背俞穴为主。

（2）选穴处方：脾俞、胃俞、中脘、足三里。

（3）操作方法：患者取仰卧位或俯卧位，充分暴露待灸部位。用棉签蘸活络油涂穴位处皮肤，用以黏附艾炷。将艾绒揉搓至底直径约 2mm、高约 3mm 的艾炷，将艾炷直接放在穴位上，用线香点燃艾炷顶部，待其自燃。当艾炷燃剩约 1/3，患者感觉局部有灼痛时，即可易炷再灸。一般每穴灸2壮。

（4）处方释义：《灵枢·邪气脏腑病形》提到："胃病者，腹膜胀，胃脘当心而痛，上肢两胁，膈咽不通，食饮不下，取之三里也。"取脾之背俞穴脾俞、胃之背俞穴胃俞、胃之募穴中脘、胃之下合穴足三里生化气血，濡养肌肉形体。灸法可振奋阳气、益气固脱，《神灸经纶》载："取艾之辛香，能通十二经，入三阴，理气血，逐寒湿。"

3. 耳穴压豆法

（1）治法：健脾和胃。

（2）选穴处方：耳穴脾、胃、肝。

（3）操作方法：于耳郭处常规消毒后，将王不留行籽贴附在穴区位置，嘱患者每隔数小时自行按压1次，2~3天后自行撕下，以自觉酸胀耐受为宜。

（4）处方释义：选取脾、胃二区以健脾和胃，加肝以疏肝健脾。

【康复理疗】

1. 家庭治疗

家庭治疗是进食障碍治疗中研究最多的治疗方法，尤其在儿童青少年神经性厌食的治疗中有着不可取代的地位。其特点是把患者的症状放到家庭背景中，探索家庭成员的互动模式，鼓励家庭成员做出改变，以改善整个家庭系统的状态，而不仅是患者的症状。结构式家庭治疗、系统式家庭治疗和蒙台梭利法等都对神经性厌食进行过深入的有效性研究并得到确切的疗效证据。

结构式家庭治疗认为神经性厌食的家庭模式存在缠结、过度保护、僵化、缺乏冲突解决的能力这4种互动特征，而患者在避免家庭冲突中起到重要作用。因此，治疗目标不仅是改变患者本身，而且要改变其家庭功能系统。结构式的治疗师会担任治疗系统的领导，对呈现出来的互动问题给予直接干预，以促动家庭系统发生改变，进而使整个家庭系统的功能发生变化。系统式家庭治疗把家庭看作一个有着自组织功能的系统，厌食症只是破坏系统平衡的因素之一。与结构式治疗师不同，系统式治疗师并不会明确指出该发生什么样的改变，而是顺其自然。这一过程通过探讨和改变父母和患者的互动模式来实现。

2. 认知行为治疗

认知行为治疗一直被认为是治疗进食障碍的有效的心理治疗方法之一。从认知行为治疗的角度理解，厌食症患者进食行为紊乱的原因是存在功能障碍性思维，过分看重自身体型、体重，自我评价非常低，缺乏掌控感和认同感，并为此感到十分痛苦。为补偿自我的低自尊、低认同感，患者企图通过控制进食、获得理想体重和体型来获得成就感、价值感、认同感、掌控感等，在问题行为的基础上导致躯体的诸多变化。患者的愿望显然很难实现，由此形成恶性循环。

对厌食症的治疗设置通常为50min/次，1~2次/周，共40次。初期目标在于建立健康、规则的进食习惯，改善饮食结构，增加患者体重及其对治疗的依从性，改善其对疾病的认知。中期目标为改善对体型、体重、自我价值等的负性认知，进一步规范巩固健康饮食模式。后期目标为处理其他方面的社会心理问题，包括人际关系、婚恋、学习工作等方面的问题；处理抑郁、焦虑等共病，巩固疗效，预防复发。治疗技术包括心理教育、动机促进、其他行为改变策略。

3. 心理动力性治疗

心理动力性治疗在神经性厌食的治疗中研究也较多，总体证据是有效的，在改善进食态度、抑郁情绪，提高对体型的满意度，减少进食相关家庭冲突等方面则均有帮助，但在体重增长和月经恢复方面的效果稍逊。

心理动力性治疗强调建立自我力量、青少年自主性、对阻碍进食情绪的内省力。治疗师认为，只有解决了患者潜藏的自体紊乱及相关内在客体关系，患者才不会复发或反复住院。治疗设置通常为 1~2 次 / 周，50min/ 次，持续数月到数年，最长不超过 500 次。心理动力性治疗最重视治疗关系，分析治疗中的防御和移情是最重要的内容。由于厌食症强大的治疗阻抗，治疗师需要以 4 个原则来争取巩固治疗关系，促进治疗的进展：①避免过度改变患者进食行为，记住治疗的目标是理解患者潜在的情感紊乱，理解其内在世界；②充分确认和共情患者的内在体验，避免太早在治疗中做诠释；③小心地监测反移情，避免趋于患者父母角色；④充当教育者的角色，检查患者的认知歪曲，但不强求改变。

【调养护理】

（1）定时进餐：所谓定时进餐，就是按顿吃饭。不暴饮暴食，并根据膳食宝塔安排饮食。三餐规律，消化系统才能有劳有逸地"工作"，到正餐的时候，就会渴望进食。

（2）节制冷饮和甜食：中医学认为冷饮损伤脾胃，西医学认为冷饮会降低消化道功能，影响消化液的分泌，甜食吃得过多也会损伤脾胃。这两类食品饱腹作用强，影响正餐，所以要有节制。最好安排在两餐之间或餐后 1h 内。

（3）改善进餐环境：保证愉快的进餐情绪。

（4）作息规律：睡眠时间充足，精力旺盛，食欲感就强；睡眠不足，无精打采，就不会有食欲，日久还会消瘦。适当的活动可促进新陈代谢，加速能量消耗，促进食欲。合理的生活制度能诱发、调动、保护和促进食欲。

（5）注意饮食调节：既要注意加强营养，但又不要过于滋补，要避免进食过于辛辣及生冷之品。

（6）保持心情舒畅：避免精神刺激，适当给予心理治疗，解除其精神压力。

【健康宣教】

（1）鼓励患者正确看待饮食障碍。不要只是把此症状当作思想问题，认为厌食症只是不良习惯。应告知患者恢复正常的饮食方式和体重不是容易之事，需要重组导致饮食障碍的歪曲的思想、信念和价值观。

（2）鼓励患者建立治疗信心，对自己的行为负责。不能以强迫的方式控制自己的饮食行为，而是首先认识自己当下的状态、异常的行为给自己带来的危害及发展下去会导致的严重后果。考虑应采用不同方法来摆脱困境，每当取得一点改善，应及时进行自我激励，树立战胜疾病的信心。

（3）限定饮食，坚持治疗。每日每餐按计划用餐，确保严格执行。保证饮食是纠正患者营养不良及消除惧怕"饮食过量"引起发胖心理的关键一环。鼓励患者纠正不良的饮食习惯，恢复健康饮食，以保持健康的体重。

【临证医案】

陈某，女，16岁。2021年9月10日初诊。

◎**主诉**　厌食5月余，加重伴消瘦2月。

◎**现病史**　其母代诉患者平素成绩优异，于2019年考入深圳市某重点中学，入学后自觉与同班同学成绩差距过大，时常熬夜学习，后情绪逐渐烦躁，不喜与家人交流，食量明显下降。近2月来厌食症状加重，三餐少食而无饥饿感，多食则呕，体型明显消瘦。现症见：焦躁不安，肢体时常不自主颤动。食量下降，体重减轻。月经周期延长，2~3个月一行；经期缩短，1~2天即净；月经量极少，色淡，质稀。大便数日一行，质稀，夜寐多梦，小便可。舌淡，苔薄白，舌体瘦小，脉弦细。

◎**西医诊断**　神经性厌食症。

◎**中医诊断**　厌食（肝胃不和证）。

◎**治法**　疏肝理气，健脾和胃。

◎**处方**

（1）针刺法：主穴取百会、内关、中脘、下脘、气海、关元、足三里、三阴交、合谷、太冲。副穴取神庭、天枢、太溪。针刺时取仰卧位，留针30min，予红外线照射。

（2）精灸法：脾俞、胃俞、中脘、下脘、关元、气海各2壮。

（3）耳穴压豆法：脾、胃、肝取单耳左右交替压豆，嘱患者2~3天后自行撕下，每隔数小时自行按压1次，以自觉酸胀耐受为宜。

上述治疗方案每周2次。

2021年9月24日二诊　患者情绪较前稳定，肢体颤动减少，食欲较前稍微增加，但仍食少，月经周期较前短，月经量有所增加，经期同前。舌淡，苔薄白，舌体瘦小，脉弦细。

予初诊处方中加刺络放血然谷，余方案同前。

2021年10月8日三诊　患者情绪稳定，食量稍增加，月经逐渐正常。考虑患者体型仍较消瘦，嘱其坚持治疗并保持乐观心态，多与家人沟通。

◎**按语**　神经性厌食症是一种由心理因素引起的慢性进食障碍，是以个体通过节食等手段有意造成并维持极低体重为特征的进食障碍，也是一种多见于青年女性的典型身心综合疾病，症状表现兼具生理和心理方面。中医学认为本病多由情志不舒、饮食不节或先天禀赋不足引起。本案患者长期熬夜学习且情绪焦虑，劳神伤脑，脑神伤则变症百出。情志不遂，忧思郁怒，肝气郁结不得疏泄，肝气不能正常升发，津血不能正常为五脏六腑及脑所用。心为神明之府，心有隐曲，思想不得，则心神怫郁，心血不能濡润脾土。过思伤脾，脾伤不能助胃消食，则厌食。《素问·评热病论》载："胞脉者，属心而络于胞中""心气不得下通，故月事不来也"。心气不通使月水不畅，则月经延后甚至闭经。二诊时加刺络放血然谷穴，源于《针灸聚英·不嗜食》"凡不嗜食，刺然谷多见血，立饥"。然谷有"燃谷"之功，可促消化、增食欲。

参考文献

［1］劳伟梅. 神经性厌食症的中医证治研究［D］. 哈尔滨：黑龙江中医药大学，2018.

神经性呕吐

【概述】

神经性呕吐又称心因性呕吐，是以自发或故意诱发的反复呕吐为特征的精神障碍，不伴有其他症状，呕吐常与心理社会因素，如心情不愉快、心理紧张、内心冲突等有关，无器质性病变基础。主要症状有进食后呕吐，一段时间内反复发作；呕吐后可再进食，或边吐边吃。患者否认有害怕肥胖及控制体重的动机，体重减轻不显著。进行全面体检无法找到解释该症状的躯体疾病。患者常表现为表演型人格，多以自我为中心，好表现，易受暗示，通常在遭遇不良刺激后发病。在鉴别诊断时需要排除各类躯体疾病导致的呕吐、分离性障碍或其他神经症性障碍[1-2]。据本病的主要临床表现，该病相当于中医学中的"呕吐"范畴。

呕吐是由于胃失和降、气逆于上，迫使胃内容物从口而出的病证。古代文献将呕与吐进行了区别：有物有声谓之呕，有物无声谓之吐，无物有声谓之干呕。临床呕与吐常同时发生，很难截然分开，故统称为"呕吐"。呕吐可以单独出现，亦可伴见于多种急慢性疾病中。

【病因病理】

神经性呕吐的病因和发病机制较为复杂，可能与以下几种原因相关。

（1）社会心理、家庭因素：调查发现，神经呕吐患者的家庭关系常表现为纠缠、僵化、过度保护及缺乏自主，家庭常回避冲突或缺乏解决冲突的能力，甚至有些家庭把孩子卷入夫妻矛盾之中。有些则是家庭关系过于疏远，比如发生于生命早期的忽视或虐待，儿童无法形成安全的依恋，在其后人际建构中常陷于矛盾或回避状态。无法建立健康的社会关系，常让个体陷入焦虑或抑郁。成年女性、脑力劳动者、性格内向者、常处于神经过敏状态的人群属于神经性呕吐的易感人群。

（2）遗传、基因因素：研究显示，存在睡眠或情绪相关疾病家族史的人群有焦虑或抑郁基因的脆性表达风险，这些基因风险或间接影响神经性呕吐的发病率。

（3）神经发育因素：在脑发育关键时期遭遇有损性应激，同基因脆性一样，最终导致情感环路发育异常。即使无明显的疾病特征，个体也通常呈现出健康和疾病之间的过渡态——焦虑抑郁质。表现出对身体不满意、无效感、完美主义、对他人不信任、内省、成熟恐惧等。这些特质意味着对压力的易感性。

（4）饮食因素：不良的饮食习惯。

（5）胃肠动力障碍：包括胃排空延迟、胃肠运动协调失常等。

（6）内脏感觉过敏：可能与外周感受器、传入神经、中枢神经系统的调制异常有关。

中医学认为，胃居中焦，为仓廪之官，主受纳和腐熟水谷，其气下行，以和降为顺。外邪犯胃、饮食不节、情志失调、素体脾胃虚弱等病因扰动胃腑，致使胃虚失和，气逆于上而出现呕吐。《内经》对其发生的原因论述甚详，认为外邪、火热、食滞及肝胆气逆犯胃等均可导致呕吐。

【临床表现】

（1）进食后呕吐，一段时间内反复发作。

（2）患者否认有害怕肥胖及控制体重的动机。

（3）体重减轻不显著。

（4）进行全面体检，无法找到解释症状的躯体疾病。

【诊断要点】

1. 西医诊断

（1）反复发生自发的或故意诱发的进食后呕吐，呕吐物为刚摄入的食物。

（2）体重无明显减轻（体重保持在正常平均体重的 80% 以上）。

（3）可有害怕肥胖或减轻体重的想法。

（4）呕吐几乎每天发生，并至少持续 1 个月。

（5）无导致呕吐的躯体疾病，排除其他精神障碍诊断。

2. 中医诊断

（1）症状：以饮食、痰涎、水液等胃内容物从胃中上涌，自口而出为主症，也有干呕无物者。常兼有脘腹疼痛或胀满不适、恶心纳呆、泛酸嘈杂、腹泻等症。起病或缓或急，常先有恶心欲吐之感，多由饮食、情志、寒温不适，闻及不良气味等因素诱发，也有服用化学药物、误食毒物所致者。

（2）体征：依据疾病不同，可出现上腹部或中上腹压痛阳性，胃肠型蠕动波及振水音，肠鸣音亢进或减弱等。

（3）辅助检查：上消化道造影、胃十二指肠镜检查、实验室检查、颅脑 CT 或 MRI
等有助于不同疾病的诊断。

【辨证分型】

1. 外邪犯胃证

（1）主症：突然呕吐，频频泛恶，胸脘痞闷，或心中懊忱。

（2）兼症：伴有恶寒发热，头身疼痛。

（3）舌脉：舌红，苔白腻，脉濡。

2. 饮食停滞证

（1）主症：呕吐酸腐量多，或吐出未消化的食物，嗳气厌食。

（2）兼症：脘腹胀满，得食更甚，吐后反快，大便秘结或溏泄，气味臭秽。

（3）舌脉：舌红，舌苔厚腻，脉滑实有力。

3. 痰饮内阻证

（1）主症：呕吐物多为清水痰涎，或胃部如囊裹水，胸脘痞闷。

（2）兼症：纳食不佳，头眩，心悸，或逐渐消瘦，或呕而肠鸣。

（3）舌脉：舌红，舌苔白滑而腻，脉沉弦滑。

4. 肝气犯胃证

（1）主症：呕吐吞酸，或干呕泛恶，脘胁胀痛。

（2）兼症：烦闷不舒，嗳气频频，每因情志不遂而发作或加重。

（3）舌脉：舌边红，苔薄腻或微黄，脉弦。

5. 脾胃虚寒证

（1）主症：饮食稍多即欲呕吐，时发时止，食入难化，胸脘痞闷，不思饮食。

（2）兼症：面色白，倦怠乏力，四肢不温，口干不欲饮或喜热饮，大便稀溏。

（3）舌脉：舌质淡，苔薄白，脉濡弱或沉。

6. 胃阴亏虚证

（1）主症：呕吐反复发作，或时作干呕，恶心。

（2）兼症：胃中嘈杂，饥而不欲食，口燥咽干。

（3）舌脉：舌红少津，苔少，脉细数。

【针灸治疗】

1. 针刺法

（1）治法：疏肝调神，降逆止呕。以任督、足太阴、足阳明经穴为主。

（2）选穴处方

［**主穴**］百会、中脘、下脘、气海、关元、足三里、三阴交。

［**配穴**］外邪犯胃者，配风池、外关；饮食停滞者，配内关、天枢；痰饮内阻者，
　　　　　配阴陵泉、丰隆；肝气犯胃者，配期门、阳陵泉；脾胃虚寒者，配脾俞、

胃俞；胃阴亏虚者，配太溪、照海。

（3）操作方法：百会针尖朝头枕部方向刺入（约与督脉平行），平刺 0.3~0.5 寸；中脘、下脘、气海、关元、足三里、三阴交直刺 0.8~1 寸，采用平补平泻法。

（4）处方释义：针灸治疗以"调神固本"为原则。头穴选择百会，百会为手、足三阳与督脉、厥阴肝脉之会，总督一身之阳，能通达阴阳脉络，连贯周身经穴，调节机体阴阳平衡。中脘是足阳明胃经之募穴，可直接调控胃腑气血的阴阳虚实，配合下脘及任脉之气海、关元，可调节足阳明胃经气血，有利于止呕。足三里穴属足阳明胃经之合穴，四总穴歌言："肚腹三里留。"意为足三里具有统治一切脾胃病的作用。三阴交为足太阴脾经、足少阴肾经、足厥阴肝经的交会穴，具有健脾和胃的功效。

2. 精灸法

（1）治法：温阳健脾，固本培元。取任脉、督脉及背俞穴为主。

（2）选穴处方：引气归元（中脘、下脘、气海、关元）、公孙、内关、脾俞、胃俞、肾俞。

（3）操作方法：将艾绒搓揉成底部直径大小约 2mm、高约 3mm 的细小艾炷，放在涂有万花油的穴位上。然后用燃烧的线香点燃艾炷，待艾炷燃烧至 2/3 或患者不能耐受灼热时迅速将其熄灭或取走。每穴各灸 2 壮。

（4）处方释义：中脘为胃之募穴，八会穴之腑会，手太阳、手少阳、足阳明与任脉的交会穴，为任脉脉气所发；中脘、下脘两穴有理中焦脏腑、调气机升降的作用；气海为气聚之所，有气聚成海之意；关元穴培本固肾，主先天原气。四穴合用可增强培本固元之功。公孙是足太阴脾经穴，通于冲脉；内关为手厥阴心包络穴，为常用特定穴，亦是全身强壮要穴之一，对心、胸、胃、神经性疾病均有效。临床上广泛将公孙、内关作为调节消化系统疾患的常用对穴，二穴合用，能宁心安神、宽胸利膈、和胃降逆、调中止呕、调补阴阳气血、疏通经脉等。脾俞、胃俞、肾俞分别为脾、胃、肾的背俞穴，灸之可固护后天，养先天。

【康复理疗】

1. 胃肠动力治疗仪治疗

胃肠动力治疗仪基于胃肠起搏点的电节律活动，被外加的不同频率的电流所"驱动"，利用电子技术模拟正常的肠胃生物电信号，选择适宜的起搏参数，通过体表贴敷电极，作用于胃肠起搏点，并产生"跟随谐振"效应，从而纠正异常的肠胃电节律或抑制异位起搏点的电活动，促使胃肠产生足够有效的节律性收缩及推进运动，缓解或消除胃肠功能紊乱症状，从而达到治疗的目的。

2. 音乐疗法

音乐疗法能同时舒缓神经和改善身心紧张感，是一种不产生有创伤害的、简单易行的艺术疗法，可以使患者感到放松。该疗法定期利用音乐改善患者情绪，不仅能改善患者的心境，缓解患者紧张不适的状态，而且还可以调节人体新陈代谢和激素分泌水平，增强患者生理功能状态，提高其应激能力，有舒缓胃肠道及神经系统的功效[3]。

【调养护理】

（1）心理护理：由于疾病病程长，患者常伴有焦虑、抑郁等情绪。患者的情绪状态和心理变化可直接影响疾病的治疗效果和康复程度。因此，应给予患者精神上的支持，多与其沟通交流，传递正能量，转移注意力，使其身心得到放松，增加对抗疾病的信心[3]。

（2）饮食护理：嘱患者少食多餐，进食富含营养且易消化的食物，忌食过冷、过热、过硬或刺激性食物[4]。

（3）练习胃肠保健操：①准备：端立，两腿分开同肩宽，两臂自然下垂。②开始：左手平端腹下，手心向上，慢慢吸气，手缓缓沿腹胸中线上升，过头顶开始翻掌，缓缓向左侧转，并开始呼气，至手臂向左伸直手心完全向下，继续缓缓下降至自然下垂处。然后换右手，动作与左手相同，共做32次。③导引：两手平端，指尖相对，同时由腹下缓缓上升，至过顶向两侧分，下降至自然下垂处，做16次。恢复至准备动作。④冲拳：半蹲，两拳眼相对放于胸正中，右拳突然向正前方平冲，冲后拳回原处，再冲左拳。两拳交冲16次。⑤转腰：双手叉腰，两腿分开，顺时针转腰4次，再逆时针转腰4次。⑥揉腹：双腿分开站立，双手平掌相叠，捂于肚脐处，先顺时针揉8次，再逆时针揉8次。⑦五捶：双腿分开站立，双手交替捶胸部左右上角，各8次；然后交替捶肩各8次；再用双手拳背同时捶背部，由上而下次数不限；然后沿臀部往下捶至两大腿、两小腿，再回臀部往下捶，反复4次。⑧弯腰：双腿分开站立，向前弯腰，双手摸左脚尖2次、右脚尖2次，然后直腰，重复做4次。⑨举臂后看：双腿分开站立，左臂往身后藏，同时右臂上举并向左回头看右脚跟；然后右臂后藏，左臂上举，右转头看左脚跟，重复8次。⑩呼吸调引：双腿并拢直立，脚呈"八"字，双手心向上，平展腹下，指尖相对，沿腹胸中线上行吸气，至颈项部翻掌向下呼气，反复8次。每节操可自定节拍，数出一二三四。规律呼吸，动作要缓慢柔和。最好在静处做操，消除外干扰。饭前后1h内不宜做保健操[8]。

（4）渐进性肌肉放松训练：是一种通过规律的、交替的肌肉运动，收紧和放松肌肉的训练，包括60组肌肉的自主收紧和放松。研究表明，个体在感受到焦虑情绪的同时，会产生肌肉紧绷收缩的现象，通过合适的引导，让个体刻意地紧绷再放松肌肉，可以消除肌肉紧张状态，舒缓焦虑感。放松训练应选择环境幽雅、光线温和的场所，周围不应有过强的干扰刺激。患者在训练前应少量进食，排空大小便，穿宽松舒适的衣服，坐在舒适的椅子上，头向后靠，双手放在椅子扶手上或自然下垂置于腿上。两腿随意分开约15cm，身体保持舒展、自然的姿势。可在音乐口令指导下进行放松练习。按照手、前臂、二头肌→头、脸、喉、肩→胸、腹、后背→股、臀、小腿、脚的顺序逐步放松肌肉。每块肌肉收缩5~7s，然后放松20~30s。做完全过程后可重复1遍，共做2次，20min/次。训练时，为提高放松效果，应微微闭眼，注意力逐渐从一条肌肉移向另一条肌肉。

【健康宣教】

保持良好的心理状态，心胸宽广，遇事豁达，是预防本病发生的最好措施。凡可能引起本病的负性心理因素，均应尽量避免。要明白本病是功能性疾病，不是器质性疾病，不会有危及生命的不良后果，应消除顾虑，增强治愈信心。就医后应遵医嘱按时服药及治疗，不擅自乱用药物。在病情有变化，特别是症状加重时，及时就医，以防止电解质紊乱、脱水等并发症的发生发展。

【临证医案】

李某，女，22岁。2022年6月3日初诊。

◎**主诉** 食后呕吐2月余。

◎**现病史** 患者2月前因感情破裂分手后暴饮暴食，后出现腹痛伴呕吐，因"急性胃肠炎"在某院住院，经治疗后腹痛消失，但呕吐症状反复，食后则吐，呕吐物为内容物。1月前在外院行电子胃肠镜检查，结果未见明显异常。曾服用盐酸氯丙嗪片、复合维生素片等西药治疗，效果不佳。现症见：神志清晰，精神一般，焦虑貌，食后则吐，3~5次/天。严重时饮水亦吐，伴反酸，情绪易激惹，伴口干口苦，纳差。白日干呕不明显，夜间干呕频作，眠浅易醒，小便黄，大便干。舌红，苔薄黄，脉弦。

◎**西医诊断** 神经性呕吐。

◎**中医诊断** 呕吐（肝气犯胃证）。

◎**治法** 疏肝调神，降逆止呕。

◎**处方**

（1）针刺法：主穴取百会、内关、中脘、下脘、气海、关元、足三里、三阴交。副穴取印堂、神门、天枢、期门、阳陵泉。针刺时取仰卧位，百会穴针尖朝头枕部方向平刺0.3~0.5寸，印堂穴针尖以15°角向鼻尖方向沿皮刺入0.5寸，期门平刺0.5寸。除阳陵泉需要行捻转泻法，余穴手法皆为平补平泻。中脘、下脘、气海、关元、双侧足三里予温针灸，留针30min，双足予红外线照射，其间注意保暖。

（2）精灸法：取穴中脘、下脘、气海、关元、公孙、内关、脾俞、胃俞、肾俞。

（3）耳穴压豆法：取耳穴心、胆、神门。嘱患者注意饮食及情志调摄。

2022年6月10日二诊 患者诉呕吐频率较前减少，呕吐次数1~2次/天，近1周无饮水呕吐，夜间干呕减少。舌红，苔薄黄，脉弦。继续原方案治疗1周。

2022年6月17日三诊 患者诉呕吐1次/天，每次呕吐量至少较前减少一半，夜间干呕症状消失，睡眠质量较前改善。舌红，苔薄白，脉弦。继予二诊方案。

2022年7月1日四诊 患者诉近期仅情绪波动时偶有反胃，无呕吐，无口干口苦，胃纳改善，睡眠可。继续予二诊、三诊治疗方案巩固。

2023年1月，该患者因颈椎不适前来就诊，问及其呕吐情况，诉自2022年7月治疗后再无呕吐症状。

◎按语 中医学认为呕吐病位在胃，与肝脾有关。其病因虽多，但主要病因病机为邪气犯胃或胃虚失和，胃气上逆。本案患者为青年女性，因情感问题饮食失节，暴伤脾胃，肝气上冲，致痰饮水气聚于胸中，聚于少阳、阳明之间，故出现呕证。针灸治疗以"调神固本"为原则，选择百会、印堂二穴。头为诸阳之会，百脉之宗，百会穴则为各经脉气汇聚之处。百会配印堂可宁心定志。患者睡眠质量较差，故针刺神门以清心安神，助眠。期门是肝经的募穴，具有疏肝理气解郁之效，阳陵泉为胆经合穴，两者配伍，可调节肝胆气机，以达疏肝调神之效。内关是手厥阴心包经的常用腧穴之一，为心包经之络穴，又是八脉交会穴，通阴维脉。阴维脉起于小腿内侧，沿大腿内侧上行至腹部，与足太阴经相合，过胃脘部，故可调中焦气机，治脾胃病变。取内关和胃降逆，宽胸理气，宁心安神，有减轻烦躁、止呕奇效。

参考文献

［1］郝伟，陆林. 精神病学［M］. 北京：人民卫生出版社，2018.
［2］中华医学会. 临床诊疗指南：精神病学分册［M］. 北京：人民卫生出版社，2006.
［3］张婷. 渐进性肌肉放松训练联合内关穴贴敷生姜对卵巢癌患者化疗后延迟性呕吐的效果研究［D］. 呼和浩特：内蒙古医科大学，2021.
［4］张禹. 健康人需防胃肠"闹情绪"［J］. 家庭医药（快乐养生），2012（4）：56.
［5］张小舟. 肠胃操，让肠胃动起来［J］. 家庭医药（快乐养生），2010（8）：41.

心因性失眠症

【概述】

心因性失眠症又称非器质性失眠症，是患者自述对于自身睡眠质量不满意并影响工作、生活的一种疾病，以频繁而持续的入睡困难或睡眠维持困难并导致睡眠满意度不佳为主要特征，包括入睡困难、睡眠维持困难、睡眠时间短、早醒和睡眠浅等。日间神经系统处于兴奋状态，帮助提高工作效率；而到夜间，脑部需要休息，在睡眠的过程中神经元和相关组织进行恢复和重建。失眠症虽不属于危重疾病，但在当今社会环境下，该病已经发展为临床最常见的疾病之一。长期失眠会增加罹患心脑血管系统疾病的风险，并能加重或诱发心悸、胸痹、眩晕、头痛、脑卒中等病。根据症状，心因性失眠属于中医的"不寐""不得卧""少寐""不得眠"等范畴。

西医治疗失眠常采用镇静催眠类药物，长期使用易引起耐药性、成瘾性，副反应较多。越来越多研究表明，针刺治疗失眠症具有疗效稳定、无副反应、无成瘾性与安全性高等优势。针对失眠症，毫针针刺、灸法、头针法、皮肤针扣刺、耳穴疗法及其他综合疗法等在临床治疗中取得了较好的效果[1]。

【病因病理】

引起失眠症的常见因素包括身体疾病、环境改变、食物或药物影响、心理及精神因素等。心因性失眠的主要病因为心理及精神因素。一般认为，心因性失眠的发生与某个应激因素有关，应激因素消除后睡眠紊乱仍会持续很长时间。常见应激因素包括应激性生活事件，如痛失亲人、离异、失业、住院；睡眠环境改变，如在不熟悉的环境中睡眠。入睡前，患者易激惹，肌张力增高，精神觉醒伴持续性闯入式思维，既不能放松身体，也不能停止思考，且过度关注能否入睡，从而促使患者进入越想入睡却越难入睡的恶性循环[2]。

中医学认为，本病属于"不寐"范畴，病位主要在心，与脾、肾、肝等脏腑有关。发病机制多为心神失养或邪扰心神，主要病机为阳不入阴，阴阳失调。中医认为失眠的病因主要有饮食不节、情志不遂、劳逸失衡、体虚失养、外邪侵袭等。其基本病机是各种原因导致的气血营卫失和，脏腑阴阳失调，阳盛阴衰，阳不入阴。关于不寐的发病机制目前有3种理论：①营卫阴阳论：《灵枢·口问》载："阳气尽，阴气盛，则目瞑；阴气尽而阳气盛，则寤矣。"若营卫之气的运化或运行规律出现异常，则寤寐失常。②脏腑论：心为君主之官，神明出焉，主神志又分属五脏。失眠的病位在心，与肝、脾、肾等脏腑密切相关，五脏六腑功能失调都能引起失眠。③与经络的联系：营卫的贯注流行是通过经络连接交会实现的。《灵枢·寒热病》记载："入脑乃别阴跷、阳跷……阳气盛则瞋目，阴气盛则瞑目。在经络系统中，阴跷、阳跷脉经气的盛衰影响人的睡眠与觉醒，并通过其司眼睑开合的功能体现这种生理状态。

【临床表现】

1. 失眠症状

（1）入睡困难：在适当的睡眠机会和环境条件下不能较快入睡。入睡快慢有年龄差异。儿童和青少年入睡时间＞20min则有有临床诊断意义，中老年人入睡时间＞30min有临床诊断意义。

（2）睡眠维持困难：包括睡眠不实（觉醒过多过久）、睡眠表浅（缺少深睡）、夜间醒后难以再次入睡、早醒、睡眠不足等。早醒通常指比预期的起床时间至少提早30min且总睡眠时间减少。早醒的判定需要考虑平时的就寝时间。

在失眠症状中，以入睡困难最多见，其次是睡眠表浅和早醒等睡眠维持困难，两种情况可单独存在，但通常并存，并且两者可以相互影响、促进。

2. 觉醒期症状

失眠往往引起非特异性觉醒期症状，即次日日间功能损害，常表现为疲劳或全身不适感，日间思睡，焦虑不安，注意力不集中或记忆障碍，社交、家务、职业或学习能力损害等。对失眠的恐惧和对失眠所致后果的过分担心常常引起焦虑不安，使失眠者常常陷入一种恶性循环，即失眠→担忧→焦虑→失眠，久治不愈[3]。

【诊断要点】

诊断心因性失眠需具备以下 4 项。

（1）有明显的应激因素。

（2）入睡困难，或睡而易醒，醒后不能再睡，重则彻夜难眠，连续 4 周以上。

（3）常伴有多梦、心烦、头昏头痛、心悸健忘、神疲乏力等症状。

（4）无影响睡眠的其他器质性病变。

【辨证分型】

1. 肝火扰心证

（1）主症：不寐多梦，甚则彻夜不眠，急躁易怒。

（2）兼症：头晕头胀，目赤耳鸣，口干而苦，不思饮食，便秘溲赤。

（3）舌脉：舌红，苔黄，脉弦而数。

2. 痰热扰心证

（1）主症：心烦不寐，胸闷脘痞，泛恶嗳气。

（2）兼症：头重，目眩。

（3）舌脉：舌偏红，苔黄腻，脉滑数。

3. 心脾两虚证

（1）主症：不易入睡，多梦易醒，心悸健忘，神疲食少。

（2）兼症：头晕目眩，面色少华，四肢倦怠，腹胀便溏。

（3）舌脉：舌淡，苔薄，脉细无力。

4. 心肾不交证

（1）主症：心烦不寐，入睡困难，心悸多梦，头晕耳鸣。

（2）兼症：腰膝酸软，潮热盗汗，五心烦热，咽干少津，男子遗精，女子月经不调。

（3）舌脉：舌淡，苔薄，脉细无力。

5. 心胆气虚证

（1）主症：虚烦不寐，胆怯心悸，触事易惊，终日惕惕。

（2）兼症：气短自汗，倦怠乏力。

（3）舌脉：舌淡，苔薄，脉细无力。

【针灸治疗】

1. 针刺法

（1）治法：调畅精神，培元固本，通达经络。以任脉、督脉、手足厥阴、手少阴经穴为主。

（2）选穴处方

[主穴] 百会、内关、中脘、下脘、气海、关元、足三里、三阴交、合谷、太冲。

[配穴] 肝火扰心者，配期门、内关；痰热扰心者，配丰隆、膻中；心脾两虚者，配心俞、脾俞；心肾不交者，配神门、涌泉；心胆气虚者，配通里、足临泣。

（3）操作方法：百会针尖朝头枕部方向刺入（约与督脉平行），平刺0.3~0.5寸，内关、合谷、中脘、下脘、气海、关元、足三里、三阴交、太冲直刺0.8~1寸，采用平补平泻法。余穴位均毫针常规刺，平补平泻。

（4）处方释义：头为诸阳之会、百脉之宗，亦为元神之府。百会穴，顾名思义为百脉之会，所在处为巅顶，归属督脉，其穴性为阳，且阳中寓阴。四关即合谷、太冲，分属大肠经、肝经原穴，《灵枢·九针十二原》中记载："五脏有疾，当取之十二原。"原穴可调动脏腑之原气抵抗病邪。手阳明大肠经为多气多血之经，可调气调血，疏理气机。太冲归属于足厥阴肝经，为输穴，配五行属土，正应脾胃。合谷、太冲合用能疏肝理气，达通调气机之功。内关为心包经的络穴，可疏理气机，宽胸解郁。中脘、下脘、气海、关元为任脉经穴，中脘又为胃之募穴，合用可补益脾胃，使气血生化有源以养先天。气海为元气汇聚之处，为气之海；关元为小肠募穴，肝经与任脉的交会穴，内涵元气。两穴合用，能培补元气；四穴合用，引气归元。足三里为胃经合穴，具有健脾益胃，补虚强壮的作用，是诸虚百损的常用穴。三阴交为足三阴经交会之处，可健脾益血，调肝补肾。

2. 精灸法

（1）治法：温阳健脾，固本培元。取任脉、督脉及背俞穴为主。

（2）选穴处方：引气归元（中脘、下脘、气海、关元）、风池、颈百劳、肾俞、命门、腰阳关、涌泉。

（3）操作方法：将艾绒搓揉成底部大小约2mm、高约3mm的细小艾炷，放在涂有万花油的穴位上；然后用燃烧的线香点燃艾炷，待艾炷燃烧至2/3或患者不能耐受灼热时迅速将其熄灭或取走。每穴各灸2壮。

（4）处方释义：中脘、下脘可补益脾胃，气海、关元为元气汇聚之处，能培补元气，四穴均为任脉经穴，精灸可以后天养先天，温养脾胃，固本培元。肾俞为肾之背俞穴，灸之可温补肾阳；命门、腰阳关为督脉穴位，督脉为诸阳之会，灸之可温补一身之阳气。与腹部穴位相配，亦有前后相配之意，"从阴引阳，从阳引阴"，调整一身阴阳气机。颈项部选取风池、颈百劳疏通局部气血，使肾中元气入脑，有利于改善脑部功能。涌泉为肾经起始之穴，具有通关、开窍、安神、镇静之功，精灸涌泉可滋阴潜阳、宁心安神，不仅有引火归原之妙，且能增精益髓，补肾壮阳。

【康复理疗】

1. 低频重复经颅磁刺激

低频重复经颅磁刺激（rTMS）是一种非侵入式刺激技术，通过线圈输出的磁场刺激大脑皮质或深部组织的神经细胞，调控神经环路功能及相关递质的代谢，起到调节脑可塑性、修复神经损伤的作用。西医睡眠中枢学说研究证实，睡眠与额叶皮质下相关性大，额叶皮质下病变可出现失眠或昼夜睡眠倒置现象。rTMS 利用电磁感应原理，对大脑皮质进行无创性刺激，影响皮质兴奋性及脑内神经递质的水平，达到治疗不同疾病的目的。高频 rTMS（> 1Hz）具有兴奋作用，可以增强大脑皮质的代谢水平，而低频 rTMS（≤ 1Hz）具有抑制神经元兴奋性的作用，能增加 5-HT 和 γ-GABA 的浓度，这些神经递质均与睡眠紧密相关，因而 rTMS 可改善睡眠质量。rTMS 可能是通过疏通调节气机而影响肝的疏泄功能，使气血运行通畅，气血调和，促进情志活动正常，心神安宁，进而改善睡眠质量[4-5]。

2. 声光大脑调节仪治疗

声光大脑调节仪由一个可编程频率控制器和与之相连的立体声耳机、内置微光闪烁装置的墨镜组成。通过使用脉冲音调和闪灯，对大脑进行声光刺激，当声音和闪光频率控制在一定范围，只需较短时间，就能让使用者进入平和宁静的放松睡眠状态。其作用原理为脑电波会对光刺激作出相依性反应，且特殊的声音组合（如双耳节拍）能改变脑电波活动。两种经过精确控制的声音节奏通过双耳分别传入大脑，能引发脑电波活动趋向于和声音节奏同频。利用这样的原理，通过选择合适频率的声音信号，能调节脑电波进入预期的频率，如双耳节拍缓和的节奏可使脑电波进入缓慢的 α 和 θ 波状态，从而帮助患者进入睡眠。

3. 脑电生物反馈同步仪治疗

该仪器将使用者身体器官发出的微弱生物电放大，转换成视觉（光点、指针的移动）、听觉（声音的强弱或有无）信号反馈给使用者，使其能随时了解自身的机体变化状态，这样可以通过强化手段让使用者学会自主地控制机体的反应变化，使之逐步趋向某一预定目标。脑电生物反馈同步仪是根据操作条件反射的原理，利用信号检测仪器监测脑电波，当脑电波与设定信号发生同步时，给使用者一个声音信号或光信号，通过这样的训练，使用者可以自行调节和强化治疗失眠需要的脑波节律。

4. 大脑电刺激仪治疗

大脑电刺激仪是一个手掌大小的微机控制器，它能通过特制的易于固定的双眼电极向大脑发出波形、频率和幅度可调节的弱电流脉冲，迅速让使用者进入睡眠状态。经验表明，根据人体静息或生理睡眠时的脑电波节律而选定的电流参数获得的效果最佳。脑电图研究证实，此时的脑电波主要是 θ 波和 δ 波，这两种慢波是大脑处于抑制状态时的主要电活动形式[6]。

【调养护理】

（1）精神调养：保持心情舒畅，避免情志内伤，可练习正念冥想。睡前避免接触刺激性读物、视频、游戏等。

（2）饮食调养：①肝郁化火型：可选食柑橘、金橘等，以达到理气解郁化火的目的。②痰热内扰型：可选择山楂、萝卜等煎水，每日代茶饮，以达到消食导滞的目的。③心脾两虚型：可多食山药、莲子及黄芪粥等，以达到健脾生血养神的目的。④心肾不交型：宜多食枸杞、桑椹、莲子心等，以达到交通心肾的目的。⑤心胆气虚型：可多食动物心脏、莲子粥或用红枣、酸枣泡水饮，以达到益气安神的目的。

（3）药膳调养：①肝郁化火型：可食用菊花茶、芹菜粥等；②痰热内扰型：可食用桂花莲子汤、白萝卜粥等；③心脾两虚型：可食用桂圆红枣粥、莲子山药粥等；④心肾不交型：可食用百合银耳粥、莲子大枣羹等；⑥心胆气虚型：可食用酸枣仁、茯神炖猪心或柏子仁小麦粥等。

（4）运动调养：失眠的主要病机是阴阳失调。八段锦属于内功为主、内外相合的定步动功，是在中医经络理论及阴阳、五行学说的指导下，经过长期的实践摸索总结而成的。它主要通过发掘人体自身的抗病潜能而获效。其功法特点圆柔和缓，通过肢体运动来导形引气，进而调和气血，畅通脏腑经络，使阴阳失调的脏腑重新恢复平衡，从根本上治疗失眠症。此外，健身功法八段锦有简单易学、不需要器械、不受场地限制等特点，适合各类人群，尤其是失眠人群练习。

（5）护理方面：对患者要有同理心、爱心及耐心，以积极的态度和话语鼓励患者、引导患者，帮助其树立战胜疾病的信心[7]。

【健康宣教】

对患者进行睡眠卫生知识的宣教。

（1）嘱患者调整生物钟，固定上床、起床时间，控制卧床时长。

（2）睡眠环境要清新安静，空气流通，卧具卧位舒适，对光敏感的患者可用遮光眼罩。

（3）饮食方面：晚餐不宜过饱，睡前少饮水，不喝浓茶和咖啡。睡前 2h 不宜进食，特别是刺激性强的食物，可饮温牛奶。

（4）睡前 4h 可适量运动。睡前可听舒缓音乐和助睡的安眠曲，睡前用温水泡脚。

（5）鼓励患者尽量调节自己的心理情绪，放松身心。

【临证医案】

张某，男，44 岁。2020 年 12 月 1 日初诊。

◎**主诉**　入睡困难 10 年。

◎**现病史**　患者 10 年前因连续熬夜加班，半年后出现入睡困难，入睡时间在 1h 以上，睡则易醒，醒后难以入睡，伴情绪低落、记忆力下降。曾于外院就诊，诊断为神经衰弱症。予口服药物（具体不详）治疗后无明显好转。现为求进一步系统诊疗前来就诊。诊见：神清，精神疲惫，每夜入睡困难，睡则易醒，醒后难以入睡，每晚睡 5h 左右，其间醒 3 次左右，伴情绪低落、记忆力下降，时有头晕，伴肢体乏力、腰酸、腹胀、纳少、口干无口苦，夜尿 1~2 次 / 天，大便稀溏。舌淡暗，苔稍白腻，脉沉。既往史、个人史、家族史无特殊。

◎**西医诊断** 心因性失眠症。

◎**中医诊断** 不寐（心脾两虚证）。

◎**治法** 健脾养心，安神定志。

◎**处方**

（1）针刺法：主穴取百会、四神聪、内关、中脘、下脘、气海、关元、足三里、三阴交、合谷、太冲。副穴取神门、天枢、照海。针刺时取仰卧位，除合谷、太冲需要行捻转泻法，余穴手法皆为平补平泻。中脘、下脘、气海、关元、双侧足三里予温针灸，留针 30min。双足予红外线照射，其间注意保暖。

（2）精灸法：选穴心俞、脾俞、中脘、下脘、气海、关元、风池、颈百劳、肾俞、命门、腰阳关、涌泉。

（3）刺络放血法：选穴心俞、肝俞、膈俞、胆俞。

（4）埋针法：选穴魂门、神堂、意舍、魄户、志室。

2020 年 12 月 8 日二诊 患者诉睡眠较前改善，入睡时间约为 40min，日均睡眠时长 5~6h，夜间自醒次数减少，醒后约 10min 内可再次入睡，头晕、乏力、腹胀、腰酸较前改善。治疗方案同前。

2020 年 12 月 15 日三诊 患者精神可，诉入睡时间约 20min，日均睡眠时长 6~7h，夜间自醒次数约 2 次 / 周，醒后可再次入睡，乏力、疲劳减轻，偶有腰酸，无腹胀，胃纳改善。治疗方案同前。

2021 年 5 月随访，自述入睡时间约 10min，偶有做梦，夜间自醒次数约 1 次 / 周，睡眠时长约 8h，醒后精力充沛。无口干口苦，无明显乏力感，偶有夜尿，纳可，二便调。

◎**按语** 本案为心脾两虚的不寐，其失眠症源于连续熬夜加班半年。结合病史，认为患者因熬夜、劳累、精神紧张而致思虑过度，损伤心脾。心神失养而不寐，脾伤失于运化则纳少。腹胀、大便稀溏为脾虚运化无力所致；头晕为脾虚清阳不升，浊阴不降，清空失养所致；神疲、腰酸为心血亏虚之征，故予精灸络放血心俞、脾俞以健脾养心。百会、四神聪为安神助眠之要穴，皆位于头部，盖因头为诸阳之会，脑为元神之府，因而刺针可达益气升阳、安神定志之效。四神聪的前后二穴位于督脉，督脉为阳脉之海，调整人体阳气；左右二穴有加强疏通头部经气之功。百会、四神聪相配，一则可以镇静安神；二则百会升举清阳，使气血阴阳上荣于脑，脑髓得养。神门为心经原穴，心主血，藏神，又是神之大主，针刺之既可养心，又可安神。中脘、气海、天枢、足三里、三阴交合伍，可健脾益气，养血安神。患者常因工作之故紧张，故伴有肝郁之病机，太冲为足厥阴肝经之原穴，具有疏肝解郁之效，与合谷同用可加强疏肝理气的作用。奇经八脉中跷脉主寤寐，司眼睑开阖，照海通阴跷脉，且属足少阴肾经。肾经入心，可通达心脑，故照海不仅可调动阴跷脉经气以助眠，且可安神定志，为治疗失眠之要穴。

参考文献

［1］程镇达，黄志强，薛宇豪，等．针刺治疗失眠症的机制研究进展［J］．中医临床研究，2022，14（28）：88-92．

［2］蔡莹，邓娜，蔡光先．心因性失眠的综合疗法［J］．湖南中医杂志，2014，30（1）：35-36．

［3］郝伟，陆林．精神病学［M］．北京：人民卫生出版社，2018．

［4］严年文，梁晖，陈甦，等．丹栀逍遥散联合重复经颅磁刺激治疗肝郁化火型失眠临床观察［J］．福建中医药，2021，52（7）：12-14．

［5］阎路达，周鹏，赖美琪，等．针刺联合低频rTMS治疗轻中度抑郁障碍共病失眠：随机对照试验［J］．中国针灸，2023，43（4）：374-378，400．

［6］郭力平．治疗失眠的几种仪器介绍［J］．中国中医基础医学杂志，1997（S3）：132-134．

［7］王利玲，廖明，叶小宁，等．中医辨证施治结合饮食调养和穴位按摩治疗社区失眠患者效果观察［J］．现代临床护理，2014，13（7）：24-27．

功能性消化不良

【概述】

功能性消化不良是一种胃和十二指肠功能紊乱引起的常见的非器质性胃肠病，主要症状包括餐后饱胀、早饱，中上腹胀痛、灼热，嗳气，食欲缺乏，恶心等。常以某一个或某一组症状为主，在病程中症状也可发生变化。起病多缓慢，呈持续性或反复发作，许多患者有饮食、精神等诱发因素。不少患者同时伴有失眠、焦虑、抑郁、头痛、注意力不集中等精神症状。

在中医古籍中无功能性消化不良病名，中医学认为本病属于"胃脘痛""痞满""嗳气""呕吐""反胃""纳呆"等范畴。以上腹部痞满，餐后早饱为主症者，应属于"痞满"范畴；以上腹部疼痛或胸骨后疼痛为主症者，应属于"胃脘痛"范畴。

【病因病理】

病因和发病机制可能与下列多种因素有关。

（1）肠动力障碍：包括胃排空延迟、胃十二指肠运动协调失常。

（2）内脏感觉过敏：功能性消化不良患者胃的感觉容量明显低于正常人。内脏感觉过敏可能与外周感受器、传入神经、中枢神经系统的调制异常有关，即脑－肠轴的功能异常。

（3）胃的容受性舒张功能下降：胃容受性由进餐诱发的迷走－迷走反射调控，并由胃壁氮能神经活动介导。胃容受性受损主要表现在胃内食物分布异常、近端胃储存能力下降、胃窦部存留食糜。这一改变常见于有早饱症状的患者。

（4）胃酸分泌增加和胃十二指肠对扩张及其他腔内刺激的高敏感性：部分功能性消化不良患者的临床症状酷似消化道溃疡，且抑酸药物可取得较好的疗效。

（5）精神和社会因素：调查表明，功能性消化不良患者存在个性异常，焦虑、抑郁积分显著高于正常人和十二指肠溃疡患者。在功能性消化不良患者生活中，特别是在其童年期，应激事件的发生频率高于正常人和十二指肠溃疡患者，但精神因素的确切致病机制尚未阐明。

中医学认为，本病多与感受外邪、饮食不节、情志失调、劳倦或久病、先天禀赋不足有关。其病位在胃，与肝脾关系密切。基本病机为脾虚气滞、胃失和降，病理特点多表现为本虚标实，虚实夹杂，以脾虚为本，气滞、食积、痰湿、血瘀等邪实为标。

【临床表现】

主要症状包括餐后饱胀、早饱，中上腹胀痛、灼热感，嗳气，食欲缺乏，恶心等。常以某一个或某一组症状为主，在病程中症状也可发生变化。起病多缓慢，呈持续性或反复发作，许多患者有饮食、精神等诱发因素。中上腹痛为常见症状，常与进食有关，表现为餐后痛，亦可无规律性，部分患者表现为中上腹灼热感。餐后饱胀和早饱常与进食密切相关。餐后饱胀是指正常餐量即出现饱胀感，早饱是指有饥饿感但进食后不久即有饱感。不少患者同时伴有失眠、焦虑、抑郁、注意力不集中等精神症状。

【诊断要点】

1. 西医诊断

功能性消化不良的西医诊断缺乏金指标，根据主要症状及持续的时间、出现频率，在排除器质性疾病的基础上可确诊。

根据罗马Ⅳ诊断标准，以下症状符合1项或多项即可确诊。

（1）餐后饱胀不适。

（2）早饱感。

（3）中上腹痛。

（4）中上腹部烧灼感，且未见可解释上述症状的器质性、代谢性或系统性疾病。

以上症状至少存在 6 个月即可诊断[1]。

根据主要症状不同，可分为上腹痛综合征、餐后不适综合征，其中上腹痛综合征表现为上腹痛、上腹部烧灼感。上述症状严重到足以影响日常活动，且每周至少发作 1 天。餐后不适综合征表现为餐后饱胀不适、早饱，上述症状足以影响日常活动，每周至少发作 3 天。

2. 中医诊断

（1）痞满：临床以胃脘痞塞，满闷不舒为主症，或伴纳呆、早饱、嗳气，并有按之柔软、压之不痛、望无胀形的特点。发病缓慢，时轻时重，反复发作，病程漫长。多由饮食、情志、寒温等因素诱发。

（2）胃脘痛：以上腹近心窝处胃脘部发生疼痛为特征，其疼痛有胀痛、刺痛、隐痛、钝痛等不同的性质。常伴食欲不振，恶心呕吐，嘈杂泛酸，嗳气吞腐等上消化道症状。以中青年居多，多有反复发作病史，发病前多有明显的诱因，如天气变化、恼怒、劳累、暴饮暴食、饥饿，进食生冷干硬、辛辣醇酒，或服用有损脾胃的药物等。

【辨证分型】

1. 脾虚气滞证

（1）主症：胃脘痞闷或胀痛，纳呆。

（2）兼症：嗳气，疲乏，便溏。

（3）舌脉：舌淡，苔薄白，脉细弦。

2. 肝胃不和证

（1）主症：胃脘胀满或疼痛，两胁胀满。

（2）兼症：心烦，嗳气频作，善叹息，每因情志不畅而发作或加重。

（3）舌脉：舌淡红，苔薄白，脉弦。

3. 脾胃湿热证

（1）主症：脘腹痞满或疼痛，口干或口苦，口干不欲饮，纳呆。

（2）兼症：恶心或呕吐，小便短黄。

（3）舌脉：舌红，苔黄厚腻，脉滑。

4. 脾胃虚寒证

（1）主症：胃脘隐痛或痞满，喜温喜按，泛吐清水。

（2）兼症：食少或纳呆，疲乏，手足不温，便溏。

（3）舌脉：舌淡，苔白，脉细弱。

5. 寒热错杂证

（1）主症：胃脘痞满或疼痛，遇冷加重，口干或口苦，纳呆。

（2）兼症：嘈杂，恶心或呕吐，肠鸣，便溏。

（3）舌脉：舌淡，苔黄，脉弦细滑。

【针灸治疗】

1. 针刺法

（1）治法：疏肝调神，消痞止痛。以任脉、督脉、手足厥阴、手少阴经穴为主。

（2）选穴处方

[**主穴**] 百会、内关、中脘、下脘、气海、关元、足三里、三阴交、合谷、太冲。

[**配穴**] 脾虚气滞者，配天枢、脾俞；肝胃不和者，配阳陵泉、天枢；脾虚湿热者，配阴陵泉、脾俞；脾胃虚寒者，配脾俞、胃俞；寒热错杂者，配照海、膈俞。

（3）操作方法：百会针尖朝头枕部方向平刺 0.3~0.5 寸，内关、合谷、中脘、下脘、气海、关元、足三里、太冲直刺 0.8~1 寸，平补平泻法。余穴均毫针常规针刺，用平补平泻法。

（4）处方释义：百会为手、足三阳与督脉、厥阴肝脉之会，总督一身之阳，条达周身经气，调节阴阳平衡，善治各类神志疾病。合谷、太冲乃取"开四关"之意。合谷属手阳明大肠经，位于上肢的末端，上举及天，居于天位，又处于阳经，其所禀者，天气之降也，从天气而下降于地。太冲属足厥阴肝经，位于下肢的末端，下踏于地，居于地位，又处于阴经，其所禀者，地之气也，从地气而上升于天。故开四关取厥阴与阳明的升降属性，以调气机之升降。内关为手厥阴心包经的络穴，又为八脉交会穴，通于阴维脉，《难经·二十九难》载："阴维为病苦心痛。"取内关穴可畅达三焦气机，理气降逆，和胃止痛。公孙为足太阴脾经的络穴，也为八脉交会穴，通于冲脉，"冲脉为病，逆气里急"，可调理脾胃，平逆止痛，与内关相配，专治心、胸、胃的病证。中脘、下脘、气海、关元四穴合称"引气归元穴"。气海为气聚之所，有气聚成海之意；关元穴培本固肾，主先天原气；中脘为胃之募穴，八会穴之腑会，手太阳、手少阳、足阳明与任脉的交会穴，为任脉脉气所发。中脘、下脘两穴有理中焦、调升降的作用，临床上被广泛运用于治疗消化性疾病。三阴交为足太阴、厥阴、少阴三阴经交会穴，联络足三阴经的气血，有健脾益气、调补肝肾之功。足三里属多气多血之足阳明经，针足三里可调和胃气，改善脾胃功能。

2. 精灸法

（1）治法：温阳健脾，固本培元。取任脉、督脉及背俞穴为主。

（2）选穴处方：引气归元（中脘、下脘、气海、关元）、天枢、足三里、肾俞、命门、腰阳关。

（3）操作方法：将艾绒搓揉成底直径约 2mm、高约 3mm 的细小艾炷，放在涂有万花油的穴位上；然后用燃烧的线香点燃艾炷，待艾炷燃烧至 2/3 或患者不能耐受灼热时迅速将其熄灭或取走。每穴各灸 2 壮。

（4）处方释义：中脘、下脘可补益脾胃，气海、关元为元气汇聚之处，能培补元气，四穴均为任脉经穴，精灸之可以后天养先天，温养脾胃，固本培元。天枢为大肠募穴，作为胃经经气输出的枢纽，可疏通大肠腑气，腑气通则有利于传导功能复常。《灵枢·顺气一日分为四时》中记载："经满而血者，病在胃及以饮食不节得病者，取之于合。"足三里是胃经的合穴，又是胃腑下合穴，灸之可健脾益胃，调和气血。肾俞为肾之背俞穴，灸之可温补肾阳；命门、腰阳关为督脉穴位，督脉为诸阳之会，灸之可温补一身之阳气，与腹部穴位相配，亦有前后相配之意，"从阴引阳，从阳引阴"，调整一身阴阳、气机。

【康复理疗】

1. 五音音乐疗法

"五音"即角、徵、宫、商、羽。《内经》首次提出五音疗法理论，并对其进行了系统整合，运用五行学说，将五音与五脏、五志有机联系起来，以"调节情志"为媒介，而产生调理健康和治疗的效果。《内经·素问》："五脏之象，可以类推，五脏相音，可以意识。"五音通五脏，即角通肝，徵通心，宫通脾，商通肺，羽通肾。五脏与五音之间有着独特的联系，如果脏腑有病变，往往会出现相应的声音。五音音乐疗法可改善人体的脾胃运化功能，临床上可根据患者的证型辨证使用相对应的音乐。

2. 特定电磁波治疗仪（TDP灯）照射

TDP灯是临床上常见常用的理疗仪，其治疗板含有人体所需的数种元素，加热后能产出各种元素特征信息的振荡信号，这些信号随红外线进入机体后可与机体产生共振，并使所照射的局部血管扩张，增强血液循环，改善组织代谢和营养状态，增强免疫功能及吞噬细胞功能，增加血管通透性，促进炎性渗出物的吸收，从而起到治疗作用。从中医学角度来看，TDP灯有舒筋活络的作用，其热效应可改善病变部组织的气血循环，以达到调节机体阴阳平衡的作用。

【调养护理】

（1）食饮有节，按时进餐：节，是节制。少饮或不饮浓茶、烈酒、浓咖啡，避免吃生冷、辛辣、粗硬食物。不暴饮暴食，按时进餐，细嚼慢咽。忌服对胃有损伤的药物。长期大量吸烟也会损伤胃黏膜，故应戒烟。

（2）心情开朗，作息规律：心情抑郁，作息不规律，特别是夜生活过度，长期熬夜，也易导致胃肠功能紊乱，所以应始终保持爽朗的心情、开阔的胸怀、规律的作息。

（3）适当运动，增强体魄：现代人因工作关系易久坐，在紧张的工作环境及长期缺乏运动的情况下，人体腹部肌肉易痉挛而引起胃肠功能紊乱，进而容易导致功能性消化不良。适当运动可调节5-羟色胺、去甲肾上腺素和多巴胺等神经递质的释放，放松身体，并且能活动身体肌肉，促进全身血液循环，增强体质。同时，运动可增加大脑供血，促进内啡肽的释放，使人产生积极愉悦的情绪，帮助患者树立积极向上的乐观心态，减轻心理压力，改善身心健康[2]。

（4）心理疏导和治疗：心理治疗方法包括人本主义疗法、精神分析疗法及认知行为疗法。通过对患者实际状况进行分析，可以有效地了解患者心理健康状况，给予患者心理干预，及时安抚患者不良情绪，引导其积极配合治疗。认知行为疗法主要通过建立认知系统，改善不合理认知，或通过行为训练帮助患者改善内心体验，实现认知重建，最终达到良好的治疗效果。人文主义以患者为中心，重视从心理及生理等多个层次进行干预，帮助患者正视自己的内心，并与其产生共情，最终帮助患者走出内心的痛苦，改善其存在的负面心理，达到治疗的目的[3]。

（5）培养生活爱好：多培养生活中的兴趣爱好，转移注意力，怡情养性，有助于使心情愉悦，身体健康。

【健康宣教】

功能性消化不良患者最重要的是恢复健康的生活作息及饮食规律。嘱患者不要过度关注病情，也不能太过大意而忽视病情的变化。就医后应遵医嘱按时服药及治疗，不擅自乱用药物，在病情有变化时应及时与主管医师沟通，特别是症状加重时应及时就医，以防止消化道急症的发生及发展。

【临证医案】

杨某，女，37 岁。2021 年 8 月 6 日初诊。
◎**主诉**　上腹部胀闷不适 3 月。
◎**现病史**　患者 3 月前因家庭琐事与他人争吵后出现上腹部胀闷不适，情绪波动时症状明显，伴胃纳减少、口干口苦，咽部异物感，症状严重时可出现双侧头痛。曾在外院就诊，行电子胃镜检查示慢性非萎缩性胃炎，外院予兰索拉唑、多潘立酮，口服后症状稍有减轻，但仍反复。因亲友介绍欲求助中医，遂来我院就诊。现症见：神清，精神一般，上腹部胀闷不适，伴胃纳少、口干口苦，咽部有痰伴异物感明显，易烦躁，情绪波动时易出现双侧头痛。入睡困难，入睡时间约 60min，梦多，频转矢气，大便时干时稀，2~3 天 / 次，小便正常。舌红，苔白腻，脉弦滑。

◎**西医诊断**　功能性消化不良。
◎**中医诊断**　痞满（肝胃不和证）。
◎**治法**　疏肝调神，行气消痞。
◎**处方**

（1）针刺法：主穴取百会、内关、中脘、下脘、气海、关元、足三里、三阴交、合谷、太冲。副穴取率谷、神门、廉泉、天枢、阳陵泉。针刺时取仰卧位，常规刺法，除合谷、太冲、阳陵泉需要行捻转泻法，余穴手法皆为平补平泻。中脘、下脘、气海、关元、双侧足三里予温针灸，留针 30min。双足予红外线照射，其间注意保暖。

（2）精灸法：选穴引气归元（中脘、下脘、气海、关元）、天枢、足三里、肾俞、命门、腰阳关。

（3）耳穴压豆法：选穴心、胆、神门。

（4）埋针法：选穴魂门、神堂、意舍、魄户、志室。

2021年8月13日二诊 患者诉腹部胀闷感改善明显，无明显口干、口苦，无头痛，矢气减少，入睡时间缩短为30min。舌红，苔白，脉弦滑。予初诊处方中针刺穴位去除率谷、神门，余方案同前。

2021年8月20日三诊 神清，精神可，仅进食后稍有腹胀，约半小时后腹胀可自行缓解，胃纳可，晨起咽部有痰，异物感消失。入睡时间约为20min，大便时干时稀，1天/次，小便正常，舌淡红，苔薄白，脉弦。治疗方案同二诊。

2021年11月22日电话回访，患者诉腹部已无明显胀闷感，嘱其注意饮食、精神调摄。

◎**按语** 本案患者为中年女性，平素性格急躁，争强好胜，与人争吵后出现痞满症状，此为少阳肝胆枢机不畅、抑郁不升，终致脾胃中焦气机阻滞，升降失职，发为痞满。针灸治疗以"调神固本"为原则，在主穴的基础上，加配穴率谷、神门、廉泉、天枢、阳陵泉。患者有双侧头痛症状，此为少阳经头痛，故取双侧率谷以利少阳气机。《素问·逆调论》记载："胃不和，则卧不安。"患者入睡困难，与其中焦气机不畅密切相关，除健脾除满外，配伍神门穴以调神助眠。患者咽部有痰伴异物感明显，故取廉泉。廉泉系任脉与阴维脉之会穴，有通利咽膈之功，该穴内应舌根，近于咽喉，故可治疗舌体病、咽喉病等。患者矢气多，为腑气不利之征，天枢为大肠募穴，可疏通大肠腑气，有利于传导功能复常。阳陵泉有疏肝利胆之功，患者情志不遂、口苦，辨证为肝胃不和证，肝胆互为表里，主疏泄，负责调理情志，故取阳陵泉穴调理胆经，振奋肝气以畅情志。二诊时患者腹胀好转，无头痛，入睡时间较前缩短，故去除治疗头痛之率谷及安神之神门。三诊时仅有进食后腹胀，余症皆消失，腹部软，继续予巩固治疗后病愈。

参考文献

[1] 张声生，钦丹萍，周强，等. 消化系统常见病功能性消化不良中医诊疗指南（基层医生版）[J]. 中华中医药杂志，2019，34（8）：3619-3625.

[2] 陈德艺，韦良宏，陈海东，等. 运动疗法对功能性消化不良伴焦虑、抑郁患者的效果[J]. 内科，2023，18（2）：127-130.

[3] 扈建翠，王建美，马磊. 心理疗法辅助药物治疗功能性胃肠病的临床有效性[J]. 心理月刊，2022，17（21）：84-86.

肠易激综合征

【概述】

肠易激综合征（irritable bowel syndrome，IBS）是一种常见的临床疾病，具有慢性、反复发作的特点，主要临床表现为腹部不适或疼痛，并伴有排便次数、大便性质异常等症状。2016年，罗马基金会诊断Ⅳ标准将其分为便秘型（IBS-C）、腹泻型（IBS-D）、交替型（IBS-M）和不确定型（IBS-U）4型。据统计，我国肠易激综合征患者以IBS-D占比最大，约为65%[1]，女性患者多于男性。

【病因病理】

肠易激综合征的发病机制尚未明确，临床认为该疾病的发生多与内脏高敏感性、胃肠道动力异常密切相关，具体表现为内脏及胃肠道对相关刺激因素具有过强的感知及反应力，表现为内脏对生理性、非生理性刺激感知增强及动力反应增强。亦有研究表明，该病或与肠道炎症反应、胃肠道黏膜及脑-肠互动[2]等相关。另外，生活起居、饮食习惯、遗传因素、社会、心理等干扰因素均会导致该病的发生。

在中医学里，肠易激综合征可归于"腹痛""便秘""泄泻"等范畴。中医认为，肠易激综合征病变部位虽然主要在大肠，但与心、肝、脾、肾等脏腑均密切相关。脾胃虚弱及肝气乘脾是目前认为导致肠易激综合征发生的主要因素[3]。肝主疏泄，脾主运化，肝脏与脾脏在生理上相互协调，促进大肠运化水谷，同时病理上也互相影响。情志失调，怒伤肝，肝失疏泄调达，气机不畅，则腹部不适，大便秘结。肝气郁结，横犯脾胃，肝脾不和，则见脾胃运化水谷失司，发为泄泻；忧思伤脾，过度忧虑，则脾气失损，脾气虚弱，运化无力，水谷精微不能上达，清浊不分，亦可导致泄泻。心与脾在五行中为母子关系，在生理上、病理上均密切相关。中医学认为，心藏神，为五脏六腑之大主。五志过尤或不及均会影响心的脏腑功能，心气血失和则母病及子，脾失健运，水谷精微无法上承，湿聚中焦，则致腹痛泄泻。心为君主之官，统领全身脏腑气血运行，大肠运化功能离不开心的主宰，心的功能失调则影响大肠传导糟粕之功，导致便秘。

【临床表现】

典型临床表现为长期反复发作的腹胀、腹痛或腹部不适，伴有排便规律或性状改变。

【诊断要点】

1. 罗马Ⅳ标准

根据国际公认的罗马Ⅳ标准，肠易激综合征典型的临床表现为反复发作的腹痛，近3个月内每周至少发作1天，且至少伴有以下2项。

（1）与排便有关。

（2）发作时伴有排便频率改变。

（3）发作时伴有粪便性状（外观）改变。诊断前症状出现至少6个月，近3个月持续存在。

2. Bristol 分类表分型

根据患者的主要异常排便习惯及14天的报告，使用25%原则，结合Bristol分类表对IBS分型。可分为4个主要的亚型，粪便性状异常包括Bristol 1-2型（硬便或块状便）或Bristol 6-7型（稀便或水样便）；粪便频次异常包括每天排便多于3次，或每周排便少于3次。具体分型如下。

（1）IBS便秘（IBS-C）：至少25%的排便为Bristol 1-2型，且Bristol 6-7型的排便＜25%。

（2）IBS腹泻型（IBS-D）：至少25%的排便为Bristol 6-7型，且Bristol 1-2型的排便＜25%。

（3）IBS混合型（IBS-M）：至少25%的排便为Bristol 1-2型，且至少25%的排便为Bristol 6-7型。

（4）IBS不定型（IBS-U）：如果患者满足IBS的诊断标准，但排便习惯异常不符合上述3者中的任何一个，则考虑饮食或药物导致的胃肠道反应。

【辨证分型】

根据肠易激综合征的症状及病因病机，可分为以下类型。

（一）腹泻型肠易激综合征

1. 肝郁脾虚证

（1）主症：肠鸣腹痛、泄泻，泻后如常，腹泻与便秘常交替出现，情绪恼怒或抑郁忧虑时加重。

（2）兼症：胸胁胀闷不舒，嗳气纳呆，疲倦乏力。

（3）舌脉：舌淡胖，边有齿痕，苔薄白或薄黄，脉弦细。

2. 脾虚湿盛证

（1）主症：大便溏泻，腹痛绵绵，常因受凉或饮冷后诱发或加重。

（2）兼症：神疲乏力，面色萎黄，痞满胀闷，肢倦纳呆。

（3）舌脉：舌淡，苔白腻，边有齿痕，脉虚弱。

3. 脾肾阳虚证

（1）主症：腹痛泄泻，凌晨发作，得温可减。

（2）兼症：完谷不化，形寒肢冷，腰膝酸软。

（3）舌脉：舌淡，苔白，脉沉细。

4. 脾胃湿热证

（1）主症：腹痛泄泻，泻下急迫或不爽，大便臭秽难闻。

（2）兼症：多伴肛门灼热，烦热口渴，口苦，小便黄。

（3）舌脉：舌红，苔黄或黄腻，脉滑数或濡数。

5. 寒热错杂证

（1）主症：腹痛泄泻，泻后痛减，大便溏结交替出现。

（2）兼症：口苦，口臭，畏寒怕冷。

（3）舌脉：舌淡，苔薄黄，脉弦细或弦滑。

（二）便秘型肠易激综合征

1. 肝郁气滞证

（1）主症：腹痛，腹胀，大便干结或不干，排便不畅。

（2）兼症：同时伴有胸胁痞满胀痛，嗳气，肠鸣矢气。

（3）舌脉：舌暗红，苔薄，脉弦。

2. 胃肠积热证

（1）主症：腹胀腹痛，大便干结难行，为羊粪状。

（2）兼症：口干口臭，身热心烦，小便短赤。

（3）舌脉：舌红，苔黄或黄燥，脉细数。

3. 阴虚肠燥证

（1）主症：大便硬结难下，小腹胀痛。

（2）兼症：形体消瘦，头晕耳鸣，心烦难眠，潮热盗汗，腰膝酸软。

（3）舌脉：舌质红，苔少，脉细数。

4. 脾肾阳虚证

（1）主症：腹中冷痛，大便干或不干，排出困难，腹痛喜温。

（2）兼症：四肢不温，面色㿠白，小便清长，腰膝酸冷。

（3）舌脉：舌质淡，苔薄白，脉沉迟。

5. 肺脾气虚证

（1）主症：大便不甚干结，虽有便意但排出困难，便后乏力气短。

（2）兼症：多伴有神疲气怯，少气懒言，肢倦纳呆。

（3）舌脉：舌淡，苔白，脉弱。

【针灸治疗】

肠易激综合征是一种心身疾病，多由情志抑郁、肝郁乘脾导致胃肠功能紊乱而发病。针灸干预治疗在循经取穴的基础上主要选取大肠经、胃经穴位，同时结合患者的临床症状辨证论治，选取相应穴位。

1. 针刺法

（1）治法：①腹泻型：温肾健脾，益气止泻。以任脉、督脉、脾经穴位为主。②便秘型：疏肝理气，润肠通便。以督脉、任脉、大肠经穴位为主。

（2）选穴处方

①腹泻型肠易激综合征

[**主穴**] 百会、内关、中脘、下脘、气海、关元、足三里、三阴交、合谷、太冲。

[**副穴**] 天枢、章门、大横。随证配穴：肝郁脾虚配期门、行间，脾虚湿盛配脾俞、阴陵泉，脾肾阳虚配肾俞、命门，脾胃湿热配中脘、内庭。

②便秘型肠易激综合征

[**主穴**] 百会、内关、中脘、下脘、气海、关元、足三里、三阴交、合谷、太冲。

[**副穴**] 支沟、天枢、上巨虚。随证配穴：肝郁气滞配大敦、行间，胃肠积热配腹结、曲池，阴虚肠燥配太溪、照海，脾肾阳虚配命门、神阙，肺脾气虚配章门、膻中。

（3）操作方法：实证用泻法，虚证用补法，捻转、提插手法为主，百会、期门、膻中平刺，余穴可常规直刺。

（4）处方释义：百会为诸阳之会，足厥阴肝经亦通于此，总督一身经脉，具有醒脑开窍、益气调神之功；中脘、下脘、气海、关元四穴位于任脉之上，任脉为阴脉之海，具有统领诸阴经气血的作用，针刺此四穴具有培本固元、补益气血的作用；足三里为胃经穴，三阴交为足三阴经交会穴，两穴合用具有调理肝脾、补益气血之功；合谷、太冲为四关穴，合谷属大肠经主气，太冲属肝经主血，两穴共用，具有调理冲任、扶正培元的功效。章门为脾之募穴，具有健脾益气的作用；天枢为大肠之募穴，与大肠俞同用为俞募配穴法；上巨虚为大肠之下合穴。三穴共用可通调大肠腑气，腑气通则大肠传导功能复常；支沟宣通三焦气机，是治疗便秘、泄泻的经验效穴。诸穴合用，起到通调一身脏腑气血、安神定志的作用。

2. 精灸法

（1）治法：散寒通络，培本固元。以任脉、胃经、背俞穴为主。

（2）选穴处方：中脘、气海、天枢、足三里、上巨虚、脾俞、胃俞。

（3）操作方法：患者取平卧位或俯卧位，充分暴露相应穴位，用棉签蘸取万花油，选取相应穴位做好标记。操作人员取适量精细艾绒，并将其捏成底面直径 1~2mm、高 2~3mm 的圆锥体形小艾炷，将艾炷立于万花油标记处，线香引燃艾绒，待局部皮肤潮红、灼痛时速取走，时间一般为 5~7s。注意患者的感受，根据患者对热刺激、疼痛刺激的感受阈值不同而调节时间，每穴灸约 2 壮。

（4）处方释义：艾灸燃烧具有温热效应，通过不同的艾灸方式，可以协同针刺发挥多重功能，起到散寒通络、益肾温阳、疏肝理气、健脾益气的作用，从而达到止痛、止泻或通便的目的。精灸疗法具有"小而精"的特点，可以针对性地对相应穴位起到充分刺激作用。中脘为胃经募穴，气海为先天元气汇聚之处，主一身之疾；足三里为胃经下合穴，精灸此穴可起到健脾益气、调脾和胃的作用；配合大肠募穴天枢、大肠经下合穴上巨虚，调理肠腑气机。脾俞、胃俞可调理脾胃，精灸具有温阳健脾之功。诸穴合用，不仅可以调节腹部局部气机，更有培本固元之功。

3. 埋针法

（1）治法：调理脏腑，和畅气血。以背俞穴为主。

（2）选穴处方：五脏背俞穴。

（3）操作方法：患者取俯卧位或坐位，充分暴露背部五脏背俞穴，用碘伏消毒后，取一次性揿针（规格 0.22mm×1.5mm）刺埋入穴区皮肤，嘱患者 2~3 天后自行撕除。埋针时询问患者感受，如有不适，适当调整手法及埋针部位、角度等，直至患者无异常感觉。

（4）处方释义：埋针是一种持续性、针对性的刺激疗法。五脏俞为肝、心、脾、肺、肾之背俞穴，五脏精气输注于此，针之具有调理脏腑气机、疏通脏腑经络、和畅气血之功。

4. 耳穴压豆法

（1）治法：调节脏腑，养心安神。

（2）选穴处方：耳穴心、胆、神门、大肠。

（3）操作方法：选取一侧耳郭，常规消毒后，用镊子夹取王不留行籽贴附于相应穴位，并轻轻按揉 1~2min。嘱患者每日按压 3~5 次，2~3 天后可自行取下。两耳可交替贴敷。

（4）处方释义：选取心、胆、神门疏肝理气，养心安神，加以大肠调节脏腑功能。

【康复理疗】

1. 心理治疗

引导患者平衡心理情绪，可以通过心理辅导及干预消除患者的消极心理，提高患者的抗干扰能力，改善患者的心理状态[4]。临床多见的心理干预有一般心理护理、生物反馈疗法、音乐疗法、催眠疗法、正念疗法、行为认知干预治疗等。

2. 辅助治疗

推拿按摩具有疏肝理气、调理脏腑等作用，可以通过按揉腹部、摩腹促进胃肠蠕动，增强胃肠功能。

【调养护理】

（1）精神调养：神可以主宰生命活动，协调脏腑功能，情志太过或不及均会导致疾病发生。可以选取音乐疗法、正念呼吸等方式调节精神情志。

（2）饮食调养：保持良好的饮食习惯，调整饮食结构，进食规律，避免生冷、辛辣、油腻刺激，保持足够的蔬菜、水果的摄入。此外，避免摄入不耐受食物，以缓解不适症状。

（3）药膳调养：药膳具有预防疾病、调理体质的作用。肝郁脾虚证可选沙参佛手粥疏肝健脾，脾虚湿盛证可选山药薏苡仁粥健脾燥湿，脾肾阳虚证可选当归生姜牛肉汤温阳健脾，脾胃湿热证可选冬瓜薏苡仁扁豆汤健脾祛湿，肺脾气虚证可选党参黄芪乌鸡汤补脾益肺，肝郁气滞证选玫瑰合欢粥疏肝行气，胃肠积热证选丝瓜葵菜汤清热润肠，阴虚肠燥证选石斛桃仁花生粥滋阴通便。

（4）运动调养：适当运动具有调节心神的作用，可疏通全身气血，调理脏腑功能。例如形体导引、五禽戏、六字诀、八段锦、易筋经等。六字诀的"呬"字诀对应脾脏，多练习此式，配合其他式，具有较好的调理脾胃功能。

【健康宣教】

（1）鼓励患者保持良好的心理状态，生活起居规律，养成良好的饮食习惯，以避免肠易激综合征的发生。

（2）为患者充分讲解本病的实质，消除患者对疾病的恐惧，督促其及时就医，并通过日常调节预防疾病。

【临证医案】

张某，女，57岁。2021年4月4日就诊。

◎主诉 反复腹痛伴大便溏结交替2余年，加重1周。

◎现病史 患者2年前因家庭因素逐渐出现便前腹痛，脐周为主，便后痛减，大便不规律，便秘与腹泻交替出现，大便日行2~3次，或1~3天一行，时干时稀。口服西药、中药及理疗后可缓解，但易反复，情绪恼怒或忧虑后加重。1周前自觉上述症状再发加重，遂至我科就诊。现症见：脐周腹痛，大便日行2~3次，或1~3天一行，时干时稀，情绪不佳，进食油腻、生冷后泄泻加重，时有嗳气叹息，胸闷不适，纳呆，眠差，平素怕冷。舌淡红，苔薄白，边有齿痕，脉弦细。

◎西医诊断 肠易激综合征。

◎中医诊断 腹痛（肝郁脾虚证）。

◎治法 疏肝理气，和胃健脾。

◎处方

（1）针刺法：主穴取百会、中脘、下脘、气海、关元、天枢、合谷、太冲。副穴取头维、内关、支沟、阴陵泉、足三里、三阴交。针刺时取仰卧位，留针30min。中脘、天枢、气海、关元、双侧足三里予温针灸，双足予红外线照射。

（2）精灸法：中脘、气海、天枢、足三里、上巨虚、脾俞、胃俞各灸2壮。

（3）埋针法：选穴肝俞、肺俞、心俞、脾俞、肾俞、大肠俞。

2021年4月12日二诊 患者自诉腹痛较前减轻，近期大便2天一行，不成形，嗳气、叹息较前缓解不甚，偶有胸闷，纳尚可，眠一般。舌淡红，边有齿痕，苔薄白，脉弦细。予初诊针刺处方中加章门、期门、上巨虚，余方案同前。

2021年4月18日三诊 患者诉无明显腹痛，近期无泄泻，大便较前成形，1~2日1次，无明显胸闷，偶有嗳气、叹息，饮食、睡眠较前改善。舌淡红，齿痕较前减轻，苔薄白，脉细。治疗方案同前。

巩固治疗4次后，患者诉腹痛、大便情况较前明显改善，大便日行1次，成形，饮食、睡眠尚可。

2021年5月随访，自诉腹痛、泄泻或便秘未发作，无胸闷、嗳气等不适，纳眠可。

◎按语 患者因家庭原因出现情志不畅，日久肝气郁结，失于疏泄，肝气乘脾，导致脾失健运，升降失司，湿阻中焦，运化失常而发为便秘或腹泻。肝气郁结于胸中则见胸闷不适，嗳气叹息；脾失健运，脾气亏虚则纳呆，脾阳不足则怕冷。针刺督脉百会、头维具有安神宁心、平衡阴阳的作用，针刺任脉中脘、下脘、气海、关元可调理阴经气血。腹痛泄泻选天枢，此为大肠经慕穴，具有理气止痛的作用；内关为心包经之穴，是八脉交会穴，通阴维脉，具有宁心安神、疏肝和胃的作用；支沟为治疗便秘经验要穴，具有疏利三焦的作用；合谷为手阳明大肠经穴，与太冲合为四关穴，具有调节心神的作用；阴陵泉属水，可调水湿，脾虚湿阻得治；足三里、三阴交为健脾、益气、养血常用保健穴。配合精灸中脘、气海、天枢、足三里、上巨虚、脾俞、胃俞，可温阳健脾，固本培元。埋针五脏俞具有调理脏腑、平衡阴阳之功。针刺后患者症状较前改善，二诊加章门、期门以加强疏肝理气之功，配合大肠下合穴上巨虚，调理大肠腑气，改善胃肠功能。

参考文献

［1］中华医学会消化病学分会胃肠功能性疾病协作组，中华医学会消化病学分会胃肠动力学组. 中国肠易激综合征专家共识意见（2015年，上海）［J］. 中华消化杂志，2016（5）：299-312.

［2］孙慧，毕宇峰，纪昌春，等. 腹泻型肠易激综合征脑-肠互动及针灸干预［J］. 辽宁中医药大学学报，2022，24（8）：49-52.

［3］张声生，魏玮，杨俭勤. 肠易激综合征中医诊疗专家共识意见（2017）［J］. 中医杂志，2017，58（18）：1614-1620.

［4］熊引. 艾灸、穴位敷贴联合综合护理对腹泻型肠易激综合征患者生活质量及心理状况的影响［J］. 护理研究，2022，36（11）：2031-2033.

心律不齐

【概述】

心律不齐是心律失常的一种常见表现，心律失常根据发生原理可以分为冲动形成异常和冲动传导异常两大类。其中，冲动形成异常包括窦房结心律失常和异位心律，冲动传导异常包括窦房传导阻滞、房内传导阻滞、房室传导阻滞、室内传导阻滞。心律不齐主要以窦性心律不齐为主，是指心律起源部位，心搏频率、节律或冲动传导等任何一项异常，导致心跳过快或慢，可分为快速性（如心动过速和早搏等）和缓慢性（如心动过缓等）心律失常。心律不齐是一种好发于心脏病、麻醉和术后患者的一种疾病，主要因新陈代谢异常、精神紧张、情绪、烟酒、浓茶、咖啡、过度疲劳、药物、心脏病等引起，多表现为心悸、脸色发白、四肢发冷等，严重者可导致猝死。心律不齐属于中医的"心悸""惊悸""怔忡"等范畴，指因阴阳失调，气血失和，心神失养出现的心中悸动不安，甚则不能自主的一类病症。

【病因病理】

心律不齐常见病因有以下几个方面：①新陈代谢异常，体内电解质（如钾、钠、钙）不平衡，内分泌失调（如甲状腺功能亢进）。②情绪激动，影响内分泌系统。③缺血性心脏病（冠状动脉疾病）、风湿性心脏病、心肌炎、心肌病变及先天性心脏病等。④除了部分药物可能会引起心律不齐外，咖啡中的咖啡因、香烟中的尼古丁、一定剂量的酒精也会造成心律不齐。

中医学认为，本病的发生多与体质因素、饮食劳倦或情志所伤相关，亦与感受外邪、药物中毒有关。①感受外邪，正气内虚。温热邪毒首先犯肺系之咽喉，邪毒侵心，耗气伤阴，气血失和，心神失养，发为心悸；或风寒湿邪，痹阻血脉，日久内舍于心，心脉不畅，发为心悸。②情志所伤，思虑过度，劳伤心脾，心血暗耗，化源不足，心失所养，发为心悸；大怒伤肝，肝气郁结，久之气滞血瘀，心脉不畅，发为心悸；或气郁化火，炼液成痰，痰火上扰，心神不宁，发为心悸；素体心虚胆怯，暴受惊恐，致心失神、肾失志，心气逆乱，发为惊悸，日久则稍惊即悸，或无惊亦悸。③饮食不节，嗜食肥甘厚味、煎炸炙煿之品，或嗜酒过度，皆可蕴热化火生痰，痰火扰心，心神不宁，发为心悸；或饮食不节，损伤脾胃，脾运呆滞，湿浊内生，心脉不畅，而发心悸。④体质虚弱，先天心体禀赋不足，阴阳失调，气血失和，心脉不畅，发为心悸；或素体脾胃虚弱，化源不足，或年老体衰，久病失养，劳欲过度，致气血阴阳亏虚，阴阳失调，气血失和，心失所养，而发为心悸。⑤药物所伤用药不当，或药物毒性较剧，损及于心，而致心悸。

【临床表现】

心悸多呈阵发性，每因情绪波动或劳累过度而发作，表现出心中悸动不安，不能自主，发作时常伴不寐、胸闷、气短，甚则眩晕、喘促、心痛、晕厥等。

【诊断要点】

1. 西医诊断

常发为窦性心律不齐。

（1）心率随呼吸周期性变化。

（2）P–P 间期变化 ≥ 160ms 或 10%P–P 间期。

（3）P 波形态与正常 P 波相同。

2. 中医诊断

（1）自觉心中悸动不安，心搏异常，或快或慢，或忽跳忽止，或跳动过重，呈阵发性或持续不解。神情紧张，心慌不安，不能自主。

（2）可见数、促、结、代、涩、缓、沉、迟等脉象。

（3）可伴有胸闷不舒，易激动，心烦寐差，汗出、颤抖、乏力、头晕等症。

【辨证分型】

1. 心虚胆怯证

（1）主症：心悸不宁，失眠多梦，而易惊醒。

（2）兼症：胸闷气短，自汗，坐卧不安，恶闻声响。

（3）舌脉：舌质淡红，苔薄白，脉动数，或细弦。

2. 心脾两虚证

（1）主症：心悸气短，失眠多梦，思虑劳心则甚。

（2）兼症：神疲乏力，眩晕健忘，面色无华，口唇色淡，纳少腹胀，大便溏薄，或胸胁胀痛，善太息。

（3）舌脉：舌质淡，苔薄白，脉细弱，或弦细。

3. 阴虚火旺证

（1）主症：心悸少寐，眩晕耳鸣。

（2）兼症：形体消瘦，五心烦热，潮热盗汗，腰膝酸软，咽干口燥，小便短黄，大便干结，或急躁易怒，胁肋胀痛，善太息。

（3）舌脉：舌红少津，苔少或无苔，脉细数或促。

4. 心阳不振证

（1）主症：心悸不安，动则尤甚，形寒肢冷。

（2）兼症：胸闷气短，面色㿠白，自汗，畏寒喜温，或伴心痛。

（3）舌脉：舌质淡，苔白，脉虚弱，或沉细无力。

5. 水饮凌心证

（1）主症：心悸眩晕，肢面浮肿，下肢为甚，甚者咳喘不能平卧。

（2）兼症：胸脘痞满，纳呆食少，渴不欲饮，恶心呕吐，形寒肢冷，小便不利。

（3）舌脉：舌质淡胖，苔滑，脉弦滑或沉细而滑。

6. 心血瘀阻证

（1）主症：心悸不安，胸闷不舒，心痛时作。

（2）兼症：面色晦暗，唇甲青紫，或兼神疲乏力，少气懒言；或兼形寒肢冷；或兼两胁胀痛，善太息。

（3）舌脉：舌质紫暗，或舌有瘀斑瘀点，脉涩或结代。

7. 痰浊阻滞证

（1）主症：心悸气短，胸闷胀满。

（2）兼症：食少腹胀，恶心呕吐，或伴烦躁失眠，口干口苦，纳呆，小便黄赤，大便秘结。

（3）舌脉：舌暗红，苔白腻或黄腻，脉弦滑。

【针灸治疗】

1. 针刺法

（1）治法：补虚泻实，宁心安神。取督脉、任脉、心经、心包经穴位为主。

（2）选穴处方

［**主穴**］百会、内关、合谷、太冲、关元、足三里。

［**副穴**］神道、灵台、膻中、神门、印堂。

［**配穴**］心阳不振，配气海、血海；心脾两虚，配公孙、脾俞；心血瘀阻，配膈俞、血海；痰浊阻滞，配丰隆、阴陵泉；阴虚火旺，配太溪、阴郄；水饮凌心，配阴陵泉、复溜。

（3）操作方法：患者取仰卧位，医者常规消毒手部及患者局部穴位皮肤，取 0.25mm×25mm、0.25mm×40mm 的一次性无菌针灸针，刺入相应穴位，特殊穴位如膻中，需平刺，实证用泻法，虚证用补法。

（4）处方释义：百会位于督脉之上，通脑，与印堂合用具有调节心神的作用。灵台穴名最早见于《素问·气府论》"灵台在第六椎节下间"。神道，别名藏俞，穴名见于《针灸甲乙经》："身热疼痛，进退往来，神道主之"。两穴均为督脉之穴，位于上焦，与心脏关系密切，与百会同用，具有安神定惊的作用。膻中为任脉穴位，是八会穴之气会，且为心包之募穴，心包代心受邪，针刺膻中具有调理心脏气血的作用。关元培本固元，具有引后天养先天之功。合谷与太冲分别为多气多血手阳明大肠经及少气多血足厥阴肝经原穴，针刺四关穴具有调和气血、平衡阴阳之功；足三里为足阳明胃经穴位，是常见的补益要穴，具有扶正培元、益气生血之效。五脏病当取原穴，神门为手少阴心经的原穴，因此神门穴在心系疾病中占重要地位。内关穴为心包经络穴，同时为八脉交会穴，与阴维脉相通于胸中，与神门相配伍，共奏宁心安神之功。

2. 精灸法

（1）治法：补益脾肾，固本培元。取任脉、督脉及背俞穴为主。

（2）选穴处方：中脘、下脘、气海、关元、肾俞、命门、腰阳关。

（3）操作方法：将艾绒搓揉成底直径约 2mm、高约 3mm 的细小艾炷，放在涂有万花油的穴位上；然后用燃烧的线香点燃艾炷，待艾炷燃烧至患者不能耐受灼热时取走，以不烫伤患者为宜。每穴各灸 2 壮。

（4）处方释义：中脘、下脘对应中焦脾胃，具有补益后天之功；气海、关元可补益一身元气，具有补益先天之功。四穴均位于任脉之上，具有调理全身气血、培本固元的作用。肾俞、命门、腰阳关位于膀胱经与督脉之上，三穴合用，具有益肾壮阳之功。任脉、督脉之穴相配，总督一身阴阳，益气温阳。

3. 刺络放血法

（1）治法：活血通络，宁心安神。选取背俞穴为主。

（2）选穴处方：心俞、膈俞、肝俞、胆俞。

（3）操作方法：操作前先于局部皮肤常规消毒，然后使用一次性采血针于穴区迅速点刺 3~5 下，挤出适量血，必要时可配合拔罐，操作完毕再次进行消毒。

（4）处方释义：膈俞为血会，有活血通络的作用；心俞调理心之气血；肝俞、胆俞疏肝利胆，刺络具有活血调气、宁心安神作用。

4. 埋针法

（1）治法：调整脏腑，和调气血。选取背俞穴为主。

（2）选穴处方：心俞、肝俞、脾俞、胃俞、肾俞。

（3）操作方法：操作前于局部皮肤常规消毒，用镊子取 0.22mm×1.5mm 的一次性揿针刺埋入穴区皮肤，并根据患者舒适度调整，嘱患者 2~3 天后自行撕除。

（4）处方释义：背俞穴是五脏六腑之气血输注于背部的特定穴，具有治疗相应脏腑疾病的作用。背俞穴同用，可以起到调理全身脏腑气血、平衡阴阳的作用。

5. 耳穴压豆法

（1）治法：疏肝行气，宁心安神。

（2）选穴处方：耳穴心、胆、神门、脾。

（3）操作方法：于耳郭处常规消毒后，将王不留行籽贴附在穴区位置，嘱患者 2~3 天后自行撕下，每天按压 3~5 次，以自觉酸胀为度。

（4）处方释义：选取对应心、神门耳穴区，取宁心安神之功，加胆以疏肝行气。

【康复理疗】

1. 心理干预

综合评估患者心理健康水平，可以通过音乐疗法、正念呼吸等改善患者的心理状态。

2. 调理睡眠

患者多伴有睡眠较差的症状，通过改善睡眠环境，调整睡眠时间，养成良好的睡眠习惯，达到改善心悸的目的。

【调养护理】

（1）精神调养：心悸多因情志刺激和受惊恐而诱发，故心悸的患者精神调摄十分重要，患者需要保持心情愉悦，避免情志过激[1]。日常可通过音乐、静念呼吸等方式调节情志。

（2）饮食调养：饮食有节，多食用富含维生素、蛋白质、纤维素的食物，如水果、牛奶、豆制品、鸡蛋、鱼等，避免饮用咖啡、浓茶、可乐等饮品，避免食用高脂、高盐及辛辣刺激类食物。

（3）药膳调养：心虚胆怯者可服食桂圆枸杞粥、百合猪心汤；心脾两虚者可服食百合莲子汤、白术鸽子汤；阴虚火旺者可服食天门冬粳米粥、莲子银耳汤；心阳不振者可服食人参当归羊肉汤、鹿茸乌鸡汤；心血瘀阻者可服食山楂内金粥、桃仁乌贼汤；痰浊阻滞者可服食茯苓竹沥粥、扁豆薏苡仁冬瓜汤。

（4）运动调养：患者应进行适当的体育锻炼，有氧运动是提高心肺功能最有效的方案，坚持户外活动，养成良好的生活习惯，对病情康复具有良好的促进作用。此外瑜伽、形体导引等对本病亦具有较好的康复辅助作用。

（5）心理护理：护理人员需加强对心律不齐患者病情的观察，并提供日常生活护理指导，为患者创建良好的环境，准确评估患者心理状态，避免不良情绪对患者病情产生的影响[2]。

【健康宣教】

（1）与患者充分沟通，使患者对本病的发生、发展有较为全面的认识，从而能及早干预治疗。

（2）从精神、饮食、运动等方面进行宣教，指导患者与家属共同创造良好的生活环境。

【临证医案】

陈某，女，41 岁。2021 年 10 月 12 日初诊。

◎主诉　反复发作心慌半年余，加重 1 周。

◎现病史　患者平素工作强度较大，半年前开始出现心慌，伴胸闷不适，每次持续 10~30min，劳累或熬夜后加重，休息可缓解。曾于当地社区医院就诊，查心电图未见异常，未予药物治疗。1 周前，患者因工作劳累后出现心慌、胸闷加重，休息可缓解，但易频繁发作，伴气短乏力、梦多等，遂至我科就诊。现症见：神清，精神一般，时有心慌、胸闷，伴头晕乏力、气短，精神疲惫，唇甲淡白，纳差，入睡困难，眠浅易醒，梦多，大便溏，小便可。平素怕冷。末次月经2021年10月1日，平素月经周期时有延后，7~15天不等。月经量少，色淡，经期小腹坠胀不适，伴腰部酸软。舌淡胖，边有齿痕，苔薄白，脉弦细。

◎**西医诊断**　心律不齐。

◎**中医诊断**　心悸（心脾两虚证）。

◎**治法**　补益心脾，养心安神。

◎**处方**

（1）针刺法：主穴取百会、内关、合谷、太冲、气海、关元、足三里。副穴取膻中、神门、印堂、天枢、血海、公孙、三阴交、太溪、照海。针刺时取仰卧位，留针30min，天枢、气海、关元予温针灸，双足予红外线照射。

（2）精灸法：中脘、下脘、气海、关元、肾俞、命门、腰阳关各灸2壮。

（3）埋针法：取穴心俞、厥阴俞、脾俞、胃俞、肾俞。

（4）耳穴压豆法：取耳穴心、胆、神门、脾，左右交替压豆。

2021年10月19日二诊　患者诉治疗后心慌、胸闷较前好转，头晕、乏力减轻，饮食及睡眠改善不甚明显。舌淡胖，边有齿痕，苔薄白，脉弦细。于前治疗方案基础上加针刺安眠穴。

2021年10月26日三诊　患者诉心慌、胸闷较前明显好转，无明显头晕、乏力，精神尚可，纳尚可，睡眠较前改善。舌淡，边有齿痕，苔薄白，脉弦细。治疗方案同前。

治疗5次后，患者症状较前明显改善。3月后随访，患者诉偶有发作心慌、胸闷，自行休息后可缓解，月经量较前增多，周期较前改善，余无不适。

◎**按语**　患者因劳累导致心血不足，则心慌，胸闷，失眠多梦，眠浅易醒；气血虚弱不能上荣于头目，则见头晕乏力。脾气虚弱，运化无力，则面色不华，唇甲色淡，食欲不振，便溏；气血不足，则见月经延期，经量少，色淡，经期小腹坠胀不适，腰部酸软。舌质淡胖、边有齿痕、脉弦细均为心脾气血亏虚之象。针刺选头部穴位百会、印堂，属督脉，具有醒脑安神、止晕的作用；膻中为气会，具有理气宽胸的作用；气海、关元温中健脾，培补元气；内关、神门为心经、心包经之穴，可以改善心脏气血运行；合谷、太冲为四关穴，具有调畅气血，疏肝和胃的作用；天枢为大肠募穴，可调理肠腑气机；足三里、三阴交为补益脾胃气血之要穴；血海为脾经重要穴位，具有调经统血之功；公孙为脾经络穴，具有调理脾经气血的作用，太溪、照海为治疗失眠常用经验之穴，具有安神助眠的作用。配合精灸培本固元，埋针调理脏腑，耳穴压豆安神助眠。二诊患者睡眠及饮食改善欠佳，加针刺安眠穴可安神助眠，精灸脾俞、肾俞、足三里温肾健脾益气。

参考文献

［1］万青. 心悸的药粥调养及康复保健［J］. 中国食物与营养，2004（7）：50-51.

［2］李莉. 胺碘酮治疗老年冠心病心律不齐患者的优质护理体会［J］. 中国医药指南，2021，19（33）：144-145.

紧张型头痛

【概述】

紧张型头痛又称肌紧张性头痛、神经性头痛、心因性头痛、神经肌源性头痛或单纯性头痛等。是由于肌肉紧张、血管收缩造成头部缺血缺氧而产生的头痛，是原发性头痛中最常见的类型。临床多表现为额部、颞侧、枕部单个部位或全头部的压迫、紧缩性钝痛感，呈持续性、渐进性加重的轻、中度疼痛，常伴有情感、睡眠、认知障碍等，是最常见的心身疾病之一。根据紧张型头痛的发病特点，第3版国际头痛疾病分类将其分为偶发性紧张型头痛、频发性紧张型头痛、慢性紧张型头痛[1]。

紧张型头痛在中医学中归属于"头痛""头风"范畴，是以自觉头部疼痛为主症的疾病，既可单独出现，亦可伴见于多种疾病的过程中。

【病因病理】

1. 西医学病因病理

西医学病因多考虑社会心理因素，主要为以下几个方面。

（1）个人因素：由于长期伏案工作，头颈部肌肉长期处于收缩状态，与本病有密切关系。一般认为肌肉收缩本身就可以引起疼痛，而肌肉收缩后又会导致供应肌肉的血流减少，间接引起疼痛。另外，肌肉和紧张的情绪使头部的一些动脉发生痉挛，也会引起疼痛。

（2）心理因素：重大的生活转折、严重的挫折和紧张的人际关系可以引起应激的心理与生理反应，由此引起较长时间的过度紧张和焦虑情绪，导致头部肌肉处于收缩状态，肌肉持续收缩，造成局部疼痛，同时还可以压迫肌肉内的小动脉，最终导致紧张性头痛的急性发作。

（3）社会因素：应激因素是患者产生头痛的条件反应。周围人对患者头痛的注意、关心和暗示等亦会引起头痛。

病理生理学机制尚不清楚，目前认为紧张型头痛的发病多与周围性疼痛机制和中枢性疼痛机制相关。前者在发作性紧张型头痛的发病中起重要作用，是由于颅周肌肉或肌筋膜结构收缩或缺血、细胞内外钾离子转运异常、炎症介质释放增多等导致痛觉敏感度明显增加，引起颅周肌肉或肌筋膜结构的紧张和疼痛。中枢性疼痛机制可能是引起慢性紧张型头痛的重要机制。慢性紧张型头痛患者由于脊髓后角、三叉神经核、丘脑、皮质等功能和（或）结构异常，对触觉、电和热刺激的痛觉阈明显下降，易产生痛觉过敏。

中枢神经系统功能异常可有中枢神经系统单胺能递质慢性或间断性功能障碍。神经影像学研究证实，慢性紧张型头痛患者存在灰质结构容积减少，提示存在中枢神经系统结构的改变。另外，外界因素刺激、应激、紧张、抑郁等与持续性颈部及头皮肌肉收缩有关，也能加重紧张型头痛。

2. 中医学病因病理

中医学认为，头痛的病因有外感内伤两端，六淫之邪外袭，上犯巅顶，阻遏清阳；或内伤痰浊、瘀血痹阻经络，壅遏经气；或肝郁化火，阴虚阳亢，上扰清窍；或气虚清阳不升；或血虚脑窍失养；或肾精不足，髓海失养，皆可导致头痛的发生。病理性质有虚实之分。外感头痛多责之于风、寒、湿、热，属表实证；内伤头痛多关乎气血、痰、瘀、虚，其中气血亏虚、肾精不足属虚证，肝阳、痰浊、瘀血所致之头痛多属实证。病机演变常可由实转虚或见本虚标实、虚实夹杂。如痰浊中阻日久，脾胃受损，气血生化不足，营血亏虚、脑窍失养，可转为气血亏虚之头痛；肝阳、肝火日久，阳热伤阴，肾虚精亏，可转为肾精亏虚之头痛，或阴虚阳亢，虚实夹杂之头痛。各种头痛迁延不愈，病久入络，又可转变为瘀血头痛。

【临床表现】

典型病例多在 20 岁左右发病，发病高峰为 40~49 岁，终身患病率约为 46%，两性均可患病，女性稍多见，男女比例约为 4：5。头痛部位不定，可为双侧、单侧、全头、颈项部、双侧枕部、双侧颞部等。通常呈持续性轻中度钝痛，头周有紧箍感、压迫感或沉重感。许多患者可伴有头昏、失眠、焦虑或抑郁等症状，也可出现恶心、畏光或畏声等症状。体检可发现疼痛部位肌肉触痛或有压痛点，颈肩部肌肉有僵硬感，捏压时肌肉感觉舒适。头痛期间日常生活与工作常不受影响。传统上认为紧张型疼痛与偏头痛是不同的两种疾病，但部分病例却兼有两种头痛的特点，如某些紧张型头痛患者表现为偏侧搏动样头痛，发作时可伴呕吐。

【诊断要点】

1. 西医诊断

2013 年第 3 版国际头痛协会关于紧张型头痛的最新诊断如下。

（1）头痛持续时间 30min 至 7 天。

（2）下列 4 项特征中至少符合 2 项：①双侧头痛；②头痛性质为压迫性或紧箍性（非搏动性）；③疼痛程度为轻到中度；④一般躯体活动，如走路或登楼等不会加重头痛。

（3）至少符合以下 2 项：①无恶心呕吐；②可有厌食；③无畏光或怕声，或只有其中一项；④不能归因于其他疾病。

根据紧张型头痛的发病特点，又可分为偶发性紧张型头痛、频发性紧张型头痛和慢性紧张型头痛 3 种亚型。诊断标准如下。

（1）偶发性紧张型头痛：①发作频率：至少有 10 次反复发作头痛，每月＜1 天，每年＜12 天；②持续时间：30min 至 7 天。

（2）频发性紧张型头痛：①发作频率：至少有 10 次反复发作头痛，1 天≤每月＜15 天，12 天≤每年＜180 天，至少连续 3 个月；②发作时间：30min 至 7 天。

（3）慢性紧张型头痛：①发作频率：每月头痛天数＞15 天，持续 3 个月以上；②发作时间：数小时或呈持续性。

2. 中医诊断

（1）以头部疼痛为主症。疼痛的部位可发生在前额、两颞、巅顶、枕项或全头等。疼痛的性质可为跳痛、刺痛、胀痛、灼痛、重痛、空痛、昏痛、隐痛等。

（2）头痛较甚者可伴见恶心呕吐、畏光畏声、烦躁等症。头痛发作形式可为突然发作，或缓慢起病，或反复发作，时痛时止。疼痛的持续时间可长可短，可数分钟、数小时或数天、数周，甚则长期疼痛不已。

（3）外感头痛者多有起居不慎，感受外邪的病史；内伤头痛者常有饮食、劳倦、房事不节、病后体虚等病史。

（4）辅助检查：血压、血常规、头颅 CT 或 MRI 检查、脑电图、腰椎穿刺、脑脊液等检查有助于头痛的诊断，必要时行精神、心理检查，或做五官科相应检查。

【辨证分型】

1. 风寒头痛证

（1）主症：头痛连及项背，头痛剧烈，常有拘急收紧感。

（2）兼症：恶寒畏风，口不渴，喜暖。

（3）舌脉：苔薄白，脉浮或紧。

2. 风热头痛证

（1）主症：头痛剧烈，痛胀如裂。

（2）兼症：恶风发热，面红目赤，口渴喜饮，尿黄便干。

（3）舌脉：舌边尖红，苔薄黄，脉浮数。

3. 风湿头痛证

（1）主症：头痛如裹。

（2）兼症：肢体困重，神疲乏力，胸闷纳呆，大便溏，小便不利。

（3）舌脉：苔白腻，脉濡。

4. 肝阳上亢证

（1）主症：头痛，头晕。

（2）兼症：心烦易怒，夜寐不安，面红耳赤，耳鸣便秘，口干口苦，胁肋胀痛。

（3）舌脉：舌红，苔薄黄，脉弦细数。

5. 瘀阻脑络证

（1）主症：头痛如刺，夜间明显，痛有定处。

（2）兼症：或伴外伤史，女性可伴月经色褐有块。

（3）舌脉：舌质紫暗或有瘀斑，舌下脉络迂曲，脉弦涩。

6. 痰蒙清窍证

（1）主症：头痛昏重，病势绵绵。

（2）兼症：胸胁满闷，纳呆呕恶，神困体乏。

（3）舌脉：舌淡暗，苔白腻，脉滑。

7. 心脾两虚证

（1）主症：头痛隐隐，时时昏沉。

（2）兼症：心悸失眠，面色少华，神疲乏力，少气懒言，遇劳加重。

（3）舌脉：舌质淡，苔薄白，脉细弱。

8. 肝肾不足证

（1）主症：头痛且空。

（2）兼症：眩晕耳鸣，腰膝酸软，健忘遗精，肢软乏力。

（3）舌脉：舌红，苔少，脉沉细无力。

【针灸治疗】

1. 针刺法

（1）治法：疏经通络，平衡阴阳。以督脉、任脉穴位为主。

（2）选穴处方

[**主穴**] 百会、内关、合谷、太冲、关元、足三里。

[**副穴**] 四神聪、神庭、印堂、三阴交、列缺。

[**配穴**] ①外感头痛：风寒头痛配风门、列缺，风热头痛配大椎、曲池，风湿头痛配偏历、阴陵泉。②内伤头痛：肝阳上亢配太冲、侠溪、三阴交，瘀阻脑络配肝俞、血海、膈俞，肝肾不足配肾俞、太溪、肝俞，心脾两虚配神门、章门，痰蒙清窍配中脘、丰隆。

（3）操作方法：患者取平卧位，术者常规洗手、消毒手部及在所选穴位皮肤后，选用一次性无菌针灸针（规格：0.30mm×25mm 或 0.30mm×40mm），用一手食指、拇指夹住针柄，保持针身平直，将针快速刺入皮肤，然后捏住针柄小幅度快速提插、捻转，使其快速得气，每10min行针1次，留针30min后出针，用消毒棉签按压针孔防止出血。

（4）处方释义：百会、印堂、神庭为督脉经穴，且百会为诸阳之会，针刺可调动气血，神庭、印堂镇静安神，三者合用神宁气定，通调督脉之气机。关元位于人体之丹田，内藏肾之元阴元阳，具有培本固元之功。心包经之内关通于阴维脉，而阴维脉又与足阳明胃经相合，可调畅气血；列缺为八脉交会穴，交任脉，可调任脉气血，直通头部，"头项寻列缺"，该穴亦有治疗头痛的特殊作用。合谷、太冲配伍名"四关"，所谓"五脏有疾，当取之十二原"，合谷为手阳明大肠经的原穴，主调气，太冲为足厥阴肝经的输穴、原穴，主调血，两穴合用有调和气血、活血通络之功，可调动脏腑之原气抵抗病邪。三阴交调理肝、脾、肾三脏，可疏肝、健脾、益肾。足三里为胃经之合穴，临床多与三阴交配伍，具有健脾燥湿，升降气机的作用。

2. 精灸法

（1）治法：调畅精神，固本培元，通达经络。取任脉、督脉穴及背俞穴为主。

（2）选穴处方：风池、大椎、百劳、肾俞、命门、腰阳关。

（3）操作方法：根据选穴调整患者体位，取主穴，配穴可根据中医辨证分型加减，用棉签蘸取万花油，在穴位上做标识，操作人员取适量细软金黄的陈年精细艾绒，并将其捏成底面直径1~2mm、高2~3mm的圆锥形艾炷，将艾炷置于万花油标记的穴位上，线香引燃艾绒，待局部皮肤潮红、灼痛时速取走，时间一般为5~7s，每穴灸1~3壮。精灸疗法过程中注意保暖，避免受凉。

（4）处方释义：精灸疗法属于一种特殊直接灸法，具有艾炷小、状数少的特点，其艾炷细小，燃烧热力渗透力强且集中，具有较强的温补作用。风池处于头项交接之处，局部取穴具有清利头目之功；颈百劳为经外奇穴，具有主治多种虚劳之症的作用；大椎为督脉之穴，手足三阳之气由此汇入，循督脉上行入头，精灸此处穴位具有较好的治疗头项痛之功。肾主骨，生髓，脑为髓海，亦为元神之府，肾俞、命门、腰阳关为膀胱经与督脉经穴，分布在腰部，腰为肾之府，三穴合用共同补益肾精，温补肾阳。肾气得充，髓海得补，脑之气血得以充盈、调畅，痛症随之得解。

3. 埋针法

（1）治法：调整脏腑，和调气血。选取背俞穴为主。

（2）选穴处方：肺俞、心俞、肝俞、脾俞、肾俞。

（3）操作方法：操作前于局部皮肤常规消毒，然后将0.22mm×1.5mm的一次性揿针刺埋入穴区皮肤，嘱患者2~3天后撕除。

（4）处方释义：背俞穴是五脏六腑之气输注于背部的特定穴，具有治疗相应内脏疾病的特异性，而五脏藏五神，心藏神，肺藏魄，肝藏魂，脾藏意，肾藏志，选用五脏俞可以调整脏腑气血以疏通经络。另外，皮内针可延长穴位刺激时间，巩固针灸疗效[2]。

4. 刺络放血法

（1）治法：活血调气，宁心安神。选取局部及背俞穴为主。

（2）选穴处方：头部阿是穴、心俞、肝俞、膈俞、胆俞。

（3）操作方法：操作前先于局部皮肤常规消毒，然后使用7号一次性无菌注射针头于穴区点刺1~2下，挤出少量血后，用无菌棉签止血，再次进行消毒[2]。

（4）处方释义：不通则痛，不荣则痛。对于实证型头痛，予局部刺络放血，改善局部循环，使邪有出路。配以背部腧穴，具有泄热祛邪、活血化瘀的作用。

5. 耳穴压豆法

（1）治法：疏肝行气，宁心安神。

（2）选穴处方：耳穴心、胆、神门。

（3）操作方法：于耳郭处常规消毒后，将王不留行籽贴附在穴区位置，每隔数小时自行按压 1 次，以自觉酸胀耐受为宜[3]，嘱患者 2~3 天后自行撕下。

（4）处方释义：选取心、胆二区以疏肝行气、宁心安神，加神门以加强安神之效。

【康复理疗】

1. 生物反馈疗法

生物反馈疗法是用理工学方法反映身体内环境的情况，使用测量仪器表示，并将颜色和声音等形态学变化反馈给机体，使人体发生意识方面的改变，最终使血压、脉搏、皮肤温度、肌紧张等发生自律性反应而获得治疗作用。最常用于紧张型头痛的生物反馈法是肌电生物反馈法。

2. 心理治疗

精神因素被认为是引起和加重 TTH 的重要因素，因此对一些患者应进行心理治疗。一般心理治疗以"受容"（倾听患者的主诉，认识理解症状和内容）、"支持"（从外部理解患者的心情，进行精神上支持和建议，帮助解决问题）、"保证"（向患者说明心身相关性，使其理解疾患的产生）为基本疗法。

3. 物理治疗

推拿对慢性紧张型头痛有效。然而临床研究证实，针灸作为独立干预，对发作性紧张型头痛没有明显的效果。运动、理疗、按摩、针灸和中药等可作为辅助治疗手段[4]。

【调养护理】

（1）精神调养：起居有常，适避寒温，强健体魄，避免外邪侵袭，所谓"虚邪贼风，避之有时"。宜调畅情志，避免精神刺激，注意休息，戒烟戒酒。

（2）饮食调养：多食用酸甘养阴之物，如蕃茄、百合、青菜、草莓、橘子等，忌食辛辣、油腻的食物。

（3）药膳调养：外感风寒证可食用生姜粥、葱豉汤等，外感风热证可选用桑叶菊花饮、薄荷粳米粥等，外感风湿证可选用防风薏苡仁饮、生姜红糖茶等，肝阳上亢证可选用龙胆菊槐茶、罗布麻钩藤饮等，瘀阻脑络证选用山楂内金粥、乌贼桃仁汤等，痰蒙清窍证选用红豆薏苡仁粥、白术陈皮茶等，心脾两虚证选用百合莲子山药粥、白术鸽子汤等，肝肾不足证选枸杞山药粥、虫草炖老鸭汤等。

（4）运动调养：头痛剧烈者宜卧床休息，保持环境安静，光线不宜过强。病情稳定时应保持适宜运动，可以选择瑜伽、导引、静坐呼吸等较柔和的方式。

（5）心理护理：了解患者的心理状态及心理需求，帮助患者分析原因，找出关键问题所在，不断引导患者通过自由叙述等方式缓解和发泄压抑情绪。

【健康宣教】

紧张型头痛患者疾病发作多与心理相关，有针对性地对患者进行健康教育，纠正其错误认知，可提高患者对疾病的认识和自护能力，有效避免引发头痛的负性心理因素，保持健康的生活方式，提高生活质量[5]。

【临证医案】

孙某，女，62 岁。2022 年 5 月 10 日就诊。

◎**主诉** 头痛反复发作 10 余年，加重 1 周。

◎**现病史** 患者 10 余年前无明显诱因出现头痛，呈刺痛，以右侧颞部为主，阵发性发作，休息后可缓解，口服西药或针灸、推拿等理疗后可缓解，但情绪不佳时头痛又反复发作。1 周前患者因工作问题与同事争执后出现上述症状并较前加重，至我院脑病科就诊。查颅脑 CT 未见异常，口服药物治疗未见明显缓解，遂至我科就诊。现症见：神清，精神欠佳，头痛，呈阵发性刺痛，持续约半小时，以右侧颞部为主，疼痛可放射至右颈部，疼痛严重时影响睡眠，口干，无口苦，平素易心烦，善太息，无胸闷、心慌，纳可，睡眠差，入睡困难甚至彻夜不眠，需口服安眠药辅助睡眠，夜尿 2~3 次 / 晚，大便正常。末次月经 2022 年 4 月 25 日，平素月经周期正常，量少，色暗伴血块，经前乳房胀痛，经期小腹胀痛不适。舌暗红，苔薄白，舌下可见瘀络，脉弦涩。

◎**西医诊断** 紧张性头痛。

◎**中医诊断** 头痛（肝郁血瘀证）。

◎**治法** 健脾益肾，解郁安神，活血止痛。

◎**处方**

（1）针刺法：取百会、印堂、下脘、气海、关元、合谷、足三里、三阴交、太冲。副穴取头维、神庭、太阳、内关、神门、列缺、天枢、太溪、照海。针刺时取仰卧位，留针 30min，中脘、天枢、气海、关元予温针灸，双足予红外线照射。

（2）精灸法：中脘、下脘、气海、关元、风池、大椎、百劳、肾俞、命门、腰阳关各灸 2 壮。

（3）刺络法：选穴太阳、头维、神庭、膈俞、胆俞。

（4）埋针法：选穴肺俞、心俞、肝俞、脾俞、肾俞。

（5）耳压法：心、胆、神门，取单耳左右交替压豆，嘱患者 2~3 天后自行撕下，每隔数小时自行按压 1 次，以自觉酸胀耐受为宜。

上述治疗方案每周 2 次。嘱患者平日注意休息，避免情绪激动，适当行户外运动。

2022 年 5 月 17 日二诊 患者自诉头痛较前减轻，仍偶有刺痛，以右侧颞部为主，疼痛可放射至右颈部，入睡困难较前改善，约 1h 可入睡，口服安眠药次数较前减少，仍易醒，心烦、太息较前缓解，无胸闷、心慌，口干稍改善，无口苦。纳可，夜尿 1~2 次 / 晚，大便正常。舌暗红，舌下可见瘀络，苔薄白，脉弦涩。予初诊处方针刺穴位减列缺、外关，加率谷、神门，余方案同前。

2022 年 5 月 24 日三诊 患者诉头痛较前明显减轻，现偶有刺痛，无放射痛，入睡困难明显改善，现 30min 左右可入睡，偶有口服安眠药辅助睡眠，夜间不易醒，夜尿 1 次 / 晚，心烦、太息好转，无口干口苦，无心慌胸闷，纳可，大便正常。舌暗，舌下脉络轻度瘀曲，苔薄白，脉弦涩。治疗方案同前，每次治疗间隔 1 日以上，每周 2 次。

2022 年 7 月随访，自诉头痛未发作，偶有头部昏沉感，偶有心烦，无太息，无口干口苦，纳可，眠尚可，已无需口服安眠药辅助睡眠，二便调。

◎按语　本案患者肝郁气滞，气机不利，瘀血阻滞脑络而引发头痛；头痛如刺，反复发作为瘀血阻窍之象；瘀血内阻，扰乱心神，则见眠差；肝郁血瘀则见月经量少，色暗，伴血块；气机郁结则见经前乳房胀痛，经期小腹胀痛不适。故针刺选用头部穴位。列缺为远端取穴。患者平素易怒，善太息，为肝郁气滞之征，针刺配以太冲清肝泻火。患者平素眠差，予针刺引气归元、内关、太溪、神门、照海固本调神、养心安神助眠，配以足三里、三阴交补益心脾。配合精灸培本固元，刺络活血化瘀；埋针调理脏腑；耳穴压豆宁心安神。诸法合用，可以起到疏肝活血、理气止痛、养心安神的功效。

参考文献

［1］Headache classification committee of the international headache society. The international classification of headache Disorders 3rdedition（betaversion）［J］. Cephalalgia, 2013, 33（9）：629-808.

［2］傅文，王孟雨，宁百乐，等. 符文彬教授"心身医学"视角下针灸治疗神志病经验［J］. 中国针灸, 2021, 41（10）：1140-1144.

［3］谢星宇，邹婧怡，阎路达，等. 运用疏肝调神整合针灸方案治疗产后抑郁症的思路与方法［J］. 中医杂志, 2023, 64（9）：890-895.

［4］朱珠，王毅. 紧张型头痛的诊断与治疗进展［J］. 世界临床药物, 2013, 34（7）：389-393.

［5］谭银花，邹尚川. 紧张性头痛心理护理的研究进展［J］. 当代护士（上旬刊）, 2017（4）：13-14.

网络成瘾综合征

【概述】

网络成瘾综合征（IAD）又称为网络过度使用或病理性网络使用（PIU），是指过度使用网络而导致明显社会、心理损害的一种现象。现有研究表明，IAD 患者多伴有抑郁症、情绪问题和焦虑障碍，导致工作学习效率降低，影响生活质量，从而滋生一系列家庭问题和社会问题。其次，IAD 的发病率较高且有增长趋势，对青少年的身心影响较大[1]。

【病因病理】

网络成瘾是互联网时代的特有产物，传统中医学缺乏对 IAD 的探讨，中医学典籍中没有关于网络成瘾的记载。清代中医古籍里开始有"三焦受瘾""膜原受瘾"等记载，但尚未提出具体的治疗方法。从中医角度，根据症状表现，IAD 属"郁证""脏躁"等情志病范畴，包括强化网络游戏渴求和上网后出现的抑郁、情绪紊乱、烦躁不安、脾气暴躁、胸腹胀满、食欲不振。从中医理论角度分析，网络成瘾的发病与肝、心、脑、脾等脏腑相关，其中心、肝与情志调节密切相关。

【临床表现】

网络成瘾作为行为成瘾的一种，主要表现为不自主地长期强迫性使用网络的行为，如无节制地花费大量时间和精力在网络上聊天、浏览、游戏，以致损害身体健康，并伴随出现各种行为异常、心理障碍、人格障碍、交感神经功能失调。该病的典型表现包括情绪低落，无愉快感或兴趣丧失，睡眠障碍，生物钟紊乱，饮食下降和体重减轻，精力不足，运动迟缓，自我评价降低，能力下降，思维迟缓，有自杀意念和行为，社会活动减少。患者多有大量吸烟、饮酒和滥用药物等行为。

【诊断要点】

（一）网络成瘾的诊断

1.Young 的诊断标准

以下 8 个项目中前 5 项必须都满足，且应同时满足后 3 项中的任一项才能诊断为网络成瘾。

（1）一心想着上网（回想以前的网上活动，或期待下次上网）。

（2）需增加更多的上网时间以获得满足感。

（3）多次努力控制、减少或停止上网，但不能成功。

（4）努力控制、减少或停止上网时感到烦躁不安、闷闷不乐、抑郁或易激惹。

（5）上网的时间比计划时间长。

（6）因为上网，妨碍或丧失了重要的人际关系和工作，或失去受教育与就业的机会。

（7）对家人、好友、治疗者或其他人说谎，隐瞒上网的程度。

（8）把上网作为逃避问题或缓解不良情绪（如无助、嫉妒、内疚、焦虑和抑郁）的方法。

2. 美国心理学会的诊断标准

按照 1997 年美国心理学年会指定的网络成瘾诊断标准，即其 1 年内表现出下列 7 种情况中的 3 种以上即可确诊为网络成瘾。

（1）耐受性：①需要明显增加上网时间才能获得满足；②上网时间不变，满足感明显下降。符合①②中任意一条即可认为出现耐受性。

（2）停止上网后，表现出以下任何一种症状：①显著的脱瘾综合征：在停止或减少严重的长时间的上网行为之后的几天到1个月内出现下述两项或更多的症状：a.抑郁；b.精神运动性烦躁；c.强迫性思考网上发生的事情；d.幻想或梦想有关互联网的事情；e.随意或不随意地做手指敲击键盘的动作。由于上述症状导致忧郁或社交、工作及其他重要领域功能的损害。②急于使用网络或相似的网上服务来减轻或避免脱瘾症状。

（3）上网的次数比计划的多，时间比计划的长。

（4）一直希望能努力减少或控制网络的使用，却没有成功。

（5）把大量的时间用在与使用网络有关的事情上，如购买网络书籍、尝试新的浏览器、整理下载的资料。

（6）因为使用互联网而放弃或减少重要的社交、工作或娱乐活动。

（7）尽管知道上网可能已经导致持续或复发性的身体、社交、工作或心理问题，但仍继续使用互联网。

（二）网络成瘾综合征的诊断

1. 精神分裂样型网络成瘾综合征

在符合网络成瘾症诊断标准的基础上，包含有下述3项或3项以上症状，病程持续2周以上者即可诊断。

（1）思维散漫、思维迟缓或思维内容贫乏。

（2）木僵状态与冲动攻击行为交替出现。

（3）无明显原因出现兴奋躁动或抑郁状态。

（4）孤僻、违拗、幼稚化等行为及多疑或超价观念。

（5）偶尔出现短暂性幻觉和妄想。

（6）学习、工作、生活及社交等社会功能受到不同程度损害。

2. 焦虑型网络成瘾综合征

在符合网络成瘾症诊断标准的基础上，包含有下述2项以上的症状，病程持续3个月以上者。

（1）运动性不安，坐卧不宁，提心吊胆，恐慌不安，搓手顿足或肢体震颤。

（2）情绪波动，可伴有紧张或恐惧。

（3）自主神经功能紊乱，如心慌、胸闷、手抖、出汗。

（4）感到精神痛苦。

（5）学习、工作、生活及社交等社会功能受到不同程度损害。

3. 强迫型网络成瘾综合征

在符合网络成瘾症诊断标准的基础上，包含有下述2项以上的症状，病程持续3个月以上者。

（1）以间断性强迫思维为主的临床表现，包括强迫观念、强迫回忆、强迫性害怕丧失自控力等。

（2）以间断性强迫动作为主的临床表现。

（3）明知缺乏意义、不合情理，但无法控制。

（4）感到精神痛苦，有求治欲望。

（5）学习、工作、生活及社交等社会功能受到不同程度损害。

4. 抑郁型网络成瘾综合征

在符合网络成瘾症诊断标准的基础上，包含有下述 3 项以上的症状，病程持续 2 周以上者。

（1）广泛性兴趣减退，对前途悲观，觉得生活没有意义，经常有自杀念头。

（2）自觉疲乏无力或精神不振。

（3）自我评价低，不愿主动与人交往。

（4）不排斥接受鼓励与赞扬。

（5）学习、工作、生活及社交等社会功能受到不同程度损害。

5. 恐惧型网络成瘾综合征

在符合网络成瘾症诊断标准的基础上，包含有下述两项以上的症状，病程持续 3 个月以上者。

（1）常伴有心慌、脸红、出汗、颤抖及提心吊胆的情绪体验。

（2）害怕被人看见、与人对视，感到痛苦。

（3）常有期待性紧张不安和焦虑。

（4）一旦遇到特定恐惧情景，极力逃避。

（5）学习、工作、生活及社交等社会功能受到不同程度损害。

6. 人格异化型网络成瘾综合征

在符合网络成瘾症诊断标准的基础上，包含有下述 3 项以上的症状，病程持续 3 个月以上者。

（1）性格突出或过分发展。

（2）情绪不稳定、易激惹或情绪低落，有时情感淡漠甚至冷酷无情。

（3）行为受情绪的冲动、偶然的动机或本能的愿望所支配。

（4）言语信口开河，常有撒谎现象。

（5）学习、工作、生活及社交等社会功能受到不同程度损害。

7. 混合型网络成瘾综合征

在符合网络成瘾症诊断标准的基础上，伴有精神分裂症样症状、强迫症状、抑郁症状、恐惧症状、人格障碍中的两种以上者，称为混合型网络成瘾综合征。

【辨证分型】

依据《中医诊断学》，北京军区总医院成瘾医学中心陶然等[2]总结了如下辨证分型方法。

1. 心脾两虚证

（1）主症：神思恍惚，魂梦颠倒，心慌气短，肢困体乏。

（2）兼症：胆怯善悲，食少纳差。

（3）舌脉：舌质淡，苔淡白，脉细无力。

2. 气滞血瘀证

（1）主症：情绪不稳，行为紊乱，两目直视，忧思惊恐。

（2）兼症：举止不安，冲动易怒。

（3）舌脉：舌质紫暗，苔紫暗，脉弦涩或弦细。

3. 气郁痰结证

（1）主症：精神抑郁，表情淡漠。

（2）兼症：失眠健忘，喜悲善感。

（3）舌脉：舌淡，苔薄腻，脉弦滑。

4. 肝火上亢证

（1）主症：性情急躁，头痛失眠，两目怒视，易发脾气。

（2）兼症：多动不休，毁坏器物，头痛失眠，大便秘结。

（3）舌脉：舌质红，苔黄，脉弦滑或数大。

【针灸治疗】

1. 针刺法

（1）治法：调神醒脑，安神定志。以任脉、督脉、手足厥阴、手足阳明经穴为主。

（2）选穴处方

［**主穴**］百会、内关、合谷、太冲、关元、足三里。

［**副穴**］四神聪、神庭、印堂。

（3）操作方法：患者取仰卧位，腧穴皮肤、医生双手常规消毒，百会、四神聪、神庭选取 0.25mm×25mm 的毫针向枕后部平刺 0.5~0.8 寸；印堂选取 0.25mm×25mm 的毫针，以提捏进针法，针尖朝向鼻部平刺 0.5~0.8 寸；内关、合谷选取 0.25mm×25mm 的毫针直刺 0.5~0.8 寸；关元选取 0.25mm×40mm 的毫针直刺 1~1.5 寸；足三里选取 0.25mm×40mm 的毫针直刺进针 1~1.5 寸；太冲选取 0.25mm×40mm 的毫针向踝部斜刺 0.5~0.8 寸。进针后，采用提插捻转手法，平补平泻，至受试者得气。

（4）处方释义：百会位于巅顶部，是督脉经穴，为三阳五会之地，是督脉"入络于脑"的头部取穴。四神聪为经外奇穴，位于头部，"脑为元神之府"，与百会共用可调神醒脑、安神定志。印堂、神庭位于头面部，并且三者同属督脉，督脉上循巅顶入络脑，与脑关系密切，故针刺印堂、神庭有醒脑安神，调节脏腑的功能。太冲、合谷合称为"四关穴"，合谷位于多气多血的阳明经，太冲位于少气多血的厥阴经，故两者相配有补益气血之效，同时合谷、太冲为所属经脉的原穴，合谷为阳，太冲为阴，一阴一阳，有调和阴阳的作用。又因原穴乃脏腑气血汇聚之地，故两穴合用还有调畅三焦气机，调节脏腑虚实的作用。内关是心包经的络穴、八脉交会穴之一，通阴维脉，可以调节三焦气机，改善心脏功能。关元是任脉穴位，又是小肠之募穴；气海为气之海，补虚常用穴。两穴相配，有培元固本之效。足三里为足阳明胃经合穴、下合穴，具有调节脾胃，补益后天之本的作用，同时具有提高身体免疫力之功效。

2. 精灸法

（1）治法：调畅气机，补益脾肾。取任脉、督脉穴为主。

（2）选穴处方：膻中、鸠尾、肾俞、风池。

（3）操作方法：患者采取仰卧位或俯卧位，充分暴露待灸部位，用棉签蘸活络油涂穴位处皮肤，用以黏附艾炷。将艾绒揉搓至底直径约 2mm、高约 3mm 的艾炷，放在待灸穴位上，用线香点燃艾炷顶部，待其自燃。当艾炷燃剩 1/3~1/2，患者感觉局部有灼痛时，即可易炷再灸。一般每穴灸 2 壮。

（4）处方释义：膻中为八会穴中的气会，且《素问·灵兰秘典论》曰："膻中者，臣使之官，喜乐出焉。"膻中擅长调节情志，具有调畅气机的作用。《普济方·针灸门》记载："疗心中气闷，不喜闻人语，穴鸠尾。"鸠尾为任脉上腹部穴位，能疏利胸膈气机，具有理气散郁之功。风池具有安神定志、舒畅气机的作用。肾俞为肾之背俞穴，具有补肾精的作用。

3. 埋针法

（1）治法：调畅气机，益气健脾。

（2）选穴处方：肝俞、膻中、脾俞。

（3）操作方法：操作前于局部皮肤常规消毒，将 0.22mm×1.5mm 的一次性揿针刺埋入穴区皮肤。嘱患者 2~3 天后撕除。

（4）处方释义：背俞穴是五脏六腑之气输注于背部的特定穴，具有治疗相应内脏疾病的特异性，选取肝俞、脾俞具有疏肝健脾的作用，加膻中以增调畅气机之功。

【康复理疗】

1. 心理治疗

认知行为治疗已被临床医生用于 IAD 的治疗中，成为主要治疗方法。

（1）定向：让患者了解认知行为治疗的性质、操作程序，了解网络成瘾的性质、产生原因等，详细列出认知行为治疗要达到的目标。

（2）规则：与患者讨论在治疗期间必须遵循的基本规则，包括与上网行为有关的具体要求。

（3）等级：帮助患者制订计划以消除与上网体验相联系的条件强化物。

（4）认知重组：纠正与上网有关的功能不良认知。

（5）离线社会化：主要是让患者学会在现实生活中有效地与他人交往。

（6）整合：引导患者在现实生活中把上网时的自我和离线的自我结合起来，构建完整的自我。

（7）通告：与患者共同回顾整个治疗过程，讨论在这段时间中学到的东西，在治疗过程中已经达到的具体目标及症状已经减轻了多少等。

2. 物理治疗

经颅磁刺激技术（TMS）是一种无痛、无创的治疗方法，磁信号可以无衰减地透过颅骨刺激大脑神经。它主要通过不同的频率达到治疗目的，根据刺激脉冲不同，可以分为单脉冲 TMS、双脉冲 TMS 及重复 TMS 3 种刺激模式。重复 TMS 分为高频和低频两种，通过改变刺激频率而达到兴奋或抑制局部大脑皮质功能的目的，高频（＞1Hz）主要起兴奋作用，低频（≤1Hz）则起抑制作用。

【调养护理】

（1）合理安排时间：家庭购买电脑或给孩子买手机的同时，可以和孩子一起制订一个上网协议，合理分配玩电脑的时间和学习时间。一般来说，使用电脑应该安排在完成学习任务之后。开机须征得父母同意。根据年龄大小，每天使用电脑的时间不宜超过3h。可以用闹钟提醒控制时间。

（2）合理安排活动，参加体育锻炼：安排丰富多彩的课外文体活动、社区活动，为孩子提供交流的平台。选择适合结伴进行的体育锻炼，如散步、打羽毛球、打篮球等，既可以提高孩子的免疫力，又可以增加其社交活动。

（3）家校联合，共同营造良好的网络使用环境：家庭与学校是中小学生学习生活的主要场所，培养青少年科学合理地使用网络，需要从多方面入手，关键在于家庭和学校的共同合作与指导。家庭方面，良好的亲子关系和父母感情、家人的陪伴与合理监督、温馨融洽的家庭氛围，对预防青少年网络成瘾行为有积极的作用。此外，父母在教育青少年合理使用网络时应做出积极的示范和榜样作用，不过度使用网络。学校方面，需营造良好的学习环境，关注班级中出现网络成瘾行为的学生的动态，及时干预，必要时提供危机干预指导，帮助他们克服网络成瘾，并尽量减少他们对其他同学的负面影响和诱惑。此外，还要注重引导良好的师生关系、同学关系，构建和谐校园。

【健康宣教】

开展多渠道多形式的科学健康使用网络的宣传教育活动。

（1）政府有关部门可鼓励引导电视、广播、报纸、杂志平台等进行正确使用网络、预防网络成瘾相关知识的公益宣传。

（2）小学、中学、大学等各级教育单位可通过开讲座、办展览等途径，加强预防网络成瘾的相关知识教育。

（3）在校园、社区、商场、车站、网吧等公共场所合理张贴宣传健康上网的公益海报，增强人们对网络危害的警惕性。网络成瘾给成瘾者及其家庭带来的危害是很大的。因此，如同培养儿童青少年对火、电等的安全意识一样，有必要从小培养他们健康使用网络的安全意识。通过社会各个部门、各种力量的协同努力，加深人们对网络成瘾危害的认识，提高对网络成瘾的关注度，丰富成瘾者及家长的应对办法，鼓励沉迷网络难以自拔的成瘾者学会积极寻求专业人员的帮助。

【临证医案】

王某，男，15 岁。2021 年 10 月 15 日初诊。

◎**主诉** 过度使用互联网 2 年余，难以控制上网时长 1 年。

◎**现病史** 患者 13 岁时和同学一起玩手机互动游戏，开始每周仅 1~2 次，每次 2h，此后玩手机游戏的次数逐渐增多，上网时间不断延长，常通宵达旦。上课注意力不集中，记忆力下降，终日在脑中回想游戏中的情景，学习成绩每况愈下。患者自过度迷恋网络游戏以来，变得孤独，对同学冷漠，厌倦社会活动。一旦离开手机，终日无精打采，无所作为，感到现实生活空虚、无聊。情绪焦虑或郁闷，并出现头昏、疲乏无力、纳差和失眠等症状。舌淡，苔薄白，脉细。症状自评量表（SCL-90）示抑郁 3.2，焦虑 2.40，人际关系障碍 238。

◎**西医诊断** 抑郁型网络成瘾综合征。

◎**中医诊断** 郁证（心脾两虚证）。

◎**治法** 补气益脾，宁心安神。

◎**处方**

（1）针刺法：主穴取百会、内关、合谷、太冲、关元、足三里。副穴取四神聪、神庭、印堂。针刺时取仰卧位，留针 30min，双足予红外线照射。

（2）精灸：膻中、鸠尾、肾俞、风池各灸 2 壮。

（3）埋针：选穴肝俞、脾俞、膻中。

上述治疗方案每周 2 次。

2021 年 10 月 29 日二诊 患者诉情绪较前平和，疲劳感明显减轻，记忆力下降及注意力不集中有所好转，饮食可，入睡情况改善但睡眠质量欠佳，症状自评量表（SCL-90）因子示抑郁 2.5。

2021 年 11 月 9 日三诊 患者心情较前舒畅，记忆力、注意力基本恢复至患病前状态，睡眠可。症状自评量表（SCL-90）示抑郁 1.5。

◎**按语** 患者沉迷网络，纳差，失眠，舌淡苔薄白，脉细，辨为心脾两虚证，故采用调神固本针法治疗。临床观察表明，百会、印堂安神醒脑，调畅气机，有调神之效；合谷、太冲调节气机，补益气血；内关畅气机，健脾胃；关元、足三里补气血，健脾胃。诸穴合用，有调心脑之神，固护后天脾胃之本的作用。二诊症状提示抑郁症状明显减轻，但睡眠质量欠佳。三诊后临床症状基本缓解。考虑抑郁型 IAD 极易反复发作，暂时症状缓解不能说明患者临床治愈，故嘱患者合理安排时间，劳逸结合；嘱患者家属注意调节家庭气氛，多与患者进行交流。随访患者病情控制良好。

参考文献

［1］代宇，朱天民，文超，等．电针结合心理康复治疗对网络成瘾综合征的疗效观察［J］．中华中医药学刊．2018，36（2）：315-318．

［2］陶然，应力，岳晓东，等．网络成瘾探析与干预［M］．上海：上海人民出版社，2007．

慢性疲劳综合征

【概述】

慢性疲劳综合征（chronic fatigue syndrome，CFS）是一种原因不明的以持续且反复发作严重疲劳为主要特征的疾病，发作时间不少于6个月，常伴头痛、肌肉骨关节疼痛、记忆力下降、情志抑郁及睡眠障碍等症状，可涉及身体多个系统。中医虽未有相同病名，但中医文献中有诸多词意相近，如"肢体倦怠""肢体无力"等。《内经》记载："脾虚肾虚肝虚，皆令人体重烦冤。"《圣济总录》指出："劳伤之甚，身体疲极。"李东垣《脾胃论》道："其始病，偏身壮热，目眩头痛，四肢不收，肢体沉重，怠惰懒卧。"此类有关疲劳的描述与CFS的临床表现相似。因此，中医常将CFS归属于"虚劳""脏躁"等范畴。

【病因病理】

本病病因和发病机制尚未阐明，主流观点认为此病的发生与神经内分泌失调、免疫异常、病毒感染、菌群失常及遗传因素等密切相关。

（1）有关神经内分泌系统病理改变的相关探讨在CFS病理机制的研究中一直是热点。研究表明，人体对外界刺激的适应性及内环境的稳定性均有赖于神经内分泌系统的有效调节，而作为调节枢纽的下丘脑-垂体-肾上腺皮质轴（即HPA轴）在这一过程中起到了关键作用。

（2）疾病的产生与人体免疫系统的紊乱密切相关，这也是CFS在临床上又被称为"慢性疲劳免疫功能障碍综合征"的原因。许多学者认为免疫力低下可造成疲惫乏力、精神倦怠、注意力下降、眠差等与CFS相似的症状，目前不少研究亦证实CFS患者体内免疫细胞及免疫活性物质出现了一定程度的变化。

（3）CFS的乏力、肌肉酸痛等表现与流感样症状极为相似，这让医学界不自主将CFS与感染性疾病联系在一起。研究发现，CFS的发病与风疹病毒、博尔纳病毒及疱疹病毒等密切相关，并认为感染是CFS最突出的发病因素。

（4）肠道菌群除了予以机体能量支持外，还在一定程度上参与调节了人体脑-肠轴，作用甚大，具体涉及内分泌、神经及免疫等多方面，对人体心理健康也有显著影响。现有研究已发现胃肠道菌群的病理性改变与 CFS 存在相关性。亦有不少观点认为 CFS 的发生涉及多方面因素，不能单一而论。

（5）中医学认为，素体禀赋不足，身体作劳过度，或饮食、情志失调等均可导致该病的发生。病性主要表现为本虚标实，并以本虚为主。尽管 CFS 涉及阴、阳、气、血、脏腑等各方面的病变，亦可能夹杂六淫等邪气，但其病机可基本概括为五脏气血阴阳失调，尤其与肝、脾、肾密切相关。

【临床表现】

CFS 是一种复杂的疾病，其临床表现因个体差异而不同，一般体检及实验室检查结果无重大异常，症状表现的轻重程度亦不同。CFS 的主要特征是长期（≥ 6 个月）的严重疲劳，不能通过休息缓解，并且伴随着一系列其他症状。常见的临床表现如下。

（1）持续性疲劳：患者经历的疲劳不是日常生活中的疲劳感，而是一种持久的、深刻的疲劳感，无法通过休息或睡眠得到明显缓解。

（2）认知功能障碍：包括记忆力减退、注意力不集中、思维迟缓等，被称为"脑雾"。

（3）肌肉和关节疼痛：患者可能经历多处肌肉和关节的疼痛，而这种疼痛可能会在不同的部位交替出现。

（4）睡眠问题：失眠或不安宁的睡眠是 CFS 患者的常见问题，尽管他们可能感到极度疲劳，却难以获得充足的、恢复性的睡眠。

（5）淋巴结肿大：一些患者可能出现淋巴结肿大，通常在颈部和腋下。

（6）头痛：患者可能经历慢性头痛，其性质和严重程度因人而异。

（7）潜在的免疫系统问题：一些患者可能表现出免疫系统的异常，例如反复发作的感染、过敏反应或自身免疫疾病等。

（8）中医学关于此病的描述颇多，如"肢体倦怠""肢体无力""劳伤之甚，身体疲极"及"脾虚肾虚肝虚，皆令人体重烦冤"等，均是该病的常见症状。

【诊断要点】

1988 年美国疾病控制与预防中心（centers for disease control and prevention，CDC）提出"慢性疲劳综合征"这一病名，并制订了诊断标准。为了更符合临床与研究需求，1994 年，CDC 牵头对 CFS 相关诊断标准进行修订[1]，标准认为 CFS 的诊断须满足以下条件。

（1）有至少 6 个月的持续性或反复发作性的不明原因的严重疲劳病史，疲劳不能通过休息缓解，且患者的学习能力、生活能力、活动能力及职业能力均明显低于患病前。

（2）同时符合以下任意 4 项：①记忆力或注意力下降；②咽痛；③淋巴结肿大；④肌肉疼痛；⑤多发性关节痛；⑥反复头痛；⑦睡眠后头晕乏力；⑧劳累后肌痛。

【辨证分型】

1. 肝气郁结证

（1）主症：每因情绪波动则疲劳加重，活动后减轻。

（2）兼症：或脘痞，或胸胁胀痛，善太息。

（3）舌脉：舌红苔薄，脉弦。

2. 脾气虚弱证

（1）主症：神疲乏力，劳则加重。

（2）兼症：或纳呆懒言，大便稀溏，或面色萎黄。

（3）舌脉：舌淡苔薄，脉细弱。

3. 心肾不交证

（1）主症：身倦乏力，心烦少寐。

（2）兼症：或头晕耳鸣，或腰膝酸软。

（3）舌脉：舌红苔少或无苔，脉细数。

【针灸治疗】

1. 针刺法

（1）治法：益气健脾养神。以任督脉穴为主。

（2）选穴处方

[**主穴**] 百会、内关、中脘、下脘、气海、关元、足三里、三阴交、合谷、太冲。

[**副穴**] 四神聪、印堂、神门、膻中、期门、太溪、照海、悬钟。

[**配穴**] 肝气郁结者配期门、膻中，心肾不交者配神门、太溪，失眠、心悸者配内关、照海，健忘者配印堂，头晕、注意力不集中者配四神聪、悬钟。

（3）操作方法：百会、四神聪均斜向浅刺 0.5 寸；印堂平刺 0.5 寸；膻中平刺 0.5 寸；期门斜刺 0.5~0.8 寸；内关、神门、合谷、太冲直刺 0.5~0.8 寸，行提插捻转泻法；中脘、气海、关元、足三里、三阴交、太溪直刺 0.5~0.8 寸，行提插捻转补法。余穴均行毫针常规刺法，平补平泻。

（4）处方释义：百会为督脉穴，取之可调神醒脑，消除疲惫；内关为心包经络穴，亦为八脉交会穴，可疏理气机，调神和志。中脘、下脘、气海与关元同为任脉穴，取中脘、下脘可调理脾胃，培育中土；气海为人身生气之海，关元为真元之所存，两穴相配，可化气生阳，祛劳祛疾。足三里为治疗诸虚百损之要穴，针之增强人体抵抗力；三阴交为足三阴经之交会穴，可生血补血；合谷为手阳明大肠经原穴，可调理气血，舒筋镇痛；太冲为足厥阴肝经之输穴、原穴，有疏肝解郁、理气调血之用。肝气郁结者配期门、膻中，可疏肝理气，条达郁结；心肾不交者配神门、太溪，可助水火既济，君相安位；失眠、心悸者配内关、照海，可宁心安神定悸；健忘者配印堂，可醒志宁神；头晕、注意力不集中者配四神聪、悬钟，可止晕定志。

2. 精灸法

（1）治法：引气归元，调神健脾。以任脉穴和背俞穴为主。

（2）选穴处方：中脘、下脘、气海、关元、五脏俞。

（3）操作方法：施灸前，将黄金级别的艾绒制作成直径约 2mm、高约 3mm 的小型艾炷，随后在所取穴位皮肤上涂抹少量万花油，将制作好的小型艾炷放置于相应穴位上，随后使用线香点燃小型艾炷。当艾炷燃烧至接近底部或患者无法忍受灼热感时，迅速将其移除，时间为 3~5s，每个穴位灸 2 壮。

（4）处方释义：中脘、下脘、气海、关元均为任脉穴，任脉为阴脉之海，总任一身之阴经，调节阴经气血，灸之可生血化血，提高机体活力；背俞穴与人体各个脏腑联系密切，于背俞穴施灸可加强脏腑功能，调节精神情志，改善机体的整体状态。

3. 埋针法

（1）治法：调理脏腑，平和阴阳。以背俞穴为主。

（2）选穴处方：肝俞、心俞、脾俞、肺俞、肾俞。

（3）操作方法：操作前于局部皮肤常规消毒，然后用 0.22mm×1.5mm 的一次性揿针刺埋入穴区皮肤，嘱患者 2~3 天后撕除。

（4）处方释义：背俞穴是脏腑之气输注于背腰部的腧穴，可调节相应脏腑的功能，取之可调理五脏气血阴阳。此外，五脏藏五神，选用五脏俞可以调情畅志，消除疲劳感，在针刺、精灸的基础上辅以皮内针疗法延长穴位刺激时间，可巩固疗效。

【康复理疗】

1. 心理认知治疗

心理认知疗法（cognitive behavioral therapy，CBT）在 CFS 的治疗中可以发挥一定的作用[1]。

（1）管理恶性循环：CBT 有助于患者识别和理解负面思维和行为模式，这些模式可能加剧疲劳和其他症状。通过认知重构，患者可以建立更积极、健康的思维方式，从而打破消极的循环。

（2）调整行为：CBT 帮助患者建立有助于改善睡眠、能量管理和日常活动的积极行为习惯。包括逐渐增加活动水平、避免过度疲劳及制订合理的目标。

（3）情绪管理：CFS 患者往往伴随情绪问题，如焦虑和抑郁等。CBT 通过教授情绪调节和应对技巧，帮助患者更好地处理情感反应，减轻对身体的不良影响。

（4）睡眠管理：改善睡眠质量对于缓解慢性疲劳综合征的症状至关重要。CBT 包括睡眠管理技巧，帮助患者建立健康的睡眠习惯。

（5）认知重构：患者可能存在对于疾病的不合理信念，如过度担心症状、过度依赖医学检查等。CBT 有助于帮助患者识别并改变这些不良的认知模式。

2. 康复指导

需要根据个体的症状、能力和需求制订 CFS 的具体康复计划。可由医生或康复专业人员进行详细的初步评估，包括症状、身体状况、生活方式和心理健康，有助于确定康复计划的重点和目标。在进行康复训练时，患者应当学会分配和管理能量，避免过度劳累。尽可能制订日程表，包括固定的休息时间，避免一次性完成过多的活动。CFS患者可在康复医师或运动专家的指导下进行分级运动训练，每两天在指导下运动1次，共进行12周，可选择步行、慢跑、骑车或游泳等以大肌群收缩为主的有氧运动形式。最初两周运动的持续时间一般为1~10min，后续可适当调整。

【调养护理】

（1）精神调养：心理健康对疾病的管理和康复至关重要。接受现实是精神调养的第一步，患者应当理解并接受患有CFS的实际情况，包括症状的波动和可能的限制。培养积极的生活态度，注重思考和情感表达，避免过度关注病症，努力寻找生活中的乐趣和意义。此外，可以学着掌握一些放松技巧，例如深呼吸、渐进性肌肉松弛、冥想等，有助于缓解紧张和焦虑，提高整体心理健康。研究表明，音乐不仅可有效改善注意力、提高记忆力、启发和丰富想象力及创造力，还可以改善情绪、个性特点和行为方式，增强自我信心，具有良好的镇静、镇痛作用。《内经》亦曾提及"五音疗疾"的方法，认为宫、商、角、徵、羽分属五脏，可辨证选择相应的曲目助患者恢复神气，以痊其疾。

（2）药膳调养[3]：药膳调养是中医的一种传统方法，可以辅助CFS患者的治疗。疲劳常与气血虚损有关，可辨证选择相应的药膳进行调理。补气可选人参莲肉汤、参苓粥、参枣米饭、黄芪汽锅鸡等，补血可选当归羊肉羹、地黄鸡、山药粥、花生衣红枣汁等，气血双补可选十全大补汤、归参炖母鸡等。在尝试药膳调养之前，建议咨询中医或营养专家，避免盲目施补。

（3）戒烟限酒[4]：戒烟限酒亦是摆脱慢性疲劳综合征的有力措施。尽管烟草的轻度麻痹作用可短暂缓解疲乏状态及不良情绪，但这只是暂时的表面现象，连续吸烟可损害人体器官，对整体健康而言百害而无一利。戒烟限酒的好处在于，一方面有助于改善心血管健康，减少心血管疾病的风险，提高肺功能，增加氧气的吸收，有益于缓解疲劳和提高能量水平；另一方面烟草烟雾中的化学物质可能导致炎症反应，而慢性炎症与CFS的发病和症状加重有关，戒烟有助于降低患者体内的炎症水平；再者，长期酗酒可能对肝脏产生负面影响，并可能影响睡眠质量，导致深度睡眠减少，加剧身体的疲劳和乏力感。

（4）营养均衡：各种营养成分之间互衡互补，才能发挥协同作用。"均衡"是营养搭配的核心，CFS患者应当确保均衡的饮食，包括足够的蛋白质、碳水化合物、脂肪、维生素和矿物质。多样化的食物有助于提供全面的营养素，营养过少或过剩均可危害人体健康。日常饮食可参考我国《居民膳食指南》和平衡膳食宝塔原则。同时还要注意饮食方法，切忌暴饮暴食，尽可能定时定量进食。

【健康宣教】

（1）医生可为患者提供关于 CFS 的基本信息，包括病因、症状、可能的诱因和诊断标准，有助于患者更好地理解自己的病症。患者应该学会分配和管理能量，避免过度劳累，采取适当的休息和放松技巧。

（2）嘱患者保持规律的生活，做到"起居有常""勿伐天和"，如此方可促进机体内外阴阳的平衡，恢复和保养正气，增强机体的御邪能力，为康复创造良好的条件。要劳逸适度，合理安排日常活动，包括体力活动、脑力活动和性活动，因时、因地、因人、因病制订不同的作息制度，"不妄作劳"，以防加重病情。

（3）CFS 患者常伴有免疫力下降，嘱患者慎避外邪，预防风、寒、暑、湿、燥、火六淫和疫病之气等外邪的侵袭[5]。

【临证医案】

关某，男，36 岁。2020 年 8 月 11 日初诊。

◎**主诉** 全身乏力 8 月余。

◎**现病史** 患者约 8 个月前因工作繁忙，长期熬夜，饮食不规律，出现全身乏力。2020 年 7 月 16 日曾于外院就诊，诊断为"亚健康状态"。予营养支持等治疗后未见缓解，遂来求诊。现症见：精神疲惫，注意力不集中，活动后症状加重，休息可缓解，伴食欲不振，口淡无味，面色萎黄，怠惰嗜卧，严重影响日常工作及生活。大便溏薄，小便频数。舌质淡，苔白滑，脉弱。既往史、个人史及家族史未见特殊。

◎**西医诊断** 慢性疲劳综合征。

◎**中医诊断** 虚劳（脾气虚弱证）。

◎**治法** 益气健脾，固本调神。

◎**处方**

（1）针刺法：百会、四神聪、中脘、下脘、气海、关元、足三里、三阴交。取仰卧位，单手快速进针，百会、四神聪均浅刺 0.5 寸，予平补平泻手法；中脘、下脘、气海、关元、足三里、三阴交直刺 0.5~0.8 寸，行提插捻转补法。诸穴得气后留针 30min，腹部、双足予红外线灯照射，以防受寒。

（2）精灸法：取穴中脘、下脘、气海、关元、脾俞、肾俞。予精灸常规操作，每穴灸 2 壮。施灸强度以患者耐受为度，以患者微感灼痛及穴处皮肤红润为佳。

（3）埋针法：选穴肺俞、心俞、肝俞、脾俞、肾俞，予揿针常规刺入并固定即可。

2020 年 8 月 18 日二诊 患者自诉疲乏症状较前缓解，四肢时有乏力，注意力较前集中，嗜睡时间变短，仍口淡，胃纳一般，大便稀，小便正常。舌淡苔白，脉弱。于初诊处方基础上加以精灸命门、腰阳关。余方案同前。

2020 年 8 月 25 日三诊 患者诉治疗后疲乏症状大减，神志清晰，无嗜睡，自觉身体有力，胃口较前改善，食之有味，大便偏软但成形，小便正常。舌质淡红，苔薄白，脉偏弱。效不更方，治疗方案同前，每次治疗间隔1天以上，每周2次。

2020年12月随访，自诉疲乏症状消失，纳眠尚可，二便调。

◎**按语** 患者虚劳有因，发病前工作强度大且持续时间长，不得已长期熬夜，加之饮食不规律，不断耗气伤神，脏腑功能紊乱无法纠正，导致机体气血阴阳亏虚，继而出现全身乏力、精神疲惫、怠惰嗜卧等症状，是典型的虚劳表现。治疗的关键在于"补"字。精神疲劳是虚劳患者的常见症状。针刺百会、四神聪可醒神益智，缓解神疲嗜睡，增强精神活力。患者还表现为食欲不振，口淡无味，面色萎黄，怠惰嗜卧，大便溏薄，小便频数，均属脾气虚弱的典型表现。取中脘、下脘、气海、脾俞、足三里、三阴交可补益人体阴血，针对诸虚百损，增强健脾养胃、祛湿化浊之功；加关元、肾俞，可温阳益肾，以先天资后天。精灸量小但力专，可帮助机体快速恢复正气，祛疲强身，增强抗病能力。结合穴位埋针的长效刺激作用，于五脏俞埋针可通调脏腑气血，产生持续而稳定的刺激，使患者在针刺、精灸后能进一步巩固疗效。二诊患者疲乏症状稍减，但仍虚弱，乃脾阳不济，可加强先天之本补益后天之本，辅以精灸命门、腰阳关二穴，发挥培元固本、强肾健脾之功，帮助患者快速恢复正气。三诊时收效明显，正气虽复，但仍易虚，需要续前方巩固治疗，以防病情缠绵。综上，此病关键在于"虚"，需巧施以"补"，方可奏效。

参考文献

[1] 江钟立. 慢性疲劳综合征的康复治疗 [J]. 中国康复医学杂志，2005（12）：883-884.

[2] 徐丽君，陆付耳. 药膳对慢性疲劳综合征的防治 [J]. 浙江中西医结合杂志，2003（3）：64-66.

[3] 胡伟，彭红贞，马小鹏，等. 慢性疲劳综合征的社会因素及健康教育对策 [J]. 长江大学学报（自科版），2005（6）：210-211.

[4] 李娜，郭建生. 慢性疲劳症的中医护理 [J]. 中国疗养医学，2009，18（4）：327-329.

经前期综合征

【概述】

经前期综合征（PMS）是指育龄期女性反复在黄体期出现的精神、行为及躯体方面的异常表现，月经过后自行消失。主要表现为忧虑、焦躁、发怒、心慌烦乱、情绪易激动、抑郁、失眠、乳房胀痛、注意力难以集中、浮肿、便秘、腹胀等症状。本病属中医的"经行头痛""经行眩晕""经行乳房胀痛""经行情志异常""经行泄泻"等范畴。当今社会，女性所面临的来自各方面的压力不断增加，PMS的发病率越来越高[1]。

【病因病理】

1. 中医病因病机

本病的发生与经期生理变化、患者情志因素和体质因素有密切关系，与肝、脾、肾三脏紧密相关。女子以血为用，肝藏血，肾藏精，精化血，脾生血统血，肝、脾、肾功能失调，气血失和，是经行前后诸病的主要病机。

（1）肝气郁滞：素有抑郁，情志不畅，肝气不舒，或暴怒伤肝，肝失条达冲和之性，复因经期阴血下注血海，肝血不足，肝气易郁，气机不利，而出现经行乳房胀痛。肝郁化火，上扰清窍，灼伤血络，遂致经行吐衄、头晕头痛、烦躁失眠。肝木犯脾，则出现经行泄泻、腹痛。

（2）脾肾阳虚：肾阳不足，命门火衰，脾失健运；或素体脾虚，经期经血盈于冲任，脾气益虚，脾虚湿停，水湿下注大肠而为经行泄泻，水湿泛溢肌肤则致经行浮肿。

（3）血虚肝旺：素体血虚，经期阴血下注血海，阴血更显不足，肝失所养，肝阳偏旺，则出现头痛、头晕。血不养心，则烦躁失眠，情志异常。血虚生风，搏于肌肤，则出现经行风疹块；阴虚火旺，虚火上炎，灼伤血络，则致经行吐衄。虚火上乘于心，心火上炎，致口舌糜烂。

（4）血瘀痰浊：经行、产后感寒饮冷，寒凝血瘀，或因素体肥胖或脾虚生痰，痰浊瘀血阻滞清窍，则致经行头痛、头晕。

2. 西医学病因

西医学对 PMS 的病因尚无定论，可能与精神社会因素、卵巢激素失调和神经递质异常有关。

（1）精神社会因素：PMS 患者对安慰剂治疗的反应率高达 30%~50%，部分者精神症状突出，情绪紧张时常使原有症状加重，提示精神心理因素参与 PMS 的发生。

（2）卵巢激素失调：最初认为雌、孕激素比例失调是 PMS 的发病原因，患者孕激素不足或组织对孕激素敏感性失常，雌激素水平相对过高，引起水钠潴留，致使体重增加。近年研究发现，PMS 患者体内并不存在孕激素绝对或相对不足，补充孕激素不能有效缓解症状。有研究认为，PMS 的发生可能与黄体后期雌、孕激素撤退有关。临床补充雌、孕激素合剂，减少性激素周期性生理性变动，能有效缓解症状。

（3）神经递质异常：PMS 患者在黄体后期循环中类阿片类浓度异常降低，表现出内源性类阿片类撤退症状，影响精神、神经及行为方面的变化。其他还包括 5-羟色胺等活性改变等。

【临床表现】

多见于 25~45 岁的女性，症状出现于月经前 1~2 周，月经来潮后症状迅速减轻直至消失。

（1）躯体症状：头痛、背痛、乳房胀痛、腹部胀满、便秘、肢体水肿、体重增加、运动协调功能减退。

（2）精神症状：易怒、焦虑、抑郁、情绪不稳定、疲乏，饮食、睡眠、性欲改变。易怒是其主要症状。

（3）行为改变：注意力不集中、工作效率低、记忆力减退、神经质、易激动等。

周期性反复出现为临床表现特点。

【诊断要点】

1. 西医诊断

根据经前期出现周期性典型症状，诊断多不困难，一般需考虑下述 3 个因素：一是 PMS 的症状，二是黄体晚期持续反复发生，三是对日常工作、学习产生负面影响。诊断时需与轻度精神障碍或心、肝、肾等疾病引起的水肿相鉴别。必要时可同时记录基础体温，以了解症状出现与卵巢功能的关系。

参照美国妇产科学会（ACOG）推荐的 PMS 国际诊断标准，符合以下 5 项条件的患者便可诊断为 PMS。

（1）患者自述月经前 5 天具有下列情绪和躯体症状之一，且已经存在了 3 个月经周期：①情绪低落或抑郁消沉；②愤怒，情绪失控，易激惹；③焦虑；④思维不清晰；⑤乳房胀，甚或胀痛、触痛；⑥腹胀；⑦头痛；⑧肢体浮肿。

（2）具有可确认的社会或经济行为能力下降（如影响家庭关系、工作、社会活动、性关系等）。

（3）月经期 4 天内症状减轻或消失，且卵泡期症状未再发作。

（4）上述症状在之后 2 个月经周期内再次重复出现。

（5）症状在没有服药、饮酒或摄入激素等情况下呈现。

2. 中医诊断

（1）病史：该病特点是伴随月经周期反复发作，常因家庭不和或工作紧张而诱发，与精神心理因素密切相关，多见于 25~45 岁女性。

（2）症状：多于经前 1~2 周出现，经前几天加重，月经来潮后症状明显减轻或消失。常见症状有紧张焦虑，易激动，情绪不稳定，注意力下降，工作效率低，社交障碍；失眠或嗜睡，眩晕，眼花；厌食，恶心，腹泻；心悸，盗汗，性欲改变；肢体肿胀，乳房胀痛，头痛等。症状伴随月经周期反复出现，出现 2 个月经周期以上。症状的轻重有明显的个体性差异，严重程度足以影响患者的正常生活及工作。

（3）体征：一般无明显体征，部分患者可有肢体肿胀或体重增加。

（4）辅助检查：① BBT 测定：大多为双相，但排卵后体温上升缓慢，或不规则，或上升时程短，与黄体功能不足有关。②生殖内分泌激素测定：月经后半期血清 P 水平低下或正常，E 浓度偏高。E/P 值增高，可有 PRL 水平升高。③阴道细胞学检查：可有雌激素水平增高、孕激素降低改变。④其他检查：如血常规、尿常规、肝肾功能检查、血浆蛋白检查等，排除其他疾病。

【辨证分型】

参考《中医妇科常见病诊疗指南》[2]中的相关内容拟定 PMS 的辨证标准如下。

1. 肝郁气滞证

（1）主症：经前乳房、乳头胀痛，小腹胀满连及胸胁，烦躁易怒。

（2）兼症：或精神抑郁，善叹息；或头晕失眠；或头痛剧烈。可伴月经先后无定期或延后，经来不畅，色暗红。

（3）舌脉：舌质暗红，苔薄白或薄黄，脉弦或弦滑。

2. 气滞血瘀证

（1）主症：抑郁多怒，乳房胀痛或胁肋痛，头痛。

（2）兼症：失眠，心烦多梦，小腹胀满或痛，善太息，经色紫暗或有血块。

（3）舌脉：舌暗或边尖有瘀点，脉细涩或弦涩。

3. 肝肾阴虚证

（1）主症：经行或经后乳房作胀，乳房按之柔软无块，五心烦热，两目干涩，头晕目眩，腰膝酸软。

（2）兼症：或口舌糜烂，或潮热盗汗。月经量少，色淡。

（3）舌脉：舌质红少苔，脉细。

4. 脾肾阳虚证

（1）主症：每遇经前出现面浮肢肿，脘腹胀满，腰酸腿软，纳少便溏或经前泄泻。

（2）兼症：经行前后头晕沉重，体倦嗜睡，胸闷泛恶。月经量多，色淡质稀。

（3）舌脉：舌淡红，苔白滑，脉濡细或沉缓。

5. 心肝火旺证

（1）主症：经前或经期狂躁易怒，头痛头晕。

（2）兼症：口苦咽干，面红目赤，小便黄，大便干，经行不畅。

（3）舌脉：舌红苔黄，脉弦滑数。

6. 心脾两虚证

（1）主症：经前或经期心悸失眠，神疲乏力，多思善虑，面色萎黄，纳差懒言。

（2）兼症：或头晕头痛，或泄泻，自汗或盗汗。月经量少或多，色淡质稀。

（3）舌脉：舌质淡红，苔白，脉细弱。

7. 痰火上扰证

（1）主症：经行烦躁不安，情绪不宁，甚或狂躁不安。

（2）兼症：心胸泛恶，痰多不寐，面红目赤，大便干结。月经量少或量多，色深红，质黏稠。平时带下量多，色黄质稠。

（3）舌脉：舌红，苔黄厚或腻，脉弦滑而数。

【针灸治疗】

1. 针刺法

（1）治法：调神疏肝，益气健脾。以任脉、督脉、手足厥阴、手少阴经穴为主。

（2）选穴处方

[**主穴**] 百会、中脘、下脘、气海、关元、足三里、三阴交。

[**副穴**] 太冲、太溪、膻中。

（3）操作方法：患者取仰卧位，腧穴皮肤、医生双手常规消毒，百会选取 0.25mm×25mm 的毫针向枕后部平刺 0.5~0.8 寸；中脘、下脘、气海、关元选取 0.25mm×40mm 的毫针直刺 1~1.2 寸；足三里、三阴交选取 0.25mm×40mm 的毫针直刺进针 1~1.2 寸；太冲、太溪选取 0.25mm×40mm 的毫针直刺 0.5~0.8 寸。膻中选取 0.25mm×25mm 的毫针向剑突平刺 0.5~0.8 寸。进针后，采用提插捻转等手法，平补平泻，至受试者得气。

（4）处方释义：头为诸阳之会、百脉之宗，脑为元神之府，与神志关系密切，而百会穴位于头巅顶部位，为"百脉之所会"，并且百会位于督脉，督脉上循巅顶入络脑，与脑关系密切，故百会有醒脑、镇静、宁神的功能；中脘、下脘位于腹部，为任脉要穴，与脾胃经相沟通，二者合用有补益脾胃，调理中焦之效。关元是任脉穴位，又是小肠之募穴；气海为气之海，补虚常用穴。两穴相配，有培元固本之效。四穴合用为组穴"引气归元"，可以先天生后天，以后天养先天，使气血生化有源，濡养脏腑。又四穴同为任脉穴位，与督脉相表里，可调节神志活动。足三里为足阳明胃经合穴、下合穴，具有调节脾胃、补益后天之本的作用，同时具有提高身体免疫力之功效。三阴交位于多气少血的脾经，同时是肝、脾、肾三经交会穴，可健脾益肾，补肝养血，是治疗妇科疾病的要穴。太冲有疏肝解郁、清肝养血的作用；太溪为肾之原穴，可补肾气、调冲任；血海具有和气血、调冲任的作用。

2. 精灸法

（1）治法：温补中焦，补益脾肾。取任脉、督脉穴为主。

（2）选穴处方：中脘、下脘、气海、关元、肾俞、命门、腰阳关。

（3）操作方法：患者采取仰卧位或俯卧位，充分暴露待灸部位，用棉签蘸活络油涂穴位处皮肤，用以黏附艾炷。将艾绒揉搓至底直径约 2mm、高约 3mm 的艾炷，将艾炷直接放在穴位上，用线香点燃艾炷顶部，待其自燃。当艾炷燃剩约 1/3 或患者感觉局部有灼痛时，即可易炷再灸。一般每穴灸 2 壮。

（4）处方释义：中脘为腑会，足阳明胃经之募穴。下脘沟通任脉与足太阴脾经，《素问·经脉别论》提到："饮入于胃，游溢精气，上输于脾。脾气散精，上归于肺，通调水道，下输膀胱。水精四布，五经并行。"二者合用，具有补益脾胃、调理中焦的作用。关元是任脉与足三阴经的交会穴，是益肝肾、调冲任的要穴；气海为气之海，补虚常用穴。两穴相配，有培元固本之效。"针所不为，灸之所宜"，通过精灸"引气归元"组穴以先天生后天，以后天养先天，使气血生化有源，濡养脏腑。而四穴同为任脉穴位，与督脉相表里，可调节神志活动。

3. 耳穴压豆法

（1）治法：疏肝理气，调冲任。

（2）选穴处方：耳穴心、肾、脾、神门。

（3）操作方法：患者取坐位，操作前用75%的酒精在耳穴局部进行消毒，待干后粘贴上有王不留行籽的胶布，每天由患者自行按压3～5次，每次按压至自感局部发热、肿胀为度，每3天更换胶布1次。

（4）处方释义：《灵枢·口问》指出"耳者，宗脉之所聚也"。根据经络藏象理论选取心、肾、脾穴用以疏肝解郁，调节情志，滋阴补肾，协调脏腑。神门具有醒脑开窍，镇静安神功效，同时镇痛效果显著。

【康复理疗】

1. 中医情志治疗

即根据患者的个性和精神、情绪的变化特点，医护及患者家属之间共同努力，采用合适的中医情志疗法，如移情易性、暗示解惑、五行音乐疗法等对患者进行精神、情绪的调节。中医情志疗法可提高患者的信心，最大限度地挖掘其生命潜能，激发机体康复能力，改善患者生活质量和中医证候状态，减轻治疗的负面影响，提高患者治疗依从性，促进疾病向好转、痊愈的方向发展。

2. 气功锻炼

通过练习太极拳、五禽戏、八段锦等中医养生功法，可使患者身体、心理得到协调、平衡、全面、整体的锻炼，改善脏腑气血阴阳，调和身心，改善身体状态。

【调养护理】

（1）正确认识PMS和感情支持：首先给予患者情感支持，包括帮助患者正确认识疾病，调整心态。这种精神安慰治疗对相当一部分人是有效的。此外，对患者家庭成员进行PMS的相关宣教，使其了解该疾病周期性发作的规律和预期发病的时间，理解和宽容患者经前期的行为过失，并协助调整经前的家务活动，减少环境刺激，使患者的失控过失降到最低程度。

（2）饮食：药膳调理以疏肝、养肝为原则。实者宜疏肝理气，宜于经前开始治疗，多食疏肝理气的食物，如玫瑰花、茉莉花、香橼、陈皮、佛手、荞麦、高粱米、刀豆等。虚者宜滋养肝肾，重在平时调治，宜多食滋养肝肾的食物，如黑豆、黑米、黑芝麻、枸杞、桑椹等。忌辛辣刺激及生冷肥腻的食物。近年研究发现，合理饮食，如高碳水化合物低蛋白饮食，限制盐、咖啡的摄入，增加维生素和微量元素摄入等，对缓解PMS症状有帮助。

（3）其他：非药物治疗还包括运动疗法、认知行为治疗、放松训练、生物反馈疗法、光疗及调整睡眠周期法等。这些疗法有益，但尚缺乏大样本的对照研究证据。

【健康宣教】

（1）加强卫生知识的宣传教育，宣传妇科生理卫生知识及经期卫生，尤其在经前预感发病之症状，要积极治疗。

（2）正确对待性知识，了解女性生理及解剖知识，消除对月经的神秘感和不洁感。保持心情舒畅，性格开朗。避免过于悲怒忧伤，以免加重病情。

（3）注意饮食规律，加强营养，进食高蛋白、少盐食物，如豆类、乳类、鱼肉、五谷杂粮等。养成多饮水的好习惯。摄取足够的维生素和矿物质。

【临证医案】

陈某，女，36 岁。2022 年 5 月 24 日初诊。

◎**主诉**　双侧乳房胀痛 2 月余。

◎**现病史**　患者于 2 月前因工作劳累出现双侧乳房胀痛，伴有肿块，经前加重，无发热、红肿，热敷后无缓解，遂来我院就诊。现症见：双侧乳房疼痛，有肿块，胸闷胁胀，无发热红肿，食少纳呆，睡眠尚可，多梦，二便正常。末次月经 4 月 13 日，平素月经规律，周期 30 天，量中等，色黯红，有块，伴腹痛。舌质偏红，苔薄白，脉弦。

◎**西医诊断**　经前期综合征。

◎**中医诊断**　经行乳房胀痛（肝郁气滞证）。

◎**治法**　疏肝调神，理气健脾。

◎**处方**

（1）针刺法：主穴取百会、中脘、下脘、气海、关元、足三里、三阴交、合谷。副穴取太冲、膻中。针刺时取仰卧位，留针 30min，予红外线照射。

（2）精灸法：中脘、下脘、气海、关元各灸 2 壮。

（3）刺络放血法：取穴胆俞、膈俞。嘱患者 4~6h 之内背部勿沾水，避风寒。

（4）埋针法：取穴心俞、肝俞、脾俞、肺俞、肾俞。

上述治疗方案每周 2 次。

2022 年 6 月 17 日二诊　当日月经结束，月经量较前增多，色红，伴有腹痛，双侧乳房疼痛较前减轻，食纳可，眠可，二便正常，平素怕冷。舌淡，苔薄白，脉弦。予初诊针刺穴位中脘、下脘、气海、关元加温针灸，针刺穴位加天枢。

2022 年 6 月 28 日三诊　乳房胀痛基本消失，无明显腹痛，月经量同前，食纳可，眠可，二便正常。继续予二诊方案。

◎**按语**　本病因忧思恚怒，郁结伤肝，肝失条达，肝气失疏，肝郁痰凝，积聚乳房、胃络，致乳房胀痛；肝郁气滞，克伐脾胃，则乳房胀痛有块，胸闷胁胀，食少纳呆；肝郁不疏，则多梦。患者工作劳累，故采用百会安神醒脑，有调神之效；乳房属胃属阳明，乳头属肝属厥阴，故选用合谷、太冲，一上一下，一阴一阳，合用有调畅气机、开胸解郁、调和气血之功；三阴交是妇科疾病要穴，配伍足三里补气血，健脾胃；中脘、下脘、关元、气海以先天生后天，以后天养先天，使气血生化有源，濡养脏腑；膻中是八会穴中气会，调理气机作用显著。诸穴合用，共奏疏肝调神，理气健脾之功效。因肝气郁结，气失条达，故取肝之背俞穴肝俞，配合八会穴中血会膈俞，疏肝行气，养血活血。而精灸"引气归元"组穴可温补中焦，配合肝俞、膈俞埋针点刺放血以理气行血，增强健脾、疏肝、行气之功效。二诊时患者双侧乳房疼痛较前减轻，但仍有腹痛，故针刺加天枢，《针灸甲乙经》中记载："女子胞中痛，月水不以时休止，天枢主之""脐疝绕脐而痛，时上冲心，天枢主之""气疝哕呕，面肿奔豚，天枢主之"。可见，天枢有理气止痛，活血化瘀的功效。

参考文献

［1］王维春. 董氏奇穴治疗肝郁气滞型经前期综合征的临床研究［D］. 合肥：安徽中医药大学，2021.

［2］中华中医药学会. 中医妇科常见病诊疗指南［M］. 北京：中国中医药出版社，2012.

围绝经期综合征

【概述】

围绝经期综合征是指女性在围绝经期由性激素波动或体内激素水平降低所致的内分泌、躯体和心理变化引起的一系列以自主神经功能紊乱为主的证候，常伴有神经心理症状。

中医学中，女性在经断前后出现烘热汗出，烦躁易怒，潮热面红，失眠健忘，精神倦怠，头晕目眩，耳鸣心悸，腰背酸痛，手足心热，或伴月经紊乱等与绝经有关的症状，称为"经断前后诸证"，亦称"绝经前后诸证"。古代医籍对本病无专篇记载，对其症状的描述可散见于"脏躁""百合病""老年血崩"等病证中，如《金匮要略·妇人杂病脉证并治》指出："妇人脏躁，喜悲伤欲哭，象如神灵所作，数欠伸。"

临床上，绝经综合征、双侧卵巢切除或放射治疗后卵巢功能衰竭出现似绝经综合征表现者，可参照本病辨证治疗。

【病因病理】

本病的发生与女性经断前后的生理特点密切相关。"七七"之年，肾气渐衰，天癸渐竭，冲任二脉逐渐亏虚，月经将断而至绝经，在此生理转折时期，受身体内外环境的影响，如素体阴阳有所偏衰，素性抑郁，宿有痼疾，或家庭、社会等环境变化，易导致肾阴阳平衡失调而发病。"肾为先天之本"，又"五脏相移，穷必及肾"，故肾之阴阳失调每易波及其他脏腑。而其他脏腑病变，久则必然累及肾，故本病之本在肾，常累及心、肝、脾等脏，致使本病证候复杂。常见病因病机如下。

（1）肾阴虚：肾阴素虚，精亏血少，经断前后，天癸渐竭，精血衰少；或忧思不解，积念在心，营阴暗耗；或房劳多产，精血耗伤，肾阴更虚；真阴亏损，冲任衰少，脏腑失养，遂致经断前后诸证。

（2）肾阳虚：素体肾阳虚衰，经断前后，肾气更虚；或房事不节，损伤肾气；或命门火衰，冲任失调，脏腑失于温煦，遂致经断前后诸证。

（3）肾阴阳俱虚：肾藏元阴而寓元阳，若阴损及阳，或阳损及阴，真阴真阳不足，不能濡养、温煦脏腑，冲任失调，遂致经断前后诸证。

【临床表现】

1. 近期症状

（1）月经紊乱：月经紊乱是绝经过渡期的常见症状，由于稀发排卵或无排卵，表现为月经周期不规则、经期持续时间长及经量增多或减少。此期症状的出现取决于卵巢功能状态的波动性变化。

（2）血管舒缩症状：主要表现为潮热，为血管舒缩功能不稳定所致，是雌激素降低的特征性症状。其特点是反复出现短暂的面颈部及胸部皮肤阵阵发红，伴有烘热，继之出汗，一般持续 1~3min。症状轻者每日发作数次，严重者十余次或更多，夜间或应激状态易触发。该症状可持续 1~2 年，有时长达 5 年或更久。潮热严重时可影响女性的工作、生活和睡眠，是绝经后期女性需要性激素治疗的主要原因。

（3）自主神经失调症状：常出现如心悸、眩晕、头痛、失眠、耳鸣等自主神经失调症状。

（4）精神神经症状：围绝经期女性常表现为注意力不易集中，并且情绪波动大，如激动易怒、焦虑不安或情绪低落、抑郁、不能自我控制等。记忆力减退也较常见。

2. 远期症状

（1）泌尿生殖器绝经后综合征：超过 50% 的绝经期女性会出现泌尿生殖器绝经后综合征，主要表现为泌尿生殖道萎缩症状，出现阴道干燥、性生活困难及反复阴道感染，伴发排尿困难、尿痛、尿急等反复发生的尿路感染。

（2）骨质疏松：绝经后女性雌激素缺乏，使骨质吸收增加，导致骨量快速丢失而出现骨质疏松。50 岁以上女性半数以上会发生绝经后骨质疏松，一般发生在绝经后 5~10 年内，最常发生在椎体。

（3）阿尔茨海默病：绝经后女性比老年男性患病风险高，可能与绝经后内源性雌激素水平降低有关。

（4）心血管病变：绝经后女性糖脂代谢异常增加，动脉硬化、冠心病的发病风险较绝经前明显增加，可能与雌激素低下有关。

【诊断要点】

1. 西医诊断

根据病史及临床表现不难诊断。但需注意除外相关症状的器质性病变及精神疾病，卵巢功能评价等实验室检查有助于诊断。

（1）血清 FSH 值及 E 值测定：查血清 FSH 值及 E 值了解卵巢功能。绝经过渡期血清 ESH > 10U/L，提示卵巢储备功能下降。闭经、FSH > 40U/L 且 E < 10~20pg/ml，提示卵巢功能衰竭。

（2）抗米勒管激素（AMH）测定：AMH 低至 1.1ng/ml 提示巢储备下降，低于 0.2ng/ml 提示即将绝经，绝经后 AMH 一般难以测出。

2. 中医诊断

（1）病史：发病年龄多在 44~54 岁，若在 40 岁以前发病者，应考虑为"早发性卵巢功能不全"。发病前无工作、生活的特殊改变，无精神创伤史、双侧卵巢切除手术或放射治疗史。

（2）症状：月经紊乱或停闭，随之出现烘热汗出，潮热面红，烦躁易怒，头晕耳鸣，心悸失眠，腰背酸楚，面浮肢肿，皮肤蚁行样感，情志不宁等症状。

（3）检查：①妇科检查：经断后期可见外阴及阴道萎缩，阴道分泌物减少，阴道皱襞消失，宫颈、子宫可有萎缩。②辅助检查：阴道细胞学涂片：阴道脱落细胞以底、中层细胞为主。亦可行血清 FSH 值及 E 值测定及血清抗米勒管激素（AMH）检查。

【辨证分型】

1. 肾阴虚证

（1）主症：头晕耳鸣，腰酸腿软，烘热汗出，五心烦热，失眠多梦，口燥咽干。

（2）兼症：皮肤瘙痒，月经周期紊乱，量少或多，经色鲜红。

（3）舌脉：舌红苔少，脉细数。

2. 肾阳虚证

（1）主症：头晕耳鸣，腰痛如折，腹冷阴坠，形寒肢冷，小便频数或失禁。

（2）兼症：带下最多，月经不调，量多或少，色淡质稀，精神萎靡，面色晦暗。

（3）舌脉：舌淡，苔白滑，脉沉细而迟。

3. 肾阴阳俱虚证

（1）主症：乍寒乍热，烘热汗出，头晕耳鸣，健忘，腰背冷痛。

（2）兼症：月经紊乱，量少或多。

（3）舌脉：舌淡苔薄，脉沉弱。

【针灸治疗】

1. 针刺法

（1）治法：调神固本，调理冲任。以任脉、督脉、手足厥阴、手少阴经穴为主。

（2）选穴处方

［**主穴**］百会、中脘、下脘、气海、关元、足三里、三阴交。

［**副穴**］内关、太溪、血海。

（3）操作方法：患者取仰卧位，腧穴皮肤、医生双手常规消毒，百会选取 0.25mm×25mm 的毫针向枕后部平刺 0.5~0.8 寸，内关选取 0.25mm×25mm 的毫针直刺 0.5~0.8 寸，中脘、下脘、气海、关元选取 0.25mm×40mm 的毫针直刺 1~1.2 寸，足三里、三阴交选取 0.25mm×40mm 的毫针直刺进针 1~1.2 寸，太溪、血海选取 0.25mm×40mm 的毫针直刺 0.5~0.8 寸。进针后，采用提插捻转手法，平补平泻，至受试者得气。

（4）处方释义：头为诸阳之会、百脉之宗，脑为元神之府，与神志关系密切。百会穴位于头巅顶部位，为"百脉之所会"，并且百会位于督脉。督脉上循巅顶入络脑，与脑关系密切，故百会有醒脑、镇静、宁神的功能。中脘、下脘位于腹部，为任脉要穴，与脾胃经相沟通，二者合用有补益脾胃，调理中焦之效。关元是任脉穴位，又是小肠之募穴；气海为气之海，补虚常用穴。两穴相配，有培元固本之效。四穴合用为组穴"引气归元"，可以先天生后天，以后天养先天，使气血生化有源，濡养脏腑；又四穴同为任脉穴位，与督脉相表里，可调节神志活动。足三里为足阳明胃经合穴、下合穴，具有调节脾胃，补益后天之本的作用，同时具有提高身体免疫力之功效；三阴交位于多气少血的脾经，同时是肝、脾、肾三经交会穴，可健脾、疏肝、益肾，理气开郁，调补冲任，是治疗妇科疾病的要穴。太溪为肾之原穴，可补肾气、调冲任；血海具有和气血、调冲任的作用。内关是八脉交会穴之一，通于冲脉，具有扶脾胃、调血海、和冲任之功。

2. 精灸法

（1）治法：温补中焦，补益脾肾。取任脉、督脉穴为主。

（2）选穴处方：涌泉、肾俞、命门、腰阳关。

（3）操作方法：患者采取仰卧位或俯卧位，充分暴露待灸部位，用棉签蘸活络油涂穴位处皮肤，用以黏附艾炷。将艾绒揉搓至底直径约 2mm、高约 3mm 的艾炷，将艾炷放在穴位上，用线香点燃艾炷顶部，待其自燃。当艾炷燃剩约 1/3，患者感觉局部有灼痛时，即可易炷再灸。一般每穴灸 2 壮。

（4）处方释义：肾俞为肾之背俞穴，可补肾精，益肾元。命门位于两肾之间，属督脉，为元阳交会之处，艾灸命门穴能温补肾阳，填精益髓，补命门之火。艾灸腰阳关有温补下元的作用。涌泉为足少阴肾经井穴，具有补肾益元、温阳健脾之功。

3. 埋针法

（1）治法：调理脏腑，调和气血。

（2）选穴处方：肺俞、心俞、肝俞、脾俞、肾俞。

（3）操作方法：操作前于局部皮肤常规消毒，然后用 0.22mm×1.5mm 的一次性揿针刺埋入穴区皮肤，嘱患者 2~3 天后撕除。

（4）处方释义：《难经·六十七难》："阴病行阳，当从阳引阴，其治在俞。"背俞穴是五脏六腑之气输注于背部的特定穴，具有治疗相应内脏疾病的特异性。五脏藏五神，选用五脏俞可以调整脏腑气血以平调情志。现代研究表明[1]，脊神经是背俞穴针刺效应的神经生理学基础之一，背俞穴的针灸效应与神经和内分泌的调节有关。针刺背俞穴通过神经体液的调节影响内分泌系统网，引起腺垂体分泌 FSH、LH 减少，纠正腺垂体的亢进功能状态，从而延缓下丘脑–垂体–卵巢轴的衰老。

【康复理疗】

1. 心理治疗

心理治疗是围绝经期综合征治疗的重要组成部分。

（1）科学安排生活，保持生活规律化，坚持体育锻炼。少食动物脂肪，多吃蔬菜水果，避免饮食无节，忌烟酒。为预防骨质疏松，围绝经期和绝经后女性应坚持体育锻炼，增加日晒时间，摄入足量蛋白质和含钙食物。

（2）坚持适当的体力劳动和脑力劳动。坚持劳动可以防止肌肉、组织、关节发生失用性萎缩。不间断地学习和思考，使心胸开阔，防止大脑发生失用性萎缩。

（3）充实生活内容：如旅游、烹饪、种花、编织、跳舞等，感受集体生活的友爱，精神上有所寄托。

（4）陶冶性格：围绝经期易出现急躁、焦虑、抑郁、激动等情绪，要善于克制，并培养开朗、乐观的性格，善用宽容和忍耐对待不称心的人和事，保持心情舒畅及心理、精神上的平静状态，顺利度过围绝经期。

2. 超觉静默疗法

超绝静默疗法是一种简便易行的静坐术，练习者可以使大脑越来越宁静，甚至进入一种完全静止的精神状态。此时注意力已超越了日常的思想水平，此法反复练习可奏良效。

3. 心理咨询法

围绝经期的心理障碍主要与过去的生活刺激有关，其中包括环境因素，特别是与子女有关的因素，通过咨询使患者正确对待面临的问题，如子女离开、退休、职务变换等。鼓励患者乐观，绝经不等于围绝经期结束，绝经后期仍可迁延 1~2 年，因此对疾病治疗要有较长时间的心理准备，在恢复过程中可能有反复。

4. 支持性心理疗法

对性功能障碍患者，要支持劝慰。约半数性欲减低或性生活困难是基于心理因素和既往性活动不足或缺乏规律。要劝导患者清除传统观念、文化和宗教等方面的影响，明确绝经后性生活是正常生理现象。应积极予以适应。

5. 音乐疗法

本病以肾虚不能濡养和温煦其他脏器为因，日久终至诸证蜂起，故以补肾之虚为首选。金生水，当以商调及羽调音乐为主治疗，肝郁者可辅以徵调或综合调式音乐治疗。

音乐疗法、歌吟疗法、舞蹈疗法等都适于治疗绝经前后诸证，改善不良情绪及人格特征。在医生指导下，适当参与户外文娱、体育活动，以增强体质，广交朋友，精神乐观，心情开朗，情绪稳定，是顺利度过围绝经期的重要心理条件，也是防止或克服衰老的重要武器。

【调养护理】

（1）劳逸结合，生活规律，避免过度劳累和紧张，定时睡眠。

（2）适当参加体育锻炼，尤其选择适合结伴进行的体育锻炼，如散步、打太极拳、跳广场舞等，既可以提高自身免疫力，又可以增加社交活动，便于情绪疏泄，调节阴阳平衡。

（3）饮食宜清淡、易消化，多进食五谷杂粮，营养全面丰富，多食大枣、桂圆、枸杞等养心安神之品，可药膳调理，食疗方如下：①生地黄精粥（《百病饮食自疗》）：生地黄、黄精（制）、粳米各30g。生地黄、黄精水煎去渣取汁后，入粳米同煮为粥。②二冬甲鱼汤（《疾病的食疗与验方》）：甲鱼1只，去头、内脏、爪、尾，洗净入锅，加水适量，煮沸后改用文火煮20min，取出，切除上壳和腹甲，切成小块，与天冬15g、麦冬15g、枸杞子5g、百合10g共置锅中，加清汤适量、火腿50g及绍酒、葱、姜，炖煮至甲鱼烂熟，喝汤食肉。③肉苁蓉粥（《太平圣惠方》）：肉苁蓉15g，羊肉（切细）50g，粳米100g。先煎肉苁蓉与羊肉去渣取汁，入米煮作粥。空腹食用。④龙马童子鸡（《中国药膳学》）：海马10g，仔公鸡1只（约1000g），虾仁15g，调料适量。净鸡入沸水略焯，剁成长方形小块，分装于7个碗内；海马、虾仁用温水洗净浸泡10min，分放于鸡肉上，加绍酒、葱、姜、食盐、清汤各适量，上笼蒸烂；出笼后，拣去葱姜，翻扣；原汤倒在勺内，加绍酒、盐、味精各适量，沸后去浮沫，入豆粉着芡收汁，浇于鸡面上。每服1份。⑤菟丝子甲鱼汤（《食物与性保健》）：沙苑蒺藜、菟丝子各30g，甲鱼1000g，植物油、生姜、精盐各适量。前二味洗净；甲鱼宰杀，剖腹留肝、蛋，去肠杂，洗净，切大块。锅内放植物油，烧热，投入姜片、甲鱼块，翻炒几分钟，加水，再焖烧几分钟，盛入砂锅内。放入二药，加清水浸没，大火烧开后，改小火炖熟烂，加盐，弃药渣。

【健康宣教】

（1）健康教育：多途径、多形式开展围绝经期保健知识的健康教育活动，提高人们对围绝经期生理特点的认识，了解疾病的性质、原因和特征，树立信心。

（2）调节情绪：帮助围绝经期女性建立多种兴趣和爱好，鼓励其保持心情舒畅和乐观，多参加公益和集体活动，陶冶情操。避免过于劳累和情绪激动，正确对待所面临的问题，如子女离开、退休、职务变更等。建立良好的人际关系和社会支持，疏解来自各方面的社会压力，以利于减轻心理压力和放松精神。

（3）饮食卫生：注意饮食调节，保证营养补充。多吃蔬菜水果，少吃动物脂肪，避免饮食无节，禁烟酒。

（4）体育锻炼：鼓励患者适当地参加体育锻炼，提高身体素质，防止肌肉、骨骼、关节等发生失用性萎缩。

（5）绝经前后是骨质疏松、心脑血管、肿瘤等疾病的高发阶段，因此要定期进行体检。

【临证医案】

燕某，女，49岁。2022年10月30日初诊。

◎**主诉** 月经延迟伴有失眠半年余。

◎**现病史** 患者半年前月经延期，最长2月一来潮，月经量逐渐减少，色暗，经期3天伴有失眠，不易入睡，睡后易醒，多梦。2022年8月于某医院就诊，予中药、针灸等对症处理后，自觉周期较前缩短，2年来患者体重增长约10kg。现为求进一步诊治，遂于我科门诊就诊。现症见：月经延期，最长2月一来潮，月经量逐渐减少，色暗，经前乳房胀痛，经期3天。伴有不易入睡，睡后易醒，多梦。怕热，汗多，白带不多，色白质稀，口干不欲饮，晨起口苦，纳可，二便正常，舌淡红，苔白腻，脉弦细。末次月经2022年9月10日，非备孕状态。

◎**西医诊断** 围绝经期综合征。

◎**中医诊断** 绝经前后诸证（肾阴亏虚证）。

◎**治法** 滋补肾阴，补益脾胃。

◎**处方**

（1）针刺法：主穴取百会、印堂、内关、神门、三阴交、足三里、中脘、下脘、气海，副穴取关元、太溪。针刺时取仰卧位，留针30min，中脘、气海、关元予温针灸，双足予红外线照射。

（2）精灸：涌泉、肾俞、命门、腰阳关各灸2壮。

（3）埋针：选穴肺俞、心俞、肝俞、脾俞、肾俞。

（4）耳压：心、肾、神门，取单耳左右交替压豆，嘱患者2~3天后自行撕下，每隔数小时自行按压1次，以自觉酸胀耐受为宜。上述治疗方案每周2次。

2022年11月19日二诊 患者诉月经周期逐渐正常，乳房胀痛缓解，失眠好转，汗出减少，口苦好转，继续针灸治疗。

2022年12月11日三诊 患者诉月经量有所增多，已能安然睡眠，余无不适，1个月后电话随访，不寐未作。

◎按语 本案患者年逾七七，天癸竭，任脉衰，此时肾中阴阳俱虚，冲任不调。治当调补肾阴肾阳，调理冲任。中脘为胃之募穴，合下脘穴可调理中焦气机之升降。气海、关元归属于任脉，《医经理解》认为关元乃"人生之关要，真元之所存也"；气海为肾原之气所生发，为人体先天元气聚会之处，称为"生气之海"，二穴合用可培补元气、养阴填精、培元固肾。中脘、下脘位处中焦，二穴合用可补脾胃、理中焦、调升降。四穴合用可达到以后天养先天之功，且这些穴位均在任脉上，能够有效改善绝经前后之冲任亏虚症状，以固本养元。失眠是由于冲任失调，气机不畅所致，故针刺百会、印堂、内关、神门宁心安神，调畅气机。太溪有补肾精、益气血的作用。耳穴神门对应手少阴心经，刺激神门可益气止痛，凉血安神；心穴有调和营血，清泄心火，宁心安神的作用；肾穴可补益心神，制约阴阳，交通心肾，平衡脏腑。刺激以上诸穴，可达到活血行气，调和脏腑，平衡气血，镇静安神的作用。故配合耳穴压豆治疗改善失眠，提高疗效。

参考文献

[1] 金弘，刘婷婷，王荣. 针刺五脏俞治疗围绝经期综合征临床观察[J]. 中国针灸，2007（8）：572-574.

痛经

【概述】

痛经是指女性正值经期或经行前后出现周期性小腹疼痛，或伴腰背酸痛，甚至剧痛晕厥，影响正常工作及生活的临床常见疾病，亦称"经行腹痛"，是女性最常见的妇科症状。尽管痛经的频率和严重程度较高，但大多数女性并未寻求治疗。年龄与月经痛成负相关，青少年的月经痛症状更为明显。有一些证据表明，经产妇的痛经往往较少。

【病因病理】

大多数经历痛经的青少年是原发性痛经，其定义为无盆腔病理的痛经。原发性痛经在青少年达到排卵周期时开始，通常在初潮后 6~12 个月内。其病理生理学与前列腺素和白三烯这两种炎症介质有关。此外，在痛经的青春期女孩中发现了较高的尿白三烯水平，为这些炎症介质在痛经中发挥作用的观点提供了支持。继发性痛经是指由盆腔病理或公认的医学疾病引起的经期疼痛，最常见原因是子宫内膜异位症。

从中医学病因病机角度来看，痛经最早的记载见于《金匮要略·妇人杂病脉证并治》："带下，经水不利，少腹满痛，经一月再见者，土瓜根散主之。"指出瘀血内阻而致经行不畅、少腹胀痛等痛经特点，并用土瓜根散治疗。《景岳全书·妇人规》有云：

"经行腹痛，证有虚实。实者或因寒滞，或因血滞，或因气滞，或因热滞；虚者有因血虚，有因气虚。然实痛者，多痛于未行之前，经通而痛自减；虚痛者，于既行之后，血去而痛未止，或血去而痛益甚。大都可按可揉者为虚，拒按拒揉者为实。"详细归纳了本病的常见病因，且提出了根据疼痛时间、性质、程度辨虚实的见解，对后世临证颇有启迪。

【临床表现】

本病的临床特征是伴随月经周期而发作，表现为小腹疼痛，或伴腰背酸痛。故本节所述痛经应具备此特征。至于异位妊娠破裂、先兆流产，或卵巢囊肿蒂扭转等病证导致的下腹痛，均不属于本病范畴，在诊断痛经时应进行鉴别。

原发性痛经的特征是在月经出血前和出血后几小时内开始出现痉挛性耻骨上疼痛。症状在血流量最大时达到高峰，可能持续2~3天。从一个月经期到另一个月经期，症状或多或少，可重复这种疼痛，以腹绞痛为特征，位于下腹部中线，但也可描述为钝痛，可延伸至下腹部、腰部或大腿。相关症状包括腹泻、恶心和呕吐、疲劳、头痛、头晕。

【诊断要点】

1. 病史

既往有经行腹痛史；精神过度紧张，经期产后冒雨涉水，过食寒凉，或有不洁房事等情况；有子宫内膜异位症、子宫腺肌病、盆腔炎性疾病、宫颈狭窄、宫颈管粘连等病史或妇科手术史。

2. 症状

腹痛多发生在经行前1~2天，行经第1天达高峰，疼痛多呈阵发性、痉挛性，或呈胀痛或伴下坠感。疼痛常可放射至腰背部、肛门、阴道及大腿内侧，痛甚者可伴面色苍白，出冷汗，手足发凉，恶心呕吐，甚至昏厥等。

3. 检查

（1）妇科检查：功能性痛经者，检查多无明显异常。部分患者可见子宫体极度屈曲，或宫颈口狭窄。子宫内膜异位症患者多有痛性结节，或伴有卵巢囊肿；子宫腺肌病患者子宫多呈均匀性增大，或伴有压痛；盆腔炎性疾病可有子宫或附件压痛等征象；有妇科手术史者多有子宫粘连、活动受限等。

（2）辅助检查：①盆腔超声检查有助于诊断子宫内膜异位症、子宫腺肌病、盆腔炎性疾病，排除妊娠、生殖器肿瘤等。②血液检查：如白细胞计数检查有助于诊断盆腔炎性疾病。另外，盆腔MRI检查、腹腔镜、子宫输卵管碘油造影、宫腔镜等检查有助于明确痛经的病因。

（3）痛经应与异位妊娠、宫内妊娠流产、黄体破裂、卵巢囊肿蒂扭转、盆腔炎性疾病、急性阑尾炎等鉴别（表10-1）。

表 10-1 痛经鉴别诊断表

疾病	症状	检查
痛经	经期或经行前后出现周期性小腹疼痛或痛引腰骶	原发性痛经无器质性病变
异位妊娠	月经量突然减少，或不规则阴道流血，小腹突发疼痛，多有停经史	血 HCG 阳性，超声检查宫内无妊娠囊，宫旁有包块
宫内妊娠流产	小腹坠痛，阴道少量流血，停经史	血 HCG 阳性，超声检查宫内有妊娠囊
黄体破裂	排卵后期，下腹一侧突发疼痛	血 HCG 阴性，下腹压痛、反跳痛，超声检查提示盆腔内有积血
卵巢囊肿蒂扭转	既往卵巢囊肿史，体位改变时下腹一侧突发剧烈疼痛	血 HCG 阴性，下腹压痛、反跳痛，超声提示附件包块
盆腔炎性疾病	下腹疼痛，伴有阴道分泌物增多	宫颈举摇痛，子宫压痛，附件增厚、压痛，或扪及痛性包块

【辨证分型】

1. 寒凝血瘀证

（1）主症：经前或经期小腹冷痛拒按，得热痛减。

（2）兼症：周期后延，经血量少，色暗有块，畏寒肢冷，面色青白。

（3）舌脉：舌暗苔白，脉沉紧。

2. 气滞血瘀证

（1）主症：经前或经期小腹胀痛拒按，月经量少，经行不畅，色紫暗有块，块下痛减。

（2）兼症：胸胁、乳房胀痛。

（3）舌脉：舌紫暗或有瘀点，脉弦涩。

3. 湿热蕴结证

（1）主症：经前或经期小腹疼痛或胀痛不适，有灼热感，或痛连腰骶，或平时小腹痛，经前加剧。

（2）兼症：月经量多或经期长，色暗红，质稠或有血块。平素带下量多，色黄稠臭秽，或伴低热，小便黄赤。

（3）舌脉：舌红苔黄腻，脉滑数或濡数。

4. 气血虚弱证

（1）主症：经期或经后小腹隐痛喜按。

（2）兼症：月经量少，色淡质稀，神疲乏力，头晕心悸，面色苍白，失眠多梦。

（3）舌脉：舌质淡苔薄，脉细弱。

5. 肝肾亏损证

（1）主症：经期或经后小腹绵绵作痛，喜按，伴腰骶酸痛，

（2）兼症：月经量少，色淡暗，质稀。头晕耳鸣，面色晦暗，失眠健忘，或伴

147

潮热。

（3）舌脉：舌质淡红，苔薄白，脉沉细。

【针灸治疗】

1. 针刺法

（1）治法：健脾益肾，调神止痛。以任脉、足太阴、足厥阴经穴为主。

（2）选穴处方

[**主穴**] 百会、印堂、内关、中脘、下脘、气海、关元、子宫、足三里、太冲、三阴交。

[**配穴**] 气滞血瘀配血海，寒凝血瘀配归来，湿热瘀阻配丰隆，肾气亏损配太溪，痛经严重者亦可选用地机、阴陵泉。

（3）操作方法：腹部穴位中，中脘、关元行补法，其余穴位行泻法；百会、印堂等头部穴位以平补平泻为主。

（4）处方释义：主穴百会、印堂均在头面部，为督脉之要穴，督脉入络脑，上循巅顶，与脑密切相关，脑为元神之府，与神志密切相关，合用可调神益气。内关为手厥阴心包经的络穴，八脉交会穴一，通阴维脉，故可有宁心安神，理气镇痛之效。"引气归元"穴位由中脘、下脘、气海、关元四穴组成。方中中脘、下脘含理中焦、调升降之效，亦有补益脾胃之功。且手太阴肺经起于中焦，故兼有主肺气肃降的功能。气海、关元为元气汇聚之处，能培补元气，且气海为气之海，关元培本固肾；肾又主先天原气，四穴均为任脉经穴，精灸此四穴可以后天养先天，固本培元，调理冲任。子宫为治疗痛经之经验穴，与引气归元合用可增其调经止痛之效。足三里为胃经合穴、下合穴，擅调胃经气血，有"牵一穴而动全经"之能；足阳明经乃多气多血之经，痛经乃气血不畅所致，细究亦有虚损之象，故选足三里健脾益胃，补虚强壮，则虚损得补，气血得复而痛止。三阴交为足三阴之会，统肝、脾、肾之气血，选用可达调肝益肾、健脾益血之效，使冲任得调则瘀痛可除。太冲为肝经之原穴，乃疏肝理气之大穴，精灸太冲可令肝气条达，脾土得安，从而达到疏肝解郁、健脾和血之效。

配穴血海为足太阴脾经之腧穴，古籍记载其对月经异常有疗效，常与他穴合用。归来为足阳明胃经之腧穴，寒凝血瘀者临床常选用，以达祛寒化瘀之效；地机为脾经之郄穴，阴陵泉为脾经之合穴，阴经之郄穴可治血，合穴可治气逆而泄，然女子痛经亦归于其气血之过，故选地机、阴陵泉气血同治，两穴合用可增健脾益气、和血止痛之效，痛经严重者可增选此二穴。丰隆为足阳明胃经之络穴，乃治痰湿之要穴，临床选用对湿热瘀阻者有调和胃气、祛湿化痰之效。太溪为足少阴肾经之原穴，有补益肾气之效，故肾气亏损者多选用。

2. 灸法

（1）治法：温养冲任，调神止痛。以任脉、足太阴、足厥阴经穴为主。

（2）选穴处方：神阙、次髎、关元、三阴交。

（3）操作方法：①艾条灸：将普通艾条点燃后将其燃着的一端与施灸处的皮肤保持2~3cm距离，使患者局部皮肤感觉温热但无疼痛为宜。30min/次，以皮肤出现红晕为度。按此疗法10天/疗程。②隔姜灸：将直径2.5~3cm大生姜切成厚约0.25cm的片状，备置2片交替使用。再将艾绒堆放在姜片上呈圆锥形，高约1cm，点燃艾绒，交替置于患者穴位皮肤上以灸治。每次以艾绒燃尽为度，10~12壮/次，灸治1次/天，连续2天。如月经未潮或需再行治疗者，则在月经前3天开始行该疗法，灸治1次/天，连续灸治3天。按此疗法3天/疗程[1]。③热敏灸：在神阙穴区、关元穴区、次髎穴区和三阴交穴区热敏化高发区寻找热敏穴实施灸疗。选择充分燃烧的热敏灸艾条探讨关元穴周边，在距离皮肤大约3cm处往返施灸2min，再通过雀啄灸对热敏化腧穴进行探查。如果艾热正在从施灸局部表面感传到局部不热远部热、传热、深部透热及表面不热深部热等，即是热敏化腧穴。以上过程重复，直到将热敏化腧穴全部探查出来。每次选择2个穴位施灸，并与热敏化腧穴之间的距离保持3cm左右，直到局部皮肤产生灼痛感，感传现象消失，即达到饱和灸量。开始时间为上次月经结束后25天，每日1次，续7天。连续3个月经周期为一疗程[2]。

（4）处方释义：神阙为任脉要穴，乃经络总枢，联络十二经脉，相通五脏六腑，具有温经通络、培肾固本的功能；关元为男藏精女蓄血之处，集聚多经之功能，有培肾固本、调理冲任、补益精血、温通胞宫之功，是保健强壮的要穴。三阴交为足三阴之会，是治疗妇科病证的要穴，可调三经之气血。次髎为治疗痛经之要穴，灸此有温经止痛之效。

3. 电针法

（1）治法：调理冲任，通经止痛。以任脉、足太阴、足厥阴经穴为主。

（2）选穴处方：选穴同针刺法，其中内关、三阴交、中脘、下脘、气海、关元、子宫穴接电针。

（3）操作方法：患者仰卧位，针刺部位皮肤常规消毒，选用0.30mm×40mm的毫针，垂直于皮肤表面快速进针，得气后，留针于适当深度，使用华佗牌电子针疗仪，将针灸针的针柄分别连接电针。选用连续波，频率50Hz、电流强度1~5mA，在患者的承受范围内逐渐增大电流，使患者产生局部酸麻胀得气感，电刺激强度以患者耐受为度，30min/次。于行经前7天开始治疗，每日1次，至月经来潮前停止治疗，连续治疗3个月经周期[3]。

（4）处方释义：内关为手厥阴之络穴，予电针加强刺激以增强宁心安神、理气镇痛之效。方义同针刺法。三阴交为足三阴之会，统肝、脾、肾之气血，予电针加强刺激以增强调肝益肾、健脾益血之效。引气归元、子宫联用电针加强刺激，以增强调经止痛之效。余穴方义同针刺法。

4. 精灸法

（1）治法：调冲安神，温经止痛。以任脉、足太阴、足厥阴经穴为主。

（2）选穴处方：中脘、下脘、气海、关元、三阴交、地机、阴陵泉、太冲。

（3）操作方法：将艾绒搓揉成大小约 2mm、高约 3mm 的细小艾炷，放在涂有万花油的穴位上。然后用燃烧的线香点燃艾炷，待艾炷燃烧至 2/3 或患者不能耐受灼热时迅速将其熄灭或取走。每穴各灸 2 壮[4]。

（4）处方释义：选穴方义同针刺法，精灸选用可增其温经散寒、消瘀散寒之效，多与针刺合用，多维外治以增其疗效。

5. 温针灸

（1）治法：调冲安神，温经止痛。以任脉、足太阴、足厥阴经穴为主。

（2）选穴处方：选穴同针刺法，其中引气归元、三阴交加温针灸。

（3）操作方法：患者平卧，局部常规消毒后，选用 0.30mm×40mm 的一次性无菌针灸针快速进针 30mm 左右，中等速度捻转，行平补平泻手法，得气后将艾条切成寸段插在针柄上点燃，以局部皮肤潮红能耐受为度，视病情轻重可灸 1~2 壮，留针 30min，待针冷后取针。于痛经发生时开始治疗，直至疼痛缓解为止。在下次月经来潮前 2 天进行治疗，若有疼痛，治疗到痛止；若无疼痛，连续治疗 3 天，共治疗 3 个月经周期以观察疗效[5]。

（4）处方释义：引气归元有以后天养先天之功，此处加温针可增固本培元，调理冲任之效。三阴交为足三阴之会，统肝、脾、肾之气血，此处加温针以增其疏肝暖肾、温脾益血之效。余穴方义同针刺法。

6. 耳穴压豆法

（1）治法：调理冲任，通经安神。

（2）选穴处方：子宫、神门、交感、皮质下、内分泌、肝、肾。

（3）操作方法：一侧耳消毒，用镊子将王不留行籽贴于耳朵穴位处，并按压至产生胀痛。患者自行用手刺激被贴穴位，每日 10 余次，每次 3min 左右，以产生酸、麻、胀痛、热等感觉为度。每次月经来潮前 7 天开始治疗，每 3 天换 1 次，左右耳交替，保证每周换 2 次即可，直至下次月经来潮前 7 天结束。治疗 1~3 个疗程[6]。

（4）处方释义：脏腑的问题都可以通过经络传送至耳部相对应部位。刺激耳穴可调节脏腑，疏通经络。贴压耳部相关穴位可有效减少前列腺素的产生，缓解平滑肌的强烈收缩，取得止痛效果。取耳穴肾、肝、内分泌、皮质下、交感、神门及子宫作为主要穴位。子宫穴能调理冲任，通络镇痛。神门主要发挥镇痛、镇静作用。皮质下、内分泌能够调整患者内分泌系统功能，恢复内环境稳态。肾主生殖，补肾为主。肝藏血，补血养血。

7. 埋针法

（1）治法：调和阴阳，通经止痛。以任脉、足太阴脾经穴为主。

（2）选穴处方：五脏俞、关元、子宫、阴陵泉、地机、三阴交。

（3）操作方法：取坐位，穴位局部安尔碘常规消毒后，医者左手固定所刺部位皮肤，右手持镊子取 1.5mm 揿针垂直缓慢刺入，贴埋于穴位上，患者感觉无刺痛后按压固定，按压时患者有微酸胀痛。留针时间长短根据气温决定，一般可 3~5 天后取针再行埋置，最长可留针 7 天。如遇天气炎热，留针时间不宜超过 2 天，以防感染。留针期间，嘱患者轻柔按压揿针，每天 2~3 次，以有微酸痛为佳，每次约 1min，上述治疗 10 天为一疗程，共治疗 3 个月，随访 3 个月[7]。

（4）处方释义：五脏俞是五脏经气输注于背腰部的腧穴。作为背俞穴的重要组成部分，五脏俞位居背部足太阳膀胱经第 1 侧线上，其"本于太阳而应于督脉"，且位近胸腹部五脏。虽居阳位，但对阴脏具有特殊的治疗作用，故可"从阳引阴""从阳治阴"，疏通五脏，培元固本以调经止痛。余穴方义同针刺法。

【康复理疗】

1. 骨盆调理

部分痛经案例由骨盆错位等体态因素引起，亦可以由不良生活饮食习惯导致，因此在治疗长期难愈的痛经时，在排除内分泌、妇科等因素后治疗无效，症状迁延不愈者，可以考虑从现代康复治疗的角度入手。

2. 体态评估

评估患者的体态及肌肉情况，从而找到治疗的突破点。在现代康复理疗的调治中，一定要尽可能多地了解患者的生活习惯、饮食习惯、坐卧等体态习惯，循证辨别出主要的问题，开具适合患者的调治方式和运动处方。

【调养护理】

（1）生活调养：经期保暖，避免受寒或经期感冒。经期禁游泳、盆浴、冷水浴。保持阴道清洁，注意经期卫生。

（2）情志调养：调畅情志，保持精神舒畅，消除恐惧心理。

（3）饮食调养：可以多喝热牛奶，如每晚睡前喝一杯加蜂蜜的热牛奶，以助缓解痛经。禁食冷饮及寒凉食物。

【健康宣教】

（1）鼓励患者平时多进行体育锻炼，如练习瑜伽，加强腹部肌肉的运动，放松肌肉及神经。体质的增强有助改善痛经。

（2）嘱患者积极正确地检查和治疗妇科病。月经期应尽量避免做不必要的妇科检查或手术，防止细菌上行感染。积极治疗妇科疾病，以祛除痛经隐患。

【临证医案】

张某，女，29 岁。2021 年 12 月 11 日初诊。

◎ **主诉** 痛经 10 年余，再发加重 2 天。

◎ **现病史** 患者于 10 年余前因过食生冷出现痛经，呈刺痛，伴恶心呕吐，畏寒，腰肢酸痛，每次均依靠口服布洛芬止痛。曾于外院接受治疗，予中药口服后症状可缓解，具体拟方不详。1月余前曾于我院妇科门诊就诊，妇科检查提示：外阴无殊，阴道通畅；宫颈轻度炎症，宫体后位，正常大小、活动，质中，压痛；两侧附件压痛。子宫及附件彩超提示：子宫内膜厚度16mm。2天前因过食生冷后出现疼痛症状反复，现为求进一步治疗，至我院门诊就诊。现症见：患者神清，精神疲惫，面色苍白，痛经，呈刺痛、冷痛，伴恶心呕吐，腹痛腹胀，畏寒，四肢冰冷，腰背、四肢酸痛，偶有头晕头痛，无恶心呕吐、口干口苦等不适症状。纳一般，眠差，易醒，醒后难入睡，全身乏力。大便稀，小便清长。舌淡暗，有齿痕，苔白，脉沉细。近期体重未见明显变化。既往史：既往病情无特殊。月经史：13（3~5/28~30）；LMP：2021年11月10日。平素月经规律，量少，色暗，有血块，经期第1天痛甚，白带较少。婚育史：未婚未育。

◎**西医诊断** 原发性痛经。

◎**中医诊断** 痛经（血虚寒凝证）。

◎**治法** 调理冲任，温经止痛。

◎**处方**

（1）针刺法：百会、印堂、中脘、下脘、气海、关元、合谷、子宫、三阴交、地机、阴陵泉、太冲、足三里。针刺时，中脘、下脘、气海、关元、子宫、归来、三阴交进针得气后加温针灸，其余穴位行平补平泻，留针30min。腹部予红外线照射。

（2）精灸法：取穴中脘、下脘、气海、关元、三阴交、肾俞、命门、腰阳关。

（3）埋针法：取穴肝俞、心俞、脾俞、肺俞、肾俞。

（4）耳穴贴豆法：取耳穴子宫、神门、交感、皮质下。

2021年12月11日至2022年1月14日共进行9次治疗，具体治疗方案均同前。

2022年1月14日复诊 LMP：2022年1月12。患者自诉痛经、畏寒、腰酸等情况缓解，经量增加，仍有血块。舌淡，苔白，脉沉细。治疗同前。

2022年2月13日复诊 LMP：2022年2月11。患者自诉偶有腰部酸痛，其余已无明显疼痛，仍有畏寒，经量少，色暗，有血块。舌淡，苔白，脉沉细。患者情况逐渐好转，嘱其注意保暖、忌冷饮等，可日常行艾灸等理疗以巩固疗效。

◎**按语** 该患者初诊表现有明显畏寒，四诊合参后，考虑诊断为血虚寒凝证。且由于临床患者常伴随夹虚症状，故选以上诸穴组合为方，以调神、温经为主，佐以化瘀。其中阴陵泉为脾经之合穴，可治气逆而泄，然女子痛经亦归于其气血之过，故选地机、阴陵泉，气血同治，两穴合用可增健脾益气，和血止痛之效，痛经严重者可增选此二穴。精灸、耳穴贴豆、埋针疗法是临床常用的多维外治法，可以巩固针刺疗效。

参考文献

［1］张晓，王强强. 隔盐灸神阙治疗寒凝血瘀型原发性痛经临床观察［J］. 上海针灸杂志，2016，35（2）：175-177.

［2］马红梅，侯新聚，万国强. 热敏灸法治疗原发性痛经寒凝血瘀型疗效观察［J］. 实用

中医药杂志，2016，32（3）：257.

［3］张云. 电针治疗原发性痛经的临床研究［J］. 湖北中医药大学学报，2017，19（6）：80-82.

［4］符文彬，黄东勉，王聪. 符文彬针灸医道精微［M］. 北京：科学出版社，2017.

［5］丁玉梅，马晓勇. 温针三阴交穴治疗原发性痛经［J］. 中国针灸，2009，29（11）：883.

［6］吕昆. 脐疗、耳穴压豆治疗原发性痛经的疗效比较［J］. 菏泽医学专科学校学报，2022，34（4）：42-44.

［7］陈敏，陈利华，陈兴良，等. 揿针治疗原发性痛经的疗效观察［J］. 中国计划生育和妇产科，2018，10（9）：85-88.

闭经

【概述】

闭经是常见的妇科病症，表现为无月经或月经停止。根据既往有无月经来潮，分为原发性闭经和继发性闭经两类。原发性闭经是指年龄超过 14 岁，第二性征未发育；或年龄超过 16 岁，第二性征已发育，月经仍未来潮。继发性闭经是指月经来潮后停止 6 个月或 3 个周期以上。本病以持续性月经停闭为特征，是临床常见病，属于疑难性月经病，病程较长，病机复杂，治愈难度较大。

【病因病理】

从中医学的角度，月经的产生是脏腑、天癸、气血、冲任共同协调作用于胞宫的结果。任何一个环节发生功能失调都会导致血海不能按时满溢而出现闭经。闭经的病因病机分为虚实两类。《金匮要略》概括其病因为"虚、积冷、结气"；《医学入门》把闭经分为血枯、血滞两大类。虚者多因精血匮乏，冲任不充，血海空虚，无血以下；实者多为邪气阻隔，冲任阻滞，胞脉不通，经不得下。

从西医学的角度，与月经有关的器官包括子宫、卵巢、垂体及下丘脑，任何一个环节出现障碍都可能导致闭经。根据障碍发生的部位分类，痛经主要分为子宫性、卵巢性、垂体性及下丘脑性 4 种类型。下丘脑性闭经是由中枢神经系统，包括下丘脑各种功能和器质性疾病引起的闭经。此类闭经的特点是下丘脑合成和分泌促性腺激素释放激素（GnRH）缺陷或下降导致垂体促性腺激素（Gn），即 FSH 和黄体生成素（LH）的分泌功能低下，属低 Gn 型闭经。临床上按病因可分为功能性、基因缺陷或器质性、药物性三大类。垂体性闭经是垂体病变致使 Gn 分泌降低而引起的闭经。卵巢性闭经是卵巢本身原因引起的闭经。卵巢性闭经时 Gn 水平升高，分为先天性性腺发育不全、酶缺陷、卵巢抵抗综合征及各种后天原因引起的卵巢功能减退。子宫性闭经分为先天性和获得性两种。先天性子宫性闭经的病因包括苗勒管发育异常的 MRKH 综合征和雄激素不敏感综合征，获得性子宫性闭经的病因包括感染、创伤导致宫腔粘连等[1]。

【临床表现】

闭经以年龄超过 14 岁，第二性征未发育，月经未来潮；或年龄超过 16 岁，第二性征已发育，月经还未来潮；或月经来潮后停止 6 个月或 3 个周期以上为主要表现。前二者见于原发性闭经，后者见于继发性闭经。常见伴随症状如乳头泌乳、脱发、头痛、视力变化、多毛、盆腔痛、痤疮、嗅觉减退、肥胖、营养不良、甲状腺肿大、智力低下等。

【诊断要点】

1. 西医诊断

（1）病史：包括月经史、婚育史、服药史、子宫手术史、家族史及发病的可能起因和伴随症状，如环境变化、精神心理创伤等。

（2）体格检查：包括智力、身高、体质量、第二性征发育情况、有无发育畸形、有无甲状腺肿大、有无乳房溢乳、皮肤色泽及毛发分布。对原发性闭经、性征幼稚者还应检查嗅觉有无缺失。

（3）妇科检查：内、外生殖器发育情况及有无畸形。已婚女性可通过检查阴道及宫颈黏液了解体内雌激素的水平。

（4）实验室辅助性检查：①评估雌激素水平以确定闭经程度，如孕激素试验及雌、孕激素试验等；②激素水平测定，如 PRL、TSH、FSH 及 LH 的测定；③其他激素的测定：特殊情况，如肥胖患者等须测定胰岛素、雄激素、孕酮和 17 羟孕酮；④染色体检查。

（5）其他辅助检查：①超声检查：盆腔内有无占位性病变、子宫大小、子宫内膜厚度、卵巢大小、卵泡数目及有无卵巢肿瘤；②基础体温测定：了解卵巢排卵功能；③宫腔镜检查：排除宫腔粘连等；④影像学检查：排除颅内肿瘤等特殊情况。

2. 中医诊断

（1）病史：详细询问有无月经初潮延迟或月经后期病史，或反复刮宫史、产后出血史、结核病史，或过度紧张劳累、过度精神刺激史，或不当节食减肥史，或环境改变、疾病影响、使用药物（避孕药、镇静药、抗抑郁药、激素类）、放化疗、妇科手术史等。

（2）症状：年龄超过 14 岁，第二性征未发育，月经未来潮；或年龄超过 16 岁，第二性征已发育，月经还未来潮；或月经来潮后停止 6 个月或 3 个周期以上。

【辨证分型】

1. 肾气虚证

（1）主症：月经初潮来迟，或月经后期量少，渐至闭经。

（2）兼症：头晕耳鸣，腰膝酸软，小便频数，性欲降低。

（3）舌脉：舌淡红，苔薄白，脉沉细。

2. 肾阴虚证

（1）主症：月经初潮来迟，或月经后期量少，渐至闭经。

（2）兼症：头晕耳鸣，腰膝酸软，或足跟痛，手足心热，甚则潮热盗汗，心烦少寐，颧红唇赤。

（3）舌脉：舌红，苔少或无苔，脉沉细数。

3. 肾阳虚证

（1）主症：月经初潮来迟，或月经后期量少，渐至闭经。

（2）兼症：头晕耳鸣，腰痛如折，畏寒肢冷，小便清长，夜尿多，大便溏薄，面色晦暗，或目眶暗黑。

（3）舌脉：舌淡苔白，脉沉弱。

4. 脾虚证

（1）主症：月经停闭数月。

（2）兼症：神疲肢倦，食少纳呆，脘腹胀满，大便清薄，面色淡黄。

（3）舌脉：舌淡胖有齿痕，苔白腻，脉缓弱。

5. 血虚证

（1）主症：月经停闭数月。

（2）兼症：头晕目花，心悸怔忡，少寐多梦，皮肤不润，面色萎黄。

（3）舌脉：舌淡，苔少，脉细。

6. 气滞血瘀证

（1）主症：月经停闭数月，小腹胀痛拒按。

（2）兼症：精神抑郁，烦躁易怒，胸胁胀痛，嗳气叹息。

（3）舌脉：舌紫暗或有瘀点，脉沉弦或涩而有力。

【针灸治疗】

1. 针刺法

（1）治法：健脾益肾，解郁调神。以任脉、督脉、厥阴脉经穴为主。

（2）选穴处方

［**主穴**］百会、印堂、合谷、中脘、下脘、气海、关元、子宫、三阴交、足三里、太冲。

［**配穴**］肾气虚配肾俞，肾阴虚配太溪、照海，肾阳虚配神阙、命门，脾虚配脾俞、

足三里，血瘀配膈俞、血海。

（3）操作方法：患者仰卧位，针刺部位皮肤常规消毒，选用0.30mm×40mm的毫针，垂直于皮肤表面快速进针，行针手法以平补平泻为主，得气后留针30min，1次/天，10次/疗程。

（4）处方释义：主穴百会、印堂在头面部，为督脉之要穴，督脉入络脑，上循巅顶，与脑密切相关，脑为元神之府，与神志密切相关，合用可调神。合谷属手阳明大肠经，为多气多血之经穴，可调气调血；太冲属足厥阴肝经，可疏理气机。两穴合用开四关，能疏肝理气，达通调气机之功。内关为心包手厥阴之络穴，与太冲合用为同名经配伍，可理气调冲，安神调经。中脘、下脘、气海、关元均为任脉经穴，合为引气归元。中脘为胃之募穴，气海为元气汇聚之处、气之海，关元为小肠募穴，诸穴合用则可补益脾胃，使气血生化有源以养胞宫。三阴交为足三阴经交会之处，可健脾益血，调肝补肾。子宫为经外奇穴，对治疗闭经有特殊疗效。

足三里为胃经合穴，具有健脾益胃，补虚强壮的作用，是治疗诸虚百损的常用穴。照海、太溪为足太阴之穴，合用可滋肾阴，旺肾水，引先天之气以养胞宫。神阙穴为元神之门户，故有回阳救逆之效，且其毗邻胃肠，能健脾益胃，理肠止泻，宜常灸之。脾俞、肾俞乃五脏俞，可调其所属脏腑阴阳，理气活血而安神。膈俞为血之会，诸血之病，取之有效。血海为足太阴脾经之腧穴，可增理气消滞，活血化瘀之效。

2. 精灸法

（1）治法：调补冲任，固本培元。以任脉、足太阴脾脉经穴为主。

（2）选穴处方：子宫、中脘、下脘、气海、关元、三阴交。

（3）操作方法：将艾绒搓揉成底直径约2mm、高约3mm的细小艾炷，放在涂有万花油的穴位上；然后用燃烧的线香点燃艾炷，待艾炷燃烧至2/3或患者不能耐受灼热时迅速将其熄灭或取走。每个穴位灸2壮[2]。

（4）处方释义：中脘、下脘、气海、关元合为引气归元，均为任脉经穴。中脘为胃之募穴，气海为元气汇聚之处、气之海，关元为小肠募穴，精灸此四穴则可补益脾胃，气血生化有源以养胞宫，可以后天养先天，调补冲任，固本培元；子宫为经外奇穴，对治疗闭经有特殊疗效；三阴交为足三阴经交会之处，灸之可调补肝肾，养阴调经。

3. 温针灸法

（1）治法：温补冲任，固本培元。以任脉、足太阴脾脉经穴为主。

（2）选穴处方：选穴同针刺法，其中引气归元、三阴交加温针。

（3）操作方法：患者平卧，局部常规消毒后，选用0.30mm×40mm的一次性无菌针灸针，快速进针0.8~1寸，中等速度捻转，行平补平泻的手法，得气后将艾条切成寸段插在针柄上点燃，以局部皮肤潮红能耐受为度，视病情轻重可灸1~2壮，留针30min，待针冷后取针[3]。

（4）处方释义：引气归元有以后天养先天之功，此处加温针可增固本培元、调理冲任之效。三阴交为足三阴之会，统肝、脾、肾之气血，加温针以增疏肝暖肾、温脾益血之效。余穴方义同针刺法。

4. 电针法

（1）治法：调理冲任，通经止痛。以任脉、督脉、厥阴脉经穴为主。

（2）选穴处方：选穴同针刺法，其中内关、三阴交、中脘、下脘、气海、关元、子宫接电针。

（3）操作方法：患者仰卧位，针刺部位皮肤常规消毒，选用 0.30mm×40mm 的毫针，垂直于皮肤表面快速进针，得气后，留针适当深度，使用电子针疗仪，将针灸针的针柄分别连接电针。选用连续波，频率 50Hz、电流强度 1~5mA，在患者的承受范围内逐渐增大电流强度。使患者产生局部酸麻胀的得气感，电刺激强度以患者耐受为度，30min/次。于行经前 7 天开始治疗，1 次/天，至月经来潮前停止治疗，连续治疗 3 个月经周期[4]。

（4）处方释义：内关为手厥阴之络穴，予电针加强刺激以增强其调理冲任之效。方义同针刺法。三阴交为足三阴之会，统肝、脾、肾之气血，予电针加强刺激以增强调肝益肾、健脾益血、调理冲任之效。引气归元、子宫联用电针加强刺激以增强调理冲任之效。余穴方义同针刺法。

5. 灸法

（1）治法：调理冲任，温养胞宫。以任脉、足太阴脾经穴为主。

（2）选穴处方：神阙、关元、子宫、三阴交。

（3）操作方法：①艾条灸：将普通艾条点燃后将其燃着的一端与施灸处的皮肤保持 2~3cm 的距离，使患者局部皮肤感觉温热但无疼痛为宜。每次 30min，以皮肤出现红晕为度。按此疗法治疗 10 天为 1 个疗程。②隔姜灸：将生姜切成直径 2.5~3cm，厚约 0.25cm 的片状，备置 2 片交替使用。将艾绒堆放在姜片上成圆锥形，高约 1cm，点燃艾绒，交替置于患者穴位皮肤上灸治。每次以艾绒燃尽为度，10~12 壮为 1 次，1 次/天。如月经未来潮或需再行治疗者，则在月经来潮前 3 天开始行该疗法，1 次/天，连续灸治 3 天为一疗程[5]。③热敏灸：在神阙穴区、关元穴区、子宫穴区和三阴交穴区等热敏化高发区寻找热敏穴实施灸疗。选择充分点燃的热敏灸艾条探到关元穴周边，距离皮肤大约 3cm 往返施灸 2min，再通过雀啄灸对热敏化腧穴进行探查。如果艾热正在从施灸局部表面感传到局部不热、远部热、传热、深部透热及表面不热深部热等，即是热敏化腧穴。以上过程进行重复，直到将热敏化腧穴全部探查出来。每次选择 2 个穴位施灸，并与热敏化腧穴之间保持 3cm 左右的距离，直到局部皮肤产生灼痛感，感传现象消失，即达到饱和灸量。开始时间为上次月经结束后 25 天，1 次/天，每次治疗 7 天。连续治疗 3 个月经周期[6]。

（4）处方释义：神阙穴为任脉要穴，乃经络总枢，联络十二经脉，相通五脏六腑，具有调理冲任、培肾固本的功能。关元为男藏精女蓄血之处，集聚多经之功能，可培肾固本、调理冲任、补益精血、温通胞宫，是保健强壮的要穴。三阴交为足三阴之会，是治疗妇科病证的要穴，可调三经之气血。子宫穴为治疗子宫疾病特效穴，灸此可促进子宫功能恢复。

6. 耳穴压豆法

（1）治法：调理冲任。以耳穴为主。

（2）耳穴处方：子宫、神门、交感、皮质下、内分泌、肝、肾。

（3）操作方法：一侧耳消毒，用镊子将王不留行籽贴于耳朵穴位处，并按压至产生胀痛。患者自行用手刺激被贴穴位，10 次 / 天，每次 3min 左右，以产生酸、麻、胀、痛、热等感觉为度。每次月经来潮前 7 天开始治疗，每 3 天换 1 次，左右耳交替，保证每周换 2 次即可，直至下次月经来潮前 7 天结束。治疗 1~3 个疗程[7]。

（4）处方释义：脏腑的问题都可以通过经络传送至耳部相对应部位。对耳穴刺激后，可调节脏腑，疏通经络。贴压耳部相关穴位可有效减少前列腺素的产生，缓解平滑肌强烈收缩，取得止痛效果。以耳穴肾、肝、内分泌、皮质下、交感、神门及子宫作为耳针选择的主要穴位。子宫能调理冲任；神门主要发挥调神的作用；皮质下、内分泌能够调整患者内分泌系统功能，恢复内环境稳态；肾主生殖，补肾为主；肝藏血，补血养血。

7. 埋针法

（1）治法：调理冲任。以任脉、足太阳膀胱经、足太阴脾经穴为主。

（2）选穴处方：五脏俞、关元、子宫、三阴交。

（3）操作方法：患者经期前 7 天治疗，取坐位，穴位局部安尔碘常规消毒后，医者左手固定所刺部位皮肤，右手持镊子取 1.5mm 揿针垂直缓慢刺入，贴埋于穴位上，患者感觉无刺痛后按压固定，按压时患者有微酸胀痛。留针时间长短根据气温决定，一般可 3~5 天后取针再行埋置，最长可留针 7 天。如遇天气炎热，留针时间不宜超过 2 天，以防感染。留针期间，嘱患者轻柔按压揿针，2~3 次 / 天，以有微酸痛为佳，每次约 1min，上述治疗 10 天 / 疗程，共治疗 3 个月，随访 3 个月[8]。

（4）处方释义：留针的目的在于调气或候气，以达到调和气血，平衡阴阳，延长针刺作用，提高临床疗效的目的。揿针浅刺和留针产生的持续刺激，经神经 – 内分泌 – 免疫网络传导整合后，发挥其针刺效应。五脏俞是五脏经气输注于背腰部的腧穴。作为背俞穴的重要组成部分，五脏俞位居背部足太阳膀胱经第 1 侧线上，其"本于太阳而应于督脉"，且位近胸腹部五脏。虽居阳位，但对阴脏具有特殊的治疗作用，故可"从阳引阴""从阳治阴"，疏通五脏，培元固本以调经止痛。余穴方义同针刺法。

【康复理疗】

1. 物理理疗[9]

（1）"领区"直流电疗法：患者仰卧，阳极置于"领区"，阴极置于腰骶部。电流强度自 2mA 起，每 2 次治疗增加 2mA，直至 16mA；治疗时间自 2min 起，每 2 次治疗增加 2min，直至 16min。1 次 / 天（间隔不少于 2h），15 次 / 疗程。适应证为中枢性原发性闭经。

（2）低频静电场疗法：患者坐于静电辐射头前使之与面部相距约 30cm，静电脉冲频率 57Hz，治疗 10min，1 次 / 天（间隔不少于 2h），20 次 / 疗程。适应证为以精神情绪紊乱为主的原发性闭经。

（3）头部超短波疗法：患者取坐位，直径 13cm 的电容电极置于双侧颞部，间隙 3cm，无热量或微热量。每次治疗自 5min 开始，逐次增加 1min，直至 15min，1 次 / 天，20~25 次 / 疗程。适应证为神经 - 内分泌紊乱引起的继发性闭经及月经过少。

2. 心理康复[10]

（1）认知与行为干预相结合：闭经与情绪障碍持续时间较长有关，鼓励患者学会自我调节。

（2）每周同患者谈话 15min 左右，同时布置行为干预的家庭作业，如要求患者制订作息时间表、写日记等，并要求患者学会控制自我情绪。

（3）每次就诊前，让患者将 1 周的行为表现、心态调整的真实情况进行自我评价并记录，医生做心理治疗分析。

【调养护理】

（1）护理方面：为患者提供舒适、采光良好的病房。保持病区域安静，禁止喧闹，避免患者因嘈杂的环境心情急躁。调控病房温、湿度。

（2）情志调养：中医认为，情志改变会伤及内脏，如怒伤肝，思伤脾，悲伤肺等，告知患者情绪波动和疾病相关联，让其正确认知情绪管理的重要性。与患者进行交流沟通，建立良好的医护关系，了解患者的心理状况，对于患者的负性情绪进行针对性护理干预。告知患者日常生活中应该积极乐观，修身养性，以促进疾病恢复。

（3）运动调养[11]：依据患者的生活喜好，为患者进行运动干预，指导患者进行适量运动，促进机体恢复，例如打太极、散步、慢跑等。

【健康宣教】

（1）应积极参与社会活动，缓解自身心理压力。
（2）药物性激素有相关的副作用，应配合医生正确用药。
（3）加强营养，增强体质，保持标准体重。
（4）保持心情舒畅，避免精神刺激。

【临证医案】

梁某，女，38 岁。2023 年 1 月 10 日初诊。
◎**主诉**　闭经 1 年余。
◎**现病史**　患者 1 年余前无明显诱因出现闭经，当时无明显不适，未经系统诊疗。现因再次生育需要，遂于我院门诊就诊。现症见：患者神清，精神疲惫，全身怕冷，冬天手脚冰凉尤甚；汗正常，纳一般，眠可，二便可。舌边缘瘀紫斑，苔薄白，脉沉弦。

近期体重未见明显下降。月经史：LMP：2021 年 10 月 31 日。既往月经推迟，量少，色黑，有血块，经期平均 3~4 天，经前偶有乳房胀痛及腰酸。既往史：既往体健，否认肝炎、结核等传染病史。否认心血管疾病、高血压、肾病、糖尿病等病史，否认外伤、中毒、手术、输血史，否认药物及食物等过敏史。个人史：生于原籍。长期工作于潮湿阴冷环境。既往无酗酒、吸烟史。否认冶游史。婚育史：结婚 8 年，生育 1 子。体格检查：腹软，无压痛，无积块。辅助检查：妇科 B 超检查正常。

◎**西医诊断**　继发性闭经。

◎**中医诊断**　闭经（寒凝血脉证）。

◎**治法**　温阳祛寒，调理冲任。选穴以任督二脉、足太阴、足厥阴经穴为主。

◎**处方**

（1）针刺法：取穴百会、印堂、中脘、下脘、气海、关元、子宫、足三里、三阴交、合谷、太冲。针刺取平卧位，留针 30min，中脘、下脘、气海、关元、子宫、三阴交进针得气后加温针灸 1~2 壮，其余穴位行平补平泻法。

（2）精灸：取穴中脘、下脘、气海、关元、三阴交、肾俞、命门、腰阳关。

（3）埋针法：取穴五脏背俞穴。

（4）耳穴贴豆：神门、交感、皮质下。嘱患者 2~3 天后自行撕下，每隔数小时自行按压 1 次，以自觉酸胀耐受为宜。上述治疗方案 2 次 / 周。嘱平日可适当加强锻炼，进行户外运动，多与家人朋友沟通交流。

2023 年 1 月 24 日二诊　月经仍未来潮，自诉怕冷症状缓解不少，手脚末端仍然有冰凉感。昨日贪食过多生冷水果导致今日腹部不适，便溏，小便可。舌紫，齿痕舌，苔白，脉沉弦。遂调整方案，予雷火灸加强温经散寒之力，其余治疗同前。嘱患者忌生冷，清淡饮食，注意保暖，适当运动。

2023 年 1 月 31 日三诊　月经仍未来潮，其余症状较前改善，拟治疗同前。舌淡，齿痕舌，苔薄白，脉沉弦。治疗同前。

2023 年 2 月 7 日至 2023 年 4 月 4 日共治疗 9 次，其间月经未来潮，不适症状较前改善，舌淡，齿痕舌，苔薄白，脉沉弦。治疗方案及嘱托同前。

2023 年 4 月 11 日复诊　2023 年 4 月 7 日月经来潮，经期约 3 天。经量极少，小腹坠胀，色暗，有血块。舌淡，齿痕舌，苔薄白，脉弦细。患者已基本恢复自主月经来潮，拟继续当前诊疗计划予以巩固治疗。

◎**按语**　该患者初诊可见明显怕冷症状，考虑为寒凝血瘀证，且可见伴有虚象。故治则治法以调理冲任，温阳散寒为主，则寒得温则祛，瘀得温则化。百会、印堂为督脉之要穴，可调神益气。中脘、下脘均居胃脘，两穴含理中焦、调升降之效，亦有补益脾胃之功；气海为气之海，关元培本固肾，此四穴含有以"后天养先天"之意，故名"引气归元"，合用温针灸可以后天养先天，温阳祛寒，调理冲任。子宫为治疗痛经之经验穴，与引气归元合用可增其温阳调经之效。三阴交为足三阴之会，统肝、脾、肾之气血，选用可调理肝肾冲任诸阴，使阴阳得复。足三里为胃经合穴，具有健脾益胃，扶正强壮的作用。合谷、太冲合用为开四关，可令肝脾得安，冲任得调。精灸、耳穴贴豆等为常用的多维外治法，诸法同用，可充分提高治疗效率，使速效即病除。

参考文献

［1］中华医学会妇产科学分会内分泌学组．闭经诊断与治疗指南（试行）［J］．中华妇产科杂志，2011，46（9）：712-716.

［2］马红梅，侯新聚，万国强．热敏灸法治疗原发性痛经寒凝血瘀型疗效观察［J］．实用中医药杂志，2016，32（3）：257.

［3］吕昆．脐疗、耳穴压豆治疗原发性痛经的疗效比较［J］．菏泽医学专科学校学报，2022，34（4）：42-44.

［4］张晓，王强强．隔盐灸神阙治疗寒凝血瘀型原发性痛经临床观察［J］．上海针灸杂志，2016，35（2）：175-177.

［5］丁玉梅，马晓勇．温针三阴交穴治疗原发性痛经［J］．中国针灸，2009，29（11）：883.

［6］张云．电针治疗原发性痛经的临床研究［J］．湖北中医药大学学报，2017，19（6）：80-82.

［7］宋利和．八髎穴埋线法治疗原发性痛经1例［J］．中医临床研究，2014，6（11）：42.

［8］孙星炯．妇产科临床理疗处方集［J］．国外医学（物理医学与康复学分册），1998（1）：26-30.

［9］孙星炯．妇产科临床理疗处方集［J］．国外医学（物理医学与康复学分册），1998（3）：106-109.

［10］陈惠林．闭经患者心理治疗分析［J］．中国临床康复，2003（21）：2998.

［11］何淼．中医综合护理干预对卵巢早衰不孕患者的临床效果分析［J］．实用妇科内分泌电子杂志，2020，7（15）：108-109.

乳腺增生

【概述】

乳腺增生是乳腺正常发育和退化过程失常导致的一种良性乳腺疾病（BBD），本质是由于乳腺主质和间质不同程度地增生及复旧不全所致的乳腺正常结构紊乱。其病理学形态多样、复杂，故临床命名不统一。《疾病和有关健康问题的国际统计分类（第十次修订本）》（ICD-10）称其为乳腺囊肿、慢性囊性乳腺病、乳腺囊性增生病、乳房纤维硬化症、乳腺增生等，大、中专医学院校常用的《外科学》教材中称其为乳腺囊性增生病或乳腺病。

【病因病理】

乳腺增生的组织病理学形态复杂多样，其分类也因此存在分歧。乳腺腺病是指乳腺腺泡和小导管明显局灶性增生，并有不同程度的结缔组织增生，小叶结构基本失去正常形态。分为3个亚型，即小叶增生型、纤维腺病型、硬化性腺病型。乳腺囊性增生病是指导管上皮增生，管腔扩大，可形成大小不等的囊肿，囊肿内容物多为淡黄色、无色或乳白色浆液。分为4个亚型，即囊肿、导管上皮增生、盲管型腺病、顶泌汗腺样化生。以上几种类型可单独存在，也可同时出现在同一患者的乳腺小叶内，各小叶的增生发展也不完全一致。

中医称之为"乳癖"，是由于情志不遂，久郁伤肝，或精神刺激，急躁易怒，导致肝气郁结，气机阻滞于乳房，经脉阻塞不通，不通则痛，引起乳房疼痛，且肝气郁久化热，热灼津液为痰，气滞、痰凝、血瘀，即可形成乳房肿块；或因肝肾不足，冲任失调，使气血瘀滞；或脾肾阳虚，痰湿内结，经脉阻塞导致乳房结块等症状。《疡医大全》中论述"乳癖或坠重作痛，或不痛，皮色不变，其核随喜怒消长"，描述了该病的临床特点。

【临床表现】

乳腺增生的主要临床表现是乳腺疼痛、结节状态或肿块，部分患者合并乳头溢液。疾病早期患者主诉的疼痛可为与月经周期相关的周期性疼痛，而乳腺囊性增生病者常为定位明确的非周期性疼痛。乳腺结节状态包括颗粒状结节、条索状结节及局限性或弥漫性腺体增厚等，结节常为多个，可累及双侧乳腺，亦可单发。肿块一般较小，形状不一，可随月经周期性变化而增大、缩小或变硬、变软。伴乳头溢液者占3.6%~20.0%，常为淡黄色、无色或乳白色浆液，血性溢液少见。

【诊断要点】

1. 西医诊断

（1）临床表现：乳房有不同程度胀痛、刺痛或隐痛，与月经周期、情绪变化有关；或有定位明确的非月经周期性疼痛。单侧或双侧乳房触及单个或数个颗粒状结节、条索状结节，局限性或弥漫性腺体增厚，形状不一，可随月经周期性变化或情绪改变而增大、缩小或变硬、变软。部分患者乳头可有溢液或瘙痒，溢液常为淡黄色、无色或乳白色浆液，血性溢液少见。

（2）辅助检查：乳腺增生的筛查方法众多，整理如下。①乳腺超声检查：是乳腺增生推荐使用的首要筛查及辅助诊断方式。②乳腺钼靶检查：是发现早期癌和微小癌的重要检查方法。故针对微钙化，钼靶存在一定的优势。③乳腺 MRI 检查：造价高，且易假阳，不作为乳腺增生的标准筛查的影像学检查方法。④病理学检查：针对检查发现的可疑病灶可进行病理组织学检查，进行明确诊断。⑤乳管镜、乳管造影检查：针对乳头溢液的患者，在彩超或钼靶的基础上可进行乳管镜或乳管造影检查，但不作为乳腺增生常规推荐检查。⑥其他：乳腺近红外线扫描、乳腺计算机断层显像、乳腺温度成像由于缺乏明确证据，故不作为乳腺增生症的常规推荐检查。

2. 中医诊断

（1）病史采集：发病年龄多在 25~45 岁。城市女性的发病率高于农村女性。社会经济地位高或受教育程度高、月经初潮年龄早、低孕产状况、初次怀孕年龄大、未哺乳和绝经迟的女性为本病的高发人群。

（2）临床症状：乳癖主要以乳房肿块处疼痛为甚，常涉及胸胁部或肩背部，有些患者还可伴有乳头疼痛和作痒，乳痛重者影响工作或生活。乳房肿块可发生于单侧或双侧，大多位于乳房的外上象限，也可见于其他象限，常伴有月经失调、心烦易怒等症状。

【辨证分型】

1. 冲任失调证

（1）主症：多见于中年女性，乳房肿块月经前加重，经后减缓，乳房疼痛程度轻。

（2）兼症：伴有腰酸乏力，神疲倦怠；月经失调，或月经后期，量少色淡暗，或闭经。

（3）舌脉：舌淡胖，苔薄白或腻，脉濡细或弦。

2. 肝郁气滞证

（1）主症：多见于青年女性，以乳房胀痛、窜痛、刺痛为主，肿块呈单一片块，质软，触痛明显，且肿块与月经及情绪变化相关。

（2）兼症：伴有明显的精神情志改变，或精神抑郁，或烦躁易怒，或两胁胀痛。

（3）舌脉：舌淡红，苔薄白或薄黄，脉弦。

3. 肝郁痰凝证

（1）主症：多见于青年女性，乳房肿块，质韧不坚，胀痛或刺痛，症状随喜怒消长。

（2）兼症：伴或不伴胸闷胁胀，善郁易怒，失眠多梦，心烦，口苦。

（3）舌脉：苔薄白或黄，脉弦细或滑。

4. 痰瘀互结证

（1）主症：多见于中年女性，乳房肿块形态多样，边界不清，质地较韧，多刺痛，且痛处固定不移。

（2）兼症：伴或不伴月经周期不调，或经行不畅，或伴有血块。

（3）舌脉：苔薄白或腻，舌质暗，边有瘀紫，脉弦或滑。

【针灸治疗】

1. 针刺法

（1）治法：健脾益肾，疏肝调神。以任脉、督脉、手足厥阴、手少阴经穴等为主。

（2）选穴处方

[**主穴**] 百会、印堂、内关、膻中、中脘、足三里、乳根、期门。

[**配穴**] 冲任失调配公孙、承浆，肝郁痰凝配丰隆、太冲，痰瘀互结加血海、阴陵泉，肝郁气滞配足临泣、太冲。

（3）操作方法：百会、承浆、印堂均浅刺，膻中平刺，太冲、内关、血海、阴陵泉采用捻转泻法，足三里、气海、关元采用捻转补法，余穴位均毫针常规刺，平补平泻。

（4）处方释义：主穴百会、印堂合用可调神；膻中可聚中气，宽胸结；内关为心包之络，合膻中可疏理气机，宽胸散结；中脘为胃之募穴，可补益脾胃，使气血生化有源以养先天；足三里为胃经合穴，可健脾益胃；乳根属胃，期门属脾，合用可疏肝理脾，化痰散结[1]。配穴公孙系冲脉，承浆属任，合用可调理冲任；丰隆化痰，太冲疏肝，合用可疏肝散结；血海归脾，可治血瘀，阴陵泉祛湿，合用可祛瘀化湿；足临泣归胆，可疏胆气，太冲属肝经，可疏肝郁，两穴合用可疏肝胆气，行气散滞。

2. 精灸法

（1）治法：温阳通脉，益气调神。以任脉经穴为主。

（2）选穴处方：肝俞、胃俞、中脘、期门。

（3）操作方法：将艾绒搓揉成底直径约 2mm、高约 3mm 的细小艾炷，放在涂有万花油的穴位上；然后用燃烧的线香点燃艾炷，待艾炷燃烧至 2/3 或患者不能耐受灼热时迅速将其熄灭或取走。每穴各灸 2 壮[2]。

（4）处方释义：女子乳房属胃，乳头属肝，肝俞、胃俞可滋肝益胃；中脘属任，与胃俞俞募合用，调和阴阳；期门为肝之募穴，亦为乳房局部取穴，取之可疏肝益气，行气散结。

3. 刺络放血法

（1）治法：活血散结，化瘀宁神。选取背俞穴为主。

（2）选穴处方：肺俞、心俞、脾俞、胃俞、肝俞、胆俞。

（3）操作方法：操作前先于局部皮肤常规消毒，然后使用 7 号一次性无菌注射针头于穴区点刺 1~2 下，挤出少量血后用无菌棉签止血，再次进行消毒。

（4）处方释义：乳房位于腹面，属阴，取其对应背俞穴肺俞、心俞，从阳引阴，可助活血行气、宽胸散结之效；女子乳房属胃，乳头属肝，选用脾俞、胃俞、肝俞、胆俞，表里同治，可疏肝行气，健脾益胃。

4. 埋针法

（1）治法：调整脏腑，和调气血。选取背俞穴为主。

（2）选穴处方：肺俞、心俞、肝俞、脾俞、肾俞。

（3）操作方法：操作前于局部皮肤常规消毒，然后用 0.22mm×1.5mm 的一次性揿针刺埋入穴区皮肤，嘱患者 2~3 天后撕除。

（4）处方释义：从整体论治，疾病的产生实质为五脏气机失调，背俞穴是五脏六腑之气输注于背部的特定穴，具有治疗相应内脏疾病的特异性。心藏神，肺藏魄，肝藏魂，脾藏意，肾藏志，五脏藏五神，选用五脏俞可以从整体论治，调整脏腑气血以平调情志，则正气得复。另皮内针可延长穴位刺激时间，巩固针灸疗效。

5. 耳穴压豆法

（1）治法：疏肝行气，宁心安神。

（2）选穴处方：耳穴肝、胃、胸、皮质下、内分泌。

（3）操作方法：于耳郭处常规消毒后，将王不留行籽贴附在穴区位置，嘱患者 2~3 天后自行撕下，每隔数小时自行按压 1 次，以自觉酸胀耐受为宜。

（4）处方释义：选取肝、胃二区以疏肝行气，益胃安神；胸、皮质下、内分泌为对症治疗，是乳腺增生的常用治疗要穴。

6. 火针法

（1）治法：温经通络，散结化癥。选穴以局部阿是穴为主。

（2）选穴处方：局部阿是穴、触诊肿块处。

（3）操作方法：用 0.35mm×25mm 毫火针，用酒精灯将针尖烧红后从肿块四周向肿块中央点刺，然后在肿块中央直刺，点刺 4~5 针 / 次，1 次 /4 天。

（4）处方释义：火针具有消肿散结、通经活络等作用，直接刺激在乳房结节肿块上，一是刺入局部病灶后对病灶部位形成烧灼温热刺激，产生一系列生物化学反应，使该部位附近血管扩张，血管壁的渗透性增强，从而发挥调节气血、疏通经络、改善局部微循环的作用；二是火针可加快血流速度，并对甲皱微循环有一定的影响；三是针刺可调节下丘脑 - 垂体 - 性腺轴，从而调节性腺激素分泌，从而改善处于低水平的黄体酮并降低偏高的雌激素，调节两者比例的平衡。火针兼有针刺与温热的双重作用，再配合毫针，诸穴合用，共奏调节气血、行气通络、散结开瘀之功[3]。

【康复理疗】

1. 红外线理疗

红外线理疗对患侧乳腺局部照射，每次 30min，1 次 / 天。红外线理疗可穿透患处 30~80mm，促进乳腺局部血液循环、淋巴液回流，改善局部新陈代谢和营养代谢[4]。

2. 心理治疗

（1）综合评估患者心理状态：详细调查患者一般资料，与患者家属沟通交流，了解患者性格特点，制订心理治疗方案，包括转移注意力法、冥想法等。

（2）冥想法：指导患者在床上平躺，放松身心，将注意力集中于呼吸。指导患者深呼吸，持续 10~15min，保持内心平静。

【调养护理】

（1）精神调养：保持心情舒畅，正确对待各种事物，避免忧思郁虑，防止情志内伤，是预防郁病的主要措施。

（2）饮食调养：饮食"有节"，即节制饮食，饥饱适宜，冷热适度，营养均衡；饮食"有洁"，即卫生健康，尽量不食变质或隔夜之物。

（3）药膳调养：根据中医辨证合理施膳，长期服用，调整人体内环境的稳态，进而解郁，可用于不同证型的乳腺增生症的保健及养生[5]。

（4）运动调养：瑜伽锻炼是静态有氧运动，其不仅可以通过调节全身平衡使乳腺增生得到改善，还可以通过调节内分泌激素使人身心愉快，改善机体激素水平，是治疗乳腺增生症的有效方法[6]。

【健康宣教】

1. 康复指导

（1）很多乳腺增生症患者对自身疾病了解很少，情绪波动较大，不利于病情控制及优化临床疗效。护理人员要使用通俗易懂的语言为患者讲述乳腺增生症的发病机制、病因、症状表现、治疗方法、预后及相关注意事项等。

（2）嘱患者养成合理、规律的生活习惯，适度参与户外体育锻炼，强化机体免疫力与抵抗力，有助于缩短康复时间。告知患者遵医嘱用药的必要性，不可擅自增减药量以免引发不良反应，明确自我检查与定期复查的必要性，以防病情复发。

（3）嘱患者日常生活中注意饮食，维持健康饮食方式，不暴饮暴食，注意营养补充。适当听音乐、欢笑、哭泣等，释放压力。多看娱乐节目或有益于身心健康的书籍[7]。

2. 心理治疗

（1）及时沟通：嘱家属、朋友加强与患者的沟通，指导他们给予患者足够的关心、陪伴、支持，尽量满足患者提出的生理、心理等方面的合理需求，主动为其分担忧虑和痛苦，缓解患者心理压力，增强他们战胜疾病的信念，使其积极、乐观地面对生活和治疗。

（2）情绪调控：站在身心医学的角度，讲述情绪和疾病相关症状之间的关系，阐述不良情绪对临床疗效及病情康复的影响，适时给予心理安慰，邀请情绪乐观的病患现身说法，使患者感受到自己处于一个群体内，减轻主观孤独感和不适感，缓解不良情绪[8]。

【临证医案】

胡某，女，35 岁。2020 年 3 月 20 日初诊。
◎**主诉** 发现双侧乳房肿块，疼痛 1 年余。

◎**现病史** 患者于 1 年余前因工作压力增大出现双侧乳房胀痛，呈阵发性，可触及坚硬肿块，边界清晰，月经前后、压力增大、劳累过度及情志不佳时胀痛加重。未曾进行系统治疗。1 月余前于外院查乳腺彩超提示：双侧乳腺增生、乳腺结节。建议手术治疗。患者拒绝手术，要求保守治疗，遂于我院门诊就诊。现症见：患者神清，精神可，双侧乳房胀痛，呈阵发性，可触及肿块，月经前后、压力加大、劳累过度及情志不佳时胀痛加重，伴有胸闷胁胀，烦躁易怒，心烦口苦，无头痛头晕，无腹痛腹泻，纳一般，睡眠不佳，易醒，难入睡，醒后全身疲惫，梦多，二便可。月经史：13（3~5/28~30）；LMP：2020 年 3 月 18 日；平素月经量少，色暗，有血块，月经第 1 天疼痛较甚，白带正常。近期体重无明显变化。舌暗红，苔薄黄，脉弦滑。

◎**西医诊断** 乳腺增生症。

◎**中医诊断** 乳癖（肝郁气滞证）。

◎**治法** 疏肝理气，化痰散结。

◎**处方**

（1）针刺法：取穴百会、印堂、内关、膻中、中脘、足三里、关元、乳根、期门、合谷、太冲。针刺时取仰卧位，留针 30min。腹部及双侧乳房予红外线照射。

（2）火针法：取局部阿是穴、触诊肿块处。每周治疗 1 次。

（3）精灸法：肝俞、胃俞、中脘、关元、期门各灸 2 壮。

（4）刺络法：取穴心俞、肝俞、膈俞、胆俞。

（5）耳穴压豆法：肝、胃、胸、皮质下，取单耳左右交替压豆，嘱患者 2~3 天后自行撕下，每隔数小时自行按压 1 次，以自觉酸胀耐受为宜。

（6）埋针法：取穴肺俞、心俞、脾俞、肾俞、肝俞，嘱患者 2~3 天后撕除。

上述治疗方案每周 2 次。嘱患者平日适当加强锻炼，进行户外运动，多与家人朋友沟通交流。

2020 年 4 月 4 日二诊 经 3 次治疗后，双侧乳腺增生肿块质地稍变软，阵发性疼痛频次减少，胀痛缓解，仍有胸闷胁胀。症状缓解，拟继前方案治疗。

2020 年 4 月 18 日三诊 经 4 周治疗后，双侧乳腺增生肿块数量减少明显，质地更变软，平素已无明显胀痛，月经前后及情志不佳时偶有胀痛，胸闷胁胀消失，睡眠改善明显。拟去除火针，其余同前，继续巩固治疗。

2020 年 5 月随访，患者自诉疼痛明显缓解，无可触及明显乳腺肿块，偶有不适可自行调整，纳眠尚可，二便调。

◎**按语** 该患者因工作压力导致肝气郁结，气机郁滞，气血津液凝结于乳房则成乳癖。局部肿块主要选用火针局部点刺，从"火郁发之"之法温经通络，化痰散结，针对体表可触及肿硬物效果佳。针刺选穴以循经结合局部选穴的思路为主，远近结合，徐徐渐进，合用可达行气通经，健脾益肾，疏肝调神，化痰散结之效。患者诊断为肝郁痰凝证，故配伍合谷、太冲开四关，疏肝理气，调理情志。精灸、耳穴贴豆、埋针疗法是临床常用的多维外治法，可巩固针刺疗效。

参考文献

[1] 李玮儒. 岭南精灸治疗肝郁痰凝型乳腺增生症的临床疗效观察 [D]. 长沙：湖南中医药大学，2019.

[2] 傅文，王孟雨，宁百乐，等. 符文彬教授"心身医学"视角下针灸治疗神志病经验 [J]. 中国针灸，2021，41（10）：1140-1144.

[3] 万欢，张录杰. 火针配合针刺治疗乳腺增生 40 例 [J]. 上海针灸杂志，2014，33（1）：63.

[4] 吴浔娇. 红外线理疗仪联合整体护理对骨折患者恢复效果的影响 [J]. 医疗装备，2021，34（24）：155-156.

[5] 王泉月，陶丹，梁欣. 乳宁散结方联合红外线理疗治疗乳腺增生症临床研究 [J]. 四川中医，2021，39（4）：171-174.

[6] 汪海红，赵婉婷，刘荣，等. 11 周瑜伽锻炼对女性乳腺增生症的治疗作用及内分泌机制的研究 [J]. 天津科技，2015，42（12）：56-59.

[7] 刘婉玲. 心理护理干预对乳腺增生症患者的影响分析 [J]. 心理月刊，2022，17（1）：108-110.

[8] 崔桂芹. 心理护理干预对乳腺增生症患者心理状态及疗效的影响 [J]. 中国医药指南，2021，19（12）：183-184.

勃起功能障碍

【概述】

勃起功能障碍（ED）是指阴茎持续至少 6 个月不能达到和维持足够的勃起硬度以获得满意的性生活。本病最早在西方被称为"性无能"，我国称其为"阳痿"，勃起功能障碍确切地定义了这种性功能障碍的本质。在亚洲，勃起功能障碍的患病率为 9%~73%，患病率最高地区为新加坡，达 51.3%~73%。在我国，一项对 3 个城市的流行病学的调查显示，勃起功能障碍患病率为 26.1%，其中 40 岁以上的男性患病率为 40.2%。综合国内外现有报道资料，勃起功能障碍的患病率随年龄增加而升高，且患者群趋向年轻化，预测 2025 年全球勃起功能障碍患者可达 3.22 亿[1]。中医学中，本病多指阳痿，是以成年男子性生活时阴茎痿软不举，或举而不坚，或坚而不久，无法进行正常性生活为主症的疾病。西医学中各种功能性、器质性疾病造成的男子勃起功能障碍归属于本病范畴。

【病因病理】

ED 有多种分类方法，可依据病史、病理生理机制、发病时间、发病诱因、病变程度和复杂程度、是否合并其他性功能障碍等进行分类。根据病因可分为 3 类：心理性 ED、器质性 ED 和混合性 ED。器质性 ED 又可分为神经性、血管性（动脉性和静脉性）、内分泌性及其他原因，混合性 ED 指精神心理因素及器质性病因共同导致的勃起功能障碍[2]。

中医学认为，阳痿可由情志因素、纵欲过度、饮食不当、跌仆损伤、六淫侵袭、久病所累、禀赋不足、年高体衰等因素引起，可单独致病，亦可多种因素同时致病，其病位在宗筋，与肝、肾、心、脾关系密切。基本病机是脏腑气血阴阳失调，精血不足，阴络失荣，或邪气郁阻，经络失畅，宗筋失养而不用。

【临床表现】

勃起缓慢或难以勃起，或虽然能够勃起但是因勃起的硬度不够造成阴茎插入困难或完全不能插入阴道；或虽然能勃起但是不能维持足够的勃起硬度，导致插入后疲软，或未射精疲软。

【诊断要点】

1. 西医诊断

（1）心理性勃起功能障碍：患者常有精神创伤、夫妻感情不和或精神焦虑、抑郁等病史，在某些特定情况下，如手淫时、睡眠中或与其他伴侣在一起时可以正常勃起。阴茎夜间勃起硬度测定、阴茎血流检查等相关检查正常，心理相关评估可表现为异常。

（2）内分泌性勃起功能障碍：患者多有睾丸外伤、老年性性腺功能减退或肝硬化等相关疾病。检验上通常有性激素、甲状腺激素等激素异常，阴茎夜间勃起硬度测定表现为异常，属器质性勃起功能障碍。

（3）神经性勃起功能障碍：首先应评估患者的病因及相关危险因素，如有无神经系统疾患、腰椎及脊髓外伤或手术史、骨盆骨折、生殖器外伤史、糖尿病、腹腔或盆底手术放疗史等，任何外周或中枢神经系统疾病都可致勃起功能障碍，通过神经诱发电位检查可以检测出神经传导功能异常。

（4）血管性勃起功能障碍：属器质性勃起功能障碍，动脉性表现为勃起不坚或不能勃起；静脉性通常表现为坚而不久，改变体位后出现疲软等。在高度怀疑血管性问题的基础上，可以通过检查阴茎血流动力学情况来判断，如行动态海绵体灌注测压和海绵体造影、阴茎海绵体内血管活性药物注射试验及阴茎海绵体彩色多普勒超声检查等可评估阴茎动静脉功能。

2. 中医诊断

（1）成年男子进行性生活时，阴茎痿而不举，或举而不坚，或坚而不久，无法进行正常性生活。

（2）常有性欲下降，神疲乏力，腰酸膝软，畏寒肢冷，夜寐不安，精神苦闷，胆怯多疑，或小便不畅，滴沥不尽等症。

（3）常有操劳过度、房室不节、手淫频繁，或有肥胖、消渴、惊悸、郁证等病史。

（4）需与其他疾病，如早泄相鉴别。检查尿常规、前列腺液、血脂、血糖、睾酮、促性腺激素及夜间阴茎勃起试验等有助于鉴别功能性与器质性阳痿，多普勒超声检查、阴茎动脉测压可判断是否有阴茎血流障碍。

【辨证分型】

1. 命门火衰证

（1）主症：阳痿不举，性欲减退，或举而不坚，精薄清冷。

（2）兼症：神疲倦怠，畏寒肢冷，面色㿠白，头晕耳鸣，腰膝酸软，夜尿清长，五更泄泻，阴器冷缩。

（3）舌脉：舌淡胖，苔薄白，脉沉迟或细。

2. 肾阴不足证

（1）主症：勃起痿软，性欲减退，多梦滑精。

（2）兼症：腰膝酸软，五心烦热，潮热盗汗，小便短赤，夜寐不实。

（3）舌脉：舌红少苔，脉细数。

3. 脾肾两虚证

（1）主症：阳痿不举，遇劳加重。

（2）兼症：神疲乏力，四肢乏力，食少纳呆，腹胀便溏，夜尿频多。

（3）舌脉：舌淡，苔薄白，脉细弱。

4. 肝郁气滞证

（1）主症：临房不举，睡中自举，或举而不坚。

（2）兼症：情怀抑郁，喜太息，胸胁胀痛，嗳气，脘闷不适，食少便溏。

（3）舌脉：舌质淡红，舌苔薄白，脉弦。

【针灸治疗】

1. 针刺法

（1）治法：补益心肾，疏肝健脾。以任脉、督脉、手足厥阴、手少阴经穴为主。

（2）选穴处方

［主穴］百会、中脘、下脘、气海、关元、足三里、三阴交。

［副穴］印堂、天枢、阳陵泉、太溪、照海。

［配穴］命门火衰配命门、腰阳关，肾阴不足配太溪、照海，心脾两虚配心俞、脾俞，惊恐伤肾配心俞、胆俞、神门，湿热下注配曲池、阴陵泉，肝郁气滞配肝俞、膈俞。

（3）操作方法：毫针常规针刺，常规消毒后，选用 0.25mm×40mm 的毫针，指切进针法直刺进针后，百会、印堂平刺，余穴直刺，行提插捻转使患者有酸麻重胀得气感。中脘、下脘、气海、关元、三阴交、足三里、肾俞、命门行提插补法，关元、气海等穴针尖向下斜刺，使针感向阴部放散；太冲行提插泻法，心俞、脾俞、肾俞、命门、腰阳关得气后行补法，不留针；余穴平补平泻。得气后留针加红外线照射 30min。

（4）处方释义：百会在头面部，为督脉之要穴，督脉入络脑，上循巅顶，与脑密切相关，脑为元神之府，与神志密切相关，可调神健脑；中脘、下脘、气海、关元为任脉经穴，中脘为胃之募穴，两穴合用可补益脾胃，使气血生化有源以养先天。气海为元气汇聚之处，为气之海，关元为小肠募穴，肝经与任脉的交会穴，内涵元气，两穴合用，能培补元气。足三里为胃经合穴，具有健脾益胃，补虚强壮的作用，是治疗诸虚百损的常用穴。三阴交为足三阴经交会之处，可健脾益血，调肝补肾。脾俞、肾俞为背俞穴，可补益脾肾，固精缩尿止遗。

2. 精灸法

（1）治法：温阳健脾，固本培元。取任脉、督脉及背俞穴为主。

（2）选穴处方：引气归元（中脘、下脘、气海、关元）、脾俞、肾俞、命门、腰阳关。

（3）操作方法：将艾绒搓揉成底直径约 2mm、高约 3mm 的细小艾炷，放在涂有万花油的穴位上；然后用燃烧的线香点燃艾炷，待艾炷燃烧至 2/3 或患者不能耐受灼热时迅速将其熄灭或取走。每穴各灸 2 壮。

（4）处方释义：中脘、下脘可补益脾胃，气海、关元为元气汇聚之处，能培补元气，四穴均为任脉经穴，精灸此四穴可以后天养先天，温养脾胃，固本壮阳。肾俞为肾之背俞穴，灸之可温补肾阳。命门、腰阳关为督脉穴位，督脉为诸阳之会，灸之可温补一身之阳气，与腹部穴位相配，亦有前后相配之意，"从阴引阳，从阳引阴"，调整一身阴阳气机。

3. 埋针法

（1）治法：调整脏腑，调和气血。选取背俞穴为主。

（2）选穴处方：肺俞、心俞、肝俞、脾俞、肾俞、膀胱俞。

（3）操作方法：操作前于局部皮肤常规消毒，然后用 0.22mm×1.5mm 的一次性揿针刺埋入穴区皮肤，嘱患者 2~3 天后撕除。

（4）处方释义：背俞穴是五脏六腑之气输注于背部的特定穴，具有治疗相应内脏疾病的特异性。选用五脏俞、膀胱俞一可以调整脏腑气血，二可辅助改善膀胱功能。此外，皮内针可延长穴位刺激时间，巩固针灸疗效[4]。

【康复理疗】

1. 物理康复

真空负压勃起装置是一种无创的阴茎康复疗法，安全便捷。该装置通过负压增加阴茎海绵体血供，诱发阴茎勃起，同时用压力收缩环扎在阴茎根部，阻断海绵体内静脉回流，以维持勃起，改善阴茎海绵体内的缺氧状态，抑制平滑肌细胞凋亡和海绵体纤维化，能显著改善勃起功能，维持阴茎长度和周径，提高性生活满意率。

2. 心理康复

克服心理恐惧有助勃起功能障碍康复。性功能的康复是多方面的，即使因为治疗所致不能进行性生活者，通过配偶的理解、爱抚、拥抱、身体接触等也可得到补偿，使身心愉悦。因此，患者及配偶应克服因治疗或疾病本身引起的恐惧感，避免不良情绪抑制性欲，影响性生活[3]。

【调养护理】

（1）饮食调养：怡情养心，饮食有节，起居有常，房室有度。

（2）积极治疗原发病：如糖尿病、动脉粥样硬化、性腺功能减退等。

（3）不滥用助勃药物：尽量避免服用影响性功能的药物。

（4）心理护理：采用尊重和真诚、温暖、通情达理的方法，消除患者对勃起功能障碍的恐惧、紧张、焦虑等。通过普及疾病知识使患者正确对待 ED。护理人员应对患者家属进行有效沟通，告知患者性伴侣给予患者关怀、体贴及理解的重要性。同时，努力为患者制造整洁、优美、安静、舒适的环境，病室的环境温度、湿度都要严格控制，特别是要注意房间的采光及通风，保持病室空气流通。对患者进行护理操作的时候控制好音量，尽量避免影响患者休息。处理好同病房患者间的关系，使之建立相互交流、理解、和谐的关系[4]。

【健康宣教】

（1）重视心理干预：精神心理因素一直被认为是我国青壮年男性 ED 的重要危险因素之一。早期研究显示，我国心理性 ED 患者比例高达 79.7%，这种情况仍未见改善。缺乏解剖学知识、性生理知识、性心理知识、性生活知识、错误的性教育、精神创伤等都会影响勃起功能障碍预后。

（2）性伴侣因素：不和谐的性关系是青壮年男性勃起功能障碍重要的危险因素，性伴侣的理解和支持有助于男性性心理和生理健康。性生活是性伴侣双方参与的活动，一方出现勃起功能障碍，另一方往往也会出现相应的性问题。因此，勃起功能障碍的治疗必须遵循双方共同参与的原则，双方应充分理解、主动参与、积极配合，才会取得较好的治疗效果[5]。

【临证医案】

张某，男，40 岁。2021 年 9 月 14 日初诊。

◎主诉　阴茎勃起困难半年余。

◎现病史　患者于半年前因工作劳累逐渐性欲减退，阴茎勃起困难，需较强刺激才能进入状态，且勃起不坚，射精无力，严重影响夫妻生活，工作劳累后加重，未行系统治疗，于我院针灸科门诊就诊。现症见：神志清楚，面色无华，精神一般，阴茎勃起困难，性欲冷淡，需较强刺激才能进入状态，且勃起不坚，射精无力。伴腰膝酸软，偶有头晕，劳累时明显，活动后易疲劳乏力，无头痛、胸闷心慌、腹痛腹泻等不适。患者诉早年有频繁手淫史，平素手足不温，无口干口苦，纳差，眠一般，大便偶有便溏，便量少，2~3次/天。夜尿多，小便清长，3~4次/晚。舌淡，齿痕明显，苔薄白，脉细弱。

◎**西医诊断**　勃起功能障碍。

◎**中医诊断**　阳痿（脾肾两虚证）。

◎**治法**　补脾益肾，壮阳起痿。

◎**处方**

（1）针刺法：印堂、百会、中脘、下脘、气海、关元、足三里、三阴交、天枢、脾俞、肾俞。针刺时先取俯卧位，脾俞、肾俞行补法速刺，不留针；再取仰卧位，留针30min。中脘、天枢、气海、足三里予温针灸，双足予红外线照射。

（2）精灸：引气归元（中脘、下脘、气海、关元）、脾俞、肾俞、命门、腰阳关各1壮。

（3）埋针：取穴肺俞、心俞、肝俞、脾俞、肾俞。嘱患者2~3天后自行撕下，每隔数小时自行按压1次，以自觉酸胀耐受为宜。

上述治疗方案每周2次。嘱患者工作勿太过劳累，保持心情舒畅；夫妻间积极沟通，相互理解；适当锻炼，保持饮食、生活作息规律，增强体质。

2021年9月21日二诊　诉勃起功能较前改善，性欲逐渐恢复，腰膝酸软较前减轻，夜尿1~2次/晚。纳一般，眠可。诉近期朋友聚会进食海鲜后出现腹泻，大便3~4次/天，不成形。舌淡，齿痕明显，苔薄白，脉细弱。予初诊处方中针刺穴位加天枢，并予温针灸；加强精灸，中脘、下脘、气海、关元、足三里、脾俞各2壮，肾俞、腰阳关、命门各1壮。余方案同前，继续观察病情变化。

2021年10月4日三诊　诉勃起时间及硬度明显改善，无腰膝酸软，夜尿1~2次/周，疲劳感明显减轻，纳眠可。大便基本成形，1~2次/天。治疗方案同前，嘱患者继续巩固治疗，每次治疗间隔1天以上，每周2次。

2个月后微信随访，患者诉性生活基本正常。

◎**按语**　患者病程已有半年，长期工作劳累，耗伤脾阳，且患者诉年轻时有频繁手淫史，耗散肾精，人到中年后，加之工作劳累，肾气耗伤大，日久不愈，肾气亏损进而肾阳不足，导致性功能下降，故见勃起困难、性欲减退、腰膝酸软、小便清长。脾阳不足，脾失健运，故见纳差，便溏。脾肾不足，气血生化无源，则见白天动则疲劳乏力，手足不温，可辨证为脾肾阳虚证。选背俞穴之脾俞、肾俞速刺，以补益脾肾；选取百会、印堂，可刺激督脉，调和阴阳，因督脉入络脑，脑为元神之府，可达健脑、调神的作用。易纳差、便稀，为脾阳不足，脾胃失于健运，取中脘、下脘、气海、关元、足三里可健运脾胃，同时以后天养先天，固护本元。三阴交为足太阴脾经、足少阴肾经、足厥阴肝经交会之处，可调补肝、脾、肾三经气血。诸穴合用，先后天之本得以巩固，共奏健脾益肾、固本止遗之功。取脾俞、肾俞、命门、腰阳关可温补脾肾。患者二诊时因饮食不当，贪食海鲜等寒凉之品，伤脾胃之阳气，便溏加重，故加强精灸，温补脾阳，固本止泻。埋针五脏背俞穴，一可改善脾肾之功能，二可调整脏腑，安五脏之神，有助恢复性功能，改善病情。

参考文献

[1] 中国中西医结合学会泌尿外科专业委员会，浙江省中西医结合学会泌尿外科专业委员会. 中西医结合诊疗勃起功能障碍专家共识［J］. 中国中西医结合外科杂志，2022，28（6）：763-768.

[2] 傅文，王孟雨，宁百乐，等. 符文彬教授"心身医学"视角下针灸治疗神志病经验［J］. 中国针灸，2021，41（10）：1140-1144..

[3] 沈益君. 肿瘤术后性功能如何康复［J］. 江苏卫生宝鉴，2021（9）：21.

[4] 蔡雪霞. 心理干预在勃起功能障碍患者中的护理对策与效果观察［J］. 中国医学创新，2016，13（12）：62-65.

[5] 张敏建，常德贵，贺占举，等. 勃起功能障碍中西医结合诊疗指南（试行版）［J］. 中华男科学杂志，2016，22（8）：751-757.

早泄

【概述】

早泄（premature ejaculation，PE）是射精障碍中最常见的一种，发病率占成年男子的 35%~50%。早泄的定义尚存争议，通常以男子的射精潜伏期或女性在性生活中到达性高潮的频度来评价。通常指男子在性生活时失去控制射精的能力，阴茎插入阴道之前或刚插入即射精；或在女性性生活中到达性高潮的频度不足 50% 即射精。女性的性反应模式与男性有所不同，男性在性刺激下很快从兴奋期达到平台期，相继到达性高潮而射精，之后迅速进入不应期。而大多数女性从兴奋期到达性高潮的时间较男子缓慢，性高潮出现的时间也较男子慢，但是可以反复出现性高潮，进入不应期的速度较缓慢。所以在性生活时，如果男性的射精潜伏期过短，通常直接影响女性的性高潮频度。然而男性的射精潜伏期受禁欲时间长短影响，女性性高潮的发生频度受身体状态、情感变化、周围环境等多种因素的影响，因此这种早泄的定义尚有待于进一步完善。在中医学中，早泄是指性生活时射精过早，甚至未交即泄或乍交即泄，以致不能进行正常性生活的一种病症。早泄是男子性功能障碍的常见症状，多与遗精、阳痿相伴出现。

【病因病理】

传统观点认为，PE 的原因大都是心理性的，如因童年不恰当的性意识或性行为产生自罪感，因性心理性创伤产生不安感，缺乏对性生活的自信等。研究结果表明，原发性早泄患者存在心理性异常趋势，但这种变化并非早泄的主要发病原因，可能还存在其他器质性原因，有待于深入研究。在中医学中，早泄病因多为情志内伤、湿热侵袭、纵欲过度、久病体虚，精关封藏失职为基本病机。本病病位在肾，与心、肝、脾密切相关。临床以虚多实少或本虚标实多见。

【临床表现】

患者具有正常的勃起功能，原发性 PE 患者在阴茎进入阴道之前或进入阴道后约 1min 内射精，继发性 PE 患者约 3min 内射精，且患者无法控制射精时间，即对射精失去控制能力，在感知射精即将来临时无法抑制自我射精。患者在早泄后会产生消极情绪，如苦恼、忧虑、挫败感和（或）畏惧性活动等。

【诊断要点】

（1）询问病史：充分了解病情，评估射精潜伏期（即阴茎插入阴道到射精的时间）及配偶性生活满足度。

（2）精神心理个性检测法：进行精神心理学分析，了解患者的精神心理状况。

（3）阴茎生物感觉阈值测定法：测定阴茎敏感度阈值变化，了解阴茎感觉度和感觉神经的功能。

（4）完善泌尿科常规检查和必要的实验室检查，排除包皮炎、龟头炎、前列腺炎、精囊炎、尿道炎等其他诱因。

【辨证分型】

1. 脾肾阳虚证

（1）主症：早泄遗精，性欲减退，腰膝酸软。

（2）兼症：食欲不佳，大便溏，小便清长，夜尿多，面色㿠白。

（3）舌脉：舌淡，苔白，脉沉弱。

2. 肾阴不足证

（1）主症：早泄，阳事易举，腰膝酸软。

（2）兼症：五心烦热，潮热盗汗。

（3）舌脉：舌红少苔，脉细数。

3. 心脾两虚证

（1）主症：早泄，神疲乏力。

（2）兼症：心悸怔忡，健忘多梦，食少，腹胀便溏。

（3）舌脉：舌淡，脉细弱。

4. 肝郁气滞证

（1）主症：早泄，情志不畅，胸闷不舒。

（2）兼症：焦躁易怒，头痛眩晕，口苦口干。

（3）舌脉：舌质淡红，舌苔薄白，脉弦。

【针灸治疗】

1. 针刺法

（1）治法：补益心肾，疏肝健脾。以任脉、督脉、足阳明经、足太阴经、足太阳经穴为主。

（2）选穴处方

[**主穴**] 百会、内关、中脘、下脘、气海、关元、足三里、三阴交、合谷、太冲。

[**副穴**] 四神聪、神庭、神门、天枢、太溪。

[**配穴**] 脾肾阳虚配志室、脾俞，肾阴不足配复溜、照海，心脾两虚配心俞、脾俞，惊恐伤肾配心俞、胆俞、神门，湿热下注配曲池、阴陵泉，肝郁气滞配肝俞、膈俞。

（3）操作方法：常规消毒，选用 0.25mm×40mm 的毫针，指切进针后，百会、四神聪、神庭平刺，余穴直刺，行提插捻转使患者有酸麻重胀得气感。其中，中脘、下脘、气海、关元、三阴交、足三里、肾俞行提插补法；关元、气海等穴针尖向下斜刺，使针感向阴部放散；太冲行提插泻法；余穴位平补平泻。得气后留针加红外线照射30min。

（4）处方释义：百会为督脉经穴，且为诸阳之会，针刺可激发阳气，治病调神；内关为手厥阴心包经之络穴，可宁心安神，理气解郁。中脘为胃经募穴，又为腑会；下脘为足太阴与任脉之会；气海为元气汇聚之处，为气之海，主一身之气机；关元位于人体之丹田，内藏肾之元阴元阳。四穴共用有健脾和胃、益气养血之效；且关元、气海属于任脉，系于胞宫和精室，亦可以后天养先天。合谷、太冲配伍名"四关"，合谷为手阳明大肠经的原穴，主调气；太冲为足厥阴肝经的输穴、原穴，主调血。两穴合用有调和气血、活血通络之功，可调动脏腑之原气抵抗病邪。足三里为胃经合穴，可健脾益胃，补虚强壮。三阴交调理肝、脾、肾三脏，可疏肝、健脾、益肾，从根本上治疗早泄。

2. 精灸法

（1）治法：调畅精神，固本培元，通达经络。取任脉、督脉及背俞穴为主。

（2）选穴处方：中脘、胃俞、脾肾、肾俞。

（3）操作方法：根据选穴调整患者体位，取主穴，配穴可根据中医辨证分型加减穴位，用棉签蘸取万花油，在穴位上做标识，操作人员取适量细软金黄的陈年精细艾绒，并将其捏成底面直径 1~2mm、高 2~3mm 的圆锥体艾炷。将艾炷置于万花油标记的穴位上，线香引燃艾绒，待局部皮肤潮红、灼痛时速取走，时间一般为 5~7s，每穴灸 1~3

壮。精灸过程中注意保暖，避免受凉[1]。

（4）处方释义：精灸疗法在灸法中属于一种特殊的直接灸法，具有"艾炷小、壮数少"的特点，其艾炷细小，燃烧热力渗透力强且集中，具有较强的温补作用。中脘、胃俞、脾肾、肾俞四穴分别为胃经之俞、募穴，脾经、肾经之背俞穴，灸之可直达病变脏腑。且胃俞、脾肾、肾俞为膀胱经穴，分布在腰部，腰为肾之府，此四穴合用共同补益肾精，温补脾肾。

3. 穴位埋线法

（1）治法：调畅精神，固本培元，通达经络。

（2）选穴处方：肝俞、脾俞、肾俞、膀胱俞、气海、关元、中极、足三里、三阴交。

（3）操作方法：患者仰卧于床上。对皮肤穴位实施局部清洁、消毒，取已消毒的一段长约 1.5cm 的 3~0 号可吸收性外科缝线放置于一次性埋线针内，并将露出针头部分的线反折，左手拇指按住患者皮肤的进针处，右手持针快速刺入对应穴位，将 3~0 号可吸收性外科缝线埋置在穴位的筋膜肌腱、肌层之内。嘱患者保持患处干燥，3 天之内禁止碰水。每半个月埋线 1 次，1 个疗程埋线 4 次。连续治疗 2 个月[2]。

（4）处方释义：唐代医家杨玄操指出："任者，妊也，此是人之生养之本。"任脉为阴脉之海，任脉上的腧穴，特别是下腹部穴，可治疗泌尿生殖系统疾病。关元、气海、中极均为任脉下腹部腧穴，气海为元气汇聚之处，为气之海，主一身之气机；关元位于人体之丹田，内藏肾之元阴元阳，适用于早泄、阳痿、不孕等生殖疾病；中极为膀胱经之募穴，与膀胱俞一前一后俞募相配，两者合用可补肾壮阳，既可温阳化气，又可固精缩尿，对早泄治疗有着特殊疗效；足三里为足阳明胃经穴，是常用保健穴，有补益脾胃、调理气血、通经活络之功；三阴交调理肝、脾、肾三脏，可疏肝、健脾、益肾。肾俞、肝俞、脾俞为膀胱经之背俞穴，三穴共用可补肝脾肾，固精关。诸穴共取，具有疏肝健脾、温肾壮阳、益气固精之效。

4. 电针法

（1）治法：调畅精神，固本培元，通达经络。

（2）选穴处方：中极（＋）、关元（－）、足三里（＋）、三阴交（－）。

（3）操作方法：使用电针仪连接穴位组。波形选择疏密波，频率调至 2~100Hz，电流强度 0.1~1mA，以局部轻微跳动，患者能耐受为度，留针 30min。

（4）处方释义：足三里为胃经合穴，具有健脾益胃、强壮机体的作用，是治疗诸虚百损的常用穴，可固护后天，补益脾虚。三阴交为足太阴脾经之经穴、足三阴经交会之处，可健脾益血、调肝补肾。关元为小肠募穴，中极为膀胱经募穴，二者均为任脉腧穴，合用一则培补元气，二则有近治作用，可改善性功能。

【康复理疗】

男性的骨盆底部与勃起功能之间存在密切关系，使用特定盆底肌训练对患者进行治疗，可以提高患者的肌肉能力，从而增强性功能[3]。提肛运动在临床中应用广泛，不仅可以预防痔疮，而且对其他男科疾病的治疗也有益，通过提肛运动，盆底肌功能加强，可以帮助早泄患者更好地控制盆底肌张力，从而延长射精时间。作为一种辅助疗法，提肛运动几乎不受时间地点的约束，也不借助任何医疗器械，操作简便，且不用花费任何费用，临床依从性高，是临床最常推荐的辅助疗法之一[4]。

【调养护理】

（1）饮食调养：忌食生冷刺激、辛辣的食物，可食营养丰富的食物。注意天气变化，合理增减衣物。保持室内温湿度适宜，避免感冒。

（2）精神调养：正视疾病本身，切勿因耻于开口而私下进行不规范诊疗。保持积极心态，与伴侣共同面对和解决问题。

（3）运动调养：适当锻炼，增强体质，有氧运动如慢跑、游泳、骑自行车等可以提高心肺功能，提高身体的耐力和持久力。这些运动有助于提高性生活时的控制能力。

（4）护理方面：对于继发性早泄患者，平日注重个人卫生，避免前列腺炎的发生，体检发现甲状腺或盆腔疾病时应及早就医，避免疾病进一步发展。

【健康宣教】

（1）告知患者禁止看色情书籍、色情影视作品等，避免性刺激致阴茎异常勃起。

（2）对患者配偶的指导：夫妻合作及谅解是不可忽视的重要环节，出现早泄也不必恐惧、焦虑，女方更不要责备、埋怨、奚落对方，而应表示理解、安慰、鼓励、体贴，帮助患者消除心理负担，避免进一步因心理障碍诱发早泄加重[5]。

【临证医案】

胡某，男，45 岁。2021 年 11 月 5 日初诊。

◎**主诉**　性生活射精快，伴疲劳乏力 1 年余。

◎**现病史**　患者 1 年前无明显诱因出现同房时性欲减退，同房时间约 1min，伴有勃起不坚，易乏力疲倦。常感腰膝酸软，无腰部活动受限，未行系统治疗。现症见：神志清楚，精神疲倦，诉同房射精快，约 1min，伴勃起不坚。易腰膝酸软，无腰部活动受限。夜尿频数，3~5 次 / 晚，小便清长，无尿急尿痛等不适。纳一般，眠欠佳，大便时有稀溏。舌淡红，苔薄白，边有齿痕，脉沉细。既往体健。有长年不良手淫史。直肠指诊显示：前列腺体积稍大，质地柔软，无压痛。外生殖器未见明显异常。辅助检查：肝、肾功能及血清性激素指标未见异常。泌尿系和前列腺彩超未见明显异常。

◎**西医诊断**　原发性早泄。

◎**中医诊断**　早泄（脾肾阳虚证）。

◎**治法**　温肾壮阳，益气健脾。

◎处方

（1）针刺法：印堂、百会、内关、中脘、下脘、气海、关元、足三里、三阴交、合谷、太冲、太溪、志室、肾俞、脾俞。穴位常规消毒后，选用 0.25mm×40mm 的毫针，用指切进针法直刺进针。百会、印堂平刺，余穴直刺，行提插捻转使患者有酸麻重胀得气感。其中，中脘、下脘、气海、关元、三阴交、足三里、脾俞、肾俞行提插补法；关元、气海等穴针尖向下斜刺，使针感向阴部放散；太冲行提插泻法；余穴位平补平泻。得气后留针。部分穴位加电 30min：中极穴（＋）、关元（－）、足三里（＋）、三阴交（－），以局部轻微跳动，患者能耐受为度。另用红外线照射 30min。

（2）精灸法：中脘、胃俞、脾肾、肾俞各灸 2 壮。

每周行 2 次治疗，嘱患者调畅情志，忌食辛辣、刺激食物，清淡饮食，适当锻炼，转移注意力，戒除手淫恶习，养成良好生活习惯。

2021 年 11 月 18 日二诊　患者诉治疗后勃起时间和硬度均较前有所改善，行房时间可延长至 2min 左右，睡眠、精神均有好转，仍有腰酸，夜尿 2~3 次 / 晚，纳眠可。大便基本成形，舌淡红，苔薄白，稍有齿痕，脉细。患者诉因家事需返乡 10 天，为巩固疗效，在初诊治疗基础上配合穴位埋线，选穴处方：脾俞、肾俞、气海、关元、中极、足三里、三阴交。余同前。

2021 年 11 月 30 日三诊　患者自觉情志畅达，信心增加，性欲渐长，诉房事维持时间 2~5min，仍有夜尿 2 次 / 晚，无腰酸等不适。纳眠可。舌淡红，苔薄白，稍有齿痕，脉细。继续初诊治疗。嘱患者继续治疗 1 个月，结束治疗后可继续穴位埋线 2 次以巩固疗效。

2 个月后随访，性生活时间可达 5~10min，夜尿至多 1 次，睡眠质量改善。

◎按语　古代医家多将早泄发病归于肾的功能失调。周鹏教授认为，早泄除与先天之本肾紧密联系外，亦与心、肝、脾密不可分。人体是一个相互联系的有机整体，如果"先天之本"不足，就可能影响五脏功能的正常运行，造成阴阳失衡状态，从而导致疾病发生。"后天之本"受到损伤，水谷精微不能化生气血津液，输布精微于人体脏腑，造成人体正气不足，致使邪气侵袭。因此，要注重固护脾肾，只有先后天得以固护，生化之源才能不竭，人体正气才能充盛。本案患者可辨为脾肾阳虚证，考虑其长年不良手淫史，纵欲过度，耗伤肾精，导致脾肾不固，故见乏力疲倦，并常感腰膝酸软，治以温补脾肾，疏肝调神。选穴百会、印堂，为督脉经穴，且百会为诸阳之会，针刺可激发阳气，两者合用亦可治病调神；内关为手厥阴心包经之络穴，可宁心安神、理气解郁；中脘为胃经募穴，又为腑会，下脘为足太阴与任脉之会，气海为元气汇聚之处，为气之海，主一身之气机；关元位于人体之丹田，内藏肾之元阴元阳。中脘、下脘、气海、关元共用有健脾和胃、益气养血之效，且关元、气海属于任脉，系于胞宫和精室，亦可以后天养先天。合谷、太冲配伍名"四关"，合谷为手阳明大肠经的原穴，主调气；太冲为足厥阴肝经的输穴、原穴，主调血，两穴合用有调和气血、活血活络之功，可调动脏腑之原气抵抗病邪。足三里为胃经合穴，可健脾益胃，补虚强壮；三阴交调理肝、脾、肾三脏，可疏肝、健脾、益肾；脾俞为脾经之背俞穴；太溪为肾经之原穴，可滋阴益肾，壮阳强腰。肾俞为补肾要穴，志室又名精宫，是补肾固精要穴，且肾俞作用于腰骶部，对提高男、女性功能均有直接作用。加之精灸以补益脾肾，温补阳气，配以电针，调和脏腑气血，巩固疗效，达到治愈疾病的目的。周教授认为，针灸疗法形式多样，患者二诊时因个人原因后期不能及时来门诊针灸治疗，故改用穴位埋线巩固治疗。临床要贴合实际，师古而不泥古，多思考，多总结，以发挥针灸治疗的最大优势。

参考文献

［1］廖晓英，苏广，周鹏，等. 精灸疗法改善中风后抑郁症临床疗效观察［J］. 湖北中医药大学学报，2020，22（4）：91-93.

［2］郑进福，杨申花，梁芸菊，等. 中药口服联合穴位埋线治疗男性早泄的临床效果分析［J］. 中国实用医药，2022，17（7）：176-178.

［3］盛佳智，弓腊梅. 体力活动、运动对男性性功能影响的 Meta 分析［J］. 中国性科学，2016，25（10）：21-25.

［4］黄登霞，张春和，肖子浩，等. 男科疾病的中医外治法研究进展［J］. 中国民族民间医药，2023，32（3）：44-50.

［5］曹云剑，王红芹，张芳，等. 早泄合并包皮过长商环微创术116例围术期护理体会［J］. 基层医学论坛，2018，22（30）：4220-4221.

夜啼

【概述】

小儿夜啼是指小儿白天能安静入睡，入夜则啼哭不安，时哭时止；或每夜定时啼哭，甚则通宵达旦的病症，是小儿常见病，多见于新生儿及婴幼儿。大多数夜啼为非疾病因素引起，究其病因，有先天和后天两种因素。先天因素主要责之于孕母素体虚寒或性情急躁，遗患于胎儿；后天因素则为患儿腹部受寒、体内积热、暴受惊恐等[1]。

【病因病理】

小儿夜啼是婴儿时期常见的睡眠障碍之一，夜啼导致小儿睡眠时间不足，睡眠质量下降，对其中枢神经系统、免疫功能及内分泌系统等的发育和成熟都有严重的影响。

从中医学角度，小儿夜啼的发生与小儿时期的生理特点密不可分。小儿五脏六腑成而未全，全而未壮，神志亦较成人怯弱，乍见异物、突闻怪声均易受惊恐，一旦受惊，则心神不宁、肝魂不稳，胆寒怯弱、气逆为恐，导致惊惕不安，发为夜寐惊啼。小儿稚阳未充，稚阴未长，五志未定，智慧未充，一旦受惊恐等客邪所伤，则极易导致阴阳平衡紊乱、不相顺接而发生夜惊。夜惊归属于中医学"夜啼"范畴。由此可见，小儿夜啼的发生与心、肝、脾、胆、胃等脏腑密切相关，多因脾寒、心热、惊恐所致，即寒则痛而啼、热则烦而啼、惊则神不安而啼。

【临床表现】

夜啼的主要临床表现是婴儿入夜啼哭不安，时哭时止，或每夜定时啼哭，甚则通宵达旦，但白天如常。多见于新生儿及 6 个月内的婴儿，四季均可发病。需要与生理性夜啼相鉴别。啼哭是新生儿及婴儿的一种正常生理活动，是表达要求或痛苦的方式。如果是因饥饿、惊恐、尿布潮湿、衣被过热或过冷等引起的啼哭，喂以乳食，安抚亲昵，更换潮湿尿布，调节冷暖后啼哭即可停止，此时不属病态。

【诊断要点】

（1）病史：有腹部受寒、护养过温、暴受惊恐等病史。

（2）症状：多见于新生儿或婴儿，入夜啼哭，不得安睡，时哭时止，或每夜定时啼哭，甚则通宵达旦，白天如常。全身一般情况良好，排除因外感发热、口疮、肠套叠、寒疝等疾病引起的啼哭。

（3）体征：各项体征检查无异常发现。

（4）辅助检查：各项辅助检查无异常发现。

【辨证分型】

1. 脾寒气滞证

（1）主症：夜间啼哭，时哭时止，哭声低弱。

（2）兼症：面色无华，口唇色淡，睡喜蜷卧，腹喜摩按，四肢欠温，吮乳无力，大便溏薄，小便清。

（3）舌脉：舌质淡，苔薄白，指纹淡红。

2. 心经积热证

（1）主症：夜间啼哭，见灯火尤甚，哭声响亮。

（2）兼症：面赤唇红，烦躁不安，身腹俱暖，大便干结，小便短赤。

（3）舌脉：舌尖红，苔薄黄，指纹紫滞。

3. 暴受惊恐证

（1）主症：夜间突然啼哭，哭声尖锐，如见异物，表情恐惧，紧偎母怀。

（2）兼症：面色乍青乍白，哭声时高时低，时急时缓，时作惊惕。

（3）舌脉：患儿因惊吓多难配合，多见舌淡红，苔薄白，指纹青紫。

【针灸治疗】

1. 针刺法

（1）治法：清脏退热，定惊安神。以任脉、手太阴肺经穴为主。

（2）选穴处方：巨阙、四缝、少商、百会、印堂、中脘。

（3）操作方法：巨阙穴用0.25mm×25mm的毫针以25°~30°角向下斜刺0.3~0.5寸（视患儿胖瘦而定，不可直刺或深刺）；再用针点刺四缝穴，用手挤出少许澄清黄白色液体或血液；少商穴点刺挤出血液少许。穴位针刺后均不留针[2]。

（4）处方释义：因小儿神气怯弱，元气未充，神经系统发育不够完善，偶受惊恐或恶性刺激，易伤及心神，出现惊惕不安，夜间啼哭，不能安寐。临床中采用针刺心之募穴巨阙，配以四缝、少商，清心肝、退惊热、镇惊安神。百会、印堂调神，中脘安脏。

2. 刺络放血法

（1）治法：泄热安神，除烦安眠。以经外奇穴为主。

（2）选穴处方：四缝穴、中冲穴。

（3）操作方法：①四缝穴刺法：患儿取坐位，家长持患儿前臂，医者以一手拇、食、中指持患儿手指尖，令掌心向上，75%酒精常规消毒，以末梢采血针对准穴位速刺疾出，深度0.1寸，继以两手拇指、食指自两侧向穴位中央挤压，挤出少许黄白色黏液或血液，以无菌干棉球拭之，双手共8穴，逐个刺之[3]。②中冲穴刺法：取双侧中冲穴，三棱针点刺放血。首先医者的左手拿住患儿中指，经常规消毒后，右手持细三棱针或5号注射针头点刺，使针尖约斜向上方，刺0.1寸，刺出3~5滴血即可。一般1次治疗即有效，如效果欠佳，第2天可再针1次。在婴儿啼哭时针刺效果更佳[4]。

（4）处方释义：点刺四缝穴可泄热除烦安神；中冲穴属手厥阴心包经，点刺可泄心包相火之热，宁心安神，开窍醒脑[5]。

3. 皮肤针法

（1）治法：镇惊安神，养血宁心，调理脾胃。以经外奇穴、足阳明胃经穴为主。

（2）选穴处方：奇穴（中指第1关节两侧为中心，环指叩刺）、华佗夹脊穴（重点叩刺心俞、胆俞）、中冲、足三里、涌泉。

（3）操作方法：局部常规消毒后，用梅花针反复叩刺，采用中等强度刺激，使局部皮肤潮红，充血，但不出血。中冲穴可点刺出血，1次/天，6次/疗程。

（4）处方释义：小儿夜啼证多见于6个月以内的小儿。因小儿神志怯弱，魂魄易惊，智慧未充，受惊吓后易致恐惧不安，常在深夜做噩梦时出现惊惕、哭啼。治疗重在镇惊安神，佐以养血宁心，调理脾胃。梅花针叩刺奇穴、华佗夹脊穴、中冲、足三里、涌泉穴等，能达到镇惊安神，调理脾胃，宁心安神的功效。

4. 耳穴贴压法

（1）治法：温脾清心，镇惊安神。以特定耳穴为主。

（2）选穴处方：耳穴神门、心、脾、肝、脑等。

（3）操作方法：将 0.2cm 直径的圆磁珠，放在 0.8cm×0.8cm 的胶布上，按贴耳穴神门、脑、心。脾寒所致者加脾，惊恐所致者加肝。嘱家长每穴每天轻轻按压 2 次，双耳交替贴按，1 次 /2 天，3 次 / 疗程。

（4）处方释义：耳与全身脏腑经络关系密切，按压耳穴神门、心、脾、肝、脑及磁珠中磁力线透过耳穴所起的双重作用，能镇惊安神、温脾清心，以达到阴阳气血平衡，从而使诸症自消[6]。

【康复理疗】

1. 药物外治

干姜粉、艾叶适量，炒热布包，熨小腹，从上至下，反复多次，用于脾虚中寒证；丁香、肉桂、吴茱萸等量，研细末，置于普通膏药上，贴于脐部，用于脾寒气滞证。新生儿及婴儿用醋调或水调直接敷于脐部，避免膏药损伤皮肤。

2. 推拿疗法

（1）分手阴阳，运八卦，平肝木，揉百会、安眠。寒啼加补脾土，摩腹，揉足三里、关元；热啼加掐总筋，揉小天心，泻小肠；惊啼加掐神门，揉印堂、太冲。

（2）按摩百会、四神聪、脑门、风池（双），由轻到重，交替进行。患儿惊哭停止后，继续按摩 2~3min。用于惊恐伤神夜啼[7]。

【调养护理】

（1）注意保持周围环境安静，检查衣服被褥有无异物，避免刺伤婴儿皮肤。保持环境安静，睡眠时光线适度。

（2）婴儿无故啼哭不止，要注意寻找原因，如饥饿、过饱、闷热、寒冷、虫咬、尿布浸渍、衣被刺激等，除去引起啼哭的原因。

（3）孕妇及乳母不宜过食寒凉或辛辣热性食物，孕期适当补充钙剂。

【健康宣教】

（1）要注意防寒保暖，但勿衣被过暖。

（2）孕妇及哺乳期女性不可过食寒凉及辛辣热性食物，避免受到惊吓。

（3）勿将婴儿抱在怀中睡眠，勿通宵开启灯具，逐渐减少夜间哺乳次数，养成良好的睡眠习惯。

【临证医案】

梁某，男，1 岁 6 个月。2022 年 3 月 17 日初诊。

◎**主诉**　夜间啼哭 3 天余。

◎**现病史**　患儿于 3 天余前因过度饱食后出现夜间啼哭，每晚 1 时左右开始啼哭，睡眠不佳，未经系统诊治。患儿父母要求保守治疗，遂于我院门诊就诊。现症见：患儿神清，精神疲惫，面赤唇红，烦躁不安，汗正常。便秘，质地干结，味臭秽，2~3天/次，小便黄。食欲不佳，入睡困难，易醒。舌尖红，有点刺，苔黄腻，指纹紫滞。既往史、个人史、过敏史、家族史均无特殊。

◎**西医诊断**　病理性夜啼。

◎**中医诊断**　夜啼（心经积热证）。

◎**治法**　清心消积，泻火安神。

◎**处方**

（1）刺络放血法：取四缝穴。患儿取坐位，家长持患儿前臂，医者以一手拇、食、中指持患儿手指尖，令掌心向上，75%酒精常规消毒，以末梢采血针对准穴位速刺疾出，深度1~2mm，继以两手拇指、食指自两侧向穴位中央挤压，挤出少许黄白色黏液或血液，以无菌干棉球拭之，双手共8穴，逐个刺之。

（2）毫针穴位：取穴巨阙、百会、印堂、中脘。用0.25mm×25mm的毫针以25°~30°向下斜刺浅刺0.3寸。穴位针刺后行平补平泻手法，均不留针。

（3）推拿疗法：补脾经、清心经，掐揉小天心。

2022年3月21日复诊　患儿夜啼症状改善，夜间啼哭时间减少，仍有烦躁不安，食欲改善明显，睡眠、便秘情况改善。拟治疗同前，继续巩固治疗。

2022年3月26日复诊　患儿夜啼、烦躁不安情况已消失，食欲恢复，睡眠情况改善。大便1次/天，味臭秽情况改善。小便正常。嘱清淡饮食，拟治疗去除刺络放血，其余治疗同前。

2022年4月随访，患儿父母代诉，不适症状已经消失，纳眠可，二便调。

◎**按语**　本例患儿舌尖红，有点刺，苔黄腻，病机为心经积热，先点刺四缝穴泄热除烦安神，使热随血出，急症可除；后予毫针刺法速刺，可清心肝、退惊热、镇惊安神，配合推拿疗法可巩固疗效。

参考文献

［1］麻玲霞，谢静. 中医治疗小儿夜啼综述［J］. 中医儿科杂志，2018，14（5）：82-84.

［2］崔金星，王丛礼. 梅花针治疗小儿夜啼98例临床分析［J］. 中国中西医结合儿科学，2009，1（6）：551-552.

［3］张立娜，苟旭蕾. 点刺四缝穴治疗心经积热型小儿睡惊症的临床研究［J］. 中国医学创新，2022，19（6）：123-127.

［4］赵坚新. 针刺中冲穴治疗小儿夜啼症100例［J］. 上海中医药杂志，1999（1）：42.

［5］康平. 三棱针点刺四缝穴治疗夜啼32例疗效观察［J］. 药物与人，2014，27（10）：226-226.

［6］陈辉. 磁珠耳穴贴压治疗婴儿夜啼30例［J］. 河南中医，2003（4）：52.

［7］肖莲英. 推拿配合耳穴贴压治疗小儿夜啼20例［J］. 上海针灸杂志，2008（3）：27.

遗尿

【概述】

遗尿又称尿床、遗溺，是指 5 周岁以上的小儿在睡眠状态下不自主排尿，每周至少 2 次，持续 3 个月以上的病症。其病因复杂，临床上可分为原发性和继发性、单纯性和复杂性遗尿，最常见的是原发性单纯性遗尿症。遗尿多见于 10 岁以下的儿童，男孩是女孩的 2 倍，且有明显的家族倾向。本病大多病程长，或反复发作。重症病例白天睡眠中也会发生遗尿，严重影响患儿的身心健康与生长发育。

【病因病理】

本病发病机制十分复杂，涉及中枢神经系统（若干神经递质和受体）、生理节律（睡眠和排尿）、膀胱功能紊乱及遗传等多种因素。目前认为，中枢睡眠觉醒功能与膀胱联系的障碍是单症状性遗尿的基础病因，而夜间抗利尿激素分泌不足导致的夜间尿量增多和膀胱功能性容量减少是触发遗尿的重要病因。中医学认为，尿液的生成及排泄与肺、脾、肾、三焦、膀胱关系密切。遗尿的病因主要为下元虚寒、肺脾气虚、心肾不交、肝经湿热以致膀胱失约，尤以下元虚寒为多见。遗尿的病位主要在膀胱，与肾、脾、肺密切相关。病机为三焦气化失司，膀胱约束不利。

【临床表现】

不能从睡眠中醒来而反复发生无意识排尿行为；睡眠较深，不易唤醒。发作频率：3~5 岁患儿，每周至少遗尿 5 次，症状持续 3 个月；5 周岁以上患儿，每周至少遗尿 2 次，症状持续 3 个月；或自出生后持续遗尿，无连续 6 个月以上的不遗尿期。

【诊断要点】

1. 西医诊断

（1）病史采集：全面的病史采集可以帮助排除潜在疾病和寻找病因，同时也有助于遗尿的诊断和治疗。临床上可使用病史采集表，包含夜间遗尿、日间排尿、排便情况、心理行为问题、饮水习惯、家族史及既往治疗情况等，以便更快、更便捷地了解儿童夜间遗尿情况、日间排尿症状及是否合并其他潜在疾病。

（2）体格检查：患儿就诊时需进行详细的体格检查，以排除潜在解剖学或神经学异常疾病。

（3）辅助检查：是儿童遗尿诊断的重要步骤，其中尿常规适用于所有初诊儿童。泌尿系统超声检查常可协助诊断儿童膀胱功能异常和泌尿系统先天畸形；对伴有明显日间排尿症状者及排便异常者，可考虑进行尿流动力学、腰骶部磁共振成像等检查。

（4）排尿日记：是评估儿童膀胱容量和是否存在夜间多尿的主要依据，同时也是单症状性遗尿具体治疗策略选择的基础，有条件的家庭均应积极记录。排尿日记中涉及的日间最大排尿量指除清晨第 1 次排尿外的日间最大单次排尿量，而夜间总尿量应包括夜间尿布增重或夜间排尿量与清晨第 1 次尿量之和。临床医师可根据患儿排尿日记的数据信息评估患儿膀胱容量和夜间总尿量，从而判断患儿遗尿类型，指导治疗。

排尿日记应在做到睡前 2h 限水、睡前排空膀胱之后进行评价，需详细记录至少 3~4 个白天（儿童上学期间可于周末记录）、连续 7 个夜晚饮水、遗尿、尿量等情况。排尿日记在实际使用中存在一定困难，填写前临床医师应与家长和患儿充分沟通，详细讲解排尿日记的具体记录方法，以确保数据记录的准确性和真实性。

2. 中医诊断

（1）病史：多有睡前多饮史。

（2）临床表现：不能从睡眠中醒来而反复发生无意识排尿行为；睡眠较深，不易唤醒。发作频率：3~5 岁每周至少遗尿 5 次，症状持续 3 个月；5 周岁以上每周至少遗尿 2 次，症状持续 3 个月；或自出生后持续遗尿，没有连续 6 个月以上的不遗尿期。

（3）辅助检查：尿常规、尿细菌培养无异常，泌尿系统 B 超或可见膀胱容量小，腰骶部核磁共振检查或 X 线检查或可见隐性脊柱裂。

（4）须排除非单症状性遗尿及其他潜在疾病，如泌尿系统疾病、神经系统疾病、内分泌疾病等引起的遗尿，相关辅助检查可进一步明确诊断。

【辨证分型】

1. 肾气不足证

（1）主症：睡中经常遗尿，醒后方觉，天气寒冷时加重，小便清长。

（2）兼症：神疲乏力，面色少华，形寒肢冷，腰膝酸软。

（3）舌脉：舌淡苔薄白或白滑，脉沉细或沉弱。

2. 肺脾气虚证

（1）主症：睡中遗尿，日间尿频而量多。

（2）兼症：面色少华或萎黄，神疲乏力，纳少便溏，自汗，动则多汗，易感冒。

（3）舌脉：舌淡苔薄白，脉弱无力。

3. 肝经郁热证

（1）主症：睡中遗尿，小便量少色黄，气味腥臊。

（2）兼症：性情急躁，夜卧不安或梦语龂齿。

（3）舌脉：舌红苔黄，脉弦滑数。

4. 脾肾阳虚证

（1）主症：睡中遗尿，小便清长，无异味。

（2）兼症：神疲乏力，面色苍白，形寒肢冷，食纳差，夜眠可。

（3）舌脉：舌淡，苔白，脉沉细。

【针灸治疗】

1. 针刺法

（1）治法：健脾益肾，固本止遗。以任脉、督脉、手足厥阴、手少阴经穴为主。

（2）选穴处方

［**主穴**］百会、中脘、下脘、气海、关元、足三里、三阴交。

［**副穴**］印堂、天枢、阳陵泉、太溪、照海。

［**配穴**］肾气不足配命门、腰阳关，脾肺气虚配肺俞、脾俞，肝经郁热配蠡沟、太冲，脾肾阳虚配脾俞、肾俞、膀胱俞。

（3）操作方法：毫针常规针刺，常规消毒后，选用 0.25mm×40mm 的毫针，用指切进针法直刺进针后，百会、印堂平刺，余穴直刺，行提插捻转使患儿有酸麻重胀得气感。其中，中脘、下脘、气海、关元、三阴交、足三里、肾俞、命门行提插补法，关元、气海等穴针尖向下斜刺，使针感向阴部放散；太冲行提插泻法；余穴位平补平泻。脾俞、肾俞、命门得气后行补法，不留针，余穴得气后留针加红外线照射 30min。

（4）处方释义：百会、印堂均在头面部，为督脉之要穴，督脉入络脑，上循巅顶，与脑密切相关，脑为元神之府，与神志密切相关，合用可调神健脑。中脘、下脘、气海、关元为任脉经穴，中脘为胃之募穴，两穴合用可补益脾胃，使气血生化有源以养先天。气海为元气汇聚之处，为气之海，关元为小肠募穴，肝经与任脉的交会穴，内涵元气。两穴合用，培补元气；四穴合用，引气归元。足三里为胃经合穴，具有健脾益胃、补虚强壮的作用，是诸虚百损的常用穴；三阴交为足三阴经交会之处，可健脾益血，调肝补肾；脾俞、肾俞、膀胱俞为背俞穴，可补益脾肾，固精缩尿止遗。

2. 精灸法

（1）治法：温阳健脾，固本培元。取任脉、督脉及背俞穴为主。

（2）选穴处方：引气归元（中脘、下脘、气海、关元）、脾俞、肾俞、三焦俞。

（3）操作方法：将艾绒搓揉成底面直径约 2mm、高约 3mm 的细小艾炷，放在涂有万花油的穴位上；然后用燃烧的线香点燃艾炷，待艾炷燃烧至 2/3 或患儿不能耐受灼热时迅速将其熄灭或取走。每穴各灸 2 壮。

（4）处方释义：中脘、下脘可补益脾胃，气海、关元为元气汇聚之处，能培补元气，四穴均为任脉经穴，精灸此四穴可以后天养先天，温养脾胃，固本培元；肾俞为肾之背俞穴，灸之可温补肾阳；三焦俞为三焦之背俞穴，可调理三焦，通调水道；与腹部穴位相配，亦有前后相配之意，"从阴引阳，从阳引阴"，调整一身阴阳气机。

3. 耳穴压豆法

（1）治法：培精益气，缩尿止遗。

（2）选穴处方：取耳穴肾、膀胱、内分泌。

（3）操作方法：于耳郭处常规消毒后，将王不留行籽贴附在穴区位置，嘱患儿家属

2~3 天后撕下，每隔数小时按压 1 次，以患儿自觉酸胀耐受为宜。

（4）处方释义：选取肾、膀胱、内分泌以培精益气，固摄下元，增强疗效，共奏缩尿止遗之功[1]。

【康复理疗】

1. 心理治疗[2]

护理人员在对患儿进行心理护理时，要面带微笑，以亲切的态度与患儿接触，在与患儿交谈时多使用鼓励或夸赞的语言，从而减少患儿对护理人员的恐惧感，促使患儿积极配合治疗。告诉患儿遗尿不是个人过错，而是一种疾病，易治愈，降低患儿的心理负担，消除患儿的不良情绪。同时告知患儿家长，患儿遗尿不是因为调皮，而是一种疾病过程，遗尿会对患儿的心理产生影响，家长不应责罚患儿，而应该给予一些必要的关心与鼓励。

2. 康复指导

（1）排尿训练：鼓励患儿在白天积极饮水并尽量延迟排尿时间，降低排尿次数。让患儿在排尿时只排除少量尿液就中止排尿 10s，再继续排尿，锻炼膀胱括约肌。在此期间，家长应给予患儿适当的鼓励。

（2）夜间唤醒：通过夜间护理，记录患儿遗尿时间，掌握患儿遗尿时间规律，进而在患儿遗尿前 0.5~1h 设置闹钟。患儿家长醒后，用声、温、光等形式叫醒患儿，待患儿清醒后让其自行如厕排尿，42~56 天后，逐步延长唤醒时间，最后由闹钟唤醒患儿。唤醒疗法的作用是引导患儿在排尿时间产生警觉，提高夜尿控制能力，实现不尿床的目标。

（3）鼓励疗法：为患儿建立日程表，并在表上记录患儿每天的遗尿情况，对无遗尿患儿进行鼓励表扬；对遗尿患儿进行心理疏导，与其一起分析出现遗尿的原因，并给予适当安慰。

（4）日常指导：帮助患儿养成正确的饮食起居规律，引导患儿尽量在上午饮水，下午饮水要适量，晚餐时要控制饮水量，睡前 120~180min 减少患儿饮水量，并减少甜食摄入量，排空膀胱，同时不做剧烈运动，避免过度疲劳或兴奋。

【调养护理】

（1）饮食调养：白天正常饮水，保证每日饮水量；睡前 2h 开始限制水分摄入（包括水、粥、汤、饮料、水果、果汁等的摄入）；晚餐宜早，宜清淡，少盐少油；晚餐及餐后禁止奶类、茶、咖啡、巧克力和柑橘类水果的摄入[3]。

（2）药膳调养：①取益智仁、怀山药、乌药、枸杞子各 10g，鸡蛋 2 个。将上述药物加水 1000ml 煎煮，待鸡蛋煮熟后将蛋壳敲破，再用文火煮至药液全干即可。然后弃药吃蛋，每次服 1 个，每天服 2 次，连服 3 天为 1 个疗程。②取新鲜鸡肠 30g，菟丝子、鸡内金、牡蛎各 6g，五味子、熟附片各 30g，黄芪 10g，党参 9g。将鸡肠洗净，与其他中药一同用水煎。可去药食肉喝汤，每天服 1 剂，于早、中、晚饭前分 3 次服用。③取覆盆子 30g，猪肉 100g。将覆盆子加水 500ml 煎煮，用文火煎至药汁剩 250ml 时，滤取药汁。将猪肉洗净、切块，然后用此药汁煮猪肉，文火煮至肉烂即成。可喝汤吃肉，每天服用 1 剂[4]。

（3）护理方面：可建立责任制护理，责任护士实行计划护理，负责分管患儿的入院、出院及后期随访。对患儿及家属行认知性心理指导，告知患儿遗尿是正常发育过程中的一个阶段，随着年龄增加会逐渐好转，缓解患儿自卑、恐惧的心理。向家属讲解遗尿的可控因素及有效防范措施。训练患儿正确憋尿、唤醒训练，即白天延长排尿间隔，由间隔 1h 增加到 3~4h，增加膀胱容量，训练有意识中断排尿。了解患儿夜间遗尿时间，提前唤醒，嘱其排尿。家属记录患儿遗尿情况，并通过随访（电话、群聊）及时向责任护士反馈。帮助患儿保守秘密，避免宣扬，尊重患儿自尊心，及时发现其不良心理并进行有效干预[5]。

【健康宣教】

由肾脏遗尿专科护士向患儿父母普及遗尿症知识，告知其遗尿相对高发，减少患儿家长的自责、内疚。向患儿解释遗尿症具有一定的自发缓解率，且治疗方法较多，使其对治愈充满信心。遗尿症不是自主症状，勿责罚、打骂孩子[6]。

【临证医案】

张某，男，7 岁。2021 年 12 月 7 日初诊。

◎**主诉** 其母代诉：夜间不自主排尿 1 年余，加重 1 月。

◎**现病史** 患儿于 1 年前无明显诱因出现夜间熟睡后尿床，1~2 次 / 晚，尿量多，尿色清，夜间不易叫醒，无尿急尿痛，未行系统治疗，1 月前上述症状反复加重，2~3 次 / 晚，遂于我院针灸科门诊就诊。现症见：神志清楚，面色无华，精神不佳，夜间熟睡后尿床，2~3 次 / 晚，尿量多，尿色清，夜间不易叫醒，白天活动后易疲劳乏力，手脚偏凉，小便清长，无异味，无头晕头痛、胸闷心慌、腹痛腹泻等不适。纳差，眠可，大便偏稀，1~2 次 / 天，小便如上述。舌淡，少苔，脉沉细无力。

◎**西医诊断** 单症状性遗尿症。

◎**中医诊断** 小儿遗尿（脾肾阳虚证）。

◎**治则** 健脾益肾，固本止遗。

◎**处方**

（1）针刺法：针刺百会、印堂、中脘、下脘、气海、关元、合谷、太冲、足三里、三阴交、太溪、脾俞、肾俞、膀胱俞。针刺时先取俯卧位，脾俞、肾俞、膀胱俞行补法速刺，不留针，再取仰卧位，留针 30min。中脘、天枢、气海、足三里予温针灸，双足予红外线照射。

（2）精灸：中脘、下脘、气海、关元、脾俞、肾俞、膀胱俞、三焦俞各 1 壮。

（3）耳穴压豆法：取耳穴肾、脾、膀胱、内分泌，单耳左右交替压豆，嘱2~3天后自行撕下，每隔数小时自行按压1次，以自觉酸胀耐受为宜。上述治疗方案每周2次。嘱家长定期在日常夜间排尿时间将患儿叫醒排尿，使其逐渐养成排尿意识。睡前少饮水或不饮水，入睡前先排尿。

2021年12月21日二诊　其母代诉患儿尿床频率降低至1~2次/晚，夜间有较浅的排尿意识，较前易叫醒，纳一般，眠可，近期夜间有受凉，大便5~6次/天，不成形。舌淡红，少苔，脉细。予初诊处方中针刺穴位加天枢，加强精灸中脘、下脘、气海、关元、脾俞、肾俞、膀胱俞各2壮，加用埋针脾俞、肾俞、膀胱俞、三焦俞。余方案同前，继续观察病情变化。

2022年1月4日三诊　其母代诉患儿遗尿频率降低至1~2次/晚，有自主排尿意识，纳眠可，大便调。治疗方案同前，每次治疗间隔1天以上，每周2次。

2个月后电话随访，其母诉患儿遗尿症状得到控制，基本痊愈。

◎按语　患儿病程已有1年余，日久不愈，久病成虚，肾气亏损进而肾阳不足，引起膀胱功能失调，津液失于蒸腾气化，故见遗尿频发，小便清长；脾阳不足，脾失健运，故见纳差，大便偏稀。脾肾不足，气血生化无源，则见白天动则疲劳乏力，手脚偏凉，可辨证为脾肾阳虚证，选背俞穴之脾俞、肾俞，速刺以补益脾肾，选取百会、印堂，可健脑调神。患儿身体尚在发育，久病又耗伤正气，正气不足，易受外邪侵犯，故取四关，即合谷、太冲，分属大肠经、肝经原穴，可调动脏腑之原气抵抗病邪。易纳差、便稀，为脾阳不足，脾胃失于健运，取中脘、下脘、气海、关元、足三里可健运脾胃，同时以后天养先天，固护本元。三阴交为足太阴脾经、足少阴肾经、足厥阴肝经交会之处，可调补肝脾肾三经气血；太溪为肾经之原穴，可补肾止遗。诸穴合用，先后天之本得以巩固，共奏健脾益肾，固本止遗之功。配合精灸引气归元四穴，可温补元气，脾俞、肾俞、命门、腰阳关可温补脾肾。耳穴压豆脾、肾、膀胱、内分泌，可补脾益肾，培精益气，固摄下元，起止遗作用，有助于改善病情。患儿二诊因受凉后出现腹泻，故加用大肠之募穴天枢，升清降浊，疏调肠腑止泻。且患儿一般惧针，针刺量不应太大，故加用刺激较小的埋针巩固疗效，并加强精灸散寒健脾止泻，温补肾阳。三诊后继续巩固治疗，使疗效最大化以治愈疾病。

参考文献

[1] 金海华，陈华德. 陈华德教授运用针刺治疗小儿遗尿症临床经验 [J]. 中医儿科杂志，2022，18（2）：31-34.

[2] 段秀芝. 心理护理对原发性夜间遗尿症儿童康复的应用效果刍议 [J]. 系统医学，2018，3（5）：168-170.

[3] 肖妮蓉，杨华彬，邓会英，等. 强化饮食护理干预对儿童夜遗尿康复的影响 [J]. 辽宁医学杂志，2018，32（1）：49-51.

[4] 肖洪军. 7款药膳可治小儿尿床 [J]. 求医问药，2012，106（5）：36.

［5］赵颖，马艳立，高杨洁，等. 生活护理指导对儿童原发性遗尿症的疗效［J］. 北京医学，2019，41（11）：1053-1055.

［6］李军祥，杜赟鹏，余鹏. 小儿遗尿症的心理病因及治疗思想探析［J］. 健康研究，2020，40（1）：44-47.

注意力缺陷伴多动障碍

【概述】

注意力缺陷伴多动障碍是一种儿童常见行为障碍之一，常被误诊为儿童一般行为问题而被家长忽视。主要表现为注意障碍、多动不宁、易激惹、好冲动等，并常见伴发学习、品行、抽动及某些情绪等障碍，如不及时干预治疗，则会导致成年后在认知、职业表现、社交、学习、情感表达等重要能力上存在缺陷，最终可能导致抑郁症、焦虑症，甚至导致形成反社会人格等，因此注意力缺陷伴多动障碍的治疗已成为全世界共同面对的公共卫生问题。

【病因病理】

注意力缺陷伴多动障碍是一种慢性疾病，病因复杂。研究认为由基因遗传性及环境危险因素等导致，主要表现为单胺类神经递质代谢异常、相关基因异常，如多巴胺、5-羟色胺及去甲肾上腺素相关基因的异常，以及与维生素 D 缺乏、免疫、后天生长环境相关[1]。根据注意力缺陷伴多动障碍的临床表现，可将其归类为中医的"躁动""健忘""失聪"等范畴。中医认为，年少多病，多与先天不足、后天失养致髓海空虚、心神失养有关。肾为先天之本，肾精主骨生髓，通于脑。若先天不足，肾精亏虚，则髓海失养，神无所依，导致心智涣散，健忘失眠等。肾为五脏阴阳之本，肾阴阳失调，则会导致五脏六腑阴阳失衡。心肝肾同源，两者均以精血为物质基础，心肾相交，水火既济，肾水虚不能上济心火，则心肾不交，心火上炎；热扰心神，则见心神不宁、多动等；肝肾同源，肝藏血，肾藏精，精血互化互生，肾精不足则肝血亏虚，肾水虚不能涵养肝木，肝阳上亢，则见易怒多动，性情烦躁。脾为后天之本，小儿脾常不足，脾气不足，气血生化失源，则心失濡养，神无所依，而出现活动过多，坐立不安。脾藏意，气血生化不足则见精力涣散、思维减退等。脾气不足，运化无力则痰湿内生，痰浊瘀阻日久化热，蒙蔽清窍而扰乱心神，则见烦躁易怒，胸闷、头晕等。此外，后天环境对患儿亦有极大的影响，若父母过于责备或家庭失和，则致情志内伤而发为病。

【临床表现】

注意力缺陷伴多动障碍多表现为注意力不集中、多动多语、急躁易怒、好冲动，儿童期多伴学习社交障碍、品行较差、不自主抽动等症状，成人后可表现为焦虑、抑郁、工作学习障碍，甚至形成反社会人格等。

【诊断要点】

注意力缺陷伴多动障碍主要以临床表现为诊断标准，主要采用美国精神病学会的《精神障碍诊断和统计手册第5版》（DMS-V）。

1. 注意力障碍

存在6项或更多以下症状，持续至少6个月，且症状达到了与发育水平不相称的程度，并直接对社会和学业、职业造成负面影响。

（1）经常不能关注细节，在学习、工作或其他活动中难以在细节上集中注意力，或易犯粗心大意的错误。例如忽视或遗漏细节，工作不精细。

（2）在任务或游戏（如听课、对话或长时间的阅读）中难以保持注意力。

（3）当别人对其直接讲话时，经常看起来没有在听。例如即使在没有任何干扰的情况下，看起来也是心不在焉地听。

（4）经常不遵指示，导致无法完成作业、家务或工作中的职责。例如可以开始任务但是很快就失去注意力，容易分神。

（5）经常难以组织任务活动。例如难以管理有条理的任务，难以把材料或物品放整齐；工作没有头绪；时间管理不良，不能遵守截止日期。

（6）经常回避，厌恶或不情愿从事需要精神上持续努力的任务，例如做家庭作业。对于年龄较大的青少年和成人，则体现于准备报告、完成表格或阅读冗长的文章上。

（7）经常丢失任务或活动所需的物品，例如资料、文具、钥匙、钱包、手机、文件、眼镜等。

（8）经常容易被外界刺激分神。对于年龄较大的青少年和成人，可能包括不相关的想法。

（9）经常在日常活动中忘记事情，例如做家务、外出办事等。对于年龄较大的青少年或成人则表现为忘记回电话、付账单、约会等。

2. 多动与冲动

存在6项或更多以下症状，持续至少6个月，且这些症状到了与发育水平不相称的程度，并直接对社会和学业、职业造成了负面的影响。这些仅仅是对立行为，违抗、敌意的表现，或不能理解任务指令，对于17岁以上的青少年和成人，则需要满足以下至少5项。

（1）经常手和脚动个不停或在座位上扭动。

（2）经常在应该坐着的时候离开座位。

（3）经常在不适宜的场合跑来跑去、爬上爬下。青少年、成人只是有坐立不安的主观感受）。

（4）经常很难安静地参加游戏或课余活动。

（5）经常"忙个不停"，犹如被马达驱动一样。

（6）经常讲话过多、喋喋不休。

（7）经常在提问未结束之前就把答案说出，如接别人的话，不能等待交谈顺序。

（8）经常难以耐心等候。

（9）经常打断或侵扰他人，例如插入别人的对话、游戏或活动，未经他人允许使用他人东西；对于青少年或成人，可能是侵扰或接管他人正在做的事情。

【辨证分型】

根据注意力缺陷伴多动障碍的症状及病因病机，可分为以下几种证型。

1. 心脾气虚，神失所养证

（1）主症：神思恍惚，注意力不集中，神疲乏力，记忆力下降。

（2）兼症：面色少华，形体瘦弱，手足多动，眠浅易醒，善忘心悸，偏食纳少，自言自语，大便溏稀，小便清长。

（3）舌脉：舌淡红，苔薄白，脉细弱。

2. 湿热内蕴，痰火扰心证

（1）主症：神思涣散，躁动不安，多语多动，冲动任性，注意力不集中。

（2）兼症：胸中烦热，懊恼难眠，痰多口苦，面红目赤，头晕目眩，小便短黄，大便干结。

（3）舌脉：舌质红，苔黄腻，脉滑数。

3. 肾阴不足，肝阳上亢证

（1）主症：手足多动，性格暴躁，难以自控，注意力不集中，难以静坐，记忆力欠佳。

（2）兼症：失眠多梦，五心烦热，盗汗，腰膝酸软，咽干颧红，口渴欲饮，大便干结，小便短黄。

（3）舌脉：舌质红，苔薄，脉弦细或细数。

【针灸治疗】

注意力缺陷伴多动障碍病位在心、脑，与肝、脾、肾相关，针灸治疗通过调理阴阳平衡、脏腑气血和畅而达到治病的目的。

1. 针刺法

（1）治法：平衡阴阳，调理脏腑。以督脉、任脉、手少阴心经为主穴。

（2）选穴处方

[**主穴**] 百会、内关、合谷、太冲、关元、足三里。

[**副穴**] 神庭、本神、上星、四神聪、脑户、囟会。

[**配穴**] 心脾气虚，心神失养者配三阴交、足三里；湿热内蕴，痰火扰心者配以少

府、丰隆；肾阴不足，肝阳上亢者配太溪、行间。

（3）操作方法：在所选穴位皮肤用碘伏或酒精常规消毒后，选用一次性无菌针灸针（规格：0.30mm×25mm 或 0.30mm×40mm），用一手食指、拇指夹住针柄，保持针身平直，将针快速刺垂直入皮肤，然后捏住针柄小幅度快速提插、捻转，使其快速得气，每 10min 行针 1 次，留针 30min 后出针，用消毒棉签按压针孔，防止出血。

（4）处方释义：头为诸阳之会、百脉之宗。百会穴位于头顶，属督脉，位居巅顶，为手足三阳经、督脉、足厥阴经交会之处，具有调节一身气血阴阳平衡之功。四神聪为百会前后左右各旁开 1 寸之处，位于督脉之上，又邻于膀胱经，具有醒脑开窍、宁神益智的作用。上星、神庭、囟会属督脉，督脉入脑，与百会、四神聪配伍，共奏宁神醒脑之功。脑户穴为督脉、太阳之会，可填精益髓补肾，疏通脑络。本神位于前额发际，内应于脑，属胆经，与阳维交会，善治神识诸病。关元为任脉之穴，具有调理中焦、培补元气的作用。内关穴为手厥阴心包经之络穴，神门穴为手少阴心经的原穴，两者配伍具有养心安神的作用。足三里为足阳明胃经之合穴，具有健脾和胃、补气养血的作用。三阴交为足太阴脾经穴位，是足厥阴肝经、足太阴脾经与足少阴肾经的交会穴，针刺此穴具有补益气血、调补肝肾、安神的作用。少府穴是手少阴心经荥穴，具有清心泄热之功效。丰隆为足阳明胃经之络穴，络属足太阴脾经，具有健脾化痰的作用。太溪是足少阴肾经原穴，脏腑经气输注于此，具有滋阴益肾的作用。行间为足厥阴肝经荥穴，具有清肝泄热之功。

2. 精灸法

（1）治法：温肾健脾，培本固元。选穴以督脉、任脉为主。

（2）选穴处方：中脘、下脘、气海、关元、肾俞、命门、腰阳关。

（3）操作方法：嘱患者平卧或俯卧，放松全身，用万花油在相应穴位上做好标记。术者取精细艾绒，将其揉捏成麦粒大小的艾炷，底面直径 1~2mm、高 2~3mm，并将其立于万花油标记处，用线香点燃艾炷，待艾炷充分燃烧或以患者感受灼痛时将其迅速取走，每个穴位灸 2 壮。

（4）处方释义：中脘为胃经募穴，具有调理脾胃之功；下脘为足太阴脾经与任脉之会；气海为人体先天元气汇聚之处；关元为一身元阴元阳交汇。四穴均位于任脉之上，任脉为阴脉之海，具有调节全身阴经气血的作用，精灸此四穴具有培本固元之功。肾俞为肾经的背俞穴，命门为元气之根、水火之宅，腰阳关为督脉之要穴，三穴共用，可起到温肾壮阳、扶正祛邪的作用。

3. 埋针法

（1）治法：调理脏腑，养心安神。以足太阳膀胱经穴位为主。

（2）选穴处方：魄户、神堂、魂门、意舍、志室。

（3）操作方法：患儿俯卧于治疗床上，用酒精或碘伏消毒相应背俞穴后，取一次性揿针（规格 0.22mm×1.5mm）刺埋入穴区皮肤，嘱患者 2~3 天后自行撕除。埋针时询问患者感受，如有不适则适当调整手法及埋针部位。

（4）处方释义：埋针是一种持续性、针对性的刺激疗法。膀胱经从巅入脑，魄户、神堂、魂门、意舍、志室为足太阳膀胱经之穴，分别为五脏肺、心、肝、脾、肾所藏，为五脏神在膀胱经的留舍之处，埋针有调理五脏神、泄五脏热的作用。

4. 刺络放血法

（1）治法：宁心安神，活血通络。选取背俞穴为主。

（2）选穴处方：心俞、肝俞、膈俞、胆俞。

（3）操作方法：操作前用碘酒将所选穴位皮肤局部常规消毒，用一次性无菌采血针于穴区点刺 2~3 下，挤出适量血后以无菌棉签止血，再次将局部皮肤消毒。

（4）处方释义：心俞为心脏精气输注于背部之穴，于此穴刺络具有清心安神之功；膈俞为八会穴之一，具有理气宽胸怀，活血通络的作用；肝俞、胆俞为肝、胆之气输注于膀胱经之处，在此穴放血具有疏肝利胆的作用。四穴合用，具有清脏腑之热、宁心安神、活血通络之功。

5. 耳穴压豆法

（1）治法：调节脏腑，安神助眠。

（2）选穴处方：心、肾、神门、脾。

（3）操作方法：在相应穴位常规消毒后，用镊子夹取王不留行籽贴附于耳穴上，并轻轻按揉 1~2min，嘱患儿每日按压 3~5 次，2~3 天后可自行撕取。两耳可交替贴敷。

（4）处方释义：选取心、神门养心安神助眠，加以脾、肾调节脏腑功能。

【康复理疗】

目前注意力缺陷伴多动障碍患者的治疗多以药物干预为主，长期服用药物易导致胃肠道反应、药物依赖等副作用，因此，非药物疗法在注意力缺陷伴多动障碍的治疗中亦不可或缺。

1. 心理治疗

可以通过沙盘游戏等评估患者的心理水平，结合患者症状不同给予不同的心理干预治疗，可以采用音乐治疗等方式，同时通过共情积极关注患者心理状态，激发患者内心潜能，充分调动患者自我实现潜能。此外，自身调节对注意力缺陷伴多动障碍的治疗同样起到辅助作用，临床可分为认知 - 行为疗法、感觉统合治疗及正念冥想等。

2. 康复指导

目前主要有生物反馈疗法、家庭治疗和医教结合干预等方式[2]。临床常用经颅磁刺激等方式干预治疗儿童注意力缺陷伴多动障碍；注重对患者家庭的健康指导教育，通过营造轻松、和谐的家庭氛围，促进患者的恢复；及时就医，医生与患者建立良好的关系，与患者及家属充分沟通病情，加强健康宣教，为患者的心身健康发展提供正确的方向。

【调养护理】

注意力缺陷伴多动障碍是儿童期发作的一种神经发育性疾病，对患者的身心健康、学习、生活等影响极大，如不及时干预，将会严重影响患者的健康成长。因此，早期诊断、治疗对注意力缺陷伴多动障碍患者具有重要意义[3]。

（1）精神调养：可以通过心理健康教育帮助患儿建立积极、健康的心理状态，保持心情愉悦，注意劳逸结合，配合良好的饮食作息等。

（2）饮食调养：可多食富含蛋白质、维生素和微量元素的食物，适当补充海鲜、鱼类、菌类、豆类、绿色蔬菜、硬壳果仁、香蕉等，利于患儿的健康发育[4]。

（3）药膳调养：心脾气虚，神失所养可选参麦茯苓粥、桂圆红枣茶、党参黄芪瘦肉汤等；湿热内蕴，痰火扰心可选绿豆薏苡仁莲子粥、冬瓜薏苡仁百合汤等；肾阴不足，肝阳上亢可选沙参玉竹瘦肉汤、麦冬雪梨乌鸡汤、桑椹糯米粥等。

（4）运动调养：应保持适量的运动，不仅可以强身健体，同时可以调节生活作息，保持与外界的信息沟通，对患儿的身心健康均能起到改善作用，可以选择跑步、瑜伽或功法导引等方式。

（5）护理方面：对患儿具有同理心，积极且有耐心，为患儿提供良好的就医环境，及时关注患儿心理变化，给予正面的、积极的引导与鼓励。

【健康宣教】

注意力缺陷伴多动障碍的健康宣教主要可分为三大方面。

（1）对患者的教育：可以通过对患儿进行行为矫正、认知行为教育、社交技能培训提高患儿的心理健康水平，提高其对行为的控制能力，同时能提升其社交能力。

（2）对父母家庭的教育：父母需对本病有充分的认知，对患儿有耐心、信心，积极鼓励，加强正面教育，与患儿一起积极面对，共同营造一个温馨、和谐的家庭氛围。

（3）对学校的教育：学校及社会是患儿社交力的外在表现。学校在儿童的成长中扮演着重要的环节，学校老师的教育方式及和同学间的相处对儿童成长影响较大，学校应及时引导、纠正患儿的行为，培养其情绪理解、与他人相处的能力。

【临证医案】

李某，男，8岁。2022年5月10日就诊。

◎**主诉** 注意力不集中、多语多动2年余。

◎**现病史** 患儿母亲代述：患儿于2年前出现上课时多动，或与同学讲话，不能控制。当时家长未予重视，未就诊。2年来患儿逐渐出现注意力较前明显下降，多语多动，不能静坐久坐，性格急躁易怒，易冲动，时与父母或同学发生争吵，甚则争斗，学习成绩较前明显下降，遂于外院就诊，诊断为"注意力缺乏伴多动障碍"，外院予口服西药等治疗，症状较前稍好转，但仍有上述症状，现为求进一步诊疗，至我科就诊。现症见：神清，精神尚可，多语多动，烦躁不安，不能静坐，注意力不集中，不能顺利正确回答问题，时有口干口苦，平素易患口腔溃疡，现口唇内侧可见一溃疡点。纳可，眠浅易醒，大便干结，2~3 天一行，小便调。舌质红，苔薄黄，脉弦细。

◎**西医诊断**　注意力缺陷伴多动障碍。

◎**中医诊断**　脏躁（肾阴不足，肝阳上亢证）。

◎**治法**　滋肾养肝，宁神益智。

◎**处方**

（1）针刺法：主穴取百会、内关、合谷、太冲、关元、足三里、三阴交。副穴取神庭、四神聪、脑户、上星、囟会。配穴取阴郄、照海、太溪。针刺时取仰卧位，留针 30min，双足予红外线照射。

（2）精灸法：中脘、下脘、气海、关元、肾俞、命门、腰阳关各灸 2 壮。

（3）埋针法：取穴神堂、魂门、魄户、志室、意舍。

（4）刺络法：取穴膈俞、胆俞。

上述方案每周治疗 1~2 次。

2022 年 5 月 16 日二诊　患儿多语多动较前缓解，情绪较前稳定，可稍静坐，注意力可集中，对话较前顺利，睡眠及大便均较前改善，近期未有口腔溃疡发作。舌质偏红，苔薄黄，脉细。

2022 年 5 月 23 日三诊　患儿诸症较前改善，情绪较前明显平稳，注意力较前集中，可久坐及正常交流，学习成绩较前提升。舌质淡红，苔薄白，脉细。前方基础上去刺络，加用耳穴压豆法心、胆、神门。

巩固治疗 7 次后，患儿家属诉其已无明显多语多动、注意力不集中等症状，可正常学习、生活。5 月后随访观察无复发。

◎**按语**　本案患儿因先天肾阴肾水不足无力滋养肝木，肝火上扰清窍，见多动多语、烦躁不安、口干口苦。针刺百会、上星、神庭、囟会等督脉经穴，具有醒脑开窍、宁心安神之功。心经、心包经穴位取阴郄、内关安神宁心之功。四关穴合谷、太冲可镇静安神，平肝息风、平衡阴阳。引气归元加足三里、三阴交取补益气血、协调阴阳之意，肾经穴位照海、太溪具有滋肾阴之效。配合精灸、刺络、埋针等巩固治疗，共同起到调理脏腑、宁心安神之效，对注意力缺陷障碍的临床治疗具有较好的作用。三诊后，患儿诸症较前改善，加用耳穴压豆安神定志。

参考文献

［1］李程．儿童注意力缺陷多动障碍病因学研究进展［J］．广东医学，2016，37（7）：1087-1089.

［2］王琛，李亚平．儿童注意缺陷多动障碍的非药物治疗进展［J］．中国学校卫生，2021，42（9）：1426-1430.

［3］王晶，方柯南. 心理健康教育对注意力缺陷多动障碍患儿智力发育及临床症状的影响［J］. 辽宁医学杂志，2020，34（6）：11-14.

［4］于焕. 浅谈儿童注意力缺陷多动症的临床护理［J］. 中外医疗，2011，30（1）：153.

第十一章
常见情志疾病的临床治疗

抑郁症

【概述】

抑郁症以显著而持久的心境低落为主要临床特征，伴有情绪低落、思维迟缓、意志活动减少等症状，是最常见的抑郁障碍。根据症状的数量、类型及严重度可分为轻度、中度、重度抑郁。抑郁症归属于中医的"郁证"范畴，以情志不舒为病因，以气机郁滞为基本病机，以抑郁善忧，情绪不宁，或易怒善哭为主症。

【病因病理】

本病病因和发病机制尚不清楚，大量研究资料提示遗传因素、神经生化因素和心理社会因素等对本病的发生有明显影响。目前的主流学术观点有单胺类神经递质假说及受体假说，细胞因子、兴奋性氨基酸及内分泌激素假说，下丘脑－垂体－肾上腺轴假说。大脑中的 5-羟色胺、去甲肾上腺素及多巴胺等神经递质功能不足是导致抑郁症发生的主要因素[1]。《内经》首提郁证并以五行命名，曰"五郁"，即木郁、火郁、土郁、金郁、水郁，将自然界的五行与人体的功能相结合。而"郁证"之名的正式出现则见于明代医著《医学正传》，提出"或七情之抑遏，或寒热之交侵，故为九气怫郁之候"。中医学认为，情志内伤是郁证的主要病因，肝失疏泄、心神失养、脾运不调等为郁证的主要病机，在此病理基础上导致脏腑虚衰，阴阳失调而致情志内伤。病理性质有虚实之分，初起以气、血、湿、痰、火、食郁滞为主，多属实证，日久则伤阴或损伤气血，转为虚证，或虚实夹杂。

【临床表现】

抑郁症以显著而持久的情感低落为主要表现，伴有兴趣缺乏、快感缺失、思维迟缓、意志活动减少、精神运动性迟滞或激越、自责自罪、自杀观念和行为、早醒、食欲减退、体重下降、性欲减退、抑郁心境晨重晚轻的节律改变等。中医方面，主要是情志不舒，气机郁滞所致，以表现为心情抑郁、情绪不宁、胸部满闷、胁肋胀痛，或易怒易哭，或咽中如有异物梗阻等为主要临床表现的一类病证。

【诊断要点】

1. 西医诊断

（1）主要应根据病史、临床症状、病程及体格检查和实验室检查进行诊断。

（2）患者通常具有心境低落、兴趣和愉快感丧失、精力不济或疲劳感等典型症状，其他常见症状：①集中注意的能力降低；②自我评价降低；③自罪观念和无价值感（即使在轻度发作中也有）；④认为前途暗淡悲观；⑤自伤或自杀的观念或行为；⑥睡眠障碍；⑦食欲下降。

（3）病程持续至少 2 周，多数为发作性病程，发作间歇期精神状态可恢复病前水平。

（4）躯体和神经系统检查及实验室检查一般无阳性发现，脑影像学检查结果可供参考。

（5）家族中特别是一级亲属有较高的同类疾病的阳性家族史。

2. 中医诊断

（1）忧郁不畅，精神不振，胸闷胁胀，善太息，或不思饮食，失眠多梦，易怒善哭。

（2）有郁怒、多虑、悲哀、忧愁等情志所伤史。

（3）多发于中青年女性。

（4）经各系统检查和实验室检查，可排除器质性疾病

【辨证分型】

1. 肝郁气滞证

（1）主症：精神抑郁，胸胁作胀。

（2）兼症：或脘痞，或嗳气频作，善太息，或女子月经不调。

（3）舌脉：舌质淡红，苔薄白，脉弦。

2. 肝郁化火证

（1）主症：性情急躁易怒，胸闷胁胀。

（2）兼症：或嘈杂吞酸，口干而苦；或大便秘结；或头痛、目赤、耳鸣。

（3）舌脉：舌质红，苔黄，脉弦数。

3. 肝郁脾虚证

（1）主症：胸胁胀闷，身倦乏力。

（2）兼症：或短气懒言，或纳呆便溏。

（3）舌脉：舌质淡红，边有齿痕，苔薄白，脉弦细。

4. 心脾两虚证

（1）主症：多思善疑，胸闷心悸，头晕神疲，失眠健忘。

（2）兼症：饮食不振，面色萎黄。

（3）舌脉：舌质淡，苔薄白，脉细或细弱。

【针灸治疗】

1. 针刺法

（1）治法：健脾益肾，解郁调神。以任脉、督脉、手足厥阴经穴为主。

（2）选穴处方

［**主穴**］百会、内关、中脘、下脘、气海、关元、足三里、三阴交、合谷、太冲。

［**副穴**］四神聪、印堂、天枢、阳陵泉。

（3）操作方法：百会、四神聪均斜向浅刺0.1~0.3寸；四神聪针向百会，取"集神"之义；印堂平刺0.1~0.3寸，内关、合谷、太冲、阳陵泉直刺0.3~0.8寸，行提插捻转泻法；中脘、气海、关元、足三里、三阴交直刺0.3~0.8寸，行提插捻转补法。余穴位均毫针常规刺，平补平泻。

（4）处方释义：百会、四神聪、印堂均在头面部，可起健脑安神之效。百会、印堂为督脉之要穴，督脉入络脑，上循巅顶，与脑密切相关，脑为元神之府，与神志密切相关，合用可调神解郁。四关即合谷、太冲，分属大肠经、肝经原穴，古人记载"五脏有疾，当取之十二原"，可调动脏腑之原气抵抗病邪。手阳明大肠经为多气多血之经，可调气调血，疏理气机。太冲归属于足厥阴肝经，主"胸胁支满……终日不得太息"，合用此四穴能疏肝理气，达通调气机之功。内关为心包经的络穴，可疏理气机，宽胸解郁。中脘、下脘、气海、关元为任脉经穴，中脘为胃之募穴，两穴合用可补益脾胃，使气血生化有源以养先天；气海为元气汇聚之处，为气之海，关元为小肠募穴，肝经与任脉的交会穴，内涵元气，两穴合用，能培补元气，四穴合用，引气归元。天枢为大肠募穴，可通调肠腑气机，健运脾胃；足三里为胃经合穴，具有健脾益胃，补虚强壮的作用，是诸虚百损的常用穴；三阴交为足三阴经交会之处，可健脾益血、调肝补肾；阳陵泉为胆经下合穴，肝胆相表里，合治内腑，可疏利肝胆，调畅气机。

2. 精灸法

（1）治法：温阳健脾，固本培元。取任脉、督脉及背俞穴为主。

（2）选穴处方：中脘、下脘、气海、关元、肾俞、命门、腰阳关。

（3）操作方法：将艾绒搓揉成底直径约2mm、高约3mm的细小艾炷，放在涂有万花油的穴位上；然后用燃烧的线香点燃艾炷，待艾炷燃烧至2/3或患者不能耐受灼热时迅速将其熄灭或取走。每穴各灸2壮。

（4）处方释义：中脘、下脘可补益脾胃；气海、关元为元气汇聚之处，能培补元气。四穴均为任脉经穴，精灸此四穴可以后天养先天，温养脾胃，固本培元。肾俞为肾之背俞穴，灸之可温补肾阳；命门、腰阳关为督脉穴位，督脉为诸阳之会，灸之可温补一身之阳气。与腹部穴位相配，亦有前后相配之意，"从阴引阳，从阳引阴"，调整一身阴阳之气机。

3. 埋针法

（1）治法：调整脏腑，调和气血。选取背俞穴为主。

（2）选穴处方：肺俞、心俞、肝俞、脾俞、肾俞。

（3）操作方法：操作前于局部皮肤常规消毒，然后将 0.22mm×1.5mm 的一次性揿针埋入穴区皮肤，嘱患者 2~3 天后撕除。

（4）处方释义：背俞穴是五脏六腑之气输注于背部的特定穴，具有治疗相应内脏疾病的特异性。五脏藏五神，选用五脏俞可以调整脏腑气血以平调情志，另皮内针可延长穴位刺激时间，巩固针灸疗效[2]。

【康复理疗】

1. 心理治疗[3]

（1）综合评估：详细调查患者一般资料，并与患者家属沟通交流，了解患者性格特点，评估患者的心理状态，制订心理治疗方案，包括转移注意力法、冥想法。

（2）冥想法：指导患者在床上平躺，放松身心，将注意力集中于呼吸。指导患者深呼吸，持续 10~15min，确保内心恢复平静。

2. 康复指导[3]

（1）给予患者心理指导，由医护人员与患者沟通交流，明确其紧张感、疑惑点，实施认知教育，以患者身体状态为基础开展健康教育，向其讲述抑郁症知识，采用书面文字、座谈会、交谈会等方式，对患者错误认知进行纠正，有助于情绪恢复。给予患者社会支持，由医护人员了解患者的家庭关系、社会关系，与朋友、家属沟通交流，强调社会支持对于疾病治疗的重要性，取得患者家属的信任、理解与支持，确保治疗过程顺利进行，同时指导患者家属关心、关爱与支持患者，促进疾病的治疗。

（2）加强患者康复指导：由两个阶段组成，第一阶段实施葡萄干练习，首先需讲述正念认知知识，自动扫描患者躯体，患者双紧闭双眼，采用由上到下扫描的方式，需保持身心放松；第二阶段静坐冥想，固定性躯体扫描，开展葡萄干训练，鼓励患者将自身困难讲述出来，并给予指导，纠正错误认知，正确认知自身状态。

【调养护理】

（1）精神调养：保持心情舒畅，正确对待各种事物，避免忧思郁虑，防止情志内伤；加强锻炼，劳逸结合，适当参加体力劳动和体育活动，增强体质，纠正体质之偏性，调整阴阳气血，以防止或减少郁病的发生。

（2）饮食调养[4]：饮食"有节"，即不可暴饮暴食、饮食混乱，须节制饮食，饥饱适宜，冷热适度，营养均衡；饮食"有洁"，即卫生健康，尽量不食变质或隔夜之物。

（3）药膳调养[5]：药膳食疗中有许多可用于不同证型的慢性抑郁症的防治、保健及养生的原料与配方。如证型为肝气郁结，气机不畅时，可采用玫瑰参茶、木香饮等疏肝解郁，理气畅中；当证型为心脾两虚，气血不足，且思虑过度时，则可用龙眼酸枣仁、人参茯苓粥、百合鸡子汤等健脾养心，补益气血。由于抑郁多为慢性症状，药膳食疗根据中医辨证合理施膳，长期服用，调整人体内环境的稳态，进而解郁。

（4）运动调养[6]：主要运动形式包括瑜伽、太极拳、八段锦等，对缓解抑郁情绪有较好的作用。太极拳不仅可以减轻焦虑、抑郁状态，对降低皮质醇水平也有潜在的作用，是改善心理健康的有效治疗方式。

（5）护理方面：一是要以情治情，用同情、关怀、耐心的态度对待患者，取得患者的充分信任；二是做好心理治疗工作，帮助患者解除情志致病之因，树立战胜疾病的信心，以促进郁病的治愈。

【健康宣教】

帮助患者正确认识及对待自己所患疾病，向患者解释药物治疗的重要性，各种化验、检查的必要性及注意事项，增强治愈疾病的信心，建立积极的心理防御机制，鼓励患者接纳自我和肯定自我，及时进行心理疏导，帮助患者正确看待工作、生活中的人际关系、婚恋、生育等问题，使患者树立积极的生活态度，学会面对和应对各种困难[7]。

【临证医案】

张某，女，17 岁。2021 年 9 月 30 日初诊。

◎**主诉**　情绪低落、焦虑 3 年，加重 4 月。

◎**现病史**　患者 3 年前因学业压力逐渐出现情绪低落、焦虑，入睡困难，1h 方可入睡，梦多易惊醒，醒后感疲乏困倦。自觉记忆力较前下降，易烦躁，易受外界环境影响出现不适，兴趣减退，无自残想法。近 4 月上述症状加重，伴情绪不稳定。2021 年 8 月于某院就诊，提示有重度抑郁症状、中度焦虑症状。口服艾司唑仑片 1 片，2 次 / 天，睡眠稍好转；口服氟伏沙明，自 25mg 加量至 100mg，自觉情绪稍好转。现已全部停药。现症见：患者神清，精神疲倦，情绪低落、焦虑，入睡困难，平躺约 2h 以上方可入睡，梦多易惊醒，醒后感疲乏困倦，自觉记忆力较前下降，易烦躁，易受外界环境影响出现不适，兴趣减退，无自残想法，情绪不稳定，易紧张害怕，偶有头晕及胸闷心慌。纳一般，易腹胀，口干口苦，怕冷，大便 2 天 1 次，质软成形，小便正常。舌淡红，边有齿痕，苔薄白，脉弦细。

◎**西医诊断**　抑郁症。

◎**中医诊断**　郁病（肝郁脾虚证）。

◎**治法**　健脾益肾，解郁调神。

◎**处方**

（1）针刺法：针刺百会、四神聪、印堂、内关、中脘、下脘、气海、关元、天枢、足三里、三阴交、合谷、太冲、阳陵泉。针刺时取仰卧位，留针 30min。中脘、天枢、气海、关元予温针灸，双足予红外线照射。

（2）精灸法：中脘、下脘、气海、关元、肾俞、命门、腰阳关各 2 壮。

（3）埋针法：取穴肺俞、心俞、肝俞、脾俞、肾俞，嘱患者 2~3 天后自行撕下，如有胶布过敏反应及其他不适感，不能耐受时，可随时撕下。上述治疗方案每周 2 次。

嘱平日适当加强锻炼，进行户外运动，多与家人朋友沟通交流。

2021 年 10 月 8 日二诊 患者自诉现情绪较前稳定，焦虑减轻，入睡困难较前改善，现 1h 内可入睡，仍易惊醒、多梦，无头晕，腹胀、胸闷较前好转，大便 1 次 / 天，质软成形，晨起口干口苦，纳可。舌淡红，苔薄白，脉弦细。予初诊处方中针刺穴位加廉泉、丘墟，余方案同前。

2021 年 10 月 15 日三诊 患者诉治疗后情绪稳定，焦虑明显减轻，无腹胀，入睡困难较前进一步改善，现 30min 左右可入睡，易惊醒、多梦较前缓解，口干口苦较前好转，大便正常，无心慌胸闷，纳可，二便调。舌淡红，苔薄白，脉弦。效不更方，治疗方案同前，每次治疗间隔 1 天以上，每周 2 次。

2021 年 12 月 15 日随访，自诉情绪稳定，偶有情绪低落、焦虑，可自行调整，纳眠尚可，二便调。

◎**按语** 本案患者因学业压力，长期情志不畅，致肝气郁结，气机郁滞，进而导致各脏腑功能失调，出现情绪低落、焦虑，入睡困难，记忆力下降，烦躁，兴趣减退等抑郁典型症状。选取百会、四神聪、印堂，可刺激督脉，调和阴阳，因督脉入络脑，脑为元神之府，可达健脑、安神的作用。患者入睡困难，选取内关可宁心安神，调畅气机；平素易烦躁，取合谷、太冲开四关，加阳陵泉可疏利肝胆，调气和血，畅达情志；易腹胀，为肝木伐土，脾胃失于健运，取足三里、天枢可健运脾胃，培土抑木，同时以后天养先天，固护本元；三阴交为足太阴脾经、足少阴肾经、足厥阴肝经交会之处，可调补肝、脾、肾三经气血，亦有安神之效。选用中脘、下脘可补益脾胃，使气血生化有源；选用气海、关元穴可补虚益肾，固本培元，先后天之本相互滋养。四穴又同属任脉，任脉为阴脉之海，与督脉相表里，四穴合用，亦可调节神志活动，使阴平阳秘。诸穴合用，共奏健脾益肾，解郁调神之功。患者二诊时仍易惊醒、口干口苦，加用廉泉，可生津液，沟通任督，调和一身气血。丘墟为足少阳胆经之原穴，可疏利肝胆气机，另结合多维外治，精灸引气归元四穴，可温补元气。肾俞、命门、腰阳关可温阳补肾；埋针五脏俞，可调整脏腑，安五脏之神，从而使抑郁、焦虑情绪得以缓解，睡眠障碍改善，病情有所好转。

参考文献

［1］徐睿. 抑郁症的发病机制和中西医治疗进展［J］. 中华中医药杂志，2021，36（9）：5436-5440.

［2］傅文，王孟雨，宁百乐，等. 符文彬教授"心身医学"视角下针灸治疗神志病经验［J］. 中国针灸，2021，41（10）：1140-1144.

［3］李永娟，李煜，完颜长旭. 康复指导联合心理治疗对抑郁症疗效及社会功能的影响［J］. 心理月刊，2021，16（22）：71-72，211.

［4］陈依平，陈文婕，童涛，等．基于《备急千金要方》探讨孙思邈防治抑郁症思路［J］．中医药通报，2022，21（9）：41-43．

［5］袁志鹰，资源，谢梦洲．中医药膳食疗对抑郁症的防治作用研究进展［J］．中国中医药现代远程教育，2020，18（16）：146-149．

［6］陈艳艳，周恩媛，王雨，等．大学生阈下抑郁的运动干预及其机制研究进展［J］．中国医药导报，2023，20（14）：52-55，64．

［7］刘久香．健康宣教对首发抑郁症患者生活质量和社会功能的影响［J］．中国临床护理，2013，5（5）：427-429．

焦虑症

【概述】

焦虑障碍又称焦虑症，是一组以病理性焦虑症状为主要临床表现的精神障碍的总称。按照临床表现和发病特点，常见的焦虑障碍包括广泛性焦虑障碍（GAD）、恐怖性焦虑障碍（社交恐怖、广场恐怖和特定恐怖等）、惊恐障碍（又称急性焦虑障碍）等，其中又以 GAD 最为常见。GAD 没有明确的客观对象，不局限于任何特定的外部环境，症状泛化、持续、波动。病程多为慢性，常反复发作，又称为慢性焦虑[1]。

【病因病理】

焦虑症的病因是多因素的，涉及心理、社会和生物学因素。由于诊断实践的变化和合并症的频繁发生，尤其是与重性抑郁症的合并症，使得实验数据的解读变得复杂。另一方面，焦虑（更准确地说是恐惧）很容易在动物实验研究中被模拟，与恐惧相关的脑回路在动物和人类中都有特征。总的来说，研究结果表明，遗传因素在焦虑症的病因学中发挥着重要但中等的作用，这些因素使人们倾向于一系列焦虑和抑郁障碍，而不是焦虑症，环境因素在决定一个特定的人经历的情绪障碍的性质方面很重要。

对动物和人类受试者的研究表明，杏仁核在处理与威胁、恐惧等相关信息中起着核心作用。杏仁核的激活可以发生在人体意识到威胁之前，杏仁核与涉及意识体验和情绪调节的前额皮质区之间有很强的联系。另一个与焦虑有关的结构是海马体，广泛性焦虑障碍将恐惧记忆与环境联系起来，海马体形成了"行为抑制系统"，被潜在的威胁激活，能够暂停正在进行的行为。对高特质焦虑个体和焦虑症患者的脑成像研究显示，在呈现情绪威胁刺激时，杏仁核和前额叶皮质均有明显反应。因此，这一回路中存在的异常可能使人们易患广泛性焦虑症和其他焦虑症。

【临床表现】

焦虑是一种内心紧张不安，担心或预感到将要发生某种不利情况，同时又感到难以应对的不愉快情绪体验。焦虑症的主要症状如下。

1. 精神性焦虑

表现为过度担心、警觉性增高、对外界刺激敏感、注意力难以集中、入睡困难、易醒、易激惹等，其中过度担心为精神焦虑的核心症状。

2. 躯体性焦虑

包括运动性不安与肌肉紧张。

（1）运动性不安：可表现为搓手顿足、不能静坐、来回走动、无目的小动作过多。

（2）肌肉紧张：表现为主观上的一组或多组肌肉不舒服的紧张感，严重时有肌肉酸痛，多见于胸部、颈部及肩背部肌肉。

3. 自主神经功能紊乱

表现为心动过速、胸闷气短、头晕头痛、皮肤潮红、出汗或面色苍白、口干、吞咽梗阻感、胃部不适、恶心、腹痛、腹胀、便秘或腹泻、尿频等。

4. 其他症状

常合并疲劳、抑郁、强迫、恐惧、惊恐发作、人格解体等症状体验。

【诊断要点】

1. 症状诊断

（1）患者必须在至少数周（通常为数月）内的大多数时间存在焦虑的原发症状，通常包含以下要素：①恐慌：为将来的不幸烦恼，感到忐忑不安，注意力难以集中。②运动性紧张：坐卧不宁，紧张性头痛，颤抖，无法放松等。③自主神经活动亢进：头重脚轻，出汗，心动过速或呼吸急促，上腹不适，头晕，口干等。

（2）儿童突出的表现可能是经常需要抚慰和一再出现躯体不适主诉。

（3）出现短暂的其他症状，特别是抑郁，并不排除广泛性焦虑障碍作为主要诊断，但患者不完全符合抑郁障碍、恐怖性焦虑障碍、惊恐障碍、强迫障碍的标准。

（4）患病时间持续 6 个月以上才可确诊 GAD。

2. 辅助检查

（1）体格检查：GAD 患者体格检查一般正常，部分患者可出现焦虑面容、血压升高、心率增快、肢端震颤、腱反射活跃、瞳孔扩大等变化。

（2）实验室检查：为排除由躯体疾病或物质依赖所致的焦虑，应评估药物治疗的禁忌证及不良反应，如行血常规、电解质、性激素等检查。

【辨证分证】

1. 心肾不交证

（1）主症：善恐易惊，无故担忧，心神不宁，坐立不安，躁扰不宁。

（2）次症：五心烦热，潮热盗汗，心悸失眠，头晕耳鸣，善忘，咽干，腰膝酸软。

（3）舌脉：舌质红少苔，脉细数。

2. 肝郁化火证

（1）主症：烦躁易怒，善太息，咽中不适，如物梗阻，敏感多疑。

（2）次症：头痛，面红目赤，口苦咽干，两胁胀满，脘腹不适，痞满纳差，失眠多梦。女子月经不调。

（3）舌脉：舌质红或淡红，苔黄或苔白，脉弦数。

3. 痰火上扰证

（1）主症：烦躁易怒，性急多言，易激动，胸中烦热，坐立不安，心神不宁。

（2）次症：心悸，痰多呕恶，少寐多梦，口苦口黏，口臭，头晕头胀，夜寐易惊。

（3）舌脉：舌质红，苔黄腻，脉滑数。

4. 心脾两虚证

（1）主症：善思多虑，善恐易惊，精神不振，犹豫不决，善忘，做事反复。

（2）次症：头晕，神疲乏力，面色萎黄，心悸，胸闷，失眠，纳差，便溏，自汗。

（3）舌脉：舌质淡，苔白，脉细。

5. 心胆气虚证

（1）主症：善恐易惊，胆小怕事，紧张不安，多独处，善思多虑。

（2）次症：心悸，气短，易自汗，倦怠乏力，失眠多梦，易醒。

（3）舌脉：舌淡或淡红，苔薄白，脉细。

6. 阴虚内热证

（1）主症：烦躁易怒，心烦意乱，多疑惊悸，坐立不安，心神不宁。

（2）次症：头晕耳鸣，胸胁胀痛，吞酸嘈杂，口干，入睡困难，腰膝酸软。女子月经紊乱，量少或停经，男子遗精阳痿。

（3）舌脉：舌质红，少苔，脉弦细。

【针灸治疗】

1. 针刺法

（1）治法：健脾益肾，疏肝调神。以任脉、督脉、足太阴、足厥阴经穴等为主。

（2）选穴处方：百会、印堂、内关、中脘、下脘、气海、关元、合谷、太冲、三阴交。

（3）操作方法：选用规格 0.25mm×25mm 的一次性针灸针。百会、印堂平刺进针，得气后以捻转平补平泻法使患者产生酸胀感。施术后令患者放松，调匀呼吸，留针

30min。治疗 1 次 / 天，5 次 / 疗程，共治疗 2 个疗程。

（4）处方释义：百会、印堂可调神益气；内关为心包络，通阴维，故可宁心安神。中脘、下脘理中焦，调升降，补益脾胃；气海、关元培补元气。四穴合用可滋后天养先天。三阴交为三阴之会，可调肝益肾，健脾益血；合谷、太冲合用可疏肝解郁，调气安神。上述诸穴配伍，共同发挥调神固本、养心宁神、疏肝解郁、疏经理气之功效。

2. 电针法

（1）治法：调理五脏，调气安神。以任脉、督脉、手足太阴经、厥阴经穴等为主。

（2）选穴处方：百会、印堂、神庭、内关、四神聪、三阴交、合谷、太冲。

（3）操作方法：选用规格为 0.25mm × 25mm 的一次性针灸针。百会、印堂平刺进针；四神聪透百会、神庭透印堂，得气后以捻转平补平泻法使患者产生酸胀感。用电针仪连接百会、印堂，疏密波，密波频率 20Hz，疏波频率 4Hz，疏波时间为 10s，密波时间为 15s，强度以患者可以耐受为度。施术后令患者放松调匀呼吸，留针 30min。治疗 1 次 / 天，5 天 / 疗程，共治疗 2 个疗程。

（4）处方释义：本病的总病机是气机失调，脑神失控，多为情志所伤，导致肝失疏泄，脾失运化，心神失常，脏腑气血阴阳失调。百会、印堂、神庭合用可醒神开窍，清利头目；四神聪、内关可宁心安神；三阴交可疏肝解郁，滋阴补肾；太冲、合谷配伍可疏肝解郁，调气安神[2]。

3. 刺络放血法

（1）治法：调气活血，开郁安神。以足太阳膀胱经穴为主。

（2）选穴处方：心俞、肝俞、胆俞、膈俞、脾俞。

（3）操作方法：嘱患者取俯卧位，充分暴露穴位，局部充分消毒，用无菌三棱针点刺，选择中号火罐吸定，留罐 1~2min，放血 1~2ml 为度，取罐后按压针孔止血，并用无菌棉球擦拭，避免感染。背俞穴放血治疗，1 次 /3 天，交替刺络，4 次 / 疗程，共 4 周。24h 内伤口禁止碰水。女性患者生理期时不宜采用刺络放血[3]。

（4）处方释义：本病多为情志所伤，导致肝失疏泄，脾失运化，心神失常，多致气机郁滞，脏腑气血阴阳失调。放血疗法可直达病灶，血出则气疏，气机通畅则血脉运行无阻。选取膈俞、肝俞，可疏通气机，活血化瘀；心俞可宁心安神，清心除烦；脾俞可益气健脾，化生气血；肝俞、胆俞可调理阴阳，通一身之气郁。

4. 耳穴贴压法

（1）治法：疏肝理脾，养心调神。

（2）选穴处方：选取耳穴心、脑、神门、肝、脾、肺、肾、交感。

（3）操作方法：选取 2~3 穴 / 次，在敏感穴位处用胶布贴压王不留行籽，嘱患者每日自行按压 6~8 次，10 下 / 次。换贴 2 天 / 次，5 天 / 疗程。

（4）处方释义：通过耳穴贴压刺激，进一步透过经络联系人体脏腑、器官，从而发挥平衡经络气血，调节脏腑脑神的作用。脑、神门、交感可调脑神，肝、心、脾、肺、肾可调五脏六腑气血，对辅助治疗焦虑症，提高患者的生活质量有利[4]。

5. 埋针法

（1）治法：调和营卫，理气安神。以足太阳膀胱经穴为主。

（2）选穴处方：肝俞、心俞、脾俞、肺俞、肾俞。

（3）操作方法：取一次性无菌揿针（规格 0.2mm×1.2mm），用酒精消毒操作部位，将揿针对准穴位，垂直按下，揿入皮内，用胶布平整地贴在皮肤上，并用指腹按压，无刺痛即可，2~3 天 1 次。疗程 4 周。

（4）处方释义：五脏俞属太阳经，在阳属表，五脏在里属阴，五脏俞埋针有"从阳引阴"之意；太阳经循于督脉两侧，为卫气之初始而统摄营卫。揿针埋针是浅刺和长留针的结合，浅刺以皮部为基础，而皮部是经络系统的重要组成部分，与经络相通而内应脏腑。通过长时间留针可促正气汇聚，迫邪外散，达到持续、强化治疗的目的[5]。

【康复理疗】

1. 脑电生物反馈治疗仪治疗

为患者安置头皮电极，并记录患者脑部电信号，再根据脑部电信号的结果分析脑波形式，从而对患者的病情进行了解和引导[6]。

2. 八段锦训练

通过舒展、拉伸肢体的动作疏通全身经络，利于气血的流通运行，使全身肌肉放松，以缓解紧张、焦虑情绪[7]。

3. 认知 – 行为疗法

在认知 – 行为治疗中，通过行为矫正改变患者不合理的认知观念，从而治愈疾病。

（1）与患者建立良好的关系，通过解释和提问等方式，使患者了解焦虑的性质、惊恐的实质，明白心理治疗的机制，增加其治愈的希望和信心。

（2）帮助患者重建正确认知，包括识别自动性想法、识别认知性错误、真实性检验、去注意、检查苦闷或焦虑水平。

（3）布置家庭作业，通过家庭作业可以让患者练习新的行为，并且帮助患者建立新的条件反射。

【调养护理】

（1）饮食指导：保证患者治疗期间明确饮食方面的注意要点。如饮食清淡，选择易消化、低脂、低糖的食物等，禁烟、酒及刺激性饮料。平时确保睡眠充足。

（2）药物护理：告知患者正确规范的服药方式，以免因药物不当服药导致不良反应。

（3）睡眠指导：主要针对严重失眠的患者，告诉患者在睡前的 2~3h 泡热水澡，睡前的 5~6h 做有氧运动，保证能有效发挥催眠效果。

（4）转移焦虑：如果发现患者表现为明显的焦虑，可以要求患者主动劳动，如做家务，使患者在焦虑事物上的注意力不断减少等。

（5）制订完善的活动计划：以活动表的方式指导患者完成每天的活动任务[8]。

【健康宣教】

（1）健康宣教：对焦虑症患者来说，接受新的信息较为不易，但这些信息有助于缓解患者的焦虑情绪，因此护理人员需要加大对焦虑症患者的健康宣教力度。

（2）认知干预：对焦虑患者来说，心理暗示是一种行之有效的心理干预方法，护理人员可以为患者讲解一些成功治愈案例，提高患者面对疾病的信心，提高其治疗依从性。

（3）亲情护理：亲情护理需要护理人员与患者构建良好的护患关系，护理人员需要为患者营造舒适的环境。该方法需要以人文精神为基础，全身心投入护理工作，最大程度给予患者关心与关爱[9]。

【临证医案】

田某，男，40岁。2020年5月16日初诊。

◎**主诉** 自觉失眠伴烦躁易怒3月余。

◎**现病史** 患者3月余前工作压力大导致出现失眠，难入睡，易惊醒，醒后难入睡，梦多，醒后易全身疲劳，烦躁易怒，情绪不稳定，易心神不宁，情绪紧张，偶有心悸胸闷、头晕头痛，以左侧头痛为主，多为胀痛。曾于外院进行治疗，相关检验检查提示无明显异常，未经系统服药治疗。现为求进一步治疗，遂于我院门诊就诊。现症见：患者神清，精神疲惫，失眠，难入睡，易惊醒，醒后难入睡，梦多，醒后易全身疲劳，伴烦躁易怒，情绪不稳定，易心神不宁，情绪紧张；偶有心悸胸闷、头晕头痛，以左侧头痛为主，多为胀痛。口干口苦，汗正常，纳一般，眠差。大便干结，小便正常。舌红，苔白，脉弦数。近期体重下降约3kg。既往史、个人史、过敏史、家族史均无特殊。专科检查：①HAMA：31分；②HAMD：32分；③SCL-90：焦虑T分113分，躯体化T分68分，敌对T分71分。

◎**西医诊断** 焦虑症。

◎**中医诊断** 郁证（气郁化火证）。

◎**治法** 疏肝清火，解郁安神。选穴以任脉、督脉、手足厥阴、足太阴经穴为主。

◎**处方**

（1）针刺法：取百会、印堂、中脘、关元、内关、三阴交、合谷、太冲。百会选用0.25mm×40mm规格的一次性针灸针平刺进针，其余穴位得气后以捻转平补平泻法，使患者产生酸胀感。百会、印堂接电针，疏密波，密波频率20Hz，疏波频率4Hz，疏波时间为10s，密波时间为15s，强度以患者可耐受为度。施术后令患者放松，调匀呼吸，留针30min。

（2）精灸法：取穴中脘、下脘、气海、关元、三阴交、肾俞、命门、腰阳关。

（3）埋针法：取穴肝俞、心俞、脾俞、肺俞、肾俞。

（4）耳穴贴豆法：取耳穴心、肝、神门、脑。

（5）刺络放血法：心俞、肝俞、膈俞、胆俞。

2020 年 5 月 16 日至 5 月 30 日共治疗 4 次，患者失眠症状略有改善，仍有反复，拟治疗同前，情况续观。

2020 年 5 月 30 日复诊 患者睡眠、情绪等情况改善，仍有失眠，醒后疲惫改善，已无明显心悸胸闷、头晕头痛等症状，心神不宁、情绪紧张等情况亦有好转。其余症状未见明显改善。拟治疗同前，情况续观。

2020 年 5 月 30 日至 6 月 13 日共治疗 4 次，患者大部分症状已缓解，仍有难入睡，情绪控制正常，拟治疗同前，情况续观。

2020 年 6 月 13 日复诊 患者睡眠情况明显改善，仍有难入睡，其余无异常，醒后全身疲惫、口干口苦症状改善，已无明显心悸胸闷、头晕头痛、心神不宁、情绪紧张等症状。患者情况好转明显，嘱其注意清淡饮食，劳逸结合，及时适当放松心情，除日常行艾灸等理疗治疗以巩固疗效外，注意每天日常运动锻炼。

2 周后随访，患者自诉情况改善明显，目前未见明显异常不适。

◎**按语** 患者的病机为肝气久郁而化火，上扰心神。选用百会、印堂可调神益气；内关可宁心安神；中脘、下脘理中焦，调升降，补益脾胃；气海、关元培补元气，培本固肾，四穴合用可滋后天养先天。三阴交可调肝益肾，健脾益血；合谷、太冲可疏肝解郁，调气安神。后续刺灸法可巩固疗效。

参考文献

［1］广泛性焦虑障碍基层诊疗指南（2021 年）中华医学会，中华医学会杂志社，中华医学会全科医学分会，等. 广泛性焦虑障碍基层诊疗指南（2021 年）［J］. 中华全科医师杂志，2021，20（12）：1232-1241.

［2］海日罕，陈惜真，耿建红. 电针治疗广泛性焦虑障碍疗效观察［J］. 中国针灸，2002（6）：26-27.

［3］史海勇，龚丽萍，袁弦，等. 背俞穴放血疗法联合消风散治疗慢性荨麻疹风热证临床观察及其对血清 IgE 的影响［J］. 湖北中医杂志，2023，45（4）：37-40.

［4］王真，陈复娜. 耳穴贴压辅助治疗广泛性焦虑症的疗效观察［J］. 山西医药杂志，2022，51（22）：2637-2639.

［5］杨玲，李玉侠，于晓刚，等. 揿针埋五脏俞加膈俞治疗失眠的临床疗效［J］. 实用医学杂志，2021，37（13）：1765-1768.

［6］赖燕. 脑电生物反馈治疗仪辅助心理护理在抑郁症患者中的应用价值［J］. 医疗装备，2019，32（6）：174-175.

［7］朱正刚，陈燕. 坐式八段锦锻炼对慢性阻塞性肺疾病患者活动耐力和生活质量的影响［J］. 中国老年学杂志，2016，36（9）：2265-2266.

［8］张敏，孙燕，尚平平. 心理护理对焦虑症患者心理康复效果的影响分析［J］. 心理月

刊，2023，18（6）：176-178.

[9] 于庆芳. 整合护理模式在焦虑症患者护理中的价值探究 [J]. 中国医药指南，2023，21（10）：177-179.

躁狂症

【概述】

躁狂症是一种常见的心境障碍，以情感高涨或易激惹为主要临床表现，伴随精力旺盛、言语增多、活动增多，严重时伴有幻觉、妄想、过度紧张等精神病性症状。躁狂发作时间需持续 1 周以上，一般呈发作性病程，每次发作后进入精神状态正常的间歇缓解期，大多数患者有反复发作倾向，且家族史、病前个性、生物学特征、治疗原则及预后等兼有与抑郁发作相关的双相障碍。因此，精神疾病的国际分类法系统和美国分类法系统已将躁狂症列为双相障碍的一种。该病相当于中医学"狂病"范畴。

狂病最早以"癫狂"的病名出现于《内经》中，《灵枢·癫狂》曰："狂始发，少卧，不饥，自高贤也，自辩智也，自尊贵也，善骂詈，日夜不休。"是以精神错乱、精神亢奋、狂躁刚暴、喧扰不宁、毁物打骂、动而多怒为主要表现的病症。

【病因病理】

1. 西医病因

目前，西医学认为导致该病发生的主要因素有三方面。

（1）遗传因素：有该病家族史者，患病概率会增加。

（2）神经生化因素：躁狂症的发病与中枢神经递质 5- 羟色胺、去甲肾上腺素、多巴胺、γ- 氨基丁酸等代谢异常有关，神经内分泌功能失调。

（3）心理社会因素：当代社会人们要在巨大的工作压力下顾及家庭、子女的教育问题及父母的养老问题等，使得精神长期处于高度紧张状态，易导致躁狂症的发生。

2. 中医病因病机

中医学认为，本病之发生多责之于大惊大怒，饮食不节，伤肝化火，乘胃扰心，心窍昏蒙，痰火上扰，神气逆乱。病在心、肝、胆、胃经，三阳并而上升，故火炽则痰涌，脏腑功能失调，心窍为之闭塞，而引起神志异常。

【临床表现】

该病以情感高涨或易激惹为主要临床表现，伴随精力旺盛、思维奔逸、言语增多、活动增多、意志行为增强、睡眠需求减少等症状。严重时可出现幻觉、妄想、紧张症状等精神病性症状表现。

【诊断要点】

1. 西医诊断

（1）以情绪高涨或易激惹为主，并至少有下列 3 项（若仅为易激惹，至少要有下列 4 项）：①注意力不集中或随境转移；②语量增多；③思维奔逸（语速增快、言语迫促等），联想加快或意念飘忽的体验；④自我评价过高或夸大；⑤精力充沛、不感疲乏、活动增多、难以安静，或不断改变计划和活动；⑥鲁莽行为（如挥霍、不负责任，或不计后果的行为等）；⑦睡眠需要减少；⑧性欲亢进。

（2）病程标准：符合症状标准和严重标准至少已持续 1 周；可存在某些分裂性症状，但不符合分裂症的诊断标准。若同时符合分裂症的症状标准，在分裂症状缓解后，满足躁狂发作标准至少 1 周。

（3）辅助检查：头颅 CT、MRI 检查排除其他器质性病变，必要时进行甲状腺功能、脑脊液检查及相关血液检验。DSM-Ⅳ临床定式访谈、简明国际神经精神访谈、简明精神病评定量表、阴性与阳性症状量表、明尼苏达多项人格测验对本病的诊断有参考作用。

2. 中医诊断

（1）以神情亢奋、狂躁刚暴、喧扰不宁、毁物打骂、动而多怒为主要症状，以精神情志异常为主，与患者的情绪过极关系密切，易发于阳盛之体，临床以实证多见。

（2）有家族史，或暴受惊恐，或突遭变故，或脑外伤史，或有久郁、久思、易怒病史。

（3）不同年龄和性别均可发病，但青壮年女性多见。

（4）应与癫痫、癫病、脏躁等鉴别。

【辨证分型】

1. 痰火扰神证

（1）主症：起病常先有性情急躁，头痛失眠，两目怒视，面红目赤，突然狂暴无知，逾垣上屋，骂詈叫号，不避亲疏。

（2）兼症：或毁物伤人，或哭笑无常，登高而歌，弃衣而走，不食不眠。

（3）舌脉：舌质红绛，苔多黄腻，脉弦滑数。

2. 火盛伤阴证

（1）主症：狂证日久，病势较缓，时作时止。

（2）兼症：或精神疲惫，情绪焦虑，烦躁不眠，形瘦面红，五心烦热。

（3）舌脉：舌质红，少苔或无苔，脉细数。

3. 痰热瘀结证

（1）主症：癫狂日久不愈，面色晦滞而秽，情绪躁扰不安。

（2）兼症：或多言无序，恼怒不休，甚至登高而歌，弃衣而走，妄见妄闻，妄思离奇，头痛，心悸而烦。

（3）舌脉：舌质紫暗或有瘀斑，苔少或薄黄而干，脉弦细或细涩。

【针灸治疗】

1. 针刺法

（1）治法：清心豁痰，镇静调神。以任脉、督脉、手足厥阴、手少阴经穴为主。

（2）选穴处方

[**主穴**] 百会、内关、中脘、下脘、气海、关元、足三里、三阴交、合谷、太冲。

[**配穴**] 痰火扰神者配丰隆、大椎，火盛伤阴者配照海、太溪，痰热瘀结者配血海、丰隆。

（3）操作方法：百会针尖朝头枕部方向刺入（约与督脉平行），平刺0.3~0.5寸；合谷、中脘、下脘、气海、关元、天枢、足三里、三阴交、太冲直刺0.8~1寸，采用捻转补法。若患者不能配合留针，为防针刺意外，进针后均用迎随泻法，并加大捻转频率及速度，快速捻转后出针。

（4）处方释义：百会归属督脉，别名"三阳五会"，系督脉和手足三阳经之会穴，位居巅顶。百会在头部，为督脉之要穴，督脉入络脑，上循巅顶，与脑密切相关。脑为元神之府，与神志密切相关，可安神定志。内关是人体手厥阴心包经上的重要穴道，有理气止痛、宁心安神、保护心脏之效。合谷、太冲又称"开四关"，可宣导气血并能镇肝息风。合谷属手阳明原穴，为阳主气；太冲属足厥阴原穴，为阴主血。两穴皆为气血通行之关，配伍使用可治癫痫狂邪各证。狂证乃痰作祟，脾胃为生痰之源，取中脘、下脘、气海、关元，调脾胃以祛痰浊。狂病易灼伤津液而伤阴，阴不足则心火愈加独炽，故取三阴交以补肝、脾、肾三经之阴以达滋阴降火之功。

2. 刺络放血法

（1）治法：活血调气，宁心安神。选取督脉、背俞穴为主。

（2）选穴处方：大椎、膈俞、胆俞。

（3）操作方法：操作前先于局部皮肤常规消毒，然后使用7号一次性无菌注射针头于穴区点刺1~2下，挤出少量血后用无菌棉签止血，再次进行消毒。

（4）处方释义：大椎为手足三阳和督脉之会，狂证是阳气过旺的结果，刺络点刺放血以泻过剩阳气。膈俞是八会穴之血会，内应于膈，属阴，可宽胸利膈，活血化瘀；胆俞为胆腑经气输注的穴位，属阳，主升清降浊，有疏利肝胆、升清降浊之功。两穴阴阳相配，一气一血，相互为用。于此二穴刺络可调气和血。

【康复理疗】

1. 音乐疗法

音乐治疗被认为是最常用的精神康复治疗方式，利用音乐的不同节奏、频率，针对精神类疾病的不同特点，有选择性地播放不同的乐曲，对患者的中枢神经系统产生良性刺激，以达到促进疾病康复的目的。中医中的五行音乐疗法相对普通音乐疗法具有独特优势，在中医理论中，情绪的变化能够反映脏腑功能，对应体现心（喜）、肝（怒）、脾（思）、肺（悲）、肾（恐）的功能情况，为选取音乐治疗提供依据。我国传统养生理论认为，五行音乐将五音、五脏及情绪三者紧密联系在一起，音乐通过感染患者的情绪调整患者的心理，促进身心健康[1-2]。

2. 重复经颅磁刺激疗法

重复经颅磁刺激治疗是基于电磁感应原理创立的一项神经电生理技术，利用交变电磁场产生感应电流作用于大脑皮质，当感应电流值超过神经组织兴奋值时，神经元去极化，从而引起一系列脑内代谢、神经电位活动等生理功能反应。该疗法通过不同强度、频率、刺激部位、线圈方向的调整达到兴奋或抑制局部大脑皮质功能的目的。目前研究表明，刺激频率 ≤ 1Hz 时可优先激活 γ- 氨基丁酸神经元，实现对同侧局部及对侧神经元的抑制效果；刺激频率 ≥ 5Hz 时可激活谷氨酸神经元，实现提高大脑皮质兴奋性的目的。已有多项研究表明，重复经颅磁刺激治疗能有效改善患者的躁狂症状[3]。

3. 电休克疗法

电休克疗法是一种用短暂时间、适量电流通过人工诱发脑部皮质放电来治疗各类精神疾病的方法。电刺激会诱发患者的脑部皮质产生癫痫样放电，通过改变多巴胺、去甲肾上腺素等神经递质的水平，调节神经传递过程，从而引起大脑皮质功能连接的变化，促使大脑发生结构性改变，刺激神经再生，改变局部的神经可塑性，调节突触功能，从而发挥治疗作用[4]。

【调养护理】

（1）要做好家庭环境护理：患者所居住的房间应该选用冷色调，比如蓝色或绿色等，房间要布置得清雅简单。患者在患病期间应该保持安静，尽量不要参加聚餐或聚会等。可播放节奏舒缓的轻音乐调节情绪，保持心情愉悦，避免情绪刺激。

（2）加强看护：严防患者的冲动攻击及自伤的行为，尽量限制患者独自外出，尽量减少患者外出的次数。禁止使用体罚或打骂的方式制约患者。

（3）个性化饮食：结合患者饮食喜好、病情状况，对相关饮食进行指导，帮助患者养成健康的饮食习惯。结合实际制订饮食计划，保障饮食的科学性，帮助机体保持良好的营养健康状况，提高机体素质。坚持少食多餐的原则，防止出现便秘，保持大便通畅。

（4）心理疏导：密切关注患者情绪，对患者的情绪状况进行分析，分析患者出现不良情绪状况的原因，根据患者心理健康状况落实心理疏导，帮助患者降低心理压力，进而改善不良情绪。若发现患者存在异常情绪，需及时进行疏导，最大限度降低应激反应对疾病治疗及恢复的消极影响。

（5）转移注意力：躁狂症通常处于思维活跃、多动和精力过剩的状态，切勿过多限制患者的活动，应多培养他们的兴趣爱好，帮助其科学消耗精力及体力。对于不想运动的患者，可引导患者进行环境清理工作，进而帮助患者宣泄多余的精力。引导患者保持充足的休息及睡眠，进而帮助患者改善狂躁情况，提高自控能力[5-6]。

【健康宣教】

让患者及家属了解此类疾病具有一定的复发性，药物治疗主要是巩固现有的疗效，使疾病复发概率减少，必须坚持药物治疗的重要性，病情平稳时不能擅自停止治疗。定期门诊复诊，及时与主管医师沟通病情变化情况，及时调整药物，及时发现复发先兆，防患于未然[6]。

【临证医案】

张某，男，16岁。2020年10月9日初诊。

◎**主诉** 头痛失眠1月，苦笑无常2周。

◎**现病史** 患者1月前因中考失利后出现头痛失眠，2周前饮酒后突然哭笑无常，不食不眠，甚至半夜高歌。曾在外院就诊，诊断为"躁狂型精神病"，予碳酸锂口服后症状未见明显好转。为求中医治疗，遂来我院就诊。现症见：精神亢奋，坐立难安，时而高歌，时而低语，哭笑无常，双目发红，夜间头痛，彻夜不寐，纳少，小便黄，大便1周未解。近期体重下降2kg。舌质红，苔黄厚腻，脉弦滑有力。

◎**西医诊断** 躁狂症。

◎**中医诊断** 狂证（痰火扰神证）。

◎**治法** 清心豁痰，镇静调神。

◎**处方**

（1）针刺法：主穴百会、内关、中脘、下脘、气海、关元、足三里、三阴交、合谷、太冲。副穴印堂、水沟、神门、支沟、丰隆。针刺时取仰卧位，上穴均用迎随泻法，并加大捻转频率及速度，快速捻转后出针。因患者坐立难安，为防止针刺事故，不留针。

（2）刺络放血：取穴大椎、心俞、膈俞、肝俞、胆俞。操作前先于局部皮肤常规消毒，然后使用7号一次性无菌注射针头于穴区点刺1~2下，挤出暗红色血液约1ml，用无菌棉签按压止血，针眼再次用碘伏消毒。

2020年10月13日二诊 家属诉患者初诊回去即解大量秽臭黑便，当天晚上能入睡2h，高歌次数减少。继续予原针刺方案去支沟穴，余穴同前。

2020年10月16日三诊 狂躁大减，可安坐片刻，未见双目发红，夜间能入睡4h，未诉头痛，家属代诉近3天仅高歌2次，进食量较前增加。小便黄，大便干。舌质红，苔黄厚腻，脉弦滑。在原针刺穴位基础上加照海，刺络穴位去大椎，保留膈俞、胆俞。

2020年10月20日四诊 躁狂状态消失，可安静配合治疗，但神思迷惘，郁郁寡欢，家属诉已无高歌，偶有喃喃自语，时哭时笑。纳一般，小便黄，大便时干时稀。舌质红，苔白腻，脉弦滑。此时患者可安静配合治疗。拟行处方如下。

（1）针刺法：主穴百会、内关、中脘、下脘、气海、关元、足三里、三阴交、合谷、太冲。副穴四神聪、印堂、天枢。针刺时取仰卧位，以上穴位常规刺法，除合谷、太冲需要行捻转泻法，余穴手法皆为平补平泻。中脘、下脘、气海、关元、足三里予温针灸，留针30min，双足予红外线照射，其间注意保暖。

（2）精灸法：取穴引气归元（中脘、下脘、气海、关元）、天枢、足三里。

该治疗方案治疗频率2次/周，连续治疗1月。

2020年11月28日五诊 诸证消失，患者已回归校园，可正常生活，嘱注意精神调摄，家属适当给予心理关怀，勿给其太大学业压力。

◎**按语** 本案患者平素好胜心强，此次因考试失利造成情志内伤、五志化火，阳明痰热上扰清窍，扰乱心神，外加饮食不节导致气机失调，阴阳失和，神机逆乱而成狂证。当治以清心豁痰，镇静调神。百会为手、足三阳与督脉、厥阴肝脉之会，配伍印堂，刺激督脉，调和阴阳，因督脉入络脑，脑为元神之府，可达醒脑开窍的作用。水沟为督脉和手足阳明经之交会穴，督脉为诸阳之海，阳明经为多气多血之经，泻此穴有通泄督脉、清理阳明、调整气机、开窍之功。水沟主一身之总督，刺之可清火豁痰开窍。神门为心经的原穴，可通调心经及心包经的经气，清心火，安心神。患者发病前有饮酒史，发病后伴有便秘，病机夹杂酒食之积，丰隆与足三里均为阳明经穴，刺之可运脾导滞，泻火逐痰，另取合谷、太冲，开四关以畅气机。患者大便1周未解，加便秘之特效穴支沟，以助调理大肠气血，调节大肠功能，通腑泄热。二诊时患者大便已通，故去支沟穴。三诊时症状大减，大便通而干，故加照海滋阴，以达到滋水涵木之功，照海通阴跷脉，可司眼睑开合，故也可调神助眠。此时患者大热已去，故舍大椎刺络放血，仅保留四花穴刺络放血。四花穴为背部足太阳膀胱经膈俞与胆俞的合称，刺络四花穴，可调和气血、祛瘀生新，菀陈则除之。四诊时患者躁狂状态消失，可安静配合治疗，但神思迷惘，郁郁寡欢，偶有喃喃自语，时哭时笑。苔由黄腻转为白腻，大热已除，狂证已去，转为癫证。纳一般，大便时干时稀，此属足太阴脾经之证。治以疏肝健脾，安神定志，故加四神聪以增强调神之功。患者大便时干时稀，舌质红，苔白腻，脉弦滑。此乃中焦虚弱，故予中脘、下脘、气海、关元、足三里温针灸以调和脾胃，精灸中脘、下脘、气海、关元、天枢、足三里健运脾胃，培土抑木，疏利气机，气机利则气血和，气血和则阴阳调，阴阳调则五脏愈，神志复。

参考文献

［1］陈云秀. 精神音乐疗法在躁狂症患者中的疗效观察［J］. 检验医学与临床，2008（13）：792，794.

［2］陆艺，米国琳，王玮，等. 五行音乐疗法联合碳酸锂治疗双相情感障碍的临床疗效及其对抑郁躁狂情绪的影响［J］. 中国老年学杂志，2023，43（9）：2111-2114.

［3］张晓阳，欧阳筠淋，杨晓江，等. 右侧前额叶皮质重复经颅磁刺激治疗双相障碍躁狂发作的疗效和安全性探讨［J］. 中国医药科学，2016，6（5）：199-201.

［4］陈珊，盛建华. 电休克治疗躁狂发作的研究进展［J］. 中国神经精神疾病杂志，2020，46（7）：441-444.

［5］孙悦. 个性化护理在狂躁症患者护理中的效果观察及满意度评价分析［J］. 中国医药指南，2022，20（25）：49-52.

［6］侯祖凤. 躁狂患者的护理［J］. 临床合理用药杂志，2009，2（21）：117.

强迫症

【概述】

强迫症又称强迫性障碍疾病，基本特征是患者表现为来源于自我的强迫观念和强迫行为，多数患者认为这些观念和行为是没有必要或异常的，是违反自己意愿的，强迫与反强迫的强烈冲突使患者感到焦虑和痛苦，但无法摆脱。病程迁延患者可表现出仪式行为，此时焦虑和精神痛苦减轻，但社会功能严重受损。强迫性障碍以数谋虑而不决，频重复而多为，心烦乱而不宁，胆怯又多恐，忧虑又愤懑等情绪不安症状为主要临床表现，亦可伴有心情抑郁、情绪不宁、胸部满闷、胁肋胀痛，或易怒易哭，或咽中如有异物梗阻等。中医古籍中虽无强迫症病名的记载，但根据临床症状可将其归为"郁证"范畴。

【病因病理】

本病与遗传相关，强迫性障碍有家族聚集性，荟萃分析表明患者的一级亲属有较高的患病率。1986年，Alexander提出强迫性障碍与皮质－纹状体－丘脑－皮质环路密切相关。此后的研究认为该环路的直接通路（皮质－纹状体－苍白球内侧部－丘脑－皮质）有易化运动的功能，间接通路（皮质－纹状体－苍白球外侧部－丘脑底核－丘脑－皮质）可抑制不想要的运动，强迫症状与直接通路的过度兴奋和间接通路的相对抑制密切相关。此外，有不少证据支持强迫症患者的5-HT功能异常，如尾状核中5-HT受体复合物增加，氯米帕明、氟西汀等具有抑制5-HT再摄取的药物治疗强迫性障碍有效，5-HT受体激动剂M-氯苯哌嗪能使患者的强迫症状恶化，强迫症状的减轻伴有脑脊液5-HT代谢产物5-HIAA下降等。

中医学则认为强迫性障碍的病因多由于情志所伤或素体偏弱，致气血失和所致。其病理变化和心、肝、脾、肺、肾关系密切。情志不遂，肝失疏泄，脏腑阴阳气血失调，气机运行失畅，是强迫性障碍产生的主要病机[1]。

【临床表现】

其基本症状为强迫观念和强迫行为，多数患者有多种强迫观念和强迫动作，强迫行为是对强迫观念的典型反应。强迫观念包括强迫思维、强迫性穷思竭虑、强迫怀疑、强迫联想、强迫回忆、强迫意向；强迫行为表现为强迫检查、强迫洗涤、强迫性仪式动作、强迫询问。此外，还有回避行为，回避可能是强迫障碍最突出的症状。中医学方面表现为数谋虑而不决，频重复而多为，心烦乱而不宁，胆怯又多恐，忧虑又愤懑等情绪不安症状，亦可伴有心情抑郁、情绪不宁、胸部满闷、胁肋胀痛，或易怒易哭，或咽中如有异物梗阻等症。

【诊断要点】

1. 西医诊断

患者必须在连续两周中的大多数时间存在强迫观念或强迫动作，或两者并存。这些症状引起痛苦或妨碍活动。强迫症状应具备以下特点。

（1）必须被看作是患者自己的思维或冲动。

（2）必须至少有一种思想或动作仍在被患者徒劳地抵制，即使患者不再对其他症状加以抵制。

（3）实施动作的想法本身应该是令人不愉快的（单纯为缓解紧张或焦虑不视为愉快）。

（4）想法、表象或冲动必须是令人不快地一再出现。

2. 中医诊断

（1）数谋虑而不决，频重复而多为，心烦乱而不宁，胆怯又多恐，忧虑又愤懑等情绪不安症状。伴有忧郁不畅，精神不振，胸闷胁胀，善太息，或不思饮食，失眠多梦，易怒善哭等症。

（2）有郁怒、多虑、悲哀、忧愁等情志所伤史。

（3）多发于中青年女性。

（4）经各系统检查和实验室检查，可排除器质性疾病。

【辨证分型】

1. 肝气郁结证

（1）主症：强迫观念或强迫行为，精神抑郁，胸胁作胀。

（2）兼症：或脘痞，或嗳气频作，善太息，或月经不调。

（3）舌脉：舌淡红，苔薄白，脉弦。

2. 肝郁化火证

（1）主症：强迫观念或强迫行为，性情急躁易怒，胸闷胁胀。

（2）兼症：或嘈杂吞酸，口干而苦；或大便秘结；或头痛、目赤、耳鸣。

（3）舌脉：舌质红，苔黄，脉弦数。

3. 气郁伤神证

（1）主症：强迫观念或强迫行为，精神恍惚，心神不宁。

（2）兼症：悲忧善哭，时时欠伸。

（3）舌脉：舌质淡，苔白，脉弦细。

4. 心脾两虚证

（1）主症：强迫观念或强迫行为，多思善疑，胸闷心悸，头晕神疲，失眠健忘。

（2）兼症：饮食不振，面色萎黄。

（3）舌脉：舌质淡，苔薄白，脉细或细弱。

【针灸治疗】

1. 针刺法

（1）治法：健脾益肾，解郁调神。以任脉、督脉、手足厥阴经穴为主。

（2）选穴处方

［**主穴**］百会、内关、合谷、太冲、关元、足三里。

［**副穴**］四神聪、头维、印堂、太溪。

（3）操作方法：百会、四神聪、头维均斜向浅刺0.1~0.3寸。四神聪针向百会，取"集神"之义。印堂平刺0.1~0.3寸，内关、合谷、太冲直刺0.3~0.8寸，行提插捻转泻法。关元、足三里、太溪直刺0.3~0.8寸，行提插捻转补法。余穴位均毫针常规刺，平补平泻。

（4）处方释义：百会、印堂均为督脉位于头部之要穴，督脉入络脑，与脑密切相关，脑为元神之府，与神志密切相关，可调养神志，四神聪向百会方向平刺即"集神"，合用可调神葆神，具有健脑益智，醒神宁神之功。头维为足少阳、阳明之会，可调畅两经之气血，疏肝和胃，理气解郁、四关即合谷、太冲，分别为大肠经、肝经原穴，可调整脏腑气血，畅达三焦气机，调动脏腑原气抗御外邪。合谷归属于手阳明大肠经，为多气多血之经，可调理气血；太冲归属于足厥阴肝经，主"胸胁支满""终日不得太息"，可理气解郁，合用此四穴能疏肝理气，达通调气机之功。内关为心包经的络穴，可调理气机，宽胸解郁；关元为任脉经穴，小肠之募穴，可健脾和胃，化生气血，调畅气血运行，以后天养先天。足三里为胃经合穴，亦为诸虚百损的常用穴，具有健脾益胃，补虚强壮的作用，合治内腑，又可通调脾胃气机。太溪为足少阴肾经原穴，可补益肾气，以先天养后天，固护本元。

2. 精灸法

（1）治法：温阳固本，健脾益肾。取督脉、足阳明胃经及背俞穴为主。

（2）选穴处方：脾俞、肾俞、腰阳关、足三里。

（3）操作方法：将艾绒揉捏成直径约2mm、高约3mm的细小艾炷，在穴位处涂抹万花油，然后将艾炷置于穴位上，用线香点燃艾炷，待艾炷燃烧至接近底部或患者不能忍受灼热时迅速移除。每穴各灸2壮。

（4）处方释义：脾俞为足太阳经穴，是脾之原气输注于背部的腧穴，灸之可健运脾胃，化生气血，固护后天；精灸肾俞可补益肾之精气，培补先天；腰阳关为督脉穴位，督脉为诸阳之会，灸之可温补一身之阳气；足三里为诸虚百损的常用穴，精灸此穴可健脾益胃，补虚强壮。

3. 刺络放血法

（1）治法：活血泄热，调气安神。选取背俞穴为主。

（2）选穴处方：心俞、膈俞、肝俞、胆俞。

（3）操作方法：先将局部皮肤常规消毒，使用 7 号一次性无菌注射针头在穴位处点刺 1~2 下，挤出少量血液后，使用无菌棉签按压止血并消毒。

（4）处方释义：膈俞为血会，可调畅血运，起活血行血作用；胆俞为胆之背俞穴，胆腑之气输注之处，具有疏利肝胆之功。刺络此二穴可调理气血。心藏神，肝藏魂，心主血，肝藏血，在心俞、肝俞刺络，可起调摄气血、宁心安神之效，还可防止精灸时温补蕴热。放出少许血液，使有余之气得以泻出，让邪热有所出路。

【康复理疗】

1. 森田疗法[2]

森田疗法为患者讲解强迫症的发生基础、精神交互作用、顺其自然的治疗原理，目的是使患者对精神自我冲突的发生机制产生"顿悟"，其后任其自然地接受情绪，把应该做的事作为真正目的、行动准则，使其在症状不知不觉消失的过程中恢复自信。要求患者接受病中"担心、恐惧、不安全感"这一既定事实，明白这是常人均有的正常心理，明白对于症状越是想摆脱则越被其纠缠，并试图发掘某种个性心理的优点所在，如做事小心谨慎会给人留下认真、一丝不苟的好印象。应努力发扬性格的长处，避免短处，逐渐陶冶情操。自己聪明才智的展现不单纯以"气质"取胜，不必与其纠缠。这种顺其自然和主动顺其自然的态度是治疗的关键。要求患者对自己的认知行为过程作笔记，医生根据笔记指导患者随时调整行为。

2. 瑜伽冥想疗法[3]

要求室内空气清新、流通，环境安静整洁，避免噪声干扰。在练习过程中调整呼吸，通过坐姿、立姿、卧姿 3 三种形式，结合轻柔舒缓的语音诵念，让患者抛弃杂念，集中注意力，去想象一些美好宁静向往的自然风光，产生身临其境的冥想放松状态，在练习的过程中要求动作循序渐进，量力而行。贵在身心的放松。

3. 音乐疗法[4]

应选择节奏鲜明，优美动听，具有怡悦情志、疏肝解郁功效的音乐。如《光明行》《喜洋洋》《步步高》《雨打芭蕉》《阳关三叠》《高山流水》等。可用于调畅消积情绪，使精神心理趋于常态。此外，也要结合患者的文化程度、个人偏好等因人制宜，施以不同的音乐。

【调养护理】

（1）饮食方面[5]：调整患者饮食结构，以清淡易消化食物为主，制订食谱，均衡饮食，保证水果蔬菜及蛋白质的摄入量，尽量少食用精制、加工食物，如精白面粉、白面包、水果罐头及罐装蔬菜等。

（2）运动方面[6]：运动治疗强迫症，有明显提升情绪的效果，是用运动建立新的兴奋点去抑制病态的兴奋点。参加集体活动，逐渐把运动培养成生活中的一种爱好。运动可帮助患者消除各种疑虑，树立战胜疾病的信心，改善工作、生活的环境和节奏，以达到治疗效果，可选择散步、打太极拳等。

（3）起居方面[7]：为患者营造舒适、温馨、整洁的环境，将温度调整至适宜状态，保持适宜的湿度。定期开窗通风，保持空气清新。同时，保持周边安静，尽可能减少噪声；尽可能选择遮光效果好的窗帘，使用暖色调装饰，灯光保持柔和，确保患者能够获得良好的睡眠质量。根据患者的意愿与喜好摆放小饰品，播放患者喜爱的音乐，使患者放松身心，维持良好的状态。

【健康宣教】

组织患者学习相关疾病知识，加强对疾病的了解，使其明白强迫症非不治之症，为非器质性疾病，在医师的辅助下，积极配合治疗，一定会取得良好效果。提高患者对疾病的认知水平，帮助其分清强迫性障碍症状是以强迫思维为主，还是以强迫行为为主。对于强迫思维坚持不与其对抗的原则，对强迫行为根据制订的干预措施适当控制[8]。

【临证医案】

胡某，女，17 岁。2022 年 5 月 7 日初诊。

◎**主诉** 反复洗手 2 年。

◎**现病史** 患者于 2 年前因学业压力过大逐渐出现强迫行为，表现为反复洗手，无法自控，曾就诊于外院心身医学科门诊诊断为"强迫性障碍"，口服舍曲林控制，效果改善不明显。现症见：患者神清，情绪低落、紧张，反复洗手，无法自控，自觉胸闷，善太息，无心慌心悸，平素心烦易怒，偶有口干口苦，身倦乏力，纳尚可，食后易腹胀，眠差，小便正常，大便先干后溏。舌淡红，苔薄白，边有齿痕，脉弦细。

◎**西医诊断** 强迫症。

◎**中医诊断** 郁病（肝气郁结证）。

◎**治法** 疏肝解郁，健脾安神。

◎**处方**

（1）针刺法：取穴百会、四神聪、头维、印堂、内关、合谷、太冲、关元、足三里、太溪。针刺时取仰卧位，留针 30min，关元、足三里予温针灸，双足底予红外线照射。

（2）精灸法：脾俞、肾俞、腰阳关、足三里各灸 2 壮。

（3）刺络法：取穴心俞、膈俞、肝俞、胆俞。嘱患者 2~3h 内针孔处暂不碰水或洗澡，避免吹风受凉。

上述治疗方案每周 2 次。嘱患者平日多听欢快的乐曲，散步，锻炼，呼吸新鲜空气，使自己处于放松愉悦的状态中。

2022 年 5 月 15 日二诊　患者反复洗手次数减少，情绪较前改善，偶有胸闷，太息次数减少，时有心烦易怒，无口干口苦，身倦乏力较前改善，仍食后易腹胀，睡眠较前好转，小便正常，大便溏。舌淡红，苔薄白，边有齿痕，脉弦细。予初诊处方中针刺穴位加中脘、公孙，余方案同前。

2022 年 5 月 28 日三诊　患者反复洗手次数进一步减少，现可有意识控制减少洗手次数，情绪稳定，偶有胸闷，无太息，偶觉心烦，无口干口苦，乏力感进一步改善，纳尚可，偶有食后腹胀，眠可，小便正常，大便不成形。舌淡红，苔薄白，脉弦。予初诊处方中针刺穴位加丘墟、阳陵泉，余治疗方案同前。每次治疗间隔 1 天以上，每周 2 次。

6 月 20 日随访，患者洗手次数明显减少，情绪稳定，无胸闷太息，无心烦易怒，无口干口苦，偶有乏力感，纳尚可，无食后腹胀，眠可，小便调，大便质软成形，舌淡红，苔薄白，脉弦。

◎**按语**　本案患者因学业压力过大，长期情志不畅，以致肝气郁结，气机运行不畅，肝郁乘脾，脾失健运，气血生化无源，导致各脏腑功能失调，气血阴阳失和，从而出现情绪低落、反复洗手等症状。选取百会、四神聪、头维，因督脉入络脑，脑为元神之府，可达安神定志的效果，头维可疏利少阳、阳明两经之气血，以调畅情志；四神聪向百会方向平刺，取"集神"义，可通过集神调和气血，达解郁安神之功效。患者胸闷，善太息，平素心烦易怒，纳差，此皆为情志不畅，气机郁结，肝郁乘脾，脾胃运化功能受损，取合谷、太冲开四关，可疏利肝胆，调畅情志，使脾胃气机升降恢复正常，健运脾胃，诸症皆可得以改善。又患者身倦乏力，选用关元穴可健脾疏肝补肾，调和一身阴脉之气血，调整脏腑功能，充养精气神，亦可安定神志；取太溪可补益肾之精气，培补先天，使先后天之本相互滋养。食后易腹胀，为肝木伐土，脾胃失运，取足三里可健运脾胃。脾胃失于健运，气血生化不足，心失所养，以致心神不安，则反复洗手，无法自控，故选取内关可补益心气，宁心安神。诸穴合用，共奏疏肝健脾，解郁安神之功。患者二诊时仍偶有胸闷、太息，时有心烦易怒，于初诊处方中加入公孙，公孙通冲脉，与内关相配，二穴均为八脉交会穴，可宽胸解郁，理气和中，治疗胃心胸疾病，取上下配穴之义。仍有纳差，食后易腹胀，取胃之募穴中脘，可健运脾胃，促进脾胃运化功能。三诊时胸闷仍存，无太息，偶觉心烦，于二诊处方中加用丘墟、阳陵泉，丘墟为胆经之原穴，可疏利肝胆气机，阳陵泉为肝经合穴，合主逆气而泄，疏肝解郁，二穴合用，为表里经配穴，可加强疏利肝胆，解郁安神之效。同时予以多维外治，精灸脾俞、肾俞、腰阳关、足三里，可温阳固本，健脾益肾。足三里为保健要穴，可补虚强壮，灸之可健脾补虚；刺络心俞、膈俞、肝俞、胆俞，可促进血液循环，调和气血，亦可泻有余之气，使精灸产生之蕴热有路可出。诸法合用，可改善患者强迫症状，缓解压力，稳定情绪，使病情趋于好转。

参考文献

[1] 周德安. 实用中医临床情志病学 [M]. 北京: 北京科学技术出版社, 2014.

[2] 杜宏群, 陈玉民, 马秀青. 森田疗法治疗强迫症的随访对照研究 [J]. 中国临床康复, 2002 (7): 1000-1001.

[3] 何金玉, 黄冬华, 许修平, 等. 瑜伽冥想联合生物反馈治疗对强迫症患者疗效分析 [J]. 基层医学论坛, 2021, 25 (18): 2517-2518.

[4] 张丽萍. 现代中医情志学 [M]. 北京: 中国医药科技出版社, 2011.

[5] 廖爱霞, 张文燕, 刘荣秀. 强迫症患者中优质护理服务的临床效果研究 [J]. 中外医学研究, 2018, 16 (26): 113-114.

[6] 于关成, 辛翠娟, 裴艳玲. 运动是最好的医药全书 [M]. 长春: 吉林科学技术出版社, 2012.

[7] 曹娜. 优质护理服务在强迫症患者中的应用效果 [J]. 中国医药指南, 2020, 18 (36): 202-203.

[8] 杨笑, 刘冰楠, 刘思奇, 等. 行为矫治与心理干预对微创术后强迫症患者康复效果影响 [J]. 临床军医杂志, 2017, 45 (11): 1202-1203.

恐惧症

【概述】

恐惧症原称恐怖性神经症, 是一种以过分和不合理地惧怕外界某种客观事物或情境为主要表现, 患者明知这种恐惧反应是过分的或不合理的, 但仍反复发作, 难以控制的病症。恐惧发作时常常伴有明显的焦虑和自主神经功能紊乱的症状, 患者极力回避导致恐惧的客观事物或情境, 或带着畏惧忍受, 因而影响正常生活。临床可分为广场恐惧症、社交焦虑障碍及特定恐惧。恐惧症在中医理论中属情志病范畴, 并无明确记载, 属"恐证""怔忡""惊悸""卑慄"等。

【病因病理】

本病发病机制尚未阐明, 可能与遗传因素、神经生物学及心理社会因素相关。有研究发现, 社交焦虑障碍患者外周血中苯二氮卓类药物受体密度减少, 纹状体多巴胺受体密度下降。但这些发现之间的相互关系尚不清楚。在健康成人中发现, 杏仁核体积与社交圈大小和复杂程度相关, 朋友最多的人的杏仁核大小约是朋友最少的人的2倍。有研究发现社交焦虑障碍患者在进行负性自我信念评估时更多地给予负性评价, 此时杏仁核被激活, 同时在前额叶内侧和背外侧、前扣带回背侧被激活的程度低于健康对照; 与对照组相比，社交焦虑障碍患者面临威胁时会报告更多的负性情感，同时在中枢激活了与情感注意过程相关的网络，激活程度与症状严重程度成正相关。对特定恐惧的研究进展集中于生物进化过程中杏仁核对恐惧物体的记忆编码及其表达。行为学理论认为广场恐惧常起源于自发的惊恐发作并与相应的环境偶联，逐渐产生期待性焦虑和回避行为，症状的持续和泛化导致患者在越来越多的场合产生焦虑。在社交焦虑障碍的发生发展中，可能的危险因素有童年期的过度保护、忽视和虐待、行为被过分控制或批评、父母婚姻不和、没有学会亲密关系、学校表现不佳等。在这样的环境中长大的儿童常常对社交有扭曲认知，长期习惯对模糊事件给予负性解释，对负性事件给予灾难性解释，常常对自我进行持续的负性反思。精神分析理论认为特定恐惧是被压抑的潜意识冲突投射或被置换到一个物体并固着下来，人可以通过回避来避免焦虑。行为学理论则认为特定恐惧是恐惧的物体和创伤性经历结合而获得的条件反射。

中医学认为，恐惧症的发生与多个脏腑有关，其中与肾、心、肝三脏密切，胆、脾、胃、肺的功能失调也对本病的发生有一定的影响。

【临床表现】

（1）广场恐惧症：主要表现为患者害怕离家或独处，害怕处于被困、窘迫或无助的环境，患者在这些自认为难以逃离、无法获助的环境中恐惧不安。

（2）社交焦虑障碍：又称社交恐惧症，其核心症状是显著而持续地害怕在公众面前可能出现羞辱和尴尬的社交行为，担心别人会嘲笑、负性评价自己的社交行为，并在相应的社交场合持续紧张或恐惧，在别人有意或无意的注视下，患者更加紧张不安，不敢抬头、不敢与人对视。

（3）特定恐惧：指患者的恐惧局限于特定的物体、场景或活动。临床表现有3个方面：可能要面对恐惧刺激的预期焦虑、面对时的恐惧、为减少焦虑的回避行为。

【诊断要点】

（1）心理症状或自主神经症状必须是焦虑的原发表现，而不是继发于其他症状，如妄想或强迫思维。

（2）焦虑必须局限于或主要发生在特定的情境，如人群、公共场所、离家旅行、独自出行（诊断广场恐惧需有至少2种），特定的社交情境（社交焦虑障碍），特定的恐怖物体或情境（特定恐惧）。

（3）对恐怖情境的回避必须是或曾经是突出特点。

【辨证分型】

1. 肾气不足证

（1）主症：胆怯易惊，性欲减退，腰膝酸软，头晕。

（2）兼症：记忆力下降，注意力不集中，耳鸣，形寒肢冷。

（3）舌脉：舌质淡红，苔薄白，脉沉细。

2. 心脾两虚证

（1）主症：胆怯易惊，心悸，纳少便溏。

（2）兼症：面色少华或萎黄，神疲乏力，懒言声微，气短，睡眠不佳。

（3）舌脉：舌淡，苔薄白，脉弱无力。

3. 肝郁气滞证

（1）主症：胆怯易惊，情志抑郁，喜太息，眼干畏光，腹胀纳呆，两胁作胀等。

（2）兼症：性情急躁，乳房胀痛，月经不调，夜卧不安。

（3）舌脉：舌红，苔薄白，脉弦细。

【针灸治疗】

1. 针刺法

（1）治法：宁心益肾，安神定志。以任脉、督脉、手足厥阴、手少阴经穴为主。

（2）选穴处方

[**主穴**] 百会、内关、合谷、太冲、关元、足三里。

[**副穴**] 四神聪、神庭、印堂、太溪。

[**配穴**] 肾气不足配命门、肾俞，心脾两虚配心俞、脾俞，肝郁气滞配肝俞、期门。

（3）操作方法：穴位常规消毒后，用0.25mm×40mm的毫针指切进针法直刺，百会、印堂、四神聪、神庭进针后平刺，余穴直刺，行提插捻转使患者有酸麻重胀得气感。其中，关元、足三里行提插补法，太冲、肝俞行提插泻法，余穴位平补平泻。心俞、脾俞、肾俞、命门得气后行补法，不留针。余穴得气后留针加红外线照射30min。

（4）处方释义：百会、印堂均在头面部，为督脉之要穴，督脉入络脑，上循巅顶，与脑密切相关。脑为元神之府，与神志密切相关，神指脑之元神，庭为聚散之所，神庭亦属督脉，为督脉、足太阳明三经之交会处，三穴合用可宁心安神健脑。四神聪为经外奇穴，能宁神定志，正如《经外穴名释义》记载："此穴在百会前后左右各一寸处，一名四穴；能主治神志失调、耳目不聪等病症，故名四神聪。"内关为手厥阴心包经之络穴，通阴维脉，络三焦、心包二经，可宁心安神，理气止痛；四关即合谷、太冲，分属大肠经、肝经原穴，可调和脏腑之原气；关元为小肠募穴，肝经与任脉的交会穴，内涵元气，能培补元气；足三里为胃经合穴，可健脾益胃，补虚强壮；太溪为肾经之原穴，可滋阴益肾，壮阳强腰。诸穴共用，使患者宁心益肾，安神定志。

2. 精灸法

（1）治法：温补肾气，调和阴阳。取任脉、督脉及背俞穴为主。

（2）选穴处方：气海、关元、肾俞、京门。

（3）操作方法：将艾绒搓揉成底直径约2mm、高约3mm的细小艾炷，放在涂有万花油的穴位上。然后用燃烧的线香点燃艾炷，待艾炷燃烧至2/3或患者不能耐受灼热时迅速将其熄灭或取走。每穴各灸2壮。

（4）处方释义：气海、关元为元气汇聚之处，能培补元气，两穴均为任脉经穴，精灸此二穴寓意借后天养先天，温养脾胃，固本培元。肾俞为肾之背俞穴，灸之可温补肾阳；京门为肾之募穴。两穴相配，一前一后，即俞募配穴法，共奏补肾固精定惊之功。

3. 刺络放血法

（1）治法：活血调气，宁心安神。选取背俞穴为主。

（2）选穴处方：膈俞、胆俞。

（3）操作方法：操作前先于局部皮肤常规消毒，然后使用 7 号一次性无菌注射针头于穴区点刺 1~2 下，挤出少量血后，用无菌棉签止血，再次进行消毒。

（4）处方释义：血会膈俞，属阴，有行血活血宽胸之功；胆俞为胆腑之气输注于背部之处，属阳，具有疏肝利胆之效。于此二穴刺络可调气和血。另可防止精灸温阳生热，放少许血液，让邪热有出路，泻有余之气[1]。

【康复理疗】

采用心理干预治疗。

（1）沙盘游戏认识自我：准备沙盘、沙具、制作工具等，每次 5~7 人，开始前治疗师指导患者调整呼吸，平稳情绪，先感受沙盘中的细沙，将沙子堆成任意形状，做一个自己喜欢的场景，随后相互分享自己制作场景的含义，治疗师适当引导，给予掌声鼓励。

（2）互动式训练锻炼自我：每名成员上台介绍自己，随后大声朗读指定文章；治疗师提问题，例如"当他人拒绝与自己交往时我们如何对待"，组织患者开展互动式讨论，讨论中真诚地帮助其他人找出问题，并总结自身在社交中的不足。

（3）小任务提高自我：先进行成员之间的模拟社交，例如"交换微信""自我介绍""共进午餐"等。随后引导患者与科室陌生医护人员交流，增加面对面地与他人交流的机会与频率。

（4）主题会议总结并超越自我：治疗师鼓励患者运用训练中的方法解决社交中遇到的困难。在治疗师引导下患者主动交流训练感受，结合日常实例讨论，意识到自己的进步与不足，重新设定目标，并为实现目标制订计划，适应社会[2]。

【调养护理】

以幽闭恐惧症行核磁共振检查中的护理为例。

（1）记录与评估。根据既往病情及检查前症状表现，评估并详细记录患者心理状态。

（2）心理疏导。由于患者恐惧情绪严重，在检查过程中表现出愤怒和敌对情绪，此时护士仍需保持温柔、和善的态度，尽量形成有效沟通并建立良好的护患关系，取得患者及家属的信任。向患者解释检查目的及意义，帮助其克服抵触情绪，深入讲解，使其明确核磁共振检查的无害性。告知检查对诊断的重要价值和不配合检查可能产生的不良结果，告知患者检查过程中出现的噪声并提醒其做好心理准备。

（3）呼吸训练及体位指导。在等待区内，责任护士通过示范和图示指导患者保持正确的体位；对患者进行正确呼吸指导，以深呼吸－屏气－正常呼气为训练要点，帮助建立良好的呼吸循环，吸气量应为80%的最大吸气量，并让患者自行练习，护士观察其是否掌握并纠正不正确的细节，直到患者心率维持稳定。

（4）检查过程监测。护理人员通过观察窗密切观察患者检查情况，严格评估其是否存在异常现象或不良反应，一旦出现应立即停止检查并给予对症处理。

（5）环境干预。在检查前带领患者熟悉核磁共振检查室内环境，减轻患者陌生感和不确定感；在检查过程中，工作人员切忌讨论患者，以免影响情绪，从而加重恐惧及抵触情绪[3]。

【健康宣教】

以大学生社交恐惧为例。

（1）鼓励患者学习人际交往知识，改善人际交往行为：通过学习人际交往知识让患者了解社交恐惧症形成的原因，学会恰当面对自己的缺点和优点，接纳自己的缺点。在主观上，自行参加学习人际交往课程，通过学习这些课程以减轻对社交的恐惧，以乐观的心态，理解人际交往的目的和意义，对自己进行人际交流方面的训练，学会管理自己的情绪，提高情绪调节能力，增加积极情绪体验[4]。

（2）开设心理教育必修课，加强心理素质教育：学校主动开设心理教育必修课，让每一个大学生都能学习了解大学生常见的心理障碍，学习克服社交恐惧。

【临证医案】

赵某，男，35岁。2021年8月10日初诊。

◎**主诉**　与他人交流感到紧张不安，伴恐惧感5月余。

◎**现病史**　患者5个月前因工作强度大引起劳累，逐渐出现与他人交流不自在，莫名感到恐惧，并逐渐出现抵触心理，害怕、逃避与他人交谈，甚至抗拒与身边亲人交流，性欲下降，房事不和。严重时可出现胸闷头晕，呼吸局促，伴心慌，手抖等表现，需单独休息片刻才可缓解，遂于当地医院就诊，诊断为"社交恐惧症"，予口服氯硝西泮片抗焦虑治疗。上述症状未缓解，并因长期服药出现食欲不振，白天犯困等副作用，遂于我院针灸科门诊就诊。现症见：神志清楚，精神不振，胆怯易惊，交流时紧张，坐立不安。诉近期易劳累，腰膝酸软，性欲下降，房事不和，偶有头晕，偶有胸闷心慌，无头痛，无恶心呕吐、腹痛腹泻等不适。纳眠一般。大便正常，有夜尿，2~3次/天，小便清长。舌质淡红，苔薄白，脉沉细。

◎**西医诊断**　恐惧症。

◎**中医诊断**　恐证（肾气不足证）。

◎**治法**　补肾益气，安神定惊。

◎处方

（1）针刺法：针刺百会、四神聪、神庭、印堂、内关、合谷、太冲、关元、足三里、命门、肾俞、太溪。针刺时先取俯卧位，命门、肾俞行补法速刺，不留针。再取仰卧位，留针30min。中脘、天枢、气海、关元予温针灸，双足予红外线照射。

（2）精灸法：气海、关元、肾俞各2壮。

（3）刺络放血法：取穴膈俞、胆俞。

上述治疗方案每周2次。嘱患者调节好工作强度，忌食辛辣、刺激食物，清淡饮食，适当锻炼，鼓励多出去走走，亲近自然。

2021年8月21日二诊 患者诉恐惧症状较前减轻，与身边人基本可正常交流，但最近因工作而情志不畅，易心烦急躁，胸胁胀痛，纳差，易腹胀，眠可，夜尿1~2次/天。舌质红，苔薄白，脉沉细。予初诊处方中针刺穴位加脾俞、天枢，刺络放血穴位调整为心俞、肝俞、膈俞、胆俞，精灸处方调整为中脘、下脘、气海、关元、肾俞各1壮。余方案同前，继续观察病情变化。

2021年8月31日三诊 患者诉恐惧症状明显减轻，基本可与人正常交流，纳眠可，夜尿1~2次/晚，大便调。治疗方案同前，每次治疗间隔1天以上，每周2次。

2个月后电话随访，患者已经回归正常生活，社交基本正常，无恐惧心理，伴随症状消失，情绪可。

◎**按语** 患者因工作强度大，形体劳累，日久耗伤肾气，久病成虚。肾在志为恐，肾气不足，则与人交流易紧张、恐惧，腰膝酸软，性欲下降，房事不和，肾气亏损，易引起膀胱功能失调，津液失于蒸腾气化，故见小便清长，可辨证为肾气不足证。选取百会、印堂、神庭、四神聪，可刺激督脉，调和阴阳。因督脉入络脑，脑为元神之府，可达健脑、调神的作用。取合谷、太冲开四关，调气和血，抵御病邪。脾胃乃后天之本，可运化气血，取关元、足三里可健运脾胃，以后天养先天，固护本元。内关为手厥阴心包经之络穴，通阴维脉，络三焦、心包二经，可宁心安神；肾俞为肾之背俞穴，可行速刺补法补益肾气；命门属督脉，在两肾俞之间，寓意为生命之门户，可益肾壮阳，调理冲任；太溪为肾经之原穴，可滋阴益肾，壮阳强腰。诸穴合用，先天之本得以巩固，共奏补肾益气，安神定志之功。另配合精灸气海、关元、肾俞，可温补元气，巩固先后天之本；予膈俞、胆俞刺络放血，二穴刺络可疏肝利胆、调气和血，另可防止精灸温阳生热，放少许血液，让邪热有出路。患者二诊时考虑因工作情志不畅，郁而化热，故加用刺络心俞、肝俞，疏肝泄热。肝郁乘脾，故纳差、腹胀症状不减，针刺加用脾俞、天枢，调理脾胃，并精灸加用中脘、下脘。健脾同时以防助实邪太重，故减为1壮，周鹏教授认为临床疾病变化多端，可虚实夹杂，治疗需思维活跃，随证治之方可取得疗效。

参考文献

［1］傅文，王孟雨，宁百乐，等．符文彬教授"心身医学"视角下针灸治疗神志病经验

　　[J]. 中国针灸，2021，41（10）：1140-1144.

［2］杨桂芬，张骞楠，刘爱红. 互动式心理干预对社交恐惧症的效果［J］. 国际精神病学
　　杂志，2023，50（3）：533-535.

［3］张丹丹，陈红柯，廉清媛. 精细化护理干预在幽闭恐惧症患者行 MRI 检查中的应用
　　［J］. 齐鲁护理杂志，2022，28（3）：114-116.

［4］雷文斌. 大学生人际交往恐惧症的研究［J］. 价值工程，2016，35（32）：172-173.

神经衰弱

【概述】

　　神经衰弱是指因长期处于紧张和压力下，出现精神易兴奋和脑力易疲乏，常伴有情绪烦恼、易激惹、睡眠障碍、肌肉紧张性疼痛等。这些症状不能归因于脑、躯体疾病或其他精神疾病。症状时轻时重，波动与心理社会因素有关，病程多迁延。神经衰弱归属于中医学的"不寐"范畴，是以心神失常或不安而引起，经常不能获得正常睡眠为特征的一类病症，主要表现为睡眠时间、深度的不足。轻者入睡困难，或寐而不酣，时寐时醒，或醒后不能再寐；重则彻夜不寐。常影响正常工作、生活和学习。

【病因病理】

　　本病病因和发病机制尚不明确，目前认为本病是因各种因素引起大脑神经活动长期持续性过度紧张，导致大脑兴奋与抑制功能暂时失调而产生的，以青壮年、脑力劳动者、青年学生多见。

　　中医学则认为人之寤寐由心神所控，而营卫阴阳的正常运作是保证心神调节寤寐的基础。每因饮食不节，情志失常，劳倦、思虑过度及病后、年迈体虚等因素，导致心神不安，神不守舍，不能由动转静而致不寐。由此可见，不寐的病因虽多，但其病理变化为情志失畅、劳逸失度、久病体虚、饮食不节等导致机体阴阳失交、阳不入阴。

【临床表现】

　　主要表现为精神易兴奋和脑力易疲乏，常伴有情绪烦恼、易激惹、睡眠障碍、肌肉紧张性疼痛等。中医学方面表现为睡眠时间、深度不足，轻者入睡困难，或寐而不酣，时寐时醒，或醒后不能再寐，重者彻夜不寐。

【诊断要点】

1. 西医诊断
　　在 ICD-10 中，确诊神经衰弱需满足以下各条。

（1）或为"用脑后备感疲倦"的持续而痛苦的主诉，或为"轻度用力后身体虚弱与极度疲倦"的持续而痛苦的主诉。

（2）至少存在以下两条：①肌肉疼痛感；②头昏；③紧张性头痛；④睡眠紊乱；⑤无法放松；⑥易激惹；⑦消化不良。

（3）任何并存的自主神经症状或抑郁症状在严重程度和持续时间方面达不到本分类系统中更为特定障碍的标准。

2. 中医诊断

（1）以夜间不寐为主，包括入寐困难、寐而易醒、醒后不寐或彻夜不寐，症状连续出现3周以上。本病可发生于各年龄段的人群。与患者的情志因素关系密切。

（2）与一时性失眠均可见不寐。但一时性失眠多因短暂性情志影响或生活环境改变引发，在去除影响或改变后即不再发生。

（3）与生理性少寐症状相似，且病程均较长。但后者多发于老年人，属生理状况，且多无明显的日间功能障碍。

（4）应与继发于其他疾病的失眠相鉴别。前者单纯以失眠为主症，表现为持续、严重的睡眠困难；而后者有明显的其他疾病病史，失眠为其他疾病的诱发症状。

【辨证分型】

1. 肝火扰心证

（1）主症：心烦不能入睡，烦躁易怒，胸闷胁痛。

（2）兼症：目赤，口苦，便秘，尿黄，头痛，面红。

（3）舌脉：舌红，苔黄，脉弦数。

2. 心脾两虚证

（1）主症：不易入睡，睡中多梦，易醒，醒后再难入睡。

（2）兼症：或心悸健忘；或头晕目眩，神疲乏力，面色不华；或食后腹胀，纳谷不馨。

（3）舌脉：舌淡，苔薄，脉细弱。

3. 心肾不交证

（1）主症：心烦不寐，入睡困难，心悸多梦。

（2）兼症：或头晕耳鸣；或腰膝酸软；或潮热盗汗，五心烦热，咽干少津。

（3）舌脉：舌质红，少苔，脉细数。

4. 心虚胆怯证

（1）主症：恐惧不能独立睡眠，寐而易惊，胆怯，多梦。

（2）兼症：头晕，目眩。

（3）舌脉：舌质淡，脉细弦。

【针灸治疗】

1. 针刺法

（1）治法：健脾益肾，解郁调神。以任脉、督脉、手足厥阴经穴为主。

（2）选穴处方

[**主穴**] 百会、内关、合谷、太冲、关元、足三里。

[**副穴**] 四神聪、神庭、神门、太溪。

（3）操作方法：百会、四神聪、神庭、神门均斜向浅刺 0.1~0.3 寸，四神聪针向百会，取"集神"之义；内关、合谷、太冲直刺 0.3~0.8 寸，行提插捻转泻法；关元、足三里、太溪直刺 0.3~0.8 寸，行提插捻转补法。余穴位均毫针常规刺，平补平泻。

（4）处方释义：百会、四神聪、神庭均在头部，百会、神庭为督脉之要穴，督脉入络脑，与脑密切相关，脑为元神之府，与神志密切相关；四神聪向百会方向平刺，即"集神"，合用可调神葆神，具有健脑益智，宁神之功。四关即合谷、太冲，分别为大肠经、肝经原穴，可调整脏腑气血，畅达三焦气机，调动脏腑原气抗御外邪。合谷归属于手阳明大肠经，为多气多血之经，可调气和血；太冲归属于足厥阴肝经，主"胸胁支满""终日不得太息"，可解郁调气，合用此四穴能疏肝理气，达通调气机之功。心为君主之官，主神明，故取心之原穴神门补益心气，调养心血，达宁心安神之效；内关为心包经的络穴，可疏理气机，宽胸解郁；关元为任脉经穴、小肠募穴，任脉为阴脉之海，取之可调节一身阴经之气血，调摄脏腑之气，通调肠腑，分清泌浊，以健运脾胃，又与足三阴经交会，取之可调补肝脾肾三经之气血，培补元气，可达先后天相互滋养之功。足三里为胃经合穴，亦为诸虚百损的常用穴，具有健脾益胃，补虚强壮的作用，合治内府，又可通调脾胃气机。太溪为足少阴肾经原穴，可补益肾气，以先天养后天，固护本元。

2. 精灸法

（1）治法：温养脾胃，调补元气。取督脉、足太阴脾经及背俞穴为主。

（2）选穴处方：脾俞、胃俞、肾俞、命门、三阴交。

（3）操作方法：用艾绒揉搓成直径约 2mm、高约 3mm 的小型艾炷，在穴位上涂万花油，然后将艾炷置于穴位上，用线香点燃艾炷，若艾炷燃烧至接近底部或患者不能忍受灼热时迅速去掉。每穴各灸 2 壮。

（4）处方释义：脾俞、胃俞为脾胃之原气输注于背部的腧穴，精灸此二穴可温养脾胃，调和气血，固护后天之本。精灸肾俞可补益肾精、肾气，培补先天之本。命门为督脉穴位，督脉为诸阳之会，灸之可温补阳气，阳气精则养神。三阴交为足三阴经交会穴，精灸此穴可调补足三阴经之气血，气血和调，亦可起安神之效。

3. 耳穴压豆法

（1）治法：疏肝利胆，宁心安神。

（2）选穴处方：耳穴心、肝、胆、神门。

（3）操作方法：对耳郭进行常规消毒后，将王不留行籽贴压在穴位上，嘱患者2~3天后自行撕下，每隔数小时按压1次，以自觉酸胀耐受为度。

（4）处方释义：贴压心、肝、胆可疏肝利胆、调气宁心，加神门以加强安神助眠之效。

【康复理疗】

1. 心理康复治疗

（1）详细询问病史，让患者叙述症状及其发展过程和生活经历。

（2）引导患者们一起分析出现的症状、性质，说明这些症状在没有器质性病变的情况下出现不必过虑。

（3）患者对上述症状的分析有初步体会以后，即向患者解释神经衰弱的发生机制。反复解释，并鼓励患者提出问题，互相讨论。在交谈过程中，应要求患者尽量"内心放松"，把注意力转移到别的事情上去，至于幼年的精神创伤事件则不必勉强追忆[1]。

2. 气功人工激发系统

本机激发前，由操作人员向患者交代有关机器激发及练功的注意事项，然后嘱患者松解所有紧身物，闭目坐于屏蔽室内木椅上，全身放松，自然呼吸，意念集中于脐下丹田（气海穴）处。使用气功人工激发系统，每次激发20~30min；再练站桩功，1次/天，6次为一疗程，激发成功后，嘱患者每天早晚坚持练站桩功以巩固疗效。经激发后产生明显的自发动功，有不同程度的感受症状，收功后无不适感[2]。

3. 音乐疗法

在选择"催眠音乐"时应选择小提琴、钢琴独奏曲中和声简单、音乐和谐、旋律变化跳跃小的慢板独奏曲或抒情小品音乐。这类音乐比较容易诱人入睡。以每晚临睡前进行为宜。音乐的选择可根据自身情况而定。一般而言，各类失眠均可选用《平湖秋月》《银河会》《军港之夜》《春思》，神经衰弱引起的失眠可选择《春江花月夜》《二泉映月》。

【调养护理】

（1）饮食方面[3]：应避免饮咖啡、浓茶或兴奋性的饮品。晚餐应尽量清淡，且不宜吃得过饱，避免"胃不和则卧不安"。

（2）运动方面[4]：选择适宜的运动量和强度，运动量由小到大、循序渐进，不可急于求成。临睡前不宜做较兴奋或运动量大的运动，以免影响睡眠，可选择散步、打太极拳等。

（3）起居方面[3]：规定起床和入睡时间，白天尽量不睡；睡前避免从事紧张、兴奋的活动；注意睡眠环境的安宁，床铺尽量舒适，卧室光线要柔和，并尽量减少噪声，除去各种可能影响睡眠的外在因素。

【健康宣教】

适当对患者进行健康教育，根据患者的实际情况开展，使患者能够认识到自己病症的发生和发展的相关情况，对治疗的有关方法加以认识，告知患者疾病可能出现的并发症和护理的全过程，告知患者注意事项等，指导患者继续坚持良好的生活习惯等，避免病情复发[5]。

【临证医案】

汪某，女，36 岁。2021 年 2 月 2 日初诊。

◎**主诉** 用脑后倍感疲倦，伴入睡困难、梦多易醒 3 年。

◎**现病史** 患者于 3 年前因长期工作压力大，逐渐出现用脑后备感疲倦、入睡困难、梦多易醒、早醒、再入睡困难，诉平均每晚醒 5~6 次。需口服思诺思半片方可入睡，服药后可睡 4h 左右。其间患者曾服中药治疗，睡眠有所改善。平素双上肢畏寒，嗜好辛辣及冷饮。现症见：用脑后倍感疲倦，入睡困难，需服安眠药方可入睡，梦多易醒，醒后不易入睡，偶觉心慌心悸，时有口干，无口苦，纳一般，食后易腹胀，小便调，大便质软，不成形。舌淡红，苔薄白，边有齿痕，脉弦细。

◎**西医诊断** 神经衰弱。

◎**中医诊断** 不寐（心脾两虚证）。

◎**治法** 疏肝健脾，养心安神。

◎**处方**

（1）针刺法：针刺百会、四神聪、神庭、内关、神门、合谷、太冲、关元、足三里、太溪。针刺时取仰卧位，留针 30min，关元、足三里予温针灸，双足予红外线照射。

（2）精灸法：脾俞、胃俞、肾俞、命门、三阴交各灸 2 壮。

（3）耳穴压豆法：取耳穴心、肝、胆、神门，单耳左右交替压豆，嘱患者 2~3 天后自行撕下，每隔数小时自行按压 1 次，以自觉酸胀耐受为宜。

上述治疗方案每周 2 次。嘱患者平日可适当加强锻炼，进行户外运动，注意休息，避免熬夜。

2021 年 2 月 11 日二诊 患者用脑后疲倦感有所好转，入睡困难、梦多易醒、早醒、再入睡困难均较前改善，平均每晚醒 1~2 次，醒后可再入睡，已停用安眠药思诺思。心慌心悸较前改善，偶有口干，无口苦，纳一般，偶有食后腹胀感，小便调，大便 1 次/天，质软成形，舌淡红，苔薄白，边有齿痕，脉细。予初诊处方中针刺穴位加申脉、照海、天枢，余方案同前。

2021 年 2 月 18 日三诊 患者用脑后疲倦感较前明显改善，较易入睡，睡眠加深，偶尔梦多，中午无午睡，睡眠时间约为 6h。现已停服安眠药，偶有心慌心悸，无口干口苦，胃纳一般，无腹胀腹泻，小便调，大便偏稀。舌淡红，苔薄白，脉濡缓。于二诊处方中针刺穴位加隐白，余方案同前。每次治疗间隔 1 天以上，每周 2 次。

2021 年 3 月 20 日随访，患者目前入睡困难较前明显改善，有睡意，无需服用安眠药可入睡，夜梦明显减少，夜间醒来次数明显减少，每天睡眠时间 7h 左右，无心慌心悸，纳可，大便质软成形，小便正常，舌淡红，苔薄白，脉弦。

◎按语　本案患者因工作压力过大，情志不舒，致使肝气郁滞，肝郁乘脾，脾失健运，气血生化无源，导致各脏腑功能失调，用脑后倍感疲倦。机体阴阳失交、阳不入阴，从而引起心神不安，神不守舍，不能由动转静而出现入睡困难、梦多易醒、早醒、醒后不易入睡等症状。选取百会、四神聪、神庭，可通过集神调和气血阴阳，又因督脉入络脑，脑为元神之府，可达醒脑开窍、安神定志的作用，经针刺治疗患者用脑后疲倦感明显好转。患者入睡困难、梦多易醒，究其原因，盖为情志不畅，损伤脾胃运化功能，以致心神失宁，取合谷、太冲开四关，调畅情志；选用关元可补肾益精，培补元气，先后天之本相互滋养，调整脏腑功能。易腹胀，为肝木伐土，脾胃失运，取足三里可健运脾胃，培土抑木。脾胃失于健运，气血生化不足，心失所养，以至心神不安，神不守舍，故选取内关、神门补益心气，宁心安神。诸穴合用，共奏疏肝健脾，养心安神之功。患者二诊时仍有入睡困难及易醒，于初诊处方加入申脉、照海，此二穴通阴阳跷脉，司眼睑开合，可交通阴阳，使阴平阳秘，达安神助眠之功。仍有食后腹胀感，加用天枢，可通调肠腑，以健运脾胃。三诊时诉偶有梦多及心慌心悸，大便偏稀，于二诊处方中加用隐白，为脾经之井穴，井主心下满，可起宁心安神、健运脾胃之功效。同时予以多维外治，精灸脾俞、胃俞、肾俞、命门、三阴交，可温养脾胃，调补元气。耳穴压豆心、肝、胆、神门，可疏利气机，养心安神，加强助眠作用。诸法合用，可改善患者神经衰弱之症状，使病情好转。

参考文献

［1］林敏，林建苏，韦德会. 心理康复配合按摩治疗神经衰弱初探［J］. 按摩与导引，1995（5）：19.

［2］王步云. 气功人工激发系统对神经衰弱的康复治疗［J］. 中国康复，1988（3）：151.

［3］周德安. 实用中医临床情志病学［M］. 北京：北京科学技术出版社，2014.

［4］赵晋滨. 太极拳对神经衰弱的治疗作用［J］. 运动，2012，48（16）：156，39.

［5］马妍. 综合护理干预在神经衰弱患者护理中的应用分析［J］. 中国医药指南，2021，19（30）：174-176.

癔球症

【概述】

癔球症是以持续或间断发作的咽喉部非疼痛性团块感或异物感为主要临床表现的

一种涉及心理因素的功能性疾病，常伴发焦虑、抑郁和睡眠障碍[1]。癔球症属于中医"梅核气"范畴，病因病机主要责之于肝郁脾虚和痰凝，以咽喉部异常感觉但不影响呼吸和吞咽等生理功能为主症[2]。

【病因病理】

虽然癔球症很常见，但其病因和发病机制尚不清楚，目前认为该病的发病是精神心理因素、食管上括约肌高压和食管高敏感性等多因素综合作用的结果[1]。其中精神心理因素备受重视，考虑其可能是通过"脑－肠轴"机制中的神经反射、脑肠肽的交互作用引起症状[3]。中医学认为，本病发病与情志不畅和饮食不节相关，导致肝失疏泄，气机不和，脾失健运，津液聚而生痰，痰气互结于咽喉。病理性质多属虚实夹杂，初病在气、在痰，久病可夹瘀。

【临床表现】

癔球症以持续或间断发作的咽喉部非疼痛性团块感或异物感为主要表现，餐间症状或情绪波动时明显，无吞咽困难或吞咽痛，伴有心神不定、烦躁不安、头晕、心悸、睡眠障碍等多系统自主神经功能失调症状。中医学认为，其主要由于肝郁脾虚和痰凝所致，表现为咽中如有异物梗塞，咯之不出，咽之不下，不痛不痒，或以情绪不宁等为主要临床表现。

【诊断要点】

1. 西医诊断

（1）主要根据病史、临床症状、病程、体格检查及实验室检查和心理评估进行诊断。

（2）临床症状：①持续或间断发作的咽喉部非疼痛性团块感或异物感；②感觉发生于两餐之间；③无吞咽困难或吞咽痛；④无胃食管反酸反流引起症状的证据；⑤无组织病理学异常的食管动力障碍。

（3）病程：上述症状出现至少 6 个月，近 3 个月明显。

（4）颈咽部体格检查及用鼻咽喉镜、胃镜、高分辨率食管测压、24h 食管 pH- 阻抗监测、食管钡餐造影等实验室检查阴性。

（5）通过症状量表评估是否伴发焦虑、抑郁等，以评估症状的严重程度。

2. 中医诊断

（1）咽中如有异物梗塞，似有梅核或炙脔或棉絮或如痰阻，不痛不痒，咯之不出，咽之不下等症。

（2）情绪波动时症状明显。

（3）多发于中年人群，男女患病率相似。

（4）经各系统检查和实验室检查可排除器质性疾病。

（5）应与喉痹、乳蛾相鉴别。

【辨证分型】

1. 肝郁气滞证

（1）主症：咽喉中有异物感，心情抑郁。

（2）兼症：胸闷胁胀，善太息，或嗳气频作。

（3）舌脉：舌质淡红，苔薄白，脉弦。

2. 脾虚痰聚证

（1）主症：咽喉中有异物感，脘痞肢倦。

（2）兼症：或咳嗽痰白，或纳呆，或大便溏薄，或短气懒言。

（3）舌脉：舌质淡或淡胖，边有齿痕，苔薄白或白腻，脉滑或濡。

3. 痰气互结证

（1）主症：咽喉中有异物感，似痰似气。

（2）兼症：或恶心欲呕，或脘闷食少，或嗳气。

（3）舌脉：舌质淡红，苔薄白或白腻，脉弦滑。

【针灸治疗】

1. 针刺法

（1）治法：疏肝健脾，理气化痰。以任脉、足太阴脾经、足阳明胃经穴为主。

（2）选穴处方

[**主穴**] 百会、内关、中脘、下脘、气海、关元、足三里、合谷、太冲。

[**副穴**] 廉泉、天突、列缺、丰隆、照海。

[**配穴**] 肝郁气滞者配膻中，脾虚痰聚者配天枢，痰气互结者配肝俞、脾俞。

（3）操作方法：百会平刺；廉泉向舌根方向刺入；天突先直刺，后沿胸骨柄后缘、气管前缘缓慢向下刺入；列缺、肝俞、脾俞斜刺；中脘、下脘、气海、关元、足三里、丰隆、合谷、太冲、内关、照海直刺。丰隆、太冲采用捻转泻法，足三里、气海、关元采用捻转补法，余穴位均毫针常规刺，平补平泻。同时嘱患者做吞咽动作。

（4）处方释义：百会位于巅顶，与肝经相会，属督脉入络脑，与脑神密切相关；内关为心包经穴位，与心神息息相关，两穴合用心脑同调、养神安神。合谷、太冲合称"四关"，合谷刺之可调气养血，太冲泻之可疏肝理气，一上一下，一阴一阳，一气一血，合用可调整全身脏腑阴阳气血，使之归于平和状态，宣畅气机、解郁安神。廉泉、天突分别位于喉结上、下方，均为治咽要穴，合用则调理舌本、祛痰利咽。列缺、照海均属八脉交会穴，《针灸大成·八脉交会八穴歌》记载"列缺任脉行肺系，阴跷照海膈喉咙"，合用清利咽喉。中脘、下脘、气海、关元为引气归元组方，又为腹部任脉经穴，合用可调整胃肠脏腑气机，健脾和胃，调养气血。足三里为胃经合穴，健脾补虚；丰隆为胃经络穴，治痰要穴，可化有形之痰和无形之痰，泻之可健脾和胃、化湿利痰。肝郁气滞者配气会膻中，可疏调气机、调畅情志、宽胸解郁；脾虚痰聚者配天枢，天枢为大肠募穴，健脾升清、和胃化痰；痰气互结者配肝俞、脾俞，肝俞、脾俞为背俞穴，善调肝、脾脏腑之原气，合用疏肝理脾。

2. 精灸法

（1）治法：健脾和胃，温阳化痰。取任脉、足太阴脾经及背俞穴为主。

（2）选穴处方：关元、足三里、脾俞。

（3）操作方法：将艾绒搓揉成底直径约 2mm、高约 3mm 的细小艾炷，放在涂有万花油的穴位上；然后用燃烧的线香点燃艾炷，待艾炷燃烧至 2/3 或患者不能耐受灼热时迅速将其熄灭或取走。每穴各灸 2 壮。

（4）处方释义：关元位于腹部，与脾胃相近，又为三焦之气所生之处，精灸此穴可温补脾胃之阳气，调治气机之不畅；足三里为健脾补虚之要穴；脾俞为脾之背俞穴，脾为生痰之源，灸之可健脾化痰。

3. 埋针法

（1）治法：养心安神，疏肝理脾。选取背俞穴为主。

（2）选穴处方：天突、心俞、肝俞。

（3）操作方法：操作前于局部皮肤常规消毒，然后用 0.22mm×1.5mm 的一次性揿针埋入穴区皮肤，嘱患者 2~3 天后撕除。

（4）处方释义：《针灸资生经》记载"天突、关冲，治气噎"，天突为治舌咽疾患要穴；心俞、肝俞是心、肝之原气输注于背部的背俞穴，可治疗心、肝脏腑的疾患。心藏神，为五脏六腑之大主，肝主疏泄调气机，且肝藏魂，故三穴合用可调畅气机、疏肝理脾、养心安神。另皮内针作用于穴位皮部给予长时间微弱的刺激，可巩固疗效。

【康复理疗】

采用相关量表综合评估患者心理状态，详细了解患者病史及性格特点，制订相应的心理治疗方案，包括言语暗示疗法、认知行为疗法。

认知行为疗法：与患者及其家属沟通，详细告知该病的病因及发病机制，了解并消除不良的精神刺激，使患者消除恐惧或顾虑，在治疗时放松心情，配合吞咽动作。

【调养护理】

（1）精神调养：面对各种事物，要"精神内守"，自我调节、自我控制、自我消化各种情绪，保持心态平和，不大悲大喜大怒，精神安定。

（2）饮食调养：泡水茶饮可选用玫瑰花、绿萼梅茶、陈皮等疏肝理气化痰之品，食疗可选用山药、薏苡仁、赤小豆等健脾祛湿之品。少吃煎炸油腻、辛辣刺激之品，戒烟戒酒。

（3）运动调养：户外运动形式主要包括跑步、游泳、打羽毛球、八段锦等，每天 30min 左右的有氧运动可改善情绪，疏解焦虑，有益心身健康。

（4）护理方面：医护人员应耐心、细心、关心患者的情绪和病情，善于倾听和沟通，解除患者的心理负担，取得患者的信任与配合，如此治疗可达事半功倍之效。

【健康宣教】

与患者多沟通、多交流，让患者对疾病有正确的认识，明确情绪障碍和饮食不节对疾病的影响和作用。嘱患者积极自我调节心理精神状态以面对各种事物，饮食注意不过饱过饥，少食生冷、肥甘厚腻之品以避免脾胃损伤。做好预防，积极治疗。给予患者健康教育，使其正确对待疾病，保持心情舒畅。

【临证医案】

朱某，女，41 岁。2022 年 8 月 5 日初诊。

◎**主诉**　咽部异物感 1 年，加重 1 月。

◎**现病史**　患者 1 年前无明显诱因出现咽部异物感，异物似痰，咯之不出，咽之不下，咽部无疼痛，时有咽痒，未重视、未治疗。近 1 月症状加重，伴胸闷、纳少、食后腹胀且咽部异物感明显。遂至我院耳鼻喉科就诊，查喉镜未见异常，诊断为癔球症，建议中医治疗。患者遂至针灸科就诊。现症见：咽部异物感，咯之不出，咽之不下，咽部无疼痛，时有咽痒，餐后或生气时异物感明显，嗳气可稍缓解，平素易紧张、焦虑，喜太息，时有头晕、胸闷不适，睡眠一般，入睡困难，纳少，食后腹胀，无口干口苦，二便正常。舌淡红，苔白腻，脉弦滑。月经史：（4~5）/（28~30）；LMP：2022 年 7 月 20 日，月经颜色、量正常，无血块，无痛经等不适。

◎**西医诊断**　癔球症。

◎**中医诊断**　梅核气（痰气互结证）。

◎**治法**　疏肝健脾，理气化痰。

◎**处方**

（1）针刺法：针刺百会、内关、中脘、下脘、气海、关元、足三里、合谷、太冲、廉泉、列缺、丰隆、照海、肝俞、脾俞。针刺时先刺肝俞、脾俞，得气后行平补平泻手法 1min，后取仰卧位，丰隆、太冲采用捻转泻法，足三里、气海、关元采用捻转补法，余穴位均毫针常规针刺，平补平泻，留针 30min。足三里、中脘、天枢、气海、关元予温针灸，双足予红外线照射。

（2）精灸法：关元、足三里、脾俞各灸 2 壮。

（3）埋针：取穴心俞、肝俞。上述治疗方案每周 3 次。患者取针后即觉咽部异物感减轻。

2022 年 8 月 12 日二诊　患者诉咽部异物感消失，纳可，食后无腹胀，仍易紧张、焦虑，睡眠较前改善，二便正常。舌淡红，苔薄白，脉弦。予调整针灸处方，针刺穴位加四神聪，埋针加神堂、魂门，余方案同前，继续治疗 3 次。

2022 年 11 月随访，患者诉咽部异物感未复发，睡眠、情绪较前改善。

◎按语　该患者平素易紧张、焦虑，善太息，缘长期七情不畅致肝气不舒，气机郁结，肝木易横犯脾土，肝脾不和，脾失健运，津液运化失司聚而成痰，痰气交阻于咽喉发为梅核气。针刺选取百会、内关调养脑神、心神以安神明；配合合谷、太冲调理气机；四穴合用，宁心安神，畅情解郁，可缓解患者情绪紧张状态，改善睡眠。纳少、食后易腹胀为肝木克土，一则用上穴配合肝俞调神疏肝，二则应健脾和胃以强脾土，故选用中脘、下脘、气海、关元、足三里、脾俞以健脾和胃，加强运化水湿之力，丰隆为利湿化痰之要穴，合用以绝生痰之源。痰为阴，灸为阳，取温针灸可温养脾胃、温化痰饮。患者咽部异物感明显，取咽喉局部穴位廉泉利咽化痰，配合远端穴位列缺、照海加强利咽之功效。患者病程较长，困扰其1年余，故配合精灸、埋针等多种外治法加强、巩固疗效。精灸关元、足三里、脾俞可温补脾胃阳气。埋针心俞、肝俞取宁心疏肝之效。

参考文献

［1］贾林，季建林. 癔球症多学科诊治中国专家共识［J］. 中华诊断学电子杂志，2020，8（4）：217-222.

［2］李花，舒劲，武正权. 中医药治疗癔球症研究进展［J］. 新中医，2018，50（11）：36-38.

［3］张程程，张军. 癔球症的研究进展［J］. 国际消化病杂志，2013，33（2）：112-114.

癔症性失音

【概述】

癔症性失音又称功能性失声，是喉发声功能出现暂时性障碍且无器质性病变的一种癔病表现，剧烈的、不良的精神或心理刺激可诱发，青年女性多发。癔症性失音归属于中医的"暴喑""肝郁失音"范畴，内伤七情为其病因，声门开阖失司为基本病机，以突然出现的发声障碍为主要临床表现，其发声功能可突然恢复，也可在某种状态下骤然复发。

【病因病理】

本病的病因及发病机制尚不明确。文献资料显示精神、心理因素对本病的影响较大，主要因为不良刺激会导致大脑皮质功能的超限抑制，大脑兴奋性降低从而对皮质下中枢的控制减弱，导致喉的发声功能障碍。中医认为该病多因内伤七情、情志过极使机体气机失调、气血失和，声门开阖失司，从而出现癔症性失音。病性多虚实夹杂，其病位在会厌，与心、肺、脾、肾相关。

【临床表现】

癔症性失音以突然出现的发音障碍为主要表现，多发生在激烈的精神刺激后，或因感冒诱发。患者的呼吸正常，咳嗽、哭笑时声音正常，但其发声呈耳语状，喉镜检查见声带外观无明显病变，声带处于轻度外展位。中医方面主要表现为平素情绪低落、情绪不宁或心烦易怒，突然出现声音嘶哑或音调改变，甚至耳语声。

【诊断要点】

1. 西医诊断

同时满足以下 3 点即可诊断。

（1）病史：多有精神刺激、感冒或癔病等病史。

（2）症状与体征：突然出现的发音障碍，声嘶或声调改变，重者发声呈耳语状、叹息声，但患者咳嗽、哭笑时声音正常。

（3）辅助检查：间接喉镜检查见咽喉无明显异常，双侧声带无充血水肿，形态、色泽正常，声带运动正常。

2. 中医诊断

（1）有思虑繁多、发怒、郁闷、悲伤等情志病史。

（2）青年女性多发。

（3）声音嘶哑、音调改变或只能发出耳语声、叹息声。

（4）排除器质性病变。

【辨证分型】

1. 肝郁脾虚证

（1）主症：情绪抑郁，突然出现发声障碍，胸胁胀闷，纳呆脘痞。

（2）兼症：或急躁易怒，或口苦咽干，或疲倦乏力，或嗳气频作。

（3）舌脉：舌质淡或红，苔薄白或薄黄，脉弦。

2. 心脾两虚证

（1）主症：情绪不宁，突然出现发声障碍，少气懒言。

（2）兼症：或头晕心悸，或少眠神疲，或纳少便溏。

（3）舌脉：舌质淡或淡红，有齿痕，苔薄白，脉弦细。

【针灸治疗】

1. 针刺法

（1）治法：疏肝理脾，调神开音。以手三阴经、足厥阴肝经、督脉穴为主。

（2）选穴处方

[**主穴**]百会、内关、合谷、太冲、关元、足三里、三阴交。

［**副穴**］神庭、天鼎、廉泉、通里。

［**配穴**］肝郁脾虚者配膻中、中脘，心脾两虚者配神门、气海。

（3）操作方法：患者取仰卧位，采用单手旋转快速进针法，百会、神庭、天鼎、内关、通里、合谷、太冲选用1寸无菌毫针，廉泉、关元、足三里、三阴交选用1.5寸无菌毫针。先刺百会、神庭、内关、合谷、太冲，再刺廉泉、天鼎，后刺余穴。百会、神庭平刺10~15mm，内关、合谷、太冲直刺10~15mm，廉泉斜刺20~25mm，刺向舌根部，强刺激捻转泻法。嘱患者发长"啊"音，持续1~2min后留针。天鼎、通里直刺10~15mm，关元、足三里、三阴交直刺20~25mm，进针后小幅度提插捻转得气，患者有酸麻胀重感即可，留针30 min后出针。针刺时与患者沟通，明确强调各项检查正常的事实，予以心理暗示，增强其治愈疾病的信心。

（4）处方释义：本病多因情志而起，先刺百会、神庭、内关、合谷、太冲以调神导气，后刺廉泉、天鼎以刺激局部气血。调神法在调心脑，百会、神庭位属督脉，与肝经相通，且入络脑，刺之可调神畅志。位于心包经的内关通于阴维脉，《针灸大成·奇经八脉》记载"阴维不能维于阴，则怅然失志"，心神为五脏六腑之主，刺之养心安神，合百会、神庭心脑同调，以安五脏六腑。癔症性失音关注点在于"癔症性"，该病的发生与肝气疏泄失常密切相关，肝经之太冲理血中之气，与合谷相合则为"四关"，两穴一气一血、一升一降可调动周身气血归于平衡状态。天鼎、廉泉为局部取穴，强刺激以调和局部气血、利咽开音。通里为心经络穴，通心脉以利舌咽，刺之通窍开音，合则宁心安神利窍。关元为人体真元之所存，乃补肾要穴，刺先天以养后天；足三里为足阳明胃经合穴属腑，可健脾和胃，补虚扶正；三阴交属足太阴脾经交会穴属脏，可健脾益血，调肝补肾。

2. 电针法

（1）治法：治心调神，利喉开音。

（2）选穴处方：百会、廉泉。

（3）操作方法：患者取仰卧位，百会选用1寸无菌毫针，廉泉选用1.5寸无菌毫针，廉泉斜刺20~25mm，刺向舌根部，强刺激捻转泻法，嘱患者发长"啊"音，持续1~2min后留针，百会平刺10~15mm后捻转得气。两穴连接华佗牌电针仪SDZ-Ⅱ型，采用连续波，电流量刺激由小到大，直至患者不可耐受停止，调节电流量时嘱患者发长"啊"音，整个电刺激过程不超过30s，根据患者电刺激时发音情况鼓励患者治疗后多进行发声练习[1]。

（4）处方释义：百会位处巅顶，与脑神联系密切，通于肝经，刺之疏肝调神；廉泉善治舌咽部疾患，可利喉开音。

3. 精灸法

（1）治法：健脾固本，利咽开音。以任脉、肾经为主。

（2）选穴处方：中脘、下脘、气海、涌泉。

（3）操作方法：患者取仰卧位，用棉签蘸取万花油，以标记施灸穴位，可防烫伤，选用黄金级艾绒等品质较高的艾绒，将其捏成底面直径约 2mm、高约 3mm 的艾炷，放置于万花油标记点上，用线香轻触点燃，待患者自感灼痛时迅速取走，以局部皮肤潮红为佳，每穴根据患者耐受度可灸 1~3 壮。

（4）处方释义：中脘、下脘、气海均位于腹部，中脘合下脘穴可补脾胃、理中焦、调升降。气海为肾原之气所生发之处，也可治疗一切气疾，为"气之海"，刺之调气理脾。涌泉位于足底部，可导气下行以开郁。精灸具有艾炷精小、热力集中、透热迅速、疗效显著等优点，精灸上穴可达健脾补虚、利咽开音之功。

【康复理疗】

1. 心理治疗

与患者沟通病情，让患者了解该病的发病过程，对患者恐惧情绪或心理进行疏导，帮助患者树立疾病治愈的信心。

2. 暗示治疗

强调患者无器质性病变，检查结果无异常，消除患者思想顾虑，嘱患者治疗后继续进行发声练习，先练习简单的词语，后练习句子。

3. 康复指导

嘱患者可自行以大拇指指腹部位按摩廉泉、天突、内关等穴位，给予穴位刺激以通经开音。

【调养护理】

（1）精神调养：本病多因情绪不畅引起，应注意保持心情舒畅。平时可加强对心理素质的锻炼，培养自己积极乐观的生活态度，尽量避免和减少不良精神因素的刺激。

（2）饮食调养：宜进食清淡、富有营养的食物，如银耳、蛋类、瘦肉等，避免进食辛辣、油腻、生冷、刺激性食物，如辣椒、煎炸食物等。

（3）药膳调养：肝郁脾虚者可用小麦 15g、甘草 10g、大枣 3 枚，煮水代茶饮用。心脾两虚者可在煮粥时加入山药、莲子、桂圆、红枣等。

（4）运动调养：情绪不宁时可外出散步、跑步或用其他运动来转移自己的注意力以调节心情。

（5）护理方面：平素避免受凉，所处环境应安静舒适，避免噪声。

【健康宣教】

向患者解释该病发生发展的具体情况，解除患者的恐惧或顾虑，了解该疾病的可治愈性，与患者沟通了解患者当前的心理困境，疏通患者的不良情绪，避免或减少不良的心理刺激，帮助患者建立积极乐观的心态。天气变化时嘱咐患者添衣，避免受凉感冒。

【临证医案】

杨某，女，25岁。2020年12月4日初诊。

◎**主诉** （家人代诉）说话耳语声1月余。

◎**现病史** 患者因职业需要长期使用声带，于1月余前感冒后出现声音嘶哑，5天后出现发声困难，不能讲话。呼吸正常，咳嗽、哭笑时声音正常，只能发出虚弱的耳语声，至我院耳鼻喉科就诊，间接喉镜检查示：咽喉未见异常，双侧声带无充血水肿，色泽正常，声带运动正常。考虑诊断为"癔症性失音"。与患者积极沟通，予心理暗示疗法、西药镇静治疗后可发单音节字。建议针灸治疗，遂至我科就诊。现症见：呼吸正常，发声困难，可发单音节字，咳嗽音、哭笑音正常。平素四肢不温，伴情绪低落、思虑烦闷，纳一般，偶有腹胀，夜寐欠安，眠浅易醒，醒后可入睡，二便正常。舌淡，苔薄白，边有齿痕，脉弦细。月经史：（3~4）/（30~33）；LMP：2020年10月31日。月经颜色较淡，量较少，无血块，无痛经等不适。

◎**西医诊断** 癔症性失音。

◎**中医诊断** 暴喑（肝郁脾虚证）。

◎**治法** 疏肝理脾，利咽开音。

◎**处方**

（1）针刺法：针刺百会、神庭、内关、合谷、太冲、天鼎、廉泉、膻中、中脘、关元、足三里、三阴交、通里。上述穴位均毫针常规针刺，平补平泻，留针30min。

（2）精灸法：中脘、下脘、气海各灸2壮。

（3）耳压法：心、神门、咽喉。取单耳左右交替压豆，嘱患者2~3天后自行撕下，每隔数小时自行按压1次，以自觉酸胀耐受为宜。

上述治疗方案每周3次，嘱患者平日适当练习词语、短句、长句，循序渐进，由简到难。

2020年12月10日二诊 患者可说断续短句，烦闷、眠浅易醒较前改善，诉左耳耳鸣如蝉鸣，间歇性发作。原方基础上针刺加听宫（左）、听会（左）、太溪（双）。精灸加涌泉，耳穴压豆加肾，继续治疗2周。

2020年12月21日三诊 可正常发声，偶有左耳耳鸣，纳可，无腹胀，夜寐安。续按二诊方案巩固治疗1周。

1月后电话随访，诉讲话发声正常，已无耳鸣、烦闷等症，纳眠可，二便正常。

◎**按语** 本案该患者以声音工作为主，因忧虑声音嘶哑对工作的影响致肝失疏泄，气机郁滞，会厌开阖失司致突然失语，且伴有情绪低落、思虑烦闷等情志变化。平素工作繁忙，失于调养，致脾胃虚弱，气血生化乏源，故见纳一般、腹胀、舌淡苔薄白边有齿痕、脉弦细、月经颜色淡、量少等症状，辨为"肝郁脾虚证"。治疗上采用"一针二灸三巩固"整合针灸方案，使临床疗效达到最佳。先予针刺百会、神庭、内关、合谷、太冲调心脑以司声门之神，再刺廉泉、天鼎调气和血以刺激声门，后刺膻中、中脘、关元、足三里、三阴交、通里补益肝脾肾以固声门之本，再予精灸中脘、下脘、气海同调脾胃。中虚得复，气血有源。最后于耳穴心、神门、咽喉进行压豆以巩固疗效。一诊选穴以调神为主，源于对癔症性失音的认识与把握。先有癔病，后现失音，重点在于癔病，故一诊时选用百会、神庭、内关调养心神脑神，合谷、太冲疏肝理气和血。二诊患者诉左耳耳鸣如蝉鸣，考虑患者脾虚难以滋肾，肾精亏虚，治疗上加用听宫、听会等局部取穴，配合远端取穴太溪滋养肾阴，上下配穴以助疾愈。三诊患者发声已正常，仍偶有耳鸣，继续巩固治疗以使病祛。

参考文献

[1] 邓海萍. 电针治疗癔症性失语临床体会 [J]. 中国医学工程，2011，19（3）：163.

癔症性耳聋

【概述】

癔症性耳聋又称功能性聋或精神性聋，是急性发作性、暂时性的听觉功能障碍且无耳部器质性病变的一种癔病表现，通常由突然剧烈的精神刺激诱发或因长期精神压力导致。癔症性耳聋属于中医的"暴聋""耳聋"范畴，多因情志不畅导致耳窍气机闭阻，是以突然的听力下降或完全失去听力为主症的疾病。

【病因病理】

对于本病的研究文献较少，其病因和发病机制尚不明确。该病的发生可能是由于精神心理因素的刺激导致听觉通路信号传导的阻滞或听觉中枢的功能受到抑制。中医学认为，本病多因情志不畅导致肝失疏泄、气机郁结。初期多为实证，或肝气郁结，或肝郁化火，久病后期多虚实夹杂，损及脾肾。

【临床表现】

癔症性耳聋以突然的听力下降或完全失去听力为主要表现，伴有癔病或癔病倾向，如静默不语、精神恍惚，或伴精神紊乱，如愠怒、易怒易哭等。

【诊断要点】

1. 西医诊断

应根据病史、临床症状及体格检查和实验室检查进行诊断。

（1）患者通常有剧烈的精神刺激、长期的精神压力或癔病病史。

（2）患者具有突然的单耳或双耳的听力下降或完全耳聋等典型症状。其他症状：

①癔病或癔病倾向；②精神紊乱；③耳朵麻木；④耳鸣。其听觉功能可突然恢复，也可在某种状态下骤然复发。

（3）耳和神经系统检查一般无阳性发现，纯音听阈测定、声干扰下的语声测听异常，前庭功能检查、声导抗检查、听觉诱发电位多正常，颅脑 CT、颅脑 MR 或内耳 MRI 检查结果无异常。

（4）家族中，特别是一级亲属有癔病病史。

2. 中医诊断

（1）突然的单耳或双耳的听力下降或完全耳聋，或耳鸣，或易怒易哭，或静默不语等症。

（2）有愠怒、抑郁等情志所伤史。

（3）经各系统检查和实验室检查，可排除器质性疾病。

（4）应与广义之暴聋、郁病、癫病鉴别。

【辨证分型】

1. 肝郁气结证

（1）主症：情绪抑郁，静默不语。

（2）兼症：或耳朵胀闷感，或胸胁胀满，或月经不调、痛经。

（3）舌脉：舌质淡红，苔薄白，脉弦。

2. 肝火上炎证

（1）主症：急躁易怒，口干口苦。

（2）兼症：或心烦失眠，或面赤耳鸣，或大便秘结。

（3）舌脉：舌质红，苔薄黄或黄，脉弦数。

3. 肝郁脾虚证

（1）主症：忧思善愁，少气懒言。

（2）兼症：或纳呆脘痞，或身倦乏力，或大便溏稀。

（3）舌脉：舌质淡或淡红，边有齿痕，苔薄白，脉弦细。

【针灸治疗】

1. 针刺法

（1）治法：疏肝健脾，解郁利窍。以任脉、督脉、足厥阴、手足少阳经穴为主。

（2）选穴处方

［**主穴**］百会、内关、合谷、太冲。

［**副穴**］印堂、翳风、听宫、听会、中渚。

［**配穴**］肝郁气结者配膻中、气海，肝火上炎者配三阴交、行间，肝郁脾虚者配足三里、期门。

（3）操作方法：百会、印堂单手快速进针后浅刺，合谷、太冲、行间、中渚采用捻转泻法，足三里、三阴交、气海采用捻转补法，余穴位采用捻转平补平泻法。

（4）处方释义：百会、印堂均位于督脉，督脉上循巅顶，入络脑，与肝经相系，与脑密切相关。脑为精明之府，一可调神安神，二能调控五官，刺之可安神利窍。配合内关心脑同调以调神葆神，翳风、听宫、听会为耳部局部穴位，且翳风、听会为少阳经穴，听宫为手足少阳之交会穴，合用疏利肝胆之气血以通利耳窍。中渚为手少阳三焦经之输穴，疏利少阳经气，少阳经气得通，则耳窍得开。四关即合谷、太冲，分属大肠经、肝经原穴，《灵枢·九针十二原》记载："四关者，五脏有六腑，六腑有十二原，十二原出于四关，太冲、合谷是也。"开四关能开通一身气机，调节阴阳升降出入，合用可治疗肝郁导致的各种疾病，如耳聋等。

2.精灸法

（1）治法：温补脾阳，益气固本，取任脉穴为主。

（2）选穴处方：中脘、下脘、关元。

（3）操作方法：将艾绒搓揉成底直径约 2mm、高约 3mm 的细小艾炷，放在涂有万花油的穴位上；然后用燃烧的线香点燃艾炷，待艾炷燃烧至 2/3 或患者不能耐受灼热时迅速将其熄灭或取走。每穴各灸 2 壮。

（4）处方释义：脾虚患者可精灸中脘、下脘、关元，上穴均位于腹部之任脉，腹部穴位取其近治作用可调理脾胃。任脉为阴脉之海，灸之可调整脏腑阴阳；关元可健脾气、固本元，配合使用可达温补脾阳，益气固本之效。

3.刺络放血法

（1）治法：清热泻火，调气安神。选取背俞穴为主。

（2）选穴处方：肝俞、胆俞。

（3）操作方法：操作前先于局部皮肤常规消毒，然后使用 7 号一次性无菌注射针头于穴区点刺 1~2 下，挤出少量血后，用无菌棉签止血，再次进行消毒。

（4）处方释义：肝俞、胆俞为肝脏、胆腑之气输注于背部处，刺络二穴清泄肝胆之热，使邪有出路，热祛神安。

【康复理疗】

1.心理治疗

（1）医护人员耐心倾听病情，认真解答疑问，建立良好的医患关系，了解患者的性格特点，询问其有无精神心理刺激病史，可以通过压力知觉量表等评估患者的心理状态，制订相应的心理治疗方案。

（2）暗示疗法：医者将暗示疗法与治疗配合，帮助患者了解病情，通过医疗仪器或针刺对患者进行心理诱导或暗示，有助于疾病的治愈。

2.康复指导

疾病将愈未愈之际，应注意"食复""劳复""药复""情志复"。为避食复，患者应保持均衡饮食，多吃新鲜蔬果，避免摄入羊肉、牛肉等发物，减少烟、酒、咖啡、煎炸等食物带来的刺激。为避免劳复，患者应注意休息，避免过度劳累，根据天气变化适时添衣，避免感冒；为避免药复，患者应避免耳毒性药物，如氨基糖苷类抗生素、解热镇痛药等；为避免情志使疾病复发，患者应保持心情愉快，避免情绪波动。

【调养护理】

（1）精神调养：保持乐观积极的心态，避免不良精神因素刺激，避免情绪的大幅度波动，及时疏解不良情绪，减少心理压力。

（2）饮食调养：多补充富含蛋白质和维生素类食物，如绿叶蔬菜、瘦肉等；减少脂肪、刺激性食物等的摄入，如肥肉、奶油、蛋黄、咖啡、酒等。

（3）药膳调养：未病先防，瘥后防复。药膳食疗有助于疾病的防治、保健及养生。如肝气郁结者，可选用玫瑰花、佛手、合欢花等作茶饮，疏肝理气；肝火上炎者，可选用菊花、决明子、夏枯草等作茶饮，清泻肝火；肝郁脾虚者可选用山药、薏苡仁、茯苓煮粥，健脾益气。

（4）运动调养：适当舒缓地运动有助于调畅全身血液循环，加快体内新陈代谢，有益身心健康，如散步、打羽毛球、做保健操等。

（5）护理调养：嘱患者远离噪声，减少耳机的使用。可按摩耳周穴位，如听宫、翳风等穴，忌掏挖耳朵。戒烟戒酒，减少尼古丁等对耳的损害。

【健康宣教】

帮助患者认识疾病，了解可能会诱发或加重疾病的心理因素、饮食因素等，协助患者祛除不良因素的刺激。引导患者形成规律的生活作息及习惯，鼓励患者加强锻炼，增强体质，注意劳逸结合，避免过度劳累，保持身心愉悦。

【临证医案】

陈某，男，29 岁。2022 年 6 月 28 日初诊。

◎**主诉** （家人代诉）双耳听力下降 1 周。

◎**现病史** 患者 1 周前与人吵架后出现双耳听力下降，伴耳鸣，呈"嗡嗡"声，头晕头痛，太阳穴胀痛，遂至我院耳鼻喉科就诊。查体：双外耳道正常，双骨膜完整，纯音听阈测试变化较大，前庭功能检查、听觉诱发电位正常，颅脑 CT 未见异常。考虑诊断为"癔症性耳聋"，予中药治疗后双耳听力未见好转。现症见：双耳听力下降，伴耳鸣，呈"嗡嗡"声，头晕头痛，太阳穴胀痛，平素性情较急躁，口干口苦，纳可，眠一般，大便 1~2 天 1 行，质稍硬，小便正常。舌红，苔薄黄，脉弦稍数。

◎**西医诊断** 癔症性耳聋。

◎**中医诊断** 耳聋（肝火上炎证）。

◎**治法** 清肝泻火，解郁安神。

◎处方

（1）针刺法：针刺百会、印堂、内关、太阳、翳风、听宫、听会、中渚、合谷、太冲、三阴交。针刺时取仰卧位，中渚、合谷、太冲采用捻转泻法，余穴位均毫针常规针刺，平补平泻，留针 30min，双足予红外线照射。

（2）精灸法：精灸中脘、下脘、关元。

（3）刺络法：刺络太阳、肝俞、胆俞。

上述治疗方案每周 3 次。治疗时配合暗示疗法。

2022 年 7 月 5 日二诊 患者诉双耳听力较前上升，耳鸣减轻，无头晕头痛，太阳穴无胀痛，口干口苦减轻，纳眠一般，二便正常。舌淡红，苔薄黄，脉弦。予初诊处方中针刺穴位加天枢、足三里。余方案同前。

2022 年 7 月 12 日三诊 患者诉双耳听力正常，无耳鸣，偶有口干口苦，纳眠可，二便正常。

2022 年 9 月随访，自诉双耳听力正常，平素性情仍较急躁，纳眠尚可，二便调。嘱患者注意调节情绪，避免情绪波动。

◎按语 该患者因与人发生口角突然出现双耳听力下降，平素性情急躁，肝郁气结，郁而化火，肝火循经上炎侵扰耳窍导致双耳听力下降、头晕头痛、口干口苦等症状。选取百会、印堂、内关，调节心肝脑以安神利窍。患者双耳听力下降，头痛，以太阳穴为主，取翳风、听宫、听会、太阳调节局部气血。太阳位于少阳经循行部位，与翳风、听宫、听会相合，疏解少阳经气，经气得通，耳窍得利。中渚、行间为少阳经穴，远端取穴、采用捻转泻法以清泻肝火。三阴交为足三阴经交会穴，可滋补肝脾肾阴血，以制肝火。合谷、太冲开四关，疏通一身气机，解郁调神。诸穴合用，可奏清肝泻火、解郁利窍之效。配合多维外治法，巩固疗效。肝木易乘脾土，精灸中脘、下脘、关元以健脾固本，刺络肝俞、胆俞，可清泄肝胆之热与艾灸之热，使邪有所出路，从而使听力下降，兼夹症状改善。

戒断综合征

【概述】

戒断综合征是指长期吸烟、饮酒、使用镇静安眠药或吸毒之人，在成瘾、产生依赖后，突然中断而出现的烦躁不安、呵欠连作、流泪流涎、全身疲乏、昏昏欲眠、感觉迟钝等一系列戒断现象。

西医学认为，戒断综合征属于精神活性物质所致精神障碍，凡是能够影响人类情绪、认知、行为及改变意识状态，并有致依赖作用一类化学物质，称为精神活性物质，又称成瘾性物质。常见的精神活性物质有以下类别：①中枢神经系统抑制剂，如苯二氮卓类、含酒精饮料等；②中枢神经系统兴奋剂，如苯丙胺、可卡因等；③大麻类；④致幻剂，如麦角酸二乙基酰胺；⑤阿片类，如阿片、海洛因、吗啡等；⑥挥发性溶剂，如丙酮；⑦烟草。

与精神活性物质相关的障碍分为两个部分：精神活性物质使用障碍和精神活性物质所致精神障碍。前者包括依赖和滥用。精神活性物质所致精神障碍包括使用精神活性物质所导致的急性中毒、戒断反应，伴随的人格、情绪障碍或精神病性障碍等。

中医学无此病名，但在"郁证""多寐""痫证""虚损"等病证中有类似症状。

本章主要介绍常见的 3 种类型的戒断综合征：毒品戒断综合征、烟草戒断综合征、酒精戒断综合征。

【病因病理】

1. 毒品戒断综合征

毒品戒断综合征指停用毒品后所引起的各种不适症状，包括急性戒断综合征（脱毒期）和稽延性戒断综合征（康复期）两种。急性戒断与中脑边缘多巴胺系统活性下降所反映的系统内变化有关，正常情况下，内源性阿片样物质作用于阿片受体调节去甲肾上腺素、多巴胺及 5- 羟色胺等一系列神经体液免疫系统，维持功能平衡，长期大量摄入外源性阿片类物质，内源性阿片样物质合成抑制，受体数量减少，使脑内与奖赏相关神经元发生适应性变化，从而表现为稽延性戒断症状迁延不愈[1]。

2. 烟草戒断综合征

香烟中含有多种化合物，其中只有尼古丁会使机体产生耐受性、依赖性和明显的戒断综合征。吸烟时，烟雾中的尼古丁会快速到达脑内，与中脑腹侧被盖区的烟碱型乙酰胆碱受体结合后，引起多巴胺大量释放而使机体产生欣快感和愉悦感。同时反复吸烟也会引起突触可塑性改变，烟碱型乙酰胆碱受体敏感性下降而数量增加，促使吸烟者吸食更多的烟草。一旦停吸，短时间内，随着血清尼古丁含量的降低进而产生戒断症状，包括强烈的渴求、压力、焦虑、抑郁及注意力难以集中等[1]。

3. 酒精戒断综合征

酒精是一种中枢神经系统抑制剂，由于谷氨酸与 N- 甲基 -D- 天冬氨酸受体的结合增加，在低血药浓度下会产生欣快感和行为兴奋，在更高的浓度下，会通过增强 γ- 氨基丁酸的作用而引起急性中毒。长期饮酒会导致身体耐受性和依赖性的发展，长期饮酒突然停止，机体会通过谷氨酸介导的中枢神经系统兴奋来掩盖这些变化，中枢神经系统的这种兴奋导致酒精戒断的临床症状以自主神经过度活动（如心动过速、震颤和出汗）和神经精神疾病（如谵妄和癫痫发作）的形式出现[1]。

中医学认为，戒烟综合征与长期吸烟有关，主要与肺、心、脑关系密切；戒酒综合征与长期饮酒有关，主要与胃、脾、心、脑关系密切；戒毒综合征与长期使用镇静安眠药或吸毒有关，主要与心、脑、肝、脾、肾关系密切。本病的基本病机都是毒邪久滞、内扰心神。

【临床表现】

（一）毒品戒断综合征

1. 阿片类

（1）急性中毒症状：在大剂量使用阿片类药物后，出现精神运动性抑制，语言不清、昏睡甚至昏迷。体征有针尖样瞳孔、呼吸抑制、肺水肿、心率减慢、心律失常等。

（2）戒断症状：由于所使用阿片类物质的剂量、滥用时间的长短、滥用途径、停药的速度等不同，戒断症状严重程度也不一致。典型的戒断综合征可分为两大类：客观体征和主观症状。客观体征如血压、脉搏及体温上升、鸡皮疙瘩、瞳孔扩大、流涕、震颤、腹泻、呕吐、失眠等，主观症状如肌肉骨骼疼痛、腹痛、食欲差、无力、疲乏、不安、喷嚏、发冷、发热、渴求药物等。

（3）其他精神障碍：如人格障碍、情绪障碍、精神病性状态等。

2. 苯丙胺类兴奋剂

苯丙胺类兴奋剂指苯丙胺及其同类化合物，包括甲基苯丙胺（冰毒）、3，4- 亚甲二氧基甲基苯丙胺（摇头丸）和哌醋甲酯（利他林）等。苯丙胺类兴奋剂具有强烈的中枢神经兴奋作用和致欣快作用，其他作用包括觉醒度增加、支气管扩张、心率加快、心输出量增加、血压升高、胃肠蠕动降低、口干、食欲降低等。

临床表现为中枢神经系统和交感神经系统的兴奋症状。轻度中毒表现为瞳孔扩大、血压升高、脉搏加快、出汗、口渴、呼吸困难、震颤、反射亢进、头痛、兴奋躁动等症状，中度中毒出现精神错乱、谵妄、幻听、幻视、被害妄想等精神症状，重度中毒时出现心律失常、痉挛、循环衰竭、出血或凝血、高热、胸痛、昏迷甚至死亡。长期使用可出现分裂样精神障碍、躁狂 - 抑郁状态、人格和现实解体、焦虑抑郁状态、认知功能损害，还可出现明显的暴力、伤害和杀人犯罪倾向。长期使用苯丙胺类兴奋剂后的戒断症状主要表现为情绪不良、无力、嗜睡等，少数患者可能出现幻觉、妄想等精神病性状态。

（二）烟草戒断综合征

表现在躯体依赖和心理依赖两方面。

（1）躯体依赖：吸烟者在停止吸烟或减少吸烟量后，出现一系列难以忍受的戒断症状，包括吸烟渴求、焦虑、抑郁、不安、头痛、唾液腺分泌增加、注意力不集中、睡眠障碍等，严重时可出现大汗淋漓、呼吸不畅、濒死感等。戒断症状可在停止吸烟后数小时开始出现，在戒烟最初 14 天内表现最强烈，之后逐渐减轻，直至消失。大多数戒断症状持续时间为 1 个月左右，但部分患者对吸烟的渴求会持续 1 年以上。

（2）心理依赖：称精神依赖，俗称"心瘾"，表现为主观上强烈渴求吸烟。出现戒断症状后若再吸烟，会减轻或消除戒断症状，破坏戒烟进程。戒烟过程中，不管是否服用药物，都可能出现戒烟综合征，烟龄越高，戒烟时戒断综合征的表现就越明显。

（三）酒精戒断综合征

1. 急性酒精中毒

有大量饮酒史，主要表现为冲动行为、易激惹、判断力及社交功能受损，并有口齿不清、共济失调、步态不稳、眼球震颤、面色发红、呕吐等表现。中毒较深时，可致呼吸、心跳抑制。

2. 酒精依赖的戒断反应

（1）单纯性戒断反应：长期大量饮酒后突然停止或减少饮酒量，在数小时后出现手、舌或眼睑震颤，并有恶心或呕吐、失眠、头痛、焦虑、情绪不稳和自主神经功能亢进，如心跳加快、出汗、血压增高等，少数患者可有短暂性幻觉或错觉。

（2）震颤谵妄：长期大量饮酒者突然断酒时发生，特点是意识模糊，时间、地点、人物定向障碍，有大量的知觉异常，如常见形象歪曲而恐怖的毒蛇猛兽、妖魔鬼怪，患者情绪极不安宁。另一重要的特征是全身肌肉粗大震颤。可伴有发热、大汗淋漓、心跳加快。慢性酒精依赖患者在大量饮酒后，也可引起震颤谵妄。

（3）癫痫发作：多在停饮 12~48h 后出现，常为大发作。

【诊断要点】

（一）西医诊断

1. 毒品戒断综合征

（1）阿片类：仔细询问病史、吸毒史及与吸毒有关的躯体并发症，如肝炎、结核等，询查是否有精神障碍、人格障碍和心理社会史等。查体要注意生命体征、意识状况、注射痕迹、瘢痕、皮肤感染、立毛肌竖起、瞳孔扩大、流泪、流涕等。辅助检查方面还应注意性病、HIV、肝炎、尿毒品检测等。

（2）苯丙胺类兴奋剂：强迫性和持续性使用该类毒品史，形成耐受，并在停药后出现戒断症状。出现与之相关的兴奋症状、焦虑、抑郁、幻觉、妄想及意识障碍等精神症状。

2. 烟草（尼古丁）戒断综合征

（1）每日应用尼古丁至少数周。

（2）突然停用或减少尼古丁的用量，在随后 24h 内出现下列症状 4 项以上：①心境恶劣抑郁；②失眠；③激惹，沮丧，或发怒；④焦虑；⑤注意力难以集中；⑥坐立不安；⑦心率减慢；⑧食欲增加或体重增加。

（3）以上症状产生了明显痛苦烦恼，或在社交、职业和其他重要方面的功能缺损。

（4）以上症状并非由于一般躯体情况所致，也不能归于其他精神障碍[2]。

3.酒精戒断综合征

急性酒精中毒在大量饮酒后出现不良的行为改变，如性冲动或攻击性冲动，情绪变化大，判断力、社交功能受损、言语含糊不清、共济失调、步态不稳、眼球震颤、面色发红等。戒断反应：长期大量饮酒后突然停止或减少饮酒量，在数小时后出现手、舌或眼睑震颤，伴恶心或呕吐、心跳加快、出汗、血压增高、头痛、失眠、情绪不稳、短暂性幻觉等。

（二）中医诊断

1.毒品戒断综合征

长期吸食毒品成瘾，戒断时出现神疲呵欠，恶心呕吐，厌食，腹痛腹泻，肌肉抽动，软弱无力，流泪流涕，瞳孔扩大，毛发竖立或出汗，烦躁易怒或精神抑郁，甚至打人毁物等。

2.烟草戒断综合征

精神萎靡，疲倦乏力，焦虑不安，呵欠连作，流泪流涎，口淡无味，咽喉不适，胸闷，恶心呕吐，甚至出现肌肉抖动，感觉迟钝等。

3.酒精戒断综合征

全身疲乏，软弱无力，呵欠，流泪流涕，厌食，恶心呕吐，烦躁不安，或精神抑郁等。

【辨证分型】

1.心肝火盛证

（1）主症：性情暴躁，烦扰不安，抽搐谵妄，毁衣损物，碰伤头身。

（2）兼症：伴有彻夜不眠，口苦目赤，涕泪齐下，汗出，口干胸闷，坐卧不安，甚则自诉有杀人念头。

（3）舌脉：舌红，苔黄，脉弦数。

2.心肾不交证

（1）主症：精神恍惚，烦扰不安，眠而易醒，头晕心悸，眩晕，耳鸣，健忘。

（2）兼症：伴有五心烦热，咽干口燥，腰膝酸软，遗精，带下，多梦，虚烦。

（3）舌脉：舌红，苔白，脉弦细。

3.脾肾两虚证

（1）主症：精神疲乏，肢体困倦，口流涎沫，不思饮食，头晕不寐，肌肉震颤甚或发抖。

（2）兼症：耳鸣，心慌气短，腰膝酸软，夜尿频多，男性患者阳痿早泄，女性患者月经量少，二便自遗。

（3）舌脉：舌淡，苔白，脉沉细弱。

4. 中焦湿热证

（1）主症：头重，倦怠，脘闷，腹胀，恶心，呕吐。

（2）兼症：纳呆，口黏渴，小便短赤，大便黏腻，便后不爽。

（3）舌脉：舌红，舌苔黄厚腻，脉缓等。

5. 肝郁气滞证

（1）主症：胸闷，精神抑郁，寐差或不寐，胸胁或少腹胀满窜痛，易怒，善太息。

（2）兼症：或见咽部异物感，或颈部瘿瘤，或胁下肿块。女性可见乳房胀痛，月经不调，痛经。

（3）舌脉：舌边红，苔薄腻或微黄，脉弦。

【针灸治疗】

1. 针刺法

（1）治法：宁心安神，调和脏腑。以任督、足阳明经穴为主。

（2）选穴处方

［**主穴**］百会、内关、中脘、下脘、气海、关元、足三里、三阴交、合谷、太冲。

［**配穴**］心肝火盛者配神门、行间，心肾不交者配心俞、志室，脾肾两虚者配脾俞、肾俞，中焦湿热者配天枢、阴陵泉，肝郁气滞者配期门、阳陵泉。

（3）操作方法：百会针尖朝头枕部方向刺入，约与督脉平行，平刺0.3~0.5寸，内关、合谷、中脘、下脘、气海、关元、足三里、三阴交、太冲直刺0.8~1寸，采用平补平泻法。

（4）处方释义：选取督脉穴百会，任脉穴中脘、下脘、气海及关元。百会为督脉之要穴，一身之阳经均与督脉交会，督脉入络脑，上循巅顶，与脑密切相关，脑又有元神之府之称，与神志密切相关，针刺百会可起到调神葆神之功。中脘为胃之募穴，脾胃为后天之本，气海为元气汇聚之处，为气之海，关元为小肠募穴，两穴合用，能培补元气。肾为先天之本，中脘、气海、关元、天枢四穴相配合用，可达后天养先天之效，且此四穴位于腹部，皆归属于任脉，腹部内含五脏六腑，任脉为"阴脉之海"，与一身阴经均有联系，故可调节全身阴经脉气及五脏六腑之气血之功。足三里为胃经合穴，具有健脾益胃，强壮机体的作用，是诸虚百损的常用穴，可固护后天、补益脾虚；三阴交为足太阴脾经之经穴，足三阴经交会之处，可健脾益血、调肝补肾。合谷、太冲分别是大肠经、肝经原穴，取之可调动脏腑之原气抵抗病邪。"四关"意为生命的关口，两穴一气一血、一阴一阳、一手一足，可调整上下阴阳，如人体正气之守护大将。

2. 精灸法

（1）治法：温阳健脾，固本培元。取任脉、督脉及背俞穴为主。

（2）处方：中脘、下脘、气海、关元、肾俞、命门、腰阳关。毒品戒断综合征加灸魂门、神堂、意舍、魄户、志室，酒精戒断综合征加灸丰隆、阴陵泉，烟草戒断综合征加灸肺俞、戒烟穴。

（3）操作方法：将艾绒搓揉成底直径约 2mm、高约 3mm 的细小艾炷，放在涂有万花油的穴位上；然后用燃烧的线香点燃艾炷，待艾炷燃烧至 2/3 或患者不能耐受灼热时迅速将其熄灭或取走。每穴各灸 2 壮。

（4）处方释义：中脘、下脘可补益脾胃，气海、关元为元气汇聚之处，能培补元气，四穴均为任脉经穴，精灸此四穴可以后天养先天，温养脾胃，固本培元；肾俞为肾之背俞穴，灸之可温补肾阳；命门、腰阳关为督脉穴位，督脉为诸阳之会，灸之可温补一身之阳气；与腹部穴位相配，亦有前后相配之意，"从阴引阳，从阳引阴"，调整一身阴阳、气机。五脏藏五神，魂门、神堂、意舍、魄户、志室五穴对应五脏之神，毒品戒断综合征加灸五神俞可以调整脏腑气血以平调情志，起到以五志调五神、以五神调五脏之功；酒积多夹痰夹湿，故加灸丰隆、阴陵泉以化痰祛湿；烟草首伤肺脏，故灸肺俞以固肺气，灸戒烟穴可帮助增强对烟草的厌恶感。

【康复理疗】

1. 经颅直流电刺激（tDCS）

经颅直流电刺激是一种非侵入性的脑调控技术，主要利用恒定低强度直流电进行刺激。tDCS 的治疗范围广，包括抑郁与焦虑障碍、认知功能障碍、失语症、吞咽障碍、运动功能障碍等。

2. 重复经颅磁刺激（rTMS）

rTMS 利用磁能对大脑皮质进行刺激，在刺激目标处引起持久作用的局部微小电流，调节大脑皮质局部兴奋性和中脑边缘系统多巴胺的释放，切断奖赏效应对物质依赖起到治疗作用。

3. 经颅聚焦超声波（tFUS）

tFUS 作为一种无创神经调控技术，结合了非侵入性和聚焦性的特点，可以精确定位并作用于大脑深处特定的区域，采用不同参数的超声波可以对特定的脑部区域产生兴奋或抑制作用，可以逐渐改善其强迫、焦虑、抑郁症状，有助于治疗物质依赖带来的负性症状，协助提高戒断率[3]。

4. 经皮神经电刺激疗法（TENS）

TENS 是通过皮肤将特定的低频脉冲电流输入人体以治疗疼痛的电疗方法。TENS通过一定的低频脉冲电流刺激感觉纤维，激活脑内的内源性吗啡多肽能神经元，引起内源性吗啡样多肽释放而产生镇痛效果。有部分戒断综合征患者在发病时出现身体疼痛症状，配合 TENS 能达到较理想的疗效[4]。

【调养护理】

（1）心理护理：与患者建立良好的关系，对待患者要有耐心。帮助患者认识到彻底戒断的重要性，观察患者的心理变化和身体上的不适，并给予正确的处理。对患者的家属做好心理教育，让他们了解致瘾物品依赖的临床表现。及时监督，帮助患者养成良好的生活规律。注意回访，协助患者改变在家中的不良习惯等[5]。

（2）鼓励患者培养生活中的兴趣爱好，转移注意力，怡情养性。

【健康宣教】

患者和家属可以通过合适的情绪评估工具了解自己的情绪状态，并通过正念、冥想、放松训练等方式调节和缓解负面情绪。一旦负面情绪给生活带来明显影响，要及时求助网络咨询或到相关专业机构就诊。患者若出现复吸行为，家庭成员首先应保持情绪稳定，不要过度指责，应同患者一起分析原因，共商对策，以避免复吸再次发生。如果因复吸导致躯体或精神科急症，应及时到专业医疗机构接受急诊处置[6]。

【临证医案】

杨某，男，42 岁。2020 年 3 月 3 日初诊。

◎**主诉**　强制戒烟后焦虑伴失眠 1 月。

◎**现病史**　患者自诉抽烟史 20 年余，平素每日抽吸香烟 15~20 根。1 月前因体检查出肺结节后决定强制戒烟，戒烟后每到烟瘾发作时焦虑不安，烦躁易怒，坐立难安，时有咳嗽，咽部有痰伴异物感明显，夜间入睡困难，入睡时间 1h 以上，夜寐梦多，每晚睡眠时长约 5h。胃纳可，大便干，小便黄。舌红，苔薄黄，脉弦数。

◎**西医诊断**　烟草戒断综合征。

◎**中医诊断**　瘾脱证（肝郁气滞证）。

◎**治法**　疏肝解郁，调神助眠。

◎**处方**

（1）针刺法：取主穴百会、内关、中脘、下脘、气海、关元、足三里、三阴交、合谷、太冲。取副穴四神聪、神门、廉泉、阳陵泉、列缺、戒烟穴。针刺时取仰卧位，以上穴位常规刺法，戒烟穴直刺或斜刺 0.3 寸，除合谷、太冲、阳陵泉、戒烟穴需要行捻转泻法，余穴手法皆为平补平泻。双侧列缺穴、戒烟穴予电针，脉冲为疏密波，频率 20Hz，波宽 0.2ms，其中密波频率为 20Hz，疏波频率是密波频率的 1/4，为 5Hz，疏波时间为 5s，密波时间为 10s。留针 30min，双足予红外线照射，治疗期间注意保暖。

（2）精灸法：精灸中脘、下脘、气海、关元、肾俞、命门、腰阳关、肺俞、戒烟穴。

（3）耳穴压豆法：取单侧耳穴心、胆、神门、肺。耳郭及耳周常规消毒后，在穴位上贴王不留行籽，每日可自行按压，特别是在出现抽烟欲望时，按压耳穴以加强刺激，促使烟瘾消失。嘱其调畅情志，规律作息，培养生活中的兴趣爱好，转移注意力，怡情养性。

2020 年 3 月 7 日二诊　患者诉咽部痰减少，异物感消失。近 2 日情绪较为平稳，入睡时间约 30min。治疗同前，连续治疗 1 月。治疗频率 2 次 / 周。

2020 年 4 月 10 日微信随访，患者诉近 1 月对烟草欲望明显降低，咽部无明显痰液及异物感，偶有干咳，情绪较稳定，入睡时间 20~30min，每晚睡眠时间可达 7h。纳可，二便可。

◎按语　中医学认为戒断后的一系列不良症状表现是由于机体阴阳失衡、脏腑经络功能失调造成的，针灸以脏腑经络辨证为基础，通过穴位刺激有效改善戒断反应。治疗以"调神固本"为方向，取百会、四神聪以调神，取手厥阴之内关以清心，取任脉之中脘、下脘、气海、关元及足太阴之三阴交、足阳明之三里以固本，取合谷、太冲以宣畅气机。烟草毒物首先犯肺，且患者有肺结节病史，初诊时有大便干症状，故从手太阴以治。列缺穴一为手太阴肺经的络穴，分支别走手阳明大肠经，可同时刺激手太阴、手阳明两经，通过泄大肠湿热以清肺燥热；二为八脉交会穴中交通任脉之穴，任脉为阴脉之海，通调全身阴精与精血；刺激列缺可调动任脉阴气从阴引阳，调和任督二脉，达到阴平阳秘之境[7]，故取列缺乃清肺、调肺气之意。廉泉为任脉、阴维脉交会穴，可疏利咽喉，缓解咽异物感。眠差故取神门以安神助眠。戒烟穴又名"甜美穴"，是美国医生 Olms JS 于 1981 年偶然发现的戒烟新穴，并曾成功运用于戒烟。该穴可以调节手阳明大肠经和手太阴肺经经气，使针感循经上传，"环口，入龈"使口腔中的味觉细胞受到控制和影响，使戒烟者对吸烟后的气味发生改变，出现了发苦、发涩，或烟味变淡等情况，从而降低对烟草的欲望[8]。

《灵枢·素问》记载："耳者宗筋之所聚也。"说明了耳部与人体各脏腑组织有着密切联系。耳穴心、胆、神门有镇惊安神，控制戒断综合征之效；耳穴肺合手太阴肺经，有宣肺理气之功。耳穴组方以调神固本为法，可帮助患者迅速减少烟草的吸入量，从而减轻烟毒对机体的侵蚀。

参考文献

［1］王洋洋，徐媛，苑功名，等. 戒断综合征的现代研究机制及针灸治疗进展［J］. 针灸临床杂志，2021，37（8）：93-96.

［2］张音. 针刺（结合揿针）治疗戒烟综合征 30 例临床观察［J］. 黑龙江中医药，2017，46（2）：60.

［3］张高宁，董香丽，袁沁，等. 非侵入性脑调控技术治疗物质成瘾的研究进展［J］. 国际精神病学杂志，2023，50（1）：7-11.

［4］王玮. 经皮穴位电刺激治疗酒精戒断综合症的临床疗效观察［D］. 济南：山东大学，2010.

［5］苏顺超. 心理护理用于男性酒依赖患者中的效果研究［J］. 实用临床护理学电子杂志，2020，5（2）：69.

［6］杜江，范妮，赵敏，等. 新冠肺炎疫情期间物质使用与成瘾行为相关障碍防治专家共识（建议）［J］. 中国药物滥用防治杂志，2021，27（1）：1-5.

［7］罗镇科. 针刺结合耳穴治疗烟草依赖的临床观察［D］. 广州：广州中医药大学，2021.

［8］张凡凡，王莹莹，刘朝，等. 针刺戒烟临床取穴规律分析［J］. 上海针灸杂志，2016，35（2）：230-232.

双相情感障碍

【概述】

双相情感障碍（BD）是一类既有躁狂发作或轻躁狂发作，又有抑郁发作（典型特征）的常见精神障碍。躁狂发作常见情感高涨，言语活动增多，精力充沛；抑郁发作则出现情绪低落，愉快感丧失，言语活动减少，疲劳迟钝等症状。双相情感障碍临床表现复杂，在情绪低落或高涨反复、交替、不规则呈现的同时，常见焦虑强迫和物质滥用，也可出现幻觉、妄想或紧张症状等精神病性症状。病程多型演变，发作性、循环往复性、混合迁延性、潮起潮落式的病程间或发作。间歇期或长或短，其间社会功能相对恢复正常，但也可有社会功能损害。多次反复发作之后会出现发作频率加快、病情越发复杂的特点。

【病因病理】

双相情感障碍病因尚不十分明确，但大量研究发现遗传因素、神经生化因素和心理社会因素对此病的发生有一定影响。在传统中医研究中，对于双相情感障碍的论述并没有明确的病名，但是其临床症状在"癫狂""郁证"等疾病中有所涉及。从古籍溯源角度分析，中医对于双相情感障碍在疾病谱上的定义缺失，对其临床症状的描述模糊，主要以情志狂躁错乱为主的"狂证"和心情抑郁为主的"郁证"为参考，并没有明确的规范化病名、症状及病因病机、证候证型的描述，需要基于中医理论进行规范化的阐释。现代临床研究发现，肝脾是双相情感障碍主要的病位因素，肝郁脾虚为双相情感障碍主要的中医证型[1]。

【临床表现】

1. 躁狂发作

以心境高涨为主，与其处境不相称，可以从高兴愉快到欣喜若狂，某些病例仅以易激惹为主。病情轻者社会功能无损害或仅有轻度损害，严重者可出现幻觉、妄想等精神病性症状。主要临床表现：①注意力不集中或随境转移；②语量增多；③思维奔逸（语速增快、言语迫促等）、联想加快或意念飘忽的体验；④自我评价过高或夸大；⑤精力充沛，不感疲乏，活动增多，难以安静，或不断改变计划和活动；⑥鲁莽行为（如挥霍、不负责任，或不计后果的行为等）；⑦睡眠需要减少；⑧性欲亢进。

2. 抑郁发作

以心境低落为主，与其处境不相称，可以从闷闷不乐到悲痛欲绝，甚至发生木僵。严重者可出现幻觉、妄想等精神性症状。某些病例的焦虑与运动性激越很显著。主要临床表现：①兴趣丧失，无愉快感；②精力减退或疲乏感；③精神运动性迟滞或激越；④自我评价过低，自责，或有内疚感；⑤联想困难或自觉思考能力下降；⑥反复出现想死的念头或有自杀、自伤行为；⑦睡眠障碍，如失眠、早醒，或睡眠过多；⑧食欲降低或体重明显减轻；⑨性欲减退。

3. 混合发作

躁狂症状和抑郁症状可在一次发作中同时出现，通常出现在躁狂与抑郁快速转相时，一般持续时间较短，多数较快转入躁狂相或抑郁相。在目前疾病发作中，两类症状在大部分时间都很突出，也应归为混合性发作。

【诊断要点】

根据《疾病和有关健康问题的国际统计分类（第十次修订本）》（ICD-10），双相情感障碍的诊断标准需符合2条：①发作符合下述某种发作的标准；②既往至少有过1次其他情感障碍发作；若本次为某种类型的抑郁发作，则既往需有至少1次轻躁狂、躁狂和混合性情感障碍发作。

1. 抑郁发作的诊断标准

（1）抑郁发作的核心症状：①抑郁心境，对个体来讲存在于1天里的大多数时间里，且几乎每天如此，几乎不受环境影响，持续至少2周；②对平时感兴趣的活动丧失兴趣和愉悦感；③精力不济或疲劳感。

（2）附加症状：①自信心丧失或自卑；②无理由地自责或过分和不适当的罪恶感；③反复出现死亡或自杀想法，或有自杀行为；④主诉或有证据表明存在思维或注意力降低，例如犹豫不决或踌躇；⑤精神运动性活动改变，表现为激越或迟滞（主观感受或客观证据均可）；⑥任何类型的睡眠障碍；⑦食欲改变（减少或增加），伴有相应的体重改变。

（3）一般标准：①持续发作至少2周；②在患者既往生活中，不存在足以符合轻躁狂或躁狂标准的轻躁狂发作或躁狂发作；③不是由精神活性物质或器质性精神障碍所致。

2. 轻躁狂发作的诊断标准

（1）情感高涨或易激惹，对于个体来讲已经达到肯定异常的程度，并且持续至少4天。

（2）必须具备以下至少3条，且对个体的日常功能有一定影响：①注意力不集中或随境转移；②语量增多；③思维奔逸（语速增快、言语迫促等）、联想加快或有意念飘忽的体验；④自我评价过高或夸大；⑤精力充沛、不感疲乏、活动增多、难以安静，或不断改变计划和活动；⑥鲁莽行为（如挥霍、不负责任或不计后果的行为等）；⑦睡眠需求减少。

（3）不符合躁狂发作（伴有或不伴有精神病性症状）和双相情感障碍、抑郁发作、环性心境障碍或神经性畏食的诊断标准。

（4）不是由精神活性物质使用所致。

3. 躁狂发作的诊断标准

（1）情感明显高涨，兴高采烈，易激惹，对于个体来讲已经达到肯定异常的程度，此种情感变化必须突出且至少持续1周（若严重到需要住院则不受此限制）。

（2）至少具有以下3条（如果情感仅表现为易激惹，则需有4条），导致个体日常功能的严重影响。①活动增多或坐立不安；②语量增多；③意念飘忽或思想奔逸的主观体验；④自我评价过高或夸大；⑤随境转移或不断改变计划和活动；⑥愚蠢鲁莽的行为（如挥霍、不负责任或不计后果的行为等）；⑦睡眠需求减少；⑧正常的社会约束力丧失，以致行为与环境不协调和行为出格；⑨明显的性功能亢进或性行为失检点。

（3）无幻觉或妄想，但可能发生知觉障碍，如主观的过分敏感、感到色彩格外鲜艳。

（4）发作不是由酒精或药物滥用、内分泌障碍、药物治疗或任何器质性精神障碍所致。

【辨证分型】

参照《双相情感障碍中医证候辨证分型标准专家共识》[2]，辨证分型如下。

（一）躁狂发作

1. 痰热扰神证

（1）主症：精神亢奋，多言善动，躁扰不宁，言辞夸大，思维敏捷。

（2）兼症：烦躁易怒，头晕，口苦，口黏，口臭，失眠多梦，大便干结，口唇色红。

（3）舌脉：舌质红，舌苔黄腻，脉弦滑数。

2. 心肝火旺证

（1）主症：精神亢奋，躁扰不宁，言辞夸大，心神不宁，做事草率。

（2）兼症：烦躁易怒，面色红赤，面部疮痈，喜冷饮，性欲亢进，口舌生疮，口唇色红，大便干结，小便黄赤。

（3）舌脉：舌质红，舌苔薄黄，脉弦数。

3. 肝胆湿热证

（1）主症：精神亢奋，躁扰不宁，言辞夸大，心神不宁，坐卧不安。

（2）兼症：胁肋胀闷不适或胀痛，口苦，纳呆，胃脘不适，泛恶欲呕，厌油腻，大便黏滞不畅，阴部潮湿或瘙痒。

（3）舌脉：舌质红，舌苔黄腻，脉滑数。

（二）抑郁发作

1. 肝郁脾虚证

（1）主症：情绪抑郁，胸闷不舒，善太息，多独处，寡言少语。

（2）兼症：胁肋胀闷不舒，胃脘胀闷不适，腹胀，纳差，嗳气，口淡。

（3）舌脉：舌质淡，舌苔薄白，脉弦细。

2. 心脾两虚证

（1）主症：情绪抑郁，反应迟钝，敏感多疑，思虑过度，寡言少语，语声低沉。

（2）兼症：神疲乏力，倦怠嗜卧，少气懒言，心悸或怔忡，纳差，失眠或早醒。

（3）舌脉：舌质淡，舌苔薄白，脉沉无力。

3. 肝肾亏虚证

（1）主症：情绪抑郁，心烦不宁，坐立不安，善太息，心胸烦闷。

（2）兼症：头脑昏沉，两目干涩，口燥咽干，五心烦热，腰膝酸软，耳鸣，潮热盗汗，性欲低下或亢进，入睡困难。

（3）舌脉：舌质红，舌苔少或剥苔，脉沉细数。

4. 痰湿困脾证

（1）主症：情绪抑郁，反应迟钝，头脑昏沉，神思不聚，独坐呆愣。

（2）兼症：咽中如有梗物，头身困重，倦怠嗜卧，面色䐃浊，多寐，少动，便溏。

（3）舌脉：舌有齿痕，舌苔白腻，脉缓滑。

5. 火热内郁证

（1）主症：情绪抑郁，神思不聚，心烦不宁，善思多虑，急躁易怒。

（2）兼症：口干口苦，口舌生疮，口渴多饮，口唇色红，入睡困难，胸闷或胁肋不适，多梦易惊。

（3）舌脉：舌质红，舌苔薄或舌苔，脉沉细数。

上述证候辨证分型满足主症 4 项加次症 5 项（除舌脉信息），诊断即可成立。

【针灸治疗】

1. 针刺法

（1）治法：调神固本，调理冲任。以任脉、督脉、手足厥阴、手少阴经穴为主。

（2）处方

[**主穴**] 百会、内关、合谷、太冲、关元、足三里。

[**副穴**] 神庭、鸠尾、三阴交。

（3）操作方法：患者取仰卧位，腧穴皮肤、医生双手常规消毒，百会、四神聪、神庭选取 0.25mm×25mm 的毫针向枕后部平刺 0.5~0.8 寸；鸠尾选取 0.25mm×25mm 的毫针，针尖朝向肚脐方向平刺 0.5~0.8 寸。内关、合谷选取 0.25mm×25mm 的毫针直刺 0.5~0.8 寸。关元选取 0.25mm×40mm 的毫针直刺 1~1.5 寸。足三里、三阴交选取

0.25mm×40mm 的毫针直刺进针 1~1.5 寸。太冲选取 0.25mm×40mm 的毫针向踝部斜刺 0.5~0.8 寸。进针后，采用提插捻转，平补平泻等基本行针手法至受试者得气。

（4）处方释义：百会位于巅顶部，是督脉经穴，为三阳五会之地，是督脉"入络于脑"的头部取穴。神庭位于头面部，并且两者同属督脉，督脉上循巅顶入络脑，与脑关系密切，故针刺印堂、神庭有醒脑安神，调节脏腑的功能。太冲、合谷合称为"四关穴"，合谷位于多气多血的阳明经，太冲位于少气多血的厥阴经，故两者相配有补益气血之效。同时合谷、太冲为所属经脉的原穴，合谷为阳，太冲为阴，一阴一阳，有调和阴阳的作用，又因原穴为脏腑气血汇聚之地，故两穴合用还有条畅三焦气机，调节脏腑虚实的作用[3]。《普济方·针灸门》记载："疗心中气闷，不喜闻人语，穴鸠尾。"鸠尾为任脉上腹部穴位，能疏利胸膈气机，具有理气散郁之功。内关是心包经的络穴、八脉交会穴之一，通阴维脉，可以调节三焦气机，改善心脏功能；关元是任脉穴位，又是小肠之募穴。两穴相配，有培元固本之效。足三里为足阳明胃经合穴、下合穴，具有调节脾胃，补益后天之本的作用，同时具有提高身体免疫力之功效。三阴交位于多气少血的脾经，同时是肝脾肾三经交会穴，有健脾益肾，调节气机，补益气血的作用。

2. 艾灸法

（1）治法：调畅气机，补益肝肾。取任脉、背俞穴、足少阳胆经穴为主。

（2）选穴处方：风池、悬钟、膻中、肝俞、肾俞。

（3）操作方法：采用精灸的方式，所谓精灸即符文彬教授在米粒灸的基础上进一步创新发展而来。患者采取仰卧位或俯卧位，充分暴露待灸部位，用棉签蘸活络油涂在穴位处皮肤，用以黏附艾炷。将艾绒揉搓至底直径约 2mm、高约 3mm 的艾炷，将艾炷直接放在穴位上，用线香点燃艾炷顶部，待其自燃。当艾炷燃剩 1/3~1/2，患者感觉局部有灼痛时，即可易炷再灸。一般每穴灸 2 壮。

（4）处方释义：《素问·灵兰秘典论》载："心者，君主之官，神明出焉""胆者，中正之官，决断出焉"。胆主惊，心藏神，胆气通于心，心与胆在生理上相互联系、协调，病理上相互影响。风池与悬钟均为胆经上的穴位，风池具有安神定志、舒畅气机的作用，而悬钟为八会穴中的髓会，脑为髓海，针刺悬钟以益髓健脑调神，故用于精神疾病治疗。膻中为八会穴中的气会，且《素问·灵兰秘典论》曰："膻中者，臣使之官，喜乐出焉。"故膻中擅长调节情志，具有调畅气机的作用。选用肝之背俞穴肝俞、肾之背俞穴肾俞，具有补益肝肾的作用。

3. 刺络放血法

（1）治法：调气活血补血。

（2）选穴处方：膈俞、胆俞。

（3）操作方法：操作前先于局部皮肤常规消毒，然后使用 7 号一次性无菌注射针头于穴区点刺 1~2 下，挤出少量血后，用无菌棉签止血，再次进行消毒。

（4）处方释义：背俞穴是脏腑之气输注和汇聚的部位，具有调整人体五脏六腑的功能。《难经》载："血会膈俞……胆者肝之府，藏血，故亦取俞是也。"胆俞内应于胆，具有和胃理气、疏肝利胆解郁的作用。胆附于肝，内中精汁为肝之余气所化，故可疏理肝气，进而通调一身之气。膈俞内应于横膈膜，是人体血液汇聚之处，故为八会穴中血之会穴，具有补血养血、调和脾胃、活血化瘀的作用。胆俞与膈俞配伍，一主调气，一主行血，相互为用，阴阳协调，补虚扶正。

【康复理疗】

1. 心理治疗

双相情感障碍抑郁相心理治疗可参考抑郁症治疗。躁狂急性发作期心理治疗以增加治疗依从性为主要目标，促进自知力恢复；稳定期促进患者对疾病的认知并针对个体心理因素开展认知、行为等治疗方法，促进症状康复及社会功能恢复；恢复期注重提升心理资源利用，减少心理应激，提高心理能力。

2. 物理治疗

包括电休克（ECT）、重复经颅磁刺激（TMS）等，电休克治疗适用于严重兴奋躁动者或有严重消极观念、自杀企图者及急需控制病情者。

（1）电休克：是使适量电流在短暂时间内通过患者大脑，患者出现全身抽搐，意识丧失，从而达到治疗目的的一种治疗方法。目前电休克治疗通过改良，应用发挥作用快而短暂的全身麻醉药物，配合应用肌松剂，治疗时肌肉抽动幅度明显减轻，可减轻患者躯体痛苦和心理恐惧而不影响疗效，称为改良电休克治疗，在精神科普遍应用。ECT可以快速地改变精神分裂症、抑郁症与躁狂症的症状，对抑郁症和双相情感障碍的有效率大于80%，对精神分裂症疗效大于70%，尤其是对于难治性精神分裂症和抑郁症的疗效是药物所不及的，但机制不清，临床应用受到限制。适用于严重兴奋躁动状态需尽快控制时，木僵拒食症状，抑郁状态或躁狂状态其他治疗无效者。尤对严重抑郁、自杀观念强烈需尽快控制症状者有效。

（2）经颅磁刺激技术：是一种无痛、无创的治疗方法，磁信号可以无衰减地透过颅骨而刺激到大脑神经。主要通过不同的频率来达到治疗目的，根据 TMS 刺激脉冲不同，可以将 TMS 分为 3 种刺激模式：单脉冲 TMS、双脉冲 TMS 及重复 TMS。重复 TMS 分为高频和低频两种，通过改变刺激频率而分别达到兴奋或抑制局部大脑皮质功能的目的，高频（＞1Hz）主要是兴奋的作用，低频（≤1Hz）则是抑制的作用。

【调养护理】

（1）尊重、理解、接纳、关心、支持、帮助患者。

（2）病情不稳定时注意防止自伤自杀冲动伤人，及早就诊治疗，做好心理疏导。抑郁时让患者看到希望，感受到关心支持，处于激越及严重躁狂状态时避免冲突，避免激惹患者。

（3）平日注意帮助患者培养良好的性格，改正不良的认知模式和行为模式，学习心理调节的方法。

（4）促使患者积极参加社会性活动，以期减少或防止发生残疾。在此过程中，对患者多给予鼓励、肯定，根据患者的能力，与患者一起制订切实可行的目标，不能操之过急。

【健康宣教】

（1）患者和家人都应当正确认识这种疾病，家人和周围人员应当支持患者接受积极的治疗，帮助患者树立长期治疗的理念和信心。

（2）患者应当定期门诊复查，并加强与医生的沟通。

（3）若患者希望怀孕生子，双相障碍的治疗应被列为计划妊娠的一部分。患者及其家人应向精神科医生和产科医生咨询，以获得有关双相情感障碍遗传性、妊娠期服药与停药风险权衡的知识，以避免任何潜在的致畸性。应与医生一起，制订妊娠期或产后期出现病情复发的应对计划。

【临证医案】

朱某，男，29 岁。2022 年 5 月 24 日初诊。

◎**主诉** 反复情绪低落 10 年，再发加重 10 天。

◎**现病史** 患者 2012 年初因家庭与工作压力出现情绪低落、记忆力下降、睡眠障碍，其间曾出现情绪高涨、烦躁易怒，甚则毁人打物，睡眠需求减少，遂至医院就诊，诊断为"双相情感障碍"，予服用碳酸锂、舍曲林及富马酸喹硫平后情绪稳定，10 年间仍反复出现疲劳、兴趣减退、主观能动性下降等症状，有自卑感、负罪感，偶有心情烦躁、易激惹，曾多次于某院就诊及住院治疗，经治疗后症状改善，情绪稳定。患者自诉自行停药 1 月，10 天前再次出现心情低落，记忆力下降，伴有背部酸痛不适、夜间出汗等躯体症状，平素纳可，入睡困难，眠浅易醒，多梦，醒后难以入睡，二便正常。舌淡苔薄白，脉沉。

◎**西医诊断** 双相情感障碍。

◎**中医诊断** 抑郁发作（肝郁脾虚证）。

◎**治法** 疏肝健脾，调神固本。

◎**处方**

（1）针刺法：取主穴百会、内关、合谷、太冲、关元、足三里，副穴四神聪、神庭、印堂。针刺时取仰卧位，留针 30min，双足予红外线照射。

（2）精灸法：风池、悬钟、中脘、下脘、气海、关元、肾俞、命门、腰阳关各 2 壮。

（3）刺络法：膈俞、胆俞。

（4）耳穴压豆法：心、胆、神门，取单耳左右交替压豆，嘱患者 2~3 天后自行撕下，每隔数小时自行按压 1 次，以自觉酸胀耐受为宜。

上述治疗方案每周 2 次。

2022 年 6 月 7 日二诊　患者情绪较前稳定，背部酸痛不适，夜间出汗等躯体症状缓解，睡眠较前好转，舌淡苔薄白，脉沉。继续之前方案。

2022 年 6 月 21 日三诊　患者情绪稳定，睡眠状况较前明显改善。

◎按语　患者为青年男性，素体阳气不足，加之家庭与学习压力大，致情志失舒，肝失疏泄，又郁久化火，炼液为痰，上扰心神，从而出现情绪低落、烦躁易怒、失眠等抑郁、狂躁交替发作表现。临床发现，双相情感障碍在青年人群中发病率较高，针刺治疗双相情感障碍抑郁发作具有良好效果，本案的治疗方案以疏肝健脾，调神固本为主。百会、印堂、四神聪、神庭安神醒脑，调畅气机，有调神之效；合谷、太冲调节气机，补益气血；内关畅气机，健脾胃；关元、足三里补气血，健脾胃。诸穴合用，有调心脑之神，固护后天脾胃之本的作用。

参考文献

［1］郝闻致，唐凯锐，柳辰玥，等. 双相情感障碍中医研究［J］. 中国中医基础医学杂志. 2022，28（7）：1199-1202.

［2］尹冬青，贾竑晓. 双相情感障碍中医证候辨证分型标准专家共识［J］. 现代中医临床. 2021，28（6）：1-8.

［3］周绪柳，王华，吴松. 四关穴探析［J］. 针灸临床杂志，2023，39（4）：95-98.

第十二章
常见心身疾病针灸临床研究进展

神经性厌食症

神经性厌食症是一种难治性疾病，根据临床症状对症治疗可取得一定疗效，但是具有明显的不足，如药物具有副作用且停药易复发、心理治疗周期长等。针灸治疗具有调畅情志、调理脾胃、调节各脏腑组织功能的作用，疗效显著、周期短、操作简便、副作用少、易被患者接受，是一种安全性高且不良反应少的治疗方法。临床针灸治疗神经性厌食症研究进展如下。

一、推拿配合针刺治疗

1. 黄国定等[1]探究三字经流派推拿法配合针四缝治疗小儿厌食症的效果

将 100 例小儿厌食症患儿随机分为对照组与联合组，各 50 例。对照组予以健儿消食口服液治疗，1~3 岁 10ml/ 次，3 岁以上 20ml/ 次，2 次 / 天，连续治疗 3 周。联合组在对照组基础上予以三字经流派推拿法配合针四缝治疗。三字经派小儿推拿：①清补脾：用拇指于患儿拇指桡侧从指尖到指根来回推拿 10min；②清胃：用拇指从患儿腕横纹桡侧缘向拇指根部方向推拿 10min；③推四横纹：用拇指于患儿掌面第 2~5 指根部横纹处来回推拿 5min；④顺运内八卦：用拇指于患儿手掌乾宫穴揉转摩擦至兑宫穴，来回推拿 10min；⑤捏脊：患儿俯卧，先按摩其背部，使其背部肌肉放松，接着使用双手拇、食、中指于患儿脊椎两侧捏拿患儿皮肤，双手交替向前移动，采取"捏三提一"法进行推拿，连续 5 遍。上述治疗 1 次 / 天，7 天 / 疗程，连续治疗 3 个疗程。针刺四缝穴：四缝穴位于第 2~5 指掌面的近侧指间关节横纹中点，两手共八穴，患儿取坐位。先用碘伏棉球将穴位处消毒 2 遍，然后用 0.6mm×25mm 的一次性针头浅刺穴位 0.2~0.3寸，挤出黄白色黏稠液体即可。再次消毒穴位，用棉球按压止血，针刺时要注意避开小血管，针刺完后 1h 内勿洗手，勿触碰脏东西，以免感染。黄白色黏稠液多者治疗 1 次 /周，连续治疗 3 周，直到没有黄白色黏稠液为止。

结果：观察组痊愈 19 例，显效 22 例，有效 7 例，无效 2 例，总有效率 96%；对照组痊愈 14 例，显效 12 例，有效 16 例，无效 8 例，总有效率 84%。

2. 于继群[2]**分析针灸配合推拿疗法对小儿厌食症的治疗效果**

将 100 例小儿厌食症患儿作为研究对象并用计算机进行随机分组。对照组 50 例，患儿入院后给予针灸治疗，取食指、中指、无名指及小指掌面近端指关节中央，实施点刺治疗。常规消毒后，使用三棱针点刺，进针 0.1~0.2 寸，挤出血液后消毒，直至不再出现液体。同时给予进食诱导和调节脾胃类药物。观察组患儿 50 例，在对照组基础上取患儿手指螺纹面的脾经、肝经、心经、肺经、肾经 5 个穴位进行推拿治疗，具体操作如下：弯曲患儿拇指，围绕患儿拇指桡侧边缘由指尖朝指根方向直推，反复操作 200 次；以掌心作为中心点，中心点至中指根部横纹 2/3 位置作半径，沿顺时针方向在该圆形范围掐运手掌内八卦，反复操作 200 次；指导患儿沿顺时针方向反复摩擦手掌，每次操作 6min；掐四横纹，每个关节操作 6 次；捏脊，指导患儿取俯卧位，沿督脉循行路线由长强穴捏至大椎穴，同时提起脊柱两侧肌肤。上述治疗 1 次 /2 天，持续治疗 2 周。

结果： 观察组痊愈 35 例，有效 13 例，无效 2 例，总有效率 96%；对照组痊愈 26 例，有效 15 例，无效 9 例，总有效率 82%。

二、针刺结合药物治疗

1. 刘文运等[3]**观察口服健宝灵片联合刺四缝穴治疗小儿厌食症的临床疗效**

将门诊 98 例厌食症患儿随机分为对照组和治疗组。对照组 46 例，给予健宝灵片（6g/ 片），口服或研碎后用开水冲服，6 个月 ~2 岁患儿 2~3 片 / 次，3~5 岁患儿 3~4 片 / 次，6~10 患儿 4~5 片 / 次。均 3 次 / 天，4 周 / 疗程，治疗 8~12 周。治疗组 52 例，在口服健宝灵片的同时配合三棱针点刺四缝穴。穴位选取：仰掌伸指，第 2~5 指掌面近侧指间关节横纹的中央，一侧 4 个。局部皮肤消毒后，以三棱针对准四缝穴快速点刺，深 0.1~0.2 寸，出针后，从患儿手指远端向近端对穴处附近稍加挤压，流出少量白色透明黏液或血液。点刺完毕，以消毒干棉球拭干，并按压 1min。两侧交替点刺共八穴。点刺 1 次 / 周，4 周 / 疗程，治疗 8~12 周。观察并记录患儿精神、食欲、食量、体重及大便性状。

结果： 治疗组痊愈 21 例，显效 20 例，有效 9 例，无效 2 例，总有效率 96.15%；对照组痊愈 13 例，显效 14 例，有效 8 例，无效 11 例，总有效率 76.09%。

2. 柏蕾等[4]**观察平胃散药饼配合针刺四缝穴治疗小儿厌食症的效果**

采用平胃散药饼配合针刺四缝穴治疗小儿厌食症 116 例。治以健脾和胃，方用平胃散加减，本院自制成中药饼。用法：2~4 岁 1 片 / 次，5~8 岁 2 片 / 次，9~13 岁 3 片 / 次。3 次 / 天，口服，2 周 / 疗程。治疗期间须调整患儿饮食习惯，禁止患儿吃零食，保证情绪稳定、乐观。针刺四缝穴：取患儿手指第 2~5 指掌面近侧指间关节横纹的中央，常规消毒局部，取一次性采血针，避开小血管，准确迅速点刺，每指缝刺 1~2 针，继以双手挤压。此时可见淡黄色液体溢出，用消毒棉球擦干，视挤出的液体量定下次针刺时间。液体较多 1 次 / 周，稍少者 1 次 /2 周，共 2~4 次。

结果： 痊愈 96 例，好转 18 例，无效 2 例，痊愈率为 82.76%，总有效率为

98.28%。

3. 韩暄等[5]观察异功散联合刺四缝穴治疗小儿厌食症的临床效果

采用异功散联合刺四缝治疗小儿厌食 60 例。异功散加味，药物组成：党参 10g，炒谷芽 10g，甘草 2g，陈皮 5g，白术 10g，炒麦芽 10g，炒薏苡仁 10g，姜半夏 5g，茯苓 10g。若大便稀溏，加肉豆蔻和砂仁；汗多者，加黄芪、防风。刺四缝：用三棱针进行深刺，挤出黄白色黏液便可。根据患儿不同的年龄和病程，一般针刺 1~2 次 / 周，共治疗 1~4 周。如患儿病情重，可以适当延长。

结果：治愈 44 例，显效 14 例，无效 2 例，总有效率 96.67%。

4. 许乔雯等[6]观察运脾和胃方联合针刺四缝穴治疗小儿厌食症脾失健运证的效果

将 80 例厌食症脾失健运证患儿采用随机数字表法分为治疗组和对照组，各 40 例。对照组予双歧杆菌三联活菌散口服。用法用量：1~5 岁半包 / 次，≥ 6 岁 1 包 / 次，温水冲服，3 次 / 天。治疗组予运脾和胃方口服联合四缝穴针刺。运脾和胃方免煎颗粒剂，1 剂 / 天，开水冲服。用法用量：< 3 岁半包 / 次，3~6 岁 2/3 包 / 次，> 6 岁 1 包 / 次，2 次 / 天。针刺四缝穴：患儿取坐位，先用碘伏棉签消毒各近端指间关节中央，再取一次性三棱针快速刺入患儿穴位，直刺 0.1~0.2 寸，挤出少量黄白色透明组织液或血液后，用消毒干棉球擦净并按压针孔数分钟。1 次 / 周，两组均 4 周 / 疗程，治疗 3 个疗程后统计疗效。

结果：对照组痊愈 0 例（0），显效 12 例（30.0%），有效 14 例（35.0%），无效 14 例（35.0%），总有效 26 例（65.0%）；治疗组痊愈 6 例（15.0%），显效 17 例（42.5%），有效 14 例（35.0%），无效 3 例（7.5%），总有效 37 例（92.5%）。

5. 张洁等[7]观察针刺四缝穴联合异功散加减治疗脾胃气虚型小儿厌食症的效果

将 72 例脾胃气虚型厌食症患儿随机分为对照组与观察组，各 36 例。两组均予异功散加减口服。基本药物：党参 6g，茯苓 12g，白术 6g，陈皮 6g，炙甘草 3g。食积明显者，加鸡内金、生山楂；大便干结者，加莱菔子；口臭明显者，加连翘、炒黄芩；腹胀明显者，加砂仁。1 剂 / 天，水煎服，早晚各 1 次，约 100ml/ 次。观察组在此基础上予针刺四缝穴治疗，1 次 / 周。具体操作：患儿伸直双手指，掌面向上，充分暴露第 2~5 指近端指横纹。局部消毒后，使用一次性消毒针头挑刺四缝穴，深约 0.1 寸，刺后挤出少许淡黄色或透明黏液，然后用消毒干棉球拭干，并按压片刻即可。两组均治疗 3 周后评判疗效。

结果：对照组显效 1 例（2.8%），有效 23 例（63.9%），无效 12 例（33.3%），总有效率 67.7%；观察组显效 8 例（22.2%），有效 28 例（77.8%），无效 0 例（0），总有效率 100.0%。

6. 何森辉等[8]观察针刺四缝穴治疗儿童厌食症脾失健运证的临床疗效

选取儿童厌食症患者 80 例，随机分为两组，各 40 例。对照组予不换金正气散中药口服。1~3 岁：麸炒苍术、姜厚朴、姜半夏、陈皮、广藿香各 3g，炙甘草 1g。4~6 岁：麸炒苍术、姜厚朴、姜半夏、陈皮、广藿香各 6g，炙甘草 3g。用法用量：根据患儿年龄选择对应剂量，1 剂 / 天，水煎，早晚餐后 30min 温服。4 周为 1 个疗程，共治疗 2 个疗程。针刺组针刺四缝穴治疗。取双侧四缝穴，医者左手握住患儿第 2~5 指，常规消毒后，右手持一次性末梢采血针点刺患儿四缝穴，约 0.2 寸深，刺后用手挤出少许淡黄色黏液或少许血液，随后用消毒干棉球拭干，按压 2min。1 次 / 周，治疗 4 次 / 疗程，共治疗 2 个疗程。

结果：治疗组痊愈 15 例，显效 13 例，有效 9 例，无效 3 例，总有效率 92.5%；对照组痊愈 8 例，显效 10 例，有效 11 例，无效 11 例，总有效率 72.5%。

7. 冯传博等[9]观察中药外敷神阙联合针刺四缝穴治疗小儿厌食症的疗效

将 76 例小儿厌食症患儿随机分成两组。治疗组 38 例患儿应用中药外敷神阙配合针刺四缝穴，对照组 38 例患儿口服葡萄糖酸锌口服液。外敷方：太子参、白术、茯苓、陈皮、枳实、苍术、炒麦芽、焦山楂、神曲、槟榔、鸡内金、砂仁各等份。用中药粉碎机打成粉末后混匀，用时取 10g 左右药末用醋调成膏状敷于神阙穴，1 次 /2 天，连敷 6 天后休息 1 天，30 天 / 疗程。同时配合针刺四缝穴，将患儿两手洗净，常规消毒四缝穴，用三棱针迅速点刺 0.1 寸左右，刺后挤出黄色黏液，1 次 /3 天，5 次 / 疗程，中间休息 4 天后再行第 2 个疗程的治疗。对照组口服葡萄糖酸锌口服液 1 次 / 天，10ml/ 次，服用 30 天 / 疗程。

结果：治疗组治愈 25 例，好转 9 例，未愈 4 例，总有效率 89.5%；对照组治愈 8 例，好转 12 例，未愈 18 例，总有效率 52.6%。

三、灸法为主治疗

郭钦源[10]观察药线点灸疗法治疗小儿厌食症的临床疗效

采用随机对照临床研究方法，将 100 例小儿厌食症患儿分为观察组与对照组，每组 50 例。对照组运用中医辨证论治的方法，内服中药治疗。脾失健运证用不换金正气散加减：苍术 6g，陈皮 2g，枳壳 2g，藿香 2g，炒神曲 6g，炒麦芽 6g，焦山楂 6g。胃阴不足证用养胃增液汤加减：沙参 6g，麦冬 6g，玉竹 6g，石斛 6g，乌梅 3g，白芍 6g，炙甘草 2g，焦山楂 6g，炒麦芽 6g。脾胃气虚证用异功散加减：太子参 6g，炒白术 6g，茯苓 6g，炙甘草 2g，陈皮 15g，佩兰 6g，砂仁 2g，神曲 6g，鸡内金 6g。水煎服，1 剂 / 天。5 天 / 疗程，共治疗 1~2 个疗程。观察组在对照组基础上加用药线点灸。点灸取穴谷线、四缝、足三里、百会。方法：医者一手拇指和食指捏住距线端 1~2cm 处，在酒精灯上直接点燃线头，轻轻甩灭线头的火焰并迅速将有火星的线头对准穴位，直接点按于所取穴位上，1 壮 / 次，每个穴位点灸 3 壮，均用补法。施灸 1 次 / 天。5 次 / 疗程，共治疗 1~2 个疗程。点灸后局部可有灼热感或痒感，嘱患儿家长注意勿让患儿用手挠抓，以防局部破损引发感染。

结果：观察组痊愈 18 例，显效 25 例，有效 5 例，无效 2 例，总有效率 96%；对照组痊愈 10 例，显效 20 例，有效 14 例，无效 6 例，总有效率 88%。

参考文献

[1] 黄国定，黄玲，林宁. 三字经流派推拿法配合针四缝治疗小儿厌食症 50 例 [J]. 中医外治杂志. 2021；30（2）：72–73.

[2] 于继群. 分析针灸配合推拿疗法对小儿厌食症的治疗效果 [J]. 中国医疗器械信息. 2020；26（22）：73–74.

[3] 刘文运，骆强. 健宝灵片联合刺四缝穴治疗小儿厌食症 52 例 [J]. 中医临床研究. 2018；10（23）：118–120.

[4] 柏蕾，刘素文. 平胃散药饼配合针刺四缝穴治疗小儿厌食症 116 例 [J]. 中国中医药科技. 2014；21（4）：467.

[5] 韩暄，赵丽萍. 异功散联合刺四缝治疗小儿厌食 60 例 [J]. 中国中医药现代远程教育. 2013；11（19）：47.

[6] 许乔雯，奚立慧，朱慧，等. 运脾和胃方联合针刺四缝穴治疗小儿厌食症脾失健运证 40 例临床观察 [J]. 中医儿科杂志. 2023；19（1）：86–89.

[7] 张洁，陈华，韩桃. 针刺四缝穴联合异功散加减治疗脾胃气虚型小儿厌食症效果观察 [J]. 中国乡村医药. 2021；28（5）：12–13.

[8] 何森辉，刘丽平，王晓燕，等. 针刺四缝穴治疗儿童厌食症脾失健运证临床研究 [J]. 新中医. 2023；55（6）：165–169.

[9] 冯传博，赵爱侠. 中药外敷神阙配合针刺四缝穴治疗小儿厌食 76 例 [J]. 中医临床研究. 2012；4（12）：47，49.

[10] 郭钦源. 药线点灸疗法在小儿厌食症临床治疗中应用疗效观察 [J]. 辽宁中医药大学学报. 2015；17（4）：186–188.

神经性呕吐

针灸疗法作为中医治病的经典手段之一，在古代早有丰富的治疗经验及记载。如《灵枢·四时气》说："邪在胆，逆在胃，胆液泄则口苦，胃气逆则呕苦，故曰呕胆。取三里以下胃气逆，则刺少阳血络以闭胆逆，却调其虚实以去其邪。"《针灸甲乙经·卷之七》记载："伤寒热盛，烦呕，大椎主之。"[1-2]

目前，神经性呕吐已被纳入针灸病谱。中医学认为七情内伤是引起神经性呕吐的重要原因。西医学认为，神经性呕吐属皮质内脏性疾病，是自主神经功能失调引起胃肠运动功能紊乱[3]。国际上也早有相关文献[4]表明针灸可刺激神经肽的基因表达，激活内源性阿片类药物机制，从而对大脑相关结构造成区域特异性、可量化的影响。

针灸疗法具有双向、多系统、多靶点调节作用，"简、便、效、廉"，在治疗神经性呕吐中应用具有化学药物无法比拟的优点。近些年来，大量临床研究表明针灸可显著改善神经性呕吐患者的临床症状，适合临床上普及、推广及运用。

一、针刺为主治疗

1.唐安琪等[5]运用"小醒脑"针刺法治疗神经性呕吐 15 例

选择 15 例神经性呕吐患者，均使用"小醒脑"针刺法及体针针刺法治疗。"小醒脑"针刺法：主穴选用印堂、上星、内关、三阴交。患者取仰卧位，穴位皮肤进行常规消毒，于上星穴用 0.25mm×75mm 的毫针针尖向百会方向沿皮肤平刺，行小幅度、高频率捻转补法；印堂向鼻尖方向沿皮刺入 0.3 寸，行 3~4 次轻雀啄手法，让患者眼球微微湿润即可；内关直刺 0.8 寸，行提插和捻转泻法，双侧同时操作并行针 1min；三阴交沿胫骨内侧缘斜 45° 角斜刺，进针 20mm，行提插补法。体针选中脘、天枢、足三里、太冲。中脘、天枢直刺 50mm，行捻转平补平泻法，行针 1min；足三里直刺 30mm，行提插和捻转补法；太冲行提插泻法。所有穴位针刺完后留针 30min，治疗 1 次 / 天，10 次 / 疗程，1 个疗程后评价疗效。

结果：共治 15 例，痊愈 10 例，显效 3 例，有效 1 例，无效 1 例，有效率为 93%。表明"小醒脑"针刺法治疗神经性呕吐效果显著。

2.陈东等[6]使用针刺治疗神经性呕吐 16 例

主穴取百会、智三针（神庭、双侧本神），配穴取完骨、内关、中脘、足三里、三阴交、公孙、太冲。患者仰卧位，医者选用 0.35mm×40mm 针灸针，常规消毒后，按上述穴位常规针刺。百会、智三针针刺得气后，百会、神庭一组，双侧本神一组，在针柄上接通电针仪，连续波针刺 30min。余穴针刺后施以平补平泻法，得气后留针 30min。1 次 / 天，针刺 6 次 / 周，2 周 / 疗程。

结果：治愈 12 例，好转 4 例，无效 0 例。证明针刺治疗神经性呕吐有效。

二、针刺配合穴位注射疗法

1.沈小军[7]使用针灸配合穴位注射治疗神经性呕吐

选择 1580 例神经性呕吐患者，随机分成试验组和对照组，每组各 790 例，对比两组患者临床疗效。对照组患者单纯采用针灸治疗，取双侧足三里、内关进行直刺；然后对上脘、中脘、下脘等穴位进行平刺，所有患者针刺治疗 1 次 / 天，留针时间 20min/ 次。试验组患者则采用针灸配合穴位注射治疗，使用 5ml 注射器及 6 号针头抽取维生素或氯丙嗪，对患者双侧足三里常规消毒后垂直刺入 0.8~1 寸，直至患者出现酸麻胀针感，回抽无血后快速推药 0.2ml，注射 1 次 / 天，连续注射 3 天。

结果：试验组治疗总有效率为 94.94%，对照组总有效率为 78.48%。表明针灸配合穴位注射治疗神经性呕吐的临床效果显著。

2.李生财等[8]针灸配合穴位注射治疗神经性呕吐 1 例。

卓某，女，21 岁，2014 年 8 月 20 日就诊。4 年前无明显诱因出现反复进餐后呕吐，表现为进食完毕后出现突然喷射状呕吐，当地医院查胃镜提示胃扭转，转复 2 次后胃扭转恢复，但进餐后呕吐症状仍未改善。精神紧张，进餐后呕吐、恶心，无明显反酸、烧心，食欲可，大便 1 次 /3~4 天。既往体健，查体未见明显异常。胃镜示慢性浅表性胃炎，上消化道造影未见明显异常。考虑无胃肠道器质性病变，多为反复进餐后呕吐导致心理紧张，心理紧张又加重呕吐，诊断为神经性呕吐。针灸治疗：取双侧足三里直刺，双侧内关直刺，上脘、中脘、下脘平刺，双侧梁门平刺，针刺治疗 1 次 / 天，20min/ 次，行针刺时与患者亲切交谈，使其放松，以达到良好效果。穴位注射：用 5ml 注射器及 6 号针头，抽取氯丙嗪或维生素 B$_{12}$ 注射液 0.2ml，双侧足三里常规消毒后垂直刺入，出现酸麻胀针感，回抽无血后快速推药 0.2ml。1 次 / 天，连续注射 3 天以巩固效果。药物治疗：舒必利口服，1 次 / 天，1 片 / 次。心理、饮食调摄：为患者讲清疾病的本质、发病机制和预后，消除患者紧张情绪。少食多餐，饮食清淡，忌生、冷、辛辣刺激性食物。

结果：治疗 3 天，进餐后呕吐症状明显减轻，1 周后症状消失，随访 2 周未复发。

三、穴位贴敷治疗

朱会友等[9]**使用中药敷脐治疗神经性呕吐 50 例**

治疗方法：黄连 6g、吴茱萸 1g，共研为末。用时取药末 1g，加风油精适量调为糊状，填敷脐中，干棉球覆盖，胶布固定，24h 换药 1 次，连用 1 周。治疗期间停用其他疗法。敷药 1h 左右口腔则有苦味感，须暗示患者此乃药物已发挥作用，为佳兆，并嘱其舒情志，节饮食。

结果：50 例患者中，治愈 41 例，好转 8 例，无效 1 例，总有效率为 98%。

四、针刺结合中药治疗

杨春静[10]**使用针药结合治疗神经性呕吐**

64 例神经性呕吐患者分为对照组 29 例和治疗组 35 例。两组患者均给予临床常规治疗，包括休息、补液、纠正水电解质失衡等。对照组予维生素 B$_6$ 100mg 加入 50% 葡萄糖 40ml 静脉滴注；舒必利口服，100mg/ 次，3 次 / 天。治疗组予针刺结合方药治疗。选取中魁、中脘、上巨虚、下巨虚、足三里、内关、大杼、公孙、劳宫、大陵、梁丘、阳泉。劳宫、大陵均直刺 0.5 寸，行捻转泻法 3~5min；中魁以 15° 向上斜刺 1 寸，行捻转泻法 3~5min；大杼向下或向脊柱方向斜刺 0.5 寸，得气后行平补平泻法；内关直刺 1 寸，行捻转泻法 3~5 min，使针感向手指放射；其他穴位均采用平补平泻法。以上均留针 30min。方药组成：茯苓 15g，紫苏叶 12g，陈皮 12g，竹茹 12g，川厚朴 12g，姜半夏 10g，党参 9g，全瓜蒌 9g，栀子 6g，吴茱萸 6g，川黄连 5g，炙甘草 6g。随证加减：因肉食而吐者，加山楂 15g；因米食而吐者，加谷芽 30g；因面食而吐者，加莱菔子 15g、麦芽 15g；因酒食而吐者，加葛花 12g、葛根 6g；因豆制品而吐者，加莱菔子 15g、生姜 9g；因食海鲜而吐者，加生姜 12g、紫苏 6g。1 剂 / 天，水煎早晚两次服用。两组均以 21 天为 1 个疗程，1 个疗程后比较疗效。

结果： 对照组有效率为 68.97%，治疗组有效率为 94.29%。治疗组主要临床症状总积分、中医证候分级量化积分、焦虑自评量表积分显著优于对照组。表明中药结合针刺治疗神经性呕吐疗效显著，可明显改善患者神经功能。

五、针刺结合中药、西药治疗

元启祥等[11] 使用中西医结合治疗急性神经性呕吐 2 例

患者不能进食，食入即吐，急性期采用中西医结合治疗，控制病情。静脉滴注氯丙嗪、维生素 B_6、肌内注射爱茂尔。用量：氯丙嗪 40mg/次，维生素 B_6 200mg/次，爱茂尔 2ml/次。氯丙嗪具有镇吐、镇静作用，维生素 B_6 和爱茂尔具有止吐作用。同时针双侧内关、双侧足三里和中脘。中脘是胃之募穴，和胃行气；内关乃手厥阴心包之络穴，宽胸利气，降逆止吐；足三里为足阳明胃经合穴，疏理胃肠气机，通降胃气。胃部痉挛时，针刺足三里可使胃舒缓，并具有止吐之功。若患者发病较急且体健，两侧穴位同时行提插手法 10~15 次，在提插过程中，嘱患者深呼吸 2~3 次。此时患者自觉上腹部比较舒适，无恶心、呕吐之意。然后留针 1h。病例①：患者女，15 岁，2005 年 11 月 5 日来诊。因当日天气寒冷，患者又饮食不当，出现恶心、呕吐，发病较急，呕吐呈阵发性，严重时呕吐咖啡样物质，吐后胃部不适稍缓解。入睡后则呕吐止，醒来即吐。患者诉心中烦乱，吐后觉舒。呕吐时声音响亮，时而干呕。患者食入即吐，厌食，食物及药物均不能入，大便初为正常，后出现稀便，行胃镜、腹部 B 超及血、尿常规检查均未见异常。诊断为神经性呕吐。用上述治疗方法后患者入睡，其间未出现呕吐，醒来后觉心中舒服，不再恶心。因胃中空虚，呕吐时胃黏膜受伤，嘱患者食软食以保护胃黏膜，且要少食多餐。之后患者未再呕吐，身体慢慢恢复。病例②：患者女，18 岁，2005 年 12 月 17 日来诊。因晕车出现呕吐，现时呕吐胆汁。来诊前曾于某卫生院予胃复安、维生素 B_6 等治疗，病情未见好转。患者喜静，环境稍乱则吐之更甚。呕吐声音响亮，时而吐胆汁，时而干呕，时而吐咖啡样物。诉平时无胃病，行腹部 B 超及血尿常规检查未见异常。遂试用上法治疗，治疗中患者呕吐 1 次，后入睡，醒来后无恶心感，嘱注意饮食的调节。

结果： 中西医结合治疗急性神经性呕吐临床效果显著。

六、其他特色外治方法

多杰措等[12] 使用藏医煻儿灸联合油脂涂擦治疗神经性呕吐 45 例

藏医煻儿灸处方：肉豆蔻、白石、藏茴香。用具：纱布、酒精灯、陈酥油、铜缸、药勺。步骤：①把肉豆蔻 5g、藏茴香 5g、白石 5g（为延期热量）磨碎，用纱布包裹，中间插小木棍方便拿起。②用药勺将适量陈酥油放到铜缸里，然后在酒精灯上加热，再把煻儿灸放到铜缸熔酥油里，充分加热约 1min 后取下，放温后备用。③将加热的煻儿灸首先放在前顶穴，再依次放置于囟会、百会、大椎、心俞、神道、天突、膻中等穴位即可。藏医油脂涂擦处方：肉豆蔻、阿魏、糌粑、陈酥油。用具：酒精灯、铜缸、药匀。步骤：①肉豆蔻 6g、阿魏 6g、糌粑 6g、陈酥油 10g，粉碎待用。②用药勺将适量陈旧酥油放到铜缸里，然后在酒精灯上加热，再把药粉及糌粑放到铜缸熔酥油里，充分熔煳约 1min 后取下，待温后备用。③将温热的熔煳药酥油涂擦于颈部及背上部，用力搓揉。疗程：2 次 / 天，7 天或 14 次为一疗程。

结果：45 例中治愈 31 例，有效 11 例，无效 3 例，总有效率 93.3%，无特殊不良反应。表明此技术是安全有效的疗法。

参考文献

［1］高树中，冀来喜. 针灸治疗学［M］. 北京：中国中医药出版社，2021.

［2］张伯礼，吴勉华. 中医内科学［M］. 北京：中国中医药出版社，2017.

［3］邵素菊. "异病同治"在针灸临床中的应用［J］. 时珍国医国药，2006，（9）：1817-1818.

［4］Kaptchuk TJ. Acupuncture: theory, efficacy, and practice［J］. Annals of Internal Medicine, 2002，136（5）：374-383.

［5］唐安琪，高淑红. 运用"小醒脑"针刺法治疗神经性呕吐 15 例［J］. 中医临床研究，2022，14（21）：141-143.

［6］陈东，孙远征. 针刺治疗神经性呕吐 16 例［J］. 中医临床研究，2016，8（1）：44-45.

［7］沈小军. 针灸配合穴位注射治疗神经性呕吐的临床观察［J］. 世界最新医学信息文摘，2017，17（13）：143.

［8］李生财，李艳. 针灸配合穴位注射治疗神经性呕吐 1 例［J］. 实用中医药杂志，2015，31（3）：258.

［9］朱会友，倪爱华. 中药敷脐治疗神经性呕吐 50 例［J］. 中国民间疗法，1995（3）：3.

［10］杨春静. 针药结合对神经性呕吐患者神经功能的影响［J］. 中医学报，2017，32（12）：2553-2557.

［11］元启祥，杨诏涵，刘玥. 中西医结合治疗急性神经性呕吐 2 例［J］. 北京中医，2006（5）：297.

［12］多杰措，杨桑加. 藏医煳儿灸联合油脂涂擦治疗神经性呕吐的临床体会［J］. 中国民族医药杂志，2014，20（1）：8-9.

心因性失眠症

针灸治疗失眠症具有疗效稳定、无副反应、无成瘾性与安全性高等优势。针对失眠症，毫针针刺法、灸法、头针法、皮肤针叩刺法、耳穴疗法及其他综合治疗等在临床治疗中取得了较好的效果[1]。根据现有研究成果，针刺可能通过调整中枢神经递质、细胞因子、失眠相关内分泌激素、昼夜节律、睡眠结构、抗氧化防御系统、生物钟基因、肠道菌群及大脑功能等改善睡眠[2-3]。

一、针刺为主治疗

1. 陈贝等[4]使用解郁调神针法治疗肝郁气滞型失眠

取百会、神庭、水沟、外关、合谷、阳辅、太冲。患者仰卧位，穴位常规消毒后，选用一次性无菌针灸针在百会、神庭穴向正后方平刺 0.5 寸，其余穴位浅刺 0.2~0.8 寸。合谷、太冲行捻转泻法，其余穴位行捻转平补平泻法。留针 30min，隔日 1 次，3 次/周，共治疗 4 周。

结果：解郁调神针法治疗肝郁气滞型失眠的疗效确切，可明显改善患者失眠伴焦虑、抑郁等精神症状。

2. Yin Xuan 等[5]使用针灸治疗原发性失眠

72 名原发性失眠症患者被随机分为接受针灸治疗的针灸组和接受假针灸治疗的对照组。治疗每周进行 3 次，持续 4 周。患者被要求佩戴睡眠监测器并每 2 周完成 1 次问卷调查，共 8 周。主要评估指标是失眠严重程度指数；次要指标是睡眠参数，包括睡眠效率、睡眠觉醒和自评焦虑量表记录的总睡眠时间及自评焦虑量表和自评抑郁量表的分数。针灸组针刺百会、神庭、印堂、安眠、神门、三阴交，每个穴位针刺 17~25mm 深，进针行旋转手法或提插手法，直至得气。每次针灸留针 30min。对照组进行治疗时管内没有针头。针灸师将针管靠近穴位皮肤放置，然后轻敲针管的顶部，让患者有针头插入体内的感觉。每次持续 30min。治疗结束时，针灸师用干棉球按压穴位，让患者感受到针的拔出。

结果：针灸组的失眠严重程度指数在治疗后 2 周、4 周显著改善，睡眠觉醒和自评焦虑量表显著下降。表明针灸治疗比假针灸治疗在提高失眠患者的睡眠质量和改善心理健康方面更有效。

3. Lu Yonghui 等[6]针刺"五神穴"治疗失眠

将符合诊断标准的失眠症患者纳入"五神穴"研究，对完成疗程的 65 例患者进行统计分析。选取神庭、本神、四神聪、神道、神门。在神道、神门处垂直针刺，神庭、本神、四神聪处横向针刺，针刺深度 10~15mm。采用平补平泻法。除神道穴外，所有选定穴位留针 25min。每隔 1 天进行 1 次治疗，治疗 10 次为 1 个疗程。1 个疗程后，观察治疗前后匹兹堡睡眠质量指数、入睡时间、睡眠时间及催眠剂量的变化。

结果：针刺"五神穴"治疗失眠，可改善患者睡眠质量，缩短入睡时间，延长实际睡眠时间，减少催眠剂量，且容易被患者接受。

4. 马晓明等[7]运用调任通督针法治疗卒中后失眠患者

120 例患者分为调任通督针刺组、常规针刺组、西药组，各 40 例，基础治疗为控制血压、血糖、血脂、抗血小板聚集。调任通督针刺组主穴百会、神庭、关元、气海、神门、三阴交。操作：关元、气海、百会施补法，余穴按虚补实泻法操作。留针 30min，1 次/天，总疗程 4 周。常规针刺组主穴神门、三阴交、四神聪。操作：同调任通督针刺组。西药组睡前口服艾司唑仑 1mg，疗程为 4 周。比较治疗前后睡眠脑电图各睡眠参数的变化。

结果：治疗后，调任通督针刺组降低睡眠潜伏时间明显优于常规针刺组，提升睡眠总时间、睡眠构成比优于常规针刺组、西药组。表明调任通督针法可改善脑卒中患者睡眠状况，改变其睡眠结构，促进病情恢复。

二、针刺结合穴位贴敷法

计彦新等[8]使用调督安神针法结合穴位贴敷治疗心肾不交型失眠

将 108 例心肾不交型失眠患者随机分为两组。治疗组 55 例，针刺取百会、神庭、四神聪、安眠、神门、太冲、太溪、中脘、天枢、阴陵泉。常规皮肤消毒后，左手轻触、揉按针刺部位，揣摩深浅，右手持针轻入皮下。采用 0.30mm×25mm 的一次性无菌针灸针针刺百会、神庭、四神聪、安眠、神门、太冲、太溪，用 0.30mm×40mm 的一次性无菌针灸针针刺中脘、天枢、阴陵泉。针刺以得气为度，留针 20min，1 次 / 天，每周治疗 5 次，共治疗 4 周。对照组 53 例，取百会、四神聪、心俞、肾俞、神门、内关、三阴交。采用 0.30mm×25mm 的一次性无菌针灸针，按照先上后下、先外后内的原则进行针刺。心俞、肾俞针尖向上速刺，捻转得气后即刻出针。其他腧穴留针 20min。1 次 / 天，每周治疗 5 次，共治疗 4 周。两组均给予穴位贴敷治疗。将黄连 5g、山药 20g、茯神 15g、肉桂 5g 研磨成末后用食醋调成糊，贴敷前用热水将脚洗净，睡前贴敷涌泉、心俞、肾俞等穴位，纱布覆盖后用胶布固定，于次日晨起时取下。

结果：治疗组痊愈 21 例，显效 24 例，有效 5 例，无效 2 例，愈显 45 例，总有效率 94.34%；对照组痊愈 15 例，显效 20 例，有效 10 例，无效 5 例，愈显 35 例，总有效率 88.00%。

三、针刺结合耳穴压豆法

朱廷廷[9]使用健脾养心针法配合耳穴压豆治疗心脾两虚型失眠

选取心脾两虚型失眠患者共 60 例，分为治疗组和对照组。治疗组采用针刺和耳穴综合运用的治疗手段，对照组仅单纯针刺。治疗组针刺穴位选取内关、足三里、四神聪、公孙、百会、章门、神门、神庭、本神，耳穴选取神门、皮质下、心、肝、脾、胃。针刺操作方法：足三里直刺 1~1.5 寸，公孙直刺 0.5~1 寸，章门直刺 0.8~1 寸，内关直刺 0.5~1 寸，百会向后平刺 0.5~1 寸，四神聪向头后部方向平刺 0.5~0.8 寸，神门直刺 0.3~0.5 寸，神庭向后平刺 0.3~0.5 寸，本神平刺 0.5~0.8 寸。在神庭、百会、四神聪、本神用平补平泻法，足三里、神门、公孙、内关用提插补法，章门用小幅度捻转补法，以使患者产生较强的酸、麻、胀、痛感为宜。每次治疗 30min，行手法操作 1 次，起针后用医用无菌干棉签轻轻按压，快速出针，若出血则按压数秒直至血止。1 次 / 天，7 天 / 疗程，连续治疗 1 个月。耳穴压豆操作方法：穴位常规消毒，用尖头镊子夹取王不留行籽耳穴贴粘于耳穴上，用拇指与食指指腹对穴位持续揉捏，增强刺激，直至患者产生胀痛、灼热感，并嘱患者每天睡前持续按压 5min 左右。每周更换 2 次耳穴贴，左右侧轮流刺激，共治疗 1 个月。对照组针刺治疗方法同治疗组，不行耳穴治疗。

结果：治疗组总有效率 90%，对照组总有效率 80%，证实针刺结合耳穴压豆法是在临床治疗失眠时可取手段。

四、针刺结合艾灸法

1. 蒋轶男[10] 使用针刺配合艾灸涌泉穴治疗心肾不交型失眠

选取心肾不交型失眠患者 70 例，以随机数字法分为针灸治疗组和西药对照组，各 35 例。西药对照组：艾司唑仑，每片 2mg，1 片 / 天，每晚睡前 1h 口服，连续服药 4 周。针灸治疗组：针刺主穴选取百会、神门、内关、三阴交、四神聪、太溪，灸法选取涌泉穴。针刺操作：选取 0.25mm×40mm 的一次性针灸针，患者取仰卧位，速刺进针，三阴交、太溪两穴采用补法，其他穴位平补平泻，留针 20min。艾灸操作：留针同时艾灸涌泉穴，点燃纯艾条，一端对准涌泉穴，于距离皮肤 2~3cm 处进行温和灸，左右两侧涌泉穴各灸 10min，使皮肤红润，以患者获温热感、温和舒适为度，以温热感传至小腿为佳。1 次 / 天，7 天为 1 个疗程，连续治疗 4 周。

结果：针灸组总有效率为 94.3%，西药组为 82.9%。

2. 张明明等[11] 使用针刺背俞穴结合透灸法治疗安眠药物依赖性失眠

选取 23 例安眠药物依赖性失眠患者，采用针刺背俞穴结合透灸法治疗，针刺取肺俞、心俞、肝俞、肾俞、脾俞、太冲。患者取俯卧位，局部消毒后，选取 0.30mm×25mm 的毫针，肺俞、心俞、肝俞、肾俞、脾俞向督脉方向斜刺约 13mm，太冲直刺约 15mm。肺俞、心俞、脾俞、肾俞用提插捻转补法，肝俞、太冲用捻转泻法。背部透灸法：针刺得气后点燃 6 段长 3cm 的艾条段，均匀固定在特制艾灸箱的滤网上，放置在背俞穴处透灸。温度控制在 43℃左右，以患者不觉发烫，自诉有热感向深层组织透达为度。以上两法相合，治疗 40min，1 次 / 天，6 次为一疗程，疗程间隔 1 天，治疗 5 个疗程后进行疗效评价。

结果：痊愈 12 例，有效 9 例，无效 2 例，总有效率为 91.3%。匹兹堡睡眠质量指数评分治疗后较治疗前明显降低。表明针刺背俞穴结合透灸法治疗安眠药物依赖性失眠疗效较好。

五、针刺结合刺络放血法

林赟等[12] 使用五脏俞加膈俞刺络放血配合常规针刺治疗顽固性失眠

选取 60 例顽固性失眠患者，随机将其分为对照组与治疗组，每组 30 例。对照组患者开展针刺治疗。主穴包括神门、百会、安眠、内关，根据患者病症表现随症配穴，肝郁气滞者加风池、太冲、行间，心胆气虚者加丘墟、胆俞、心俞，心肾不交者加涌泉、太冲、太溪，心脾两虚者加三阴交、脾俞、心俞。操作时使用一次性毫针，局部消毒进针，得气后行提插捻转手法，实证用泻法，虚证用补法，留针 30min。治疗频次 5 次 / 周，连续治疗4周。治疗组患者给予五脏俞加膈俞刺络放血，联合常规针刺治疗，针刺方法同对照组。五脏俞、膈俞位置消毒，使用采血针在局部快速点刺，深度约为1cm，连续刺7~8次，再用2号罐行拔罐放血，留罐5~7min后取罐，再对局部区域消毒。1次/周，连续治疗4周。

结果： 治疗组匹兹堡睡眠质量指数量表中入睡时间、睡眠效率、催眠药物、睡眠障碍、睡眠时间、睡眠质量、日间功能障碍评分及总分均低于对照组，总有效率高于对照组。表明采用五脏俞加膈俞刺络放血配合常规针刺治疗顽固性失眠，能够有效缓解症状，促使睡眠质量提高，增强临床治疗效果。

六、针刺结合埋针法

李永红等[13]使用揿针配合针刺治疗失眠

将60例失眠患者随机分成两组，治疗组采用揿针结合针刺配合艾司唑仑治疗，对照组服用艾司唑仑治疗，疗程8周。治疗方法：对照组给予口服艾司唑仑，每片2mg，1片/天，睡前服，10天为1个疗程。治疗组在对照组基础上采用揿针埋针配合针刺疗法。使用一次性无菌揿针，取腕踝针穴位，局部消毒后埋入揿针，轻轻按压，留针24h后去除。针刺治疗选穴：第一组取百会、安眠、神庭，第二组取内关、中脘、气海、天枢，第三组取膈俞、胆俞，第四组取足三里、三阴交、公孙。毫针刺入，得气后留针30min，1次/天。以上治疗1次/天，10次为1个疗程。

结果： 治疗组总有效率86.7%，对照组总有效率76.7%。表明揿针结合针刺疗法在改善失眠症状方面具有较好的疗效。

七、针刺结合穴位注射法

王百娟等[14]使用丹红注射液穴位注射联合针刺治疗肝气郁结型顽固性失眠

选取23例肝气郁结型顽固性失眠患者，给予丹红注射液穴位注射。取神门、足三里、三阴交、申脉、照海。患者仰卧位，穴位皮肤常规消毒后用注射器抽取丹红注射液1ml，根据患者的耐受程度每穴位注射0.3~1ml，出针后用无菌辅料覆盖胶布固定。隔天1次。针刺治疗主穴风池、厥阴俞、心俞、脾俞、肝俞、肾俞。患者取俯卧位，穴位皮肤常规消毒后，风池向下颌方向斜刺，待针下得气后，施以小幅度的捻转泻法；其余穴位直刺，待针下得气后，施以小幅度捻转补法。留针30min，15min行针1次，隔天1次。治疗3次为1个疗程，疗程间间隔2天，治疗1~5个疗程后判定疗效。

结果： 治愈9例，显效6例，有效5例，无效3例，有效率为86.96%。表明丹红注射液穴位注射联合针刺治疗肝气郁结型顽固性失眠疗效确切。

八、针刺结合穴位埋线法

1.陈锦宇[15]使用针刺结合穴位埋线治疗失眠症

选取失眠症患者50例作为研究对象，采用随机数表法按照1：1比例将其分成对照组和研究组，各 25 例。对照组采用常规针刺治疗，研究组采用针刺 + 穴位埋线治疗，观察评价疗效。针刺穴位选取肾俞、心俞、肝俞、脾俞、内关、神门、三阴交、百会、安眠。选用一次性针灸针，规格 0.25mm×25mm，采取平补平泻手法，患者出现酸胀感，得气后留针 30min，隔日针刺 1 次，10 次 / 疗程。研究组针刺结合穴位埋线治疗，其中针刺方法与对照组相同，穴位埋线操作如下：选肝俞、心俞、脾俞和肾俞，剪长度1~2cm 的羊肠线，浸泡在 75% 的酒精中。穴位常规消毒，操笔者轻轻抽出专用埋线针的针芯，从针管中退出一段，借助镊子，取一段羊肠线套在针管的针尖缺口位置上，轻轻推羊肠线，送至针管中，与针尖保持齐平状态，左手拇指与食指将进针部位的皮肤捏起，右手持针，快速刺入皮下，埋入羊肠线至所需深度。

结果：研究组治愈 11 例，显效 8 例，有效 4 例，无效 2 例，总有效率 92%；对照组治愈 5 例，显效 6 例，有效 8 例，无效 6 例，总有效率 76%。表明针刺结合穴位埋线治疗失眠症疗效确切，值得推广。

2. 李昕蓉等[16] 使用基于"疏肝调神"组方的埋线法与针刺治疗肝郁气滞型失眠

将 68 例肝郁气滞型失眠患者随机分为穴位埋线组及针刺组，各 34 例。取穴百会、神门、内关、太冲、肝俞、心俞。穴位埋线组：选取 0.7mm×34mm 的一次性埋线针，线体选用 1cm 的单丝 PGLA 线，采用线体对折旋转埋线法。肝俞、心俞向脊柱方向呈 15°~30°角斜刺约 17mm，百会穴向正后方平刺 10~17mm，神门、内关、太冲直刺 17mm（因考虑患者耐受性，单周埋线选择左侧穴位，双周埋线选择右侧穴位）。稍做捻转，有针感后推动针芯将线留置于穴位内，再退出针管，按压针孔后覆盖医用无菌敷料。1 次 / 周，共治疗 6 周，治疗期间停用其他治疗方法及药物。针刺组采用 0.30mm×25mm 或 0.30mm×40mm 的一次性无菌针灸针，百会穴向正后方平刺 10~17mm，神门直刺 10mm，内关、太冲直刺 33mm，肝俞、心俞向脊柱方向斜刺 17mm，行捻转手法，以局部出现明显酸胀感为度，得气后留针 30min。隔日 1 次，3 次 / 周，共治疗 6 周，治疗期间停用其他治疗方法和药物。比较两组治疗前后匹兹堡睡眠质量指数量表、焦虑自评量表、抑郁自评量表、中医证候评分及医疗费用，并评定临床疗效。

结果：穴位埋线组治疗后睡眠质量、入睡时间、睡眠时间、睡眠效率、日间功能障碍评分及匹兹堡睡眠质量指数总分低于针刺组，睡眠不安评分低于针刺组，医疗费用低于针刺组。穴位埋线组总有效率为 85.3%（29/34），针刺组总有效率为 82.4%（28/34）。表明基于"疏肝调神"组方的穴位埋线法在改善睡眠质量、减少医疗费用方面有较好的临床疗效。

九、激光穴位照射治疗

周鹏等[17] 通过激光穴位照射失眠大鼠进行实验研究

采用测定戊巴比妥钠致眠大鼠睡眠时间的方法，观察对照组、激光一组（照射5min）、激光二组（照射 10min）大鼠睡眠时间的变化。将 24 只失眠大鼠随机分为对照组、模型组、安定组、激光组，每组 6 只。腹腔注射氯苯丙氨酸建立失眠大鼠模型，氯氦激光照射神门和三阴交穴各 10min，用荧光分光光度分析法和酶联免疫吸附法检测下大鼠的丘脑 5-HT、5-HIAA、DA、NE 及 IL-1B 的变化。用 Morris 水迷宫检测激光穴位照射对失眠大鼠学习记忆能力的影响。

结果：①激光组与对照组比较，戊巴比妥钠致眠大鼠的睡眠时间明显延长；激光二组与激光一组相比，戊巴比妥钠致眠大鼠的睡眠时间明显延长。②大鼠腹腔注射氯苯丙氨酸后，正常的睡眠 - 觉醒周期消失，激光穴位照射后此周期基本恢复。③与模型组、安定组比较，激光组大鼠下丘脑 5-HT、5-HIAA 含量明显升高，NE、DA 含量明显降低，IL-16 明显升高。④激光穴位照射后，大鼠的逃逸潜伏期介于对照组和模型组之间，相同时点大鼠记忆能力相对提高并趋向于对照组方向。表明激光穴位照射具有镇静催眠作用，可以改善失眠大鼠的学习记忆能力，其机制可能是通过升高失眠大鼠下丘脑 5-HT、5-HIAA 及 IL-1B，降低 DA、NE 来达到治疗失眠的目的。

参考文献

［1］蒋燕. 针刺干预原发性失眠的临床疗效及中枢机制的功能磁共振研究 ［D］. 长春：吉林大学，2020.

［2］张美林，唐勇，李锐，等. 针刺治疗原发性失眠的机制研究 ［J］. 海南医学院学报，2021，27（23）：6.

［3］程镇达，黄志强，薛宇豪，等. 针刺治疗失眠症的机制研究进展 ［J］. 中医临床研究，2022，14（28）：88-92..

［4］陈贝，王昆秀，张艳琳，等. 解郁调神针法治疗肝郁气滞型失眠的临床疗效观察 ［J］. 2022，37（9）：4.

［5］Yin X, Gou M, Xu J, et al. Efficacy and safety of acupuncture treatment on primary insomnia: a randomized controlled trial ［J］. Journal of Acupuncture and Medicine, 2018, 11（4）: 207-208.

［6］Lu YH, Wu CZ. Clinical efficacy of acupuncture at "five spirits acupoints" in treatment of insomnia ［J］. World Journal of Acupuncture - Moxibustion, 2016, 26（3）: 14-30.

［7］马晓明，杨卓欣，于海波，等. 调任通督针法对卒中后失眠患者睡眠脑电图各参数的影响 ［J］. 陕西中医，2016，37（7）：913-915.

［8］计彦新，王志栋，王艳君，等. 调督安神针法结合穴位贴敷治疗心肾不交型失眠疗效观察 ［J］. 现代中西医结合杂志，2017，26（3）：248-251.

［9］朱廷廷. 健脾养心针法针刺配合耳穴压豆治疗心脾两虚型失眠的临床研究 ［D］. 长春：长春中医药大学，2021.

［10］蒋轶男. 针刺配合艾灸涌泉穴治疗心肾不交型失眠 70 例 ［J］. 中国中医药科技，2020，27（5）：829-830.

［11］张明明，高希言，李潇，等. 针刺背俞穴结合透灸法治疗安眠药物依赖性失眠 23 例 ［J］. 中国针灸，2019，39（3）：251-252.

[12] 林赟，廖琼，李娇．五脏俞加膈俞刺络放血配合常规针刺治疗顽固性失眠的效果观察［J］．中国医学创新，2022，19（24）：6-10.

[13] 李永红，张万龙，汪芗，等．揿针配合针刺治疗失眠临床观察［J］．中医临床研究，2017，9（3）：89-90，92.

[14] 王百娟，范军铭，郑雯雯，等．丹红注射液穴位注射联合针刺治疗肝气郁结型顽固性失眠23例［J］．中医研究，2019，32（9）：63-64.

[15] 陈锦宇．针刺结合穴位埋线治疗失眠症的临床观察研究［J］．中西医结合心血管病电子杂志，2019，7（29）：142-143.

[16] 李昕蓉，侯璇，叶钰娟，等．基于"疏肝调神"组方的埋线法与针刺治疗肝郁气滞型失眠疗效对照观察［J］．中国针灸，2020，40（12）：1277-1280，1285.

[17] 周鹏，赵仓焕，马晓明，等．激光穴位照射对失眠大鼠下丘脑单胺类递质的影响［J］．中国临床保健杂志，2012，15（1）：50-52.

功能性消化不良

针灸治疗功能性消化不良历史悠久且疗效确切、安全简便。功能性消化不良已被纳入Ⅰ级针灸病谱。西医学认为针灸通过改善精神心理状态、调节胃肠相关激素分泌、调节脑-肠肽及肠道菌群水平等方式给脑肠互动环节带来积极影响，可达到改善胃肠动力、缓解上腹不适的效果，从而治疗功能性消化不良[1]。

近年来，国内外相关研究文献涉及单纯针刺、艾灸、穴位注射、穴位埋线或以针刺为主联合多种疗法的方案，结果表明针灸可显著改善功能性消化不良患者的临床症状，提高生命质量，具有广阔的应用前景[2]。针灸疗法利用穴位的双向调节作用，通过刺激穴位提升胃肠神经系统兴奋性，从而缓解和抑制消化道肌肉、血管痉挛，改善胃动力不足，恢复胃肠节律。此外，还能刺激大脑皮质，调节精神状态，从而提升神经功能活性，促进机体进入良性循环[3]。

一、针刺为主治疗

1.WangYu 等[4]使用针刺治疗餐后不适综合征型功能性消化不良

将60例餐后不适综合征型功能性消化不良患者分为高频治疗组及低频治疗组。主穴选取内关、天枢、足三里、公孙、百会、膻中、中脘、气海。肝气郁结型加太冲，脾气虚弱型加太白，湿热犯胃型加内庭。皮肤消毒后使用规格为 0.25mm×25mm 或 0.25mm×40mm 的针灸针针刺，得气后留针 30min。高频治疗组治疗 3 次/周，低频治疗组治疗 1 次/周。

结果：每周针刺 3 次比每周针刺 1 次更能改善餐后不适综合征患者的临床症状。

2.Sun Ruirui 等[5] 使用针刺治疗功能性消化不良

将 50 例功能性消化不良患者分为得气组与无得气组，每组 25 例。取中脘、双侧足三里。皮肤消毒后将规格为 0.25mm×25mm 或 0.25mm×40mm 的针灸针刺入上述穴位，得气组进针后行提插捻转手法，非得气组进针后不行手法。治疗 1 次 / 天，连续治疗 5 天后休息 2 天，再继续行下一轮治疗。共治疗 4 周。

结果： 得气组尼平消化不良指数评分改善优于无得气组，左侧基底外侧杏仁核、双侧岛状核、壳核和中 / 后扣带回、右侧苍白球的静息功能连接性优于无得气组。

二、温针灸治疗

庄红[6] 使用温针灸治疗功能性消化不良

选择 88 例功能性消化不良患者，随机分为对照组 44 例，观察组 44 例。对照组口服吗丁啉进行治疗，10mg/ 次，3 次 / 天，于饭前 15~30min 前口服。共治疗 4 周。观察组按中医证候类型分为脾胃虚弱、肝胃不和、痰湿内阻 3 种，对患者的中脘、天枢、足三里等穴进行基础针刺。肝胃不和型采用平补平泻法治疗，加太冲、脾俞、肝俞行针；脾胃虚弱型采用补法治疗，加脾俞、胃俞行针；痰湿内阻型采用泻法治疗，加丰隆、阴陵泉行针。患者得气后将艾绒捏于针尾处，上端点燃，施行温针灸，均留针 30min。温针灸 1 次 / 天，共治疗 4 周。

结果： 观察组肠道功能的改善总有效率 86.36%，对照组为 61.36%。表明对功能性消化不良患者采用温针灸疗法进行治疗，可有效改善患者肠道功能，疗效良好。

三、针刺结合穴位贴敷治疗

李晶等[7] 使用"同精导气法"针刺联合穴位贴敷治疗功能性消化不良

选取 118 例功能性消化不良患者，随机分为治疗组 59 例、对照组 59 例。对照组口服枸橼酸莫沙必利片，5mg/ 次，3 次 / 天，疗程 4 周。治疗组行"同精导气法"指导下的针刺联合穴位贴敷。针刺取双侧天枢、章门、足三里、太白、太溪、太冲、神门及关元、膻中、中脘穴。穴位处皮肤消毒，采用 0.30mm×50mm 的一次性针灸针进行针刺，进针并得气后，中脘、太白、太溪、太冲、神门穴行"同精导气法"，将针徐徐右转上提，徐徐左转下插、用力均匀，幅度、频率尽量相等，捻转角度＜ 140°，提插幅度＜ 3mm，频率 1 次 /30s。隔 10min 行同精导气手法 1 次，共 3 次。余穴不行"同精导气法"，共留针 30min，每 10min 行针 1 次，1 次 / 天，针刺每 5 天休息 2 天，疗程共4 周。穴位贴敷取肉桂、豆蔻、吴茱萸、丁香、生芥子、细辛研磨为细粉，加入生姜汁调均匀，取适量调好的药膏平摊成直径约 1cm 的膏药，选取双侧天枢、章门、足三里、脾俞、胃俞及中脘、关元进行贴敷，在第 1 天针刺后即行第 1 次贴敷，每次贴敷不超过2h，1 次 / 周，共治疗 3 周。嘱患者注意观察贴敷期间有无皮肤灼热刺痛感、瘙痒、水疱等过敏情况，若有则尽早去除敷贴，避免抓挠，必要时给予抗过敏治疗。

结果： 两组均可改善功能性消化不良患者上腹痛、餐后饱胀、早饱、餐后恶心、食欲不振症状。治疗组可改善功能性消化不良患者上腹痛、餐后饱胀、食欲不振的效果优于对照组。治疗组总有效率为 88.14%（52/59），对照组为 69.5%（41/59）。表明"同精导气法"针刺联合穴位贴敷治疗功能性消化不良安全有效。

四、针刺结合耳穴贴压治疗

王蓉娣等[8]使用针刺结合耳穴贴压治疗功能性消化不良

选取 50 例功能性消化不良患者作为研究对象，分为治疗组和对照组，每组 25 例。对照组采用常规西药治疗。雷贝拉唑钠肠溶胶囊，20mg/ 次，1 次 / 天，晨起空腹口服；三餐前 0.5h 口服枸橼酸莫沙必利片，5mg/ 次。两种药物均以 1 个月为 1 个疗程，共治疗 3 个疗程。治疗组辨证分型给予针刺结合耳穴贴压治疗。针刺以具有健脾和胃、疏肝解郁功能的穴位为主，选取中脘、天枢、足三里、内关、合谷、太冲。辨证配穴：饮食阻滞加梁门、建里，湿热中阻加三阴交、内庭，情志失调加行间、期门，脾胃虚弱加脾俞、胃俞。操作方法：患者取仰卧位，穴位处皮肤消毒，采用 0.30mm×40mm 的一次性针灸针进行针刺，中脘、天枢用平补平泻手法，针感向腹部四周传导；足三里用补法，针感沿膝关节传导；内关用平补平泻手法；合谷、太冲用泻法。留针 30min，隔 10min 行针 1 次。针刺 2 天 /1 次，10 次为 1 个疗程，间隔 10 天行下一疗程的治疗，共治疗 3 个疗程。耳穴贴压法如下：选取胃、肝、脾、神门、交感、皮质下区域。患者端坐，选准穴位对耳郭常规消毒，用 0.6cm×0.6cm 的胶布将王不留行籽贴于相应耳穴处，每次治疗时主穴必用，辨证选取配穴。治疗期间，嘱患者自行按压 5~6 次 / 天，1~2min/ 次，按压后可有胀、痛、酸、麻及耳郭发热、发胀等感觉，以能耐受为宜。每次贴 4 天，左右两侧交替进行治疗，更换 5 次为 1 个疗程，共治疗 3 个疗程。

结果： 治疗组总有效率为 92%，显著高于对照组的 64%；治疗组第 1、2 个疗程总有效例数均多于对照组，第 3 个疗程总有效例数少于对照组。表明采用针刺结合耳穴贴压治疗功能性消化不良的临床效果明显优于口服西药治疗。

五、腹针结合拔罐治疗

赵海娟[9]使用腹针结合神阙拔罐治疗脾虚气滞型功能性消化不良

选择 72 例功能性消化不良患者，随机分为对照组和试验组，各 36 例。对照组行一般治疗：嘱患者避免食用刺激性食物，如过辣、过凉、过热的食物或咖啡、浓茶等；待食物放置常温后再食用，避免对胃肠道的过度刺激。避免感受寒凉，注意规律休息，不要熬夜，按时进食三餐，避免不良情绪的刺激，适当锻炼等。多潘立酮片口服，3 次 / 天，10mg/ 天，餐前服用，连续服用 2 周。试验组采用腹针结合神阙拔罐治疗，取"引气归元""腹四关""调脾气"，腹针固定处方组加减，即中脘、下脘、气海、关元、双滑肉门、双外陵、双天枢和双大横穴。选 0.22mm×40mm 的薄氏腹针规定针器，患者仰卧位，并完全暴露腹部进针部位。定位后常规进行穴位消毒，进针时要轻、快、准，尽量垂直刺，避开血管和毛孔，进针次序按照上下、内外的原则。针进到一定深度后行轻捻转、慢提插，并留针 30min 以上。进针结束后，在神阙穴处拔罐并留罐 10~15min。两组疗程和治疗时间相同，共 14 天。

结果：试验组治愈、显效、有效及无效人数分别为 7 人、16 人、11 人及 2 人，总有效率 94.4%；对照组治愈、显效、有效及无效人数分别为 2 人、10 人、19 人及 5 人，总有效率 86.1%。提示腹针结合神阙拔罐疗法治疗脾虚气滞型功能性消化不良患者疗效显著。

六、针刺结合传统功法治疗

胡媛媛[10]使用针刺结合八段锦治疗肝胃不和型功能性消化不良

选择 84 例功能性消化不良患者，分为针刺结合八段锦练习组 28 例、针刺组 28 例、八段锦练习组 28 例。针刺治疗结合八段锦练习组取足三里、中脘、内关、太冲、胃俞。针刺操作：足三里、中脘、内关、太冲选择仰卧位操作，胃俞选择俯卧位操作，找准穴位后常规消毒，选择合适的针刺手法用一次性针灸针结合特定针刺手法进针，待刺入穴位后采用捻转、提插手法，平补平泻，得气后，留针 30min，间隔 15min，行针 1 次。1 次 / 天，每周治疗 4 次，共治疗 4 周。八段锦练习：组织患者观看视频资料，每周日 9：00~10：00 集体练习 1 次，整套动作练习 4 次，由针灸科专业培训人员带领，在场地开阔、环境优美、空气质量良好的户外环境中练习；午餐、晚餐休息 30min 后，患者可跟随视频资料自行练习整套动作，练习时间为 15~20min。完善和规范八段锦练习动作，力求意守丹田，动作结合呼吸，柔和连贯。针刺治疗组：只进行针刺治疗，针刺穴位选择及治疗方法同针刺结合八段锦练习组。八段锦练习组：只进行八段锦习练，准备工作同针刺结合八段锦治疗组，集中练习时间为每周日下午 2：00~3：00，练习方法及练习要点与针刺结合八段锦练习组一致。

结果：针刺结合八段锦练习和针刺治疗对于肝胃不和型功能性消化不良患者均有较好的疗效，其疗效均优于单纯八段锦练习。

七、针刺结合中药治疗

刘启华等[11]使用小柴胡汤联合针刺治疗功能性消化不良虚实夹杂证

选取功能性消化不良虚实夹杂证患者 60 例，分为经方联合针刺治疗组和口服西药对照组，每组 30 例。治疗组口服小柴胡汤（免煎颗粒），方药组成：柴胡 10g、黄芩 10g、姜半夏 10g、党参 10g、炙甘草 9g、生姜 10g、大枣 10g。用开水冲泡 10min 后再搅拌，早晚饭后 30min 温服，治疗 4 周。针刺选取足三里、太冲。足三里穴用平补平泻法，太冲穴用提插泻法，1 次 / 天，留针 30min，治疗 4 周。对照组予口服西药兰索拉唑肠溶胶囊，30mg/ 次，1 次 / 天，晨起空腹服用，治疗 4 周。

结果：治疗组总有效率 90.00%，对照组总有效率 66.67%。表明经方小柴胡汤联合针刺治疗功能性消化不良虚实夹杂证具有较为确切的疗效。

八、穴位埋线治疗

税典奎等[12]使用穴位埋线治疗肝郁脾虚型功能性消化不良

将 90 例肝郁脾虚型功能性消化不良患者随机分为穴位埋线组、中药对照组和西药对照组，各 30 例。穴位埋线组选取双侧足三里、脾俞、胃俞、肾俞及中脘、关元。患者取仰卧位，充分暴露埋线部位，消毒穴位皮肤，用准备好的一次性 8 号注射针头作套管，用 0.30mm×40mm 的毫针剪去针尖部作针芯，经高压消毒后使用。取长约 50mm 的 3 号医用羊肠线置入针管前端。将注射针刺入中脘 1~1.5 寸、关元 0.5~1 寸、肾俞 0.5~1 寸、脾俞 0.5~0.8 寸、胃俞 0.5~0.8 寸、足三里 1~2 寸，待患者有酸胀感后，轻推针芯，然后将针芯退出针管。当针芯推到针管尽头端，快速拔出针管，使羊肠线垂直埋植于穴位内，出针后用棉球按压埋线部位片刻，涂以碘伏消毒。1 次 / 周。中药对照组给予逍遥散内服治疗，处方：柴胡、白芍、白术、茯苓、生姜各 15g，薄荷、炙甘草各 6g，当归 10g。随症调整各药物的剂量，1 剂 / 天，水煎取汁 400ml，分 2 次温服，每次服 200ml。西药对照组采用枸橼酸莫沙必利分散片治疗，3 次 / 天，5mg/ 次。3 组治疗期间均停用其他治疗方法，均治疗 3 月。

结果：穴位埋线组总有效率 96.7%，高于西药对照组的 70.0%。治疗后，3 组症状积分均较治疗前下降，穴位埋线组症状积分低于中药对照组、西药对照组，中药对照组症状积分低于西药对照组。穴位埋线组各穴位皮温均高于中药对照组和西药对照组，血浆生长抑素含量均低于中药对照组、西药对照组，血浆 P 物质含量均高于中药对照组、西药对照组。

九、穴位注射治疗

魏蓉[13]使用穴位注射夹脊穴治疗脾胃虚弱型餐后不适综合征

将 69 例功能性消化不良患者分为穴位注射组和普通针刺组。穴位注射组：选 $T_{6~9}$ 双侧夹脊穴。首先将 5% 葡萄糖注射液与复方当归注射液按 10 ∶ 1 比例稀释，然后用 5ml 规格的无菌注射器抽取经葡萄糖注射液稀释后的复方当归注射 4ml。嘱患者采取仰卧位，消毒局部皮肤，施术者用免洗消毒液消毒双手，右手持注射器用快速无痛进针法将针分别刺入 $T_{6~9}$ 双侧华佗夹脊穴 0.5 寸，针头朝向脊柱方向，再小幅度上下提插，以患者有酸胀感为度，回抽一下，如果没有血液回流，即可将药液缓慢注入，每穴 0.5ml。普通针刺组：选中脘、足三里、内关、胃俞、脾俞。定穴消毒后，采用双手快速无痛进针法，右手拇指、食指持针灸针（规格 0.3mm×40mm），与皮肤垂直方向进针，因扎针部位肌肉丰厚不同，进针深度不同（0.8~1 寸），上下提插，以患者有酸胀感为度，留针 30min，每 10min 行针 1 次。两组均 3 次 / 周，2 天 / 次，4 周为 1 个疗程，总疗程 4 周。

结果：穴位注射组总体症状积分比常规针刺组积分低，尼平消化不良生活质量指数评分比常规针刺组高，总有效率较常规针刺组高，且穴位注射组的愈显率高于常规针刺组。

十、掀针疗法

李慧等[14]使用撤针治疗功能性消化不良伴有轻中度抑郁状态

选择 64 例功能性消化不良伴轻中度抑郁状态患者，随机分为对照组和试验组。对照组予莫沙必利联合舍曲林治疗。莫沙必利 5mg/ 次，3 次 / 天，餐前口服；舍曲林 50mg/ 次，1 次 / 天，饭后服用。试验组予莫沙必利联合撤针治疗。莫沙必利用法与对照组相同。取单侧内关、神门、足三里和太冲，采用 0.2mm×1.5mm 的撤针进行埋针治疗，每 8h 按压 1 次，每次约 1min，以出现酸麻胀痛耐受为度。2 天 / 次，左右穴位交替进行。两组均治疗 4 周，研究期间停用本研究以外的其他治疗方法。

结果： 试验组总有效率为 87.5%，对照组为 81.3%，两组比较差异无统计学意义。两组治疗后利兹消化不良问卷调查表评分均优于同组治疗前，试验组评分优于对照组。表明撤针联合莫沙必利可显著改善患者消化不良症状。

十一、针刺法结合推拿疗法

刘华等[15]使用消痞五穴针刺疗法联合推拿夹脊穴治疗老年功能性消化不良

选择 120 例老年功能性消化不良患者，分为观察组与对照组，各 60 例。对照组实行常规护理干预措施，包括健康教育、饮食干预、心理干预、生活方式干预、出院指导。观察组在对照组基础上采用消痞五穴针刺疗法联合推拿夹脊穴干预。消痞五穴针刺疗法：取穴太乙、脾俞、胃俞、足三里、建里，针刺前消毒局部皮肤，太乙、足三里、建里使用针灸针（规格 0.35mm×25mm）以直刺法进针，深度为 1~1.5 寸，得气后平补平泻，以 180°~360° 幅度捻转，0.5cm 幅度提插，约 60 次 /min。提插捻转 30s 后留针 30min。用内斜刺入法针刺胃俞、脾俞，平补平泻，深度为 0.5~1.5 寸，针刺 30s 后留针 30min，1 次 / 天。在院及出院后共连续干预 4 周。推拿夹脊穴：选择 T$_{6~12}$ 夹脊穴，施以点按法、摩法、擦法、揉法、推法。指导患者俯卧位，站立在患者右侧，双手拇指自上向下点揉患者夹脊穴，以患者有酸胀感为宜，持续点揉 5min；用掌根摩、擦背部棘旁，以皮肤微热为宜，持续 3min；用掌推法自上向下推足太阳膀胱经 10 次，时间 2min。推拿 1 次 / 天，3~4 次 / 周。患者出院后嘱其回院接受干预，连续干预 4 周。

结果： 两组各主症中医证候积分及总分低于干预前，且观察组低于对照组；两组功能性消化不良生存质量量表各维度及总分高于干预前，且观察组高于对照组。表明消痞五穴针刺疗法联合推拿夹脊穴可有效减轻老年功能性消化不良患者症状，改善患者胃动力。

参考文献

[1] 许潇丹，岳妍. 功能性消化不良的脑肠互动及针灸干预 [J]. 大众科技，2023，25（4）：81-84.

[2] 孙继飞，王智，陈丽梅，等. 针灸治疗功能性消化不良临床研究述评 [J]. 世界中医

药，2022，17（4）：559-564.

［3］周聪. 针刺耳穴贴压治疗功能性消化不良疗效探讨［J］. 中医临床研究，2020，12
（8）：51-52.

［4］Wang Y, Hou YQ, Yang JW, et al. Acupuncture of different treatment frequency in
postprandial distress syndrome: apilo trandomized clinical trial［J］. Neurogastroenterology
and Motility:the Official Journal of the European Gastrointestinal Motility Society，2020，32
（6）：e13812.

［5］Sun RR, He Z, Ma P, et al. The participation of basolateral amygdala in the efficacy of
acupuncture with deqi treating for functional dyspepsia［J］. Brain Imaging and Behavior,
2021，15（1）：216-230.

［6］庄红. 温针灸治疗功能性消化不良的临床观察［J］. 光明中医，2018，33（14）：
2070-2072.

［7］李晶，白光. "同精导气法"针刺联合穴位贴敷治疗功能性消化不良临床研究［J］. 辽
宁中医杂志，2022，49（2）：174-177.

［8］王蓉娣，彭鹏鸣. 针刺结合耳穴贴压治疗功能性消化不良的效果［J］. 中外医学研究，
2020，18（6）：131-133.

［9］赵海娟. 腹针结合神阙拔罐治疗脾虚气滞型功能性消化不良的临床研究［D］. 兰州：
甘肃中医药大学，2022.

［10］胡媛媛. 针刺结合八段锦治疗肝胃不和型功能性消化不良临床研究［D］. 武汉：湖北
中医药大学，2021.

［11］刘启华，章浩军，范文东，等. 小柴胡汤联合针刺治疗功能性消化不良虚实夹杂证的
临床观察［J］. 中医外治杂志，2022，31（2）：86-88.

［12］税典奎，罗诗雨，陈峭，等. 穴位埋线治疗肝郁脾虚型功能性消化不良临床观察［J］.
新中医，2018，50（7）：170-173.

［13］魏蓉. 穴位注射夹脊穴治疗脾胃虚弱型餐后不适综合征的临床观察［D］. 武汉：湖北
中医药大学，2020.

［14］李慧，火龙，朱凌宇，等. 揿针治疗功能性消化不良伴有轻中度抑郁状态的临床研究
［J］. 上海针灸杂志，2021，40（10）：1203-1207.

［15］刘华，刘雪燕，袁雪. 消痞五穴针刺疗法联合推拿夹脊穴在老年功能性消化不良中的
应用［J］. 中国老年学杂志，2023，43（9）：2091-2093.

肠易激综合征

肠易激综合征（IBS）是一种以腹部疼痛或不适、大便次数及性状改变为主要临
床表现的疾病。本病具有慢性、反复发作的特点，是临床常见疾病之一。通过临床症

状，可将 IBS 分为腹泻型（IBS-D）、便秘型（IBS-C）、交替型（IBS-M）及不确定型（IBS-U）。国内外肠易激综合征的针灸治疗临床研究进展如下。

一、针刺为主治疗

1. 罗秋平等[1]用针刺治疗 IBS-C

将 IBS-C 患者随机分为针刺组和药物组。针刺组选穴：神庭、神门、支沟、天枢、足三里、上巨虚、太冲、大肠俞。针灸针规格：0.22mm×25mm 或 0.22mm×40mm。操作：患者取仰卧位，穴位皮肤局部常规消毒，分别在各穴位进行常规针刺，提插、捻转得气后留针 30min，3 次 / 周，治疗 4 周。药物组选用枸橼酸莫沙必利口服，每餐前 30min 口服 5mg，3 次 / 天，疗程 4 周。

结果：针灸组临床便秘 SAS 评分、SDS 评分及血清 NPY 含量均低于用药组。治疗后针刺组总有效率为 95.24%，用药组总有效率为 90.00%。

2. 申江红等[2]观察针刺干预对 IBS-D 的治疗效果

将 65 名 IBS-D 患者随机分为针刺组和假针组。针刺组选取天枢、中脘、足三里、上巨虚、公孙、丰隆、章门、阴陵泉进行常规针刺刺激，1 次 /2 天，3 次 / 周，连续 8 周，共 24 次。患者取仰卧位，对所选穴位进行常规消毒后，在每个穴位区域放置无菌聚乙烯圆柱形泡沫垫，选用一次性无菌针灸针（规格：0.30mm×40mm 或 0.30mm×25mm），常规刺入相应穴位，进针后小振幅提插、捻转，行针 3 次，得气后留针 30min，每 10min 行针 1 次，共 3 次。假针组在对应的穴位点上、下外侧或内侧 0.5 寸或 1 寸的假穴进行刺激，选择钝尖安慰剂针。安慰剂针由针柄、针体、钝尖和无菌聚乙烯圆柱形泡沫垫组成，用丙烯酸泡沫胶带来固定针体。患者仰卧位，对相应假穴常规消毒。将无菌聚乙烯圆柱形泡沫垫放置在每个假穴位的区域，钝尖针没有刺入假穴，将针小振幅旋转 3 次，留针 30min，每 10min 操作 1 次，共 3 次，频次及疗程同针刺组。治疗前、针刺 4 周、治疗后及随访时观察两组患者 IBS 症状严重程度量表（IBS-SSS）评分，布里斯托尔大便形态量表和排便满意度的变化。

结果：在治疗 4 周、治疗后及随访时，针刺组的布里斯托尔大便形态量表评分均低于假针组，IBS-SSS 评分低于假针组。表明针刺能有效缓解 IBS-D 患者的腹泻症状，提高排便满意度。

3. Pei Lixia 等[3]通过用聚乙二醇（PEG）、匹那维溴铵及针刺干预治疗 IBS

针刺组选穴：百会、印堂、太冲、足三里、三阴交、天枢、上巨虚。在所选穴位常规消毒后，将一次性无菌针灸针（规格：0.30mm×40mm）刺入皮肤，提插、捻转得气后留针 30min，每 10min 行针 1 次，针灸治疗隔天 1 次，每周 3 次，持续 6 周，共 18 次。PEG 4000/ 匹那维溴铵组：IBS-C 患者予 PEG 4000 口服，10g/ 次，1 次 / 天；IBS-D 患者予匹那维溴铵片口服，50mg/ 次，3 次 / 天。疗程 6 周。便秘连续 3 天或以上的患者，给予 20ml 甘油或山梨糖醇肛门灌肠。如果每天排便 5 次或更多次，给予洛哌丁胺 2mg 口服。

结果：针刺组 IBS-SSS、IBS-QOL 评分变化均大于 PEG 4000/ 匹那维溴铵片组。

4. 权春分[4]用脐针治疗 IBS-D

脐部选取卯（9 点方向）、丑（7 点方向）2 个方位，在脐壁最敏感的压痛点或褶皱处进针。操作：患者仰卧位，皮肤常规消毒后，采用 0.22mm×30mm 的一次性毫针，以脐蕊为中心，在脐壁上所选取的进针方位和进针点处按照卯、丑的顺序呈放射性平刺进针，进针深度为 20~25mm，留针 55min。每日治疗 1 次，共治疗 5 天。

结果：临床痊愈 16 例，显效 7 例，有效 3 例，无效 3 例，总有效率为 89.7%。

二、灸法为主治疗

李海燕[5]采用灵龟八法雷火灸治疗脾肾阳虚 IBS-D

将 50 例患者随机分为观察组和对照组，各 25 例。观察组用灵龟八法合雷火灸治疗。[（当年公元年数 –1）×5.25+ 当年已经过完的天数] /60，将所得数值的余数通过灵龟八法开穴简表找到治疗穴位，定为主穴，并选取其配穴为客穴。另增加配穴大肠俞、天枢、三阴交、脾俞、肾俞、命门和关元。先用雷火灸（规格 5g×6 炷）以小回旋灸灸疗灵龟八法所开主穴及其客穴，每旋转 8 次为 1 壮，手压一下再行下一壮，灸至局部皮肤发红，深部组织发热为度。再以摆阵灸灸疗脾俞、肾俞、命门、大肠俞、天枢、关元穴，将灸盒放置在施灸部位，温灸 20min；最后同样以小回旋灸方式灸疗三阴交。每天 1 次，连续 4 周为 1 个疗程。对照组先以摆阵灸温灸脾俞、肾俞、命门、大肠俞、天枢、关元穴 20min，再以小回旋灸灸疗三阴交，操作手法、疗程同观察组。

结果：观察组临床疗效总有效率为 88%，对照组为 78%；心理焦虑改善情况比例观察组为 88%，对照组为 72%。

三、火针为主治疗

1. 陈培[6]用毫火针疗法与普通针刺疗法治疗 IBS-D 脾虚湿盛证

观察组选取中脘、天枢、上巨虚、阴陵泉、脾俞、肾俞、大肠俞，用络合碘消毒穴区及周围皮肤并用干棉签擦干，一手使用止血钳夹持酒精棉球，点燃后刺手持毫火针于火焰上 1/3 处加热，当针身与针尖烧至白亮时，迅速垂直刺入腧穴，针刺深度 25~30mm，根据患者胖瘦适当调整，疾入疾出，并用干棉签按压针孔避免出血。针刺结束后芦荟胶局部外用（3~5 次 / 天），以防局部感染及针刺不适感。腹侧腧穴与背侧腧穴隔天交替进行，每周休息 1 天，共治疗 4 周。对照组选穴同观察组，用络合碘消毒穴区周围皮肤，脾俞针刺选取毫针直刺 20~30mm，余穴直刺 25~35mm，针刺得气后行平补平泻手法，以患者耐受为度，留针 30min，出针后用消毒干棉签按压针孔，避免出血，腹侧腧穴与背侧腧穴隔天交替进行，每周休息 1 天，共治疗 4 周。

结果：观察组治疗前后 IBS-BSS 评分差值大于对照组，中医证候评分优、IBS-QOL 评分、总体疗效率均优于对照组。

2. 张梦阳[7]用毫火针与匹维溴铵片治疗脾虚湿盛型 IBS-D

治疗组选取天枢、上巨虚、足三里、大肠俞、三阴交，左右分为 A、B 两组，交替针刺，先 A 组再 B 组。患者取合适体位，医者以指甲压"十"字标记在所取穴位上。针具选择合适长度的一次性无菌毫火针，常规消毒穴后手持夹有 95% 酒精棉球的止血钳，于穴位上方附近点燃，用火焰的外焰将针烧至红亮后快速刺入相应穴位，随后留针 5 min。出针后迅速按压针孔片刻。隔天治疗 1 次，每周休息 1 天，共治疗 2 周。对照组给予口服匹维溴铵片，每次 50mg，每日 3 次，餐前 30min 整片吞服，勿嚼碎，共服用 2 周。

结果： 治疗组 IBS-SSS 评分、中医证候评分、SPBS 评分、IBS-QOL 评分均优于对照组。

四、电针为主治疗

1. 李国娜等[8]通过电针干预治疗女性 IBS-D

电针组选取双侧天枢、上巨虚、三阴交，患者取仰卧位，穴位皮肤消毒后用 0.30mm×40mm 规格的一次性无菌针灸针直刺，得气后电针治疗仪分别连接针刺穴位上的针柄（连续波 20Hz，1~5mA），调至患者可耐受，每次 30min。温针灸组患者选择相同穴位同样操作至得气后，针柄分别插入 18mm×20mm 规格的艾炷，点燃后施灸，每次每穴灸 2 壮。两组患者均每周治疗 3 次，共治疗 4 周。

结果： 治疗后两组的临床症状积分、SAS 及 SDS 评分均显著降低，肠易激综合征患者专用生命质量量表评分显著增加。表明电针对 IBS-D 患者的临床治疗、生命质量和情绪精神状态具有较好的改善作用。

2. 陈鑫等[9]通过电针耳迷走神经治疗 IBS-D

观察组给予电针耳迷走神经治疗，对照组予肠激灵方治疗。观察组采用电针治疗仪，电极导线远端改良成 2~3mm 的圆形锡片电极。患者取卧位或坐位，选取左耳甲腔为刺激点，用碘伏常规消毒后，夹好耳针电极。刺激参数：恒压，疏密波，频率 20Hz，波宽 0.2ms，电刺激强度 3~6mA。以患者能耐受且不产生尖锐性痛觉为度。每天 1 次，每次 30min，治疗 4 周。对照组肠激灵方处方：白芍、炒白术、延胡索、茯苓各 15g，酸枣仁、素馨花各 10g。以上药物均为颗粒剂，以 200ml 温开水冲服，每次 1 袋，每天早晚餐后 1h 服 1 次，治疗 4 周。

结果： 两组 IBS-SSS 评分、生活质量量表评分、HAMA 评分、HAMDA 评分均较治疗前降低，治疗期间，均未发生严重不良反应，提示电针耳迷走神经治疗 IBS-D 效果尚可。

五、穴位埋线为主治疗

1. 柴增辉等[10]用穴位埋线干预治疗脾肾阳虚型 IBS

埋线组取大肠俞、肝俞、脾俞、胃俞，对穴位常规消毒后，采用注线法，将医用羊肠线埋于穴位所在的肌层内或皮下组织，操作时戴无菌手套，埋入后对针孔周边进行清理，粘贴输液贴，每周 1 次，共治疗 3 次。针刺组选取阴陵泉、水分、命门、天枢、中脘，对所针刺的穴位实施消毒，采用酒精灯烧火针至白亮，进针后即刻出针，深度与毫针相似，间隔 3 天治疗 1 次，共治疗 10 次。治疗前后对比观察临床疗效、中医证候积分、不良反应。

结果： 埋线组总有效率 98.18%，针刺组总有效率 87.27%；中医证候积分埋线组＞针刺组；不良反应埋线组＜针刺组。与针刺干预相比，穴位埋线干预治疗 IBS 患者临床疗效更好，安全性更高。

2. 刘汉东[11] 用养血柔肝埋线法治疗 IBS-D

治疗组选穴支沟、阳陵泉、血海、足三里、阴陵泉、三阴交，均为双侧。操作方法：患者取仰卧位，充分暴露操作部位。常规消毒手部后，操作者用一次性镊子夹取胶原蛋白线穿进一次性埋线针，将线体推入针管。使用碘酊对患者皮肤进行常规消毒，用左手辅助，右手持针，迅速透皮，深入到适当深度并得气后，一边向内推进针芯，一边向外退针管，将线体纳入穴位中。拔针后以棉签按压施术部位，将医用敷贴敷于患处。每 2 周治疗 1 次。对照组用常规针刺法治疗。选期门、天枢、足三里、上巨虚、三阴交、太冲，均为双侧。局部皮肤常规消毒，取一次性无菌针灸针斜刺或直刺相应穴位，每穴进针 1~1.5 寸，进针后以得气为度，诸穴施以平补平泻之法。留针 30min，每天 1 次，6 天为 1 个疗程，疗程之间相隔 1 天。

结果： 治疗组总有效率为 89.91%，对照组为 71.05%；两组治疗后中医证候评分、HAMA、HAMD 评分均较治疗前改善，且治疗组优于对照组。

六、穴位贴敷为主治疗

周滔等[12] 用健脾温肾巴布剂穴位贴敷治疗脾肾阳虚型 IBS-D

观察组采用健脾温肾巴布剂，由丁香、炮姜、肉豆蔻等组成；对照组采用安慰剂巴布剂，由药物含量为 1/10 的同等方剂组成。干预方式：每日 1 次，贴脐部 6h，贴 6 天停 1 天。疗程为 4 周。分别于治疗前、治疗第 2 周、第 4 周及治疗结束 4 周后随访 1 次记录病情变化，包括中医证候积分、IBS-D 大便性状问卷、IBS 症状严重程度量表及 IBS 生活质量量表。

结果： 治疗 4 周后观察组中医证候积分较治疗前显著下降，且优于对照组；大便性状评定均较前下降，且优于对照组；IBS-SSS 积分显著下降，且优于对照组；生活质量积分较前显著升高，且优于对照组。

七、浮针为主治疗

李旗等[13] 通过浮针干预治疗轻中度 IBS-D

观察组及对照组患者均予调整饮食结构（减少不耐受饮食摄入，禁食生冷、油腻、辛辣食物）、纠正不良生活习惯（规律饮食和作息）等常规干预，对照组在常规干预基础上给予复方谷氨酰胺肠溶胶囊（规格：0.2g/粒）治疗14天，1~2粒/次，3次/天；观察组在常规干预基础上采用浮针疗法治疗14天，隔日1次。观察组参照《浮针医学纲要》触摸以"紧、僵、硬、滑"为特点的肌肉并确定患肌，一般涉及腹直肌、腹内外斜肌、髂腰肌、腰大肌、股内收肌、小腿三头肌，随后将一次性浮针水平刺入患肌皮下疏松结缔组织，然后水平摆动针柄以使针体在皮下疏松结缔组织中左右摇摆，在扫散同时使患肌主动收缩。隔日1次，治疗14天。

结果：治疗后两组患者IBS-SSS、VSI评分及血清白介素-6、白介素-8、γ干扰素、血管活性肠肽、胃动素、D-乳酸、肿瘤坏死因子-α水平均低于治疗前，排便阈值、疼痛阈值、感觉阈值及血清P物质水平均高于治疗前，双歧杆菌、乳杆菌、拟杆菌数量均多于治疗前。治疗后观察组双歧杆菌数量少于对照组，肠杆菌数量多于对照组，血清γ干扰素水平高于对照组。两组患者治疗期间均未出现明显不良反应或并发症。

八、耳穴压豆为主治疗

1. 韩知忖等[14]通过耳穴贴压治疗IBS-D

观察组耳穴选取胃、大肠、肝、脾、内分泌、皮质下，以75%酒精消毒耳部，将王不留行籽粘在0.5cm×0.5cm的胶布上，然后贴在所取穴位，每次贴一侧耳，每2日更换1次，两耳交替贴换。嘱患者每日按揉4次，每个穴位按揉1min，以耳部有酸、痛、热、麻感且不按破皮肤为宜，7天为1个疗程，治疗4个疗程。对照组给予口服蒙脱石散治疗，每次1袋（3g），温水冲服，3次/天，7天为1个疗程，治疗4个疗程。

结果：观察组总有效率为92.5%，对照组为72.5%；治疗后两组情绪相关治疗均有改善，观察组优于对照组。

2. 何文芳等[15]用耳穴压豆辅助治疗腹IBS-D伴焦虑状态

对照组根据诊断和辨证，给予促胃肠道动力药物和中药汤剂治疗，疗程6~9天。观察组在常规治疗与护理干预基础上加用耳穴压豆。取大肠、肝、脾、心、神门、交感、皮质下等耳穴，用王不留行籽贴贴压刺激穴位，每次贴压单侧耳朵，3天后于另一侧取相同耳穴换贴，疗程为6~9天。操作前用75%酒精棉球消毒局部，将王不留行籽贴轻压于穴位上，用拇指轻按数次，手法由轻缓到重，最后用力按压片刻，以患者能忍受为度。指导患者每隔3h轻按穴位1次，每次按压30~60s，以使耳朵感到酸、麻、胀或发热为度，注意不要损伤皮肤。

结果：观察组治疗总有效率为93.33%，对照组治疗总有效率为80.00%。治疗后两组HAMA评分均较前降低，且观察组低于对照组。

九、联合方式治疗

1. 邱亿明[16]用浮针疗法结合隔药灸脐治疗治疗IBS-D

西药组给予马来酸曲美布汀胶囊治疗，0.2g/次，3次/天。中医组给予浮针疗法结合隔药灸脐治疗。浮针疗法：触摸腰腹部、下肢肌肉，存在"紧、僵、硬、滑"特点者确定为患肌，将一次性浮针刺入患肌皮下疏松结缔组织，行扫散（水平摆动针柄，使针体在皮下疏松结缔组织中左右摇摆）、再灌注（在扫散同时使患肌主动收缩）等操作。1次/天，连续治疗5天后休息2天。隔药灸脐：将面圈绕脐1周，取自制中药末（组成：白术、山药、茯苓、丁香等）适量置于脐内，用艾炷置于药末上，连续施灸治疗1h，1次/天，连续治疗5天后休息2天。连续治疗4周。

　　结果：治疗后中医组症状证候积分、胃肠激素水平低于西药组；中医组总有效率93.48%，西药组78.26%；治疗后中医组除乳杆菌外的其他菌群均优于西药组；中医组治疗后直肠感觉功能参数高于西药组，IBS-SSS评分低于西药组。

2. 侍昊等[17] 用毫火针联合穴位贴敷、单纯穴位贴敷与匹维溴铵片治疗脾虚湿盛证IBS-D

　　西药组口服匹维溴铵片，每次50mg，每日3次，持续4周。贴敷组用生姜汁将参苓白术散12g调成糊状，做成直径约1cm、厚度0.5cm的药饼，用胶布固定于神阙穴贴敷，隔日1次，根据患者皮肤耐受程度增减穴位贴敷时间，每次一般贴敷4~6h，持续4周。联合组在贴敷组治疗基础上进行毫火针针刺。取穴天枢、上巨虚、阴陵泉、大肠俞。操作：患者先取仰卧位，针刺天枢、上巨虚和阴陵泉；然后取俯卧位，针刺大肠俞。局部皮肤常规消毒，医者左手持止血钳夹紧95%酒精棉球并点燃，右手持0.35mm×25mm的一次性使用无菌针灸针，将针身4/5伸入火焰烧红后刺入穴位，迅速拔出，天枢直刺20mm，上巨虚直刺15mm，阴陵泉直刺15mm，大肠俞直刺10mm，针刺结束后所有针孔均用碘酊消毒，1天内禁止碰水。隔日治疗1次，持续4周。

　　结果：毫火针联合穴位贴敷能降低脾虚湿盛证IBS-D患者的临床症状评分，提高IBS-QOL评分，使患者外周血$CD3^+$、$CD4^+$T淋巴细胞增多，$CD8^+$T淋巴细胞减少，$CD4^+/CD8^+$值升高，下调结肠组织中5-HT3Rm的表达，上调5-HT4RmRNA的表达，疗效优于单纯毫火针或匹维溴铵治疗。

3. 王海强等[18] 用腹针联合穴位透药治疗IBS-C

　　对照组给予西医常规治疗，嘱患者软食，多食粗纤维食物，适当运动，注意休息，避免劳累。调节肠道功能，予匹维溴铵片，每次50mg，3次/天，随餐服；调节肠道菌群，予双歧杆菌乳杆菌三联活菌片，每次2g，3次/天，餐后口服。以上药物疗程为14天。治疗组在对照组基础上采取腹针与穴位透药联合操作。腹针选穴：天枢、关元、中脘与大横。操作方法：患者取仰卧位，充分暴露腹部皮肤，用75%酒精棉球消毒对应穴位皮肤，选用华佗牌一次性使用无菌针灸针（规格：0.30mm×50mm），以上穴位均直刺30~40mm，关元穴可深至40~50mm。上述穴位得气后均采用平补平泻法，留针30min。每日1次，连续针刺14天。穴位透药操作的透药方药：香附10g、川芎10g、当归10g、厚朴10g、吴茱萸5g。若患者腹痛较重，加延胡索、白芍；若患者大便干结明显，加生地、麦冬及玄参；若患者排便无力，加党参、白术。透药穴位：天枢、神阙。操作方法：患者仰卧位，充分暴露施治部位，用75%酒精棉球消毒对应穴位皮肤。

采用中医定向透药治疗仪，接通电源，将药物电极贴片紧贴于天枢、神阙，两电极片间保持一定距离。设定时间，每次 30min。调节输出强度，以患者能承受的最大值为度，根据患者状态随时调整，以患者耐受为宜。1 次 /2 天，共计 14 天。

结果：治疗后，治疗组中医症状积分低于对照组；两组 IBS-SSS 总评分均较前降低，治疗组低于对照组；两组患者 IBS-QOL 总评分、$CD4^+/CD8^+$ 均高于治疗前，且治疗组高于对照组。

参考文献

[1] 罗秋平，况莎莎，杨孝芳，等. 通腑调神针法治疗便秘型肠易激综合征：随机对照试验 [J]. 世界针灸杂志：英文版 .2023，33（2）：90-96.

[2] 申江红，叶永铭，朱可欣，等. 针刺治疗腹泻型肠易激综合征：临床随机对照试验 [J]. 世界针灸杂志：英文版 .2022，32（2）：123-130.

[3] Pei LX, Geng H, Guo J, et al. Effect of acupuncture in patients with irritable bowel syndrome: a randomized controlled trial [J]. Mayo Clinic Proceedings, 2020，95（8）：1671-1683.

[4] 权春分，费景兰，刘慧莉. 易医脐针治疗腹泻型肠易激综合征 29 例 [J]. 中国针灸，2020，40（10）：1136-1137.

[5] 李海燕，施思，孙红，等. 灵龟八法择时取穴雷火灸治疗脾肾阳虚腹泻型肠易激综合征的临床效果 [J]. 中国医药导报，2021，18（23）：135-139.

[6] 陈培. 毫火针治疗腹泻型肠易激综合征（脾虚湿盛证）的临床观察 [D]. 长沙：湖南中医药大学，2022.

[7] 张梦阳. 毫火针治疗腹泻型肠易激综合征脾虚湿盛证临床疗效观察 [D]. 广州：广州中医药大学，2021.

[8] 李国娜，马金丹，吴焕淦，等. 针灸治疗女性腹泻型肠易激综合征的临床疗效观察及对血清丙二醛、总抗氧化能力的调节作用 [J]. 世界中医药，2022，17（3）：344-348.

[9] 陈鑫，唐梅丽，吴皓萌，等. 电针耳迷走神经治疗腹泻型肠易激综合征临床研究 [J]. 新中医. 2022，54（8）：184-187.

[10] 柴增辉，贾朋环，赵嘉莹，等. 穴位埋线治疗脾肾阳虚型肠易激综合征疗效分析 [J]. 实用中医内科杂志，2019，33（9）：65-67.

[11] 刘汉东，吴丽婷，王栩，等. 养血柔肝埋线法治疗腹泻型肠易激综合征肝郁脾虚证 37 例 [J]. 湖南中医杂志，2021，37（12）：49-51.

[12] 周滔，谭海成，杨仲婷，等. 健脾温肾巴布剂穴位贴敷法治疗脾肾阳虚型腹泻型肠易激综合征临床观察 [J]. 中华中医药杂志，2020，35（11）：5858-5862.

[13] 李旗，田福玲，郭振宇，等. 浮针疗法对轻中度腹泻型肠易激综合征患者内脏敏感性、胃肠动力、肠道菌群及肠黏膜屏障功能的影响研究 [J]. 中国全科医学，2021，24（9）：1111-1115，1130.

［14］韩知忖，任莉莉，阮晨，等．耳穴压贴治疗腹泻型肠易激综合征40例临床观察［J］．浙江中医杂志，2018，53（11）：831．

［15］何文芳，李观蓝，熊淑云，等．耳穴压豆辅助治疗IBS-D伴焦虑状态临床疗效及护理要点［J］．新中医，2017，49（1）：178-180．

［16］邱亿明，王泽宇，帅艳常．浮针疗法结合隔药灸脐治疗腹泻型肠易激综合征及对患者胃肠激素水平和菌群结构的影响［J］．陕西中医，2023，44（2）：250-254．

［17］侍昊，钮月，黄谦，等．毫火针联合穴位贴敷治疗脾虚湿盛证腹泻型肠易激综合征：随机对照试验［J］．中国针灸，2021，41（9）：984，990．

［18］王海强，马晨曦，石璠，等．腹针联合穴位透药治疗便秘型肠易激综合征临床研究［J］．针灸临床杂志，2022，38（12）：20-24．

心律不齐

西医学常用的抗心律失常药物容易导致药物依赖性、疲乏与认知障碍，甚至加重病情[1]。因此，临床多选用针灸治疗心律不齐，不仅疗效好，且具有副作用小、复发率低的优势。针灸治疗心律失常的机制，多数学者认为与高级中枢整合作用下的自主神经有密切关系，针灸通过调节自主神经系统来调节内脏反射活动，改善心脏功能，调整钙离子浓度变化，从而达到改善心律不齐的作用[2]。亦有研究表明针刺能够影响机体的体液调节，干预神经递质传递，使机体向积极状态发展，从而达到治病的目的[3]。中医认为，针灸具有调理脏腑功能、平衡阴阳、活血通络等作用，治疗心悸具有较好的效果。

一、针灸为主治疗

1. 陶淑贞等[4]用针灸治疗窦性心动过缓

对照组行常规西药治疗。在西医药物干预前需对患者进行饮食控制，纠正患者日常生活中存在的不良习惯，并对患者进行情绪指导。随后使用钙离子通道阻滞剂、β受体阻滞剂、硝酸酯类药物进行治疗。此外，还需结合患者原发病进行综合治疗，以期获得更好的治疗效果。观察组行中医针灸治疗。针灸取穴的主穴为内关，配穴为心俞、足三里、血海、通里、大陵。主穴选择28号1.5寸的不锈钢毫针施针，内关穴直刺进针17mm，随后使用泻法，刺时按脉，在脉搏达到60~75次/min的时候停止。配穴在心率、脉搏正常后根据辨证灵活处理。若患者存在气虚现象，则补心俞、通里等穴，以相同手法进针，进针后留针相应时间；若患者血虚则补脾俞，灸足三里以改善情况；若患者存在瘀血情况，则针刺血海、百会穴，使用平补平泻的手法灸气海。针灸后5min、30min、180min对患者心率进行测定。针灸7天为1个疗程，连续治疗1~2个疗程。

结果：治疗组有效率高于对照组；治疗后，观察组正常心率、静息心率、最慢心率均高于对照组；治疗后，观察组心悸不安、失眠健忘、头晕乏力、气短易汗、舌淡红苔薄白的中医证候积分均低于对照组。

2. Hao Hong 等[5]通过针灸内关缓解炎症和纤维化治疗心肌梗死后发生的室性早搏

通过结扎雄性小鼠的左前降支冠状动脉生成心律不齐小鼠模型，针灸小鼠内关穴，7次/周，共4周。通过检测治疗后小鼠的炎症指标、纤维化及基因表达评估疗效。

结果： 针灸内关降低了小鼠心肌梗死损伤后的室性早搏发生率，并通过抑制炎症反应介导的纤维化和交感神经兴奋改善心肌收缩功能。

3. 赵飞等[6]用针灸治疗频发室性早搏

对照组给予西医抗心律失常标准化治疗。治疗组在对照组治疗的基础上给予针灸治疗，针刺方法：取灵台、神道穴，穴位常规消毒，以50mm的毫针直刺27~40mm，力求针感向前胸或侧胸部放散，得气后施平补平泻手法。取双侧内关、心俞、厥阴俞，以毫针分别直刺17~30mm，得气后持续捻针2~3min，尽量做到循经感传，实现气至病所，治疗1次/天，6次/周，每周休息1天。两组患者均治疗4周。

结果： 治疗后，治疗组临床总有效率为85.29%，明显高于对照组的64.71%。安全性比较两组无明显差异。

4. 张宁[7]用平衡针治疗窦性心动过速

治疗组采用阴阳配穴法，选取胸痛穴、降糖穴，每次治疗均特异性取穴。针刺正中神经、前臂内侧皮神经或前臂掌侧骨间神经后出现针感为宜。手法为上下提插，对于年久、体虚重症患者可采用滞针手法。患者取坐位，穴位常规消毒，胸痛穴采用两步到位针刺手法，向上斜刺67mm左右，重病患者可滞针；降糖穴以3寸毫针针尖向上45°角斜刺67mm左右，施行提插、捻转等手法加强针感，留针20~30min，1次/天。琥珀酸美托洛尔（倍他乐克）（47.5mg/片），1次/天，连续治疗10天为一疗程。对照组口服琥珀酸美托洛尔（倍他乐克）（47.5mg/片），1次/天，连续治疗10天为一疗程。

结果： 第1次针刺后，治疗组总有效率76.67%，对照组总有效率60.0%；第10次针刺后，治疗组总有效率83.34%，对照组总有效率66.67%；第20次针刺后，治疗组总有效率90%，对照组总有效率80%。

二、针药结合治疗

陈莘桃等[8]用针药结合疗法治疗冠心病阵发性室性心动过速

①稳心颗粒组：服用稳心颗粒9g/次，3次/天，连续服药1个月。②针刺组：取穴心俞、内关、神门、郄门、足三里、三阴交。操作：局部皮肤常规消毒后，选用30mm的毫针快速刺入皮肤，心俞、内关、郄门、神门、足三里捻转行补法；三阴交平补平泻。留针20min。10天为1个疗程，连续治疗1个月。由针灸专科医师操作。③针药结合组：前两组疗法结合应用。观察指标：临床症状、心电图、安全性。

结果： 针药组患者治疗效果明显优于稳心组、针刺组，总有效率达90.9%；稳心组患者治疗效果优于针刺组，有效率为63.6%。治疗后，针药组24h动态心电图室性早搏减少数大于稳心组及针刺组，且稳心组治疗后 24h 动态心电图室性早搏减少数大于针刺组。

三、子午流注纳子法联合眼罩热敷治疗

杨颖[9]用子午流注纳子法联合眼罩热敷治疗室性早搏伴失眠

治疗组：①子午流注纳子法逢时开穴：开穴时间为每天午时（11：00—13：00），取心经原穴神门（手少阴心经穴位，在腕前区，腕掌侧远端横纹尺侧端，尺侧腕屈肌腱的桡侧缘）。患者取仰卧位或坐位，对取穴处皮肤行常规消毒，选用 0.25mm×40mm 的一次性针灸针，快速进针，中等刺激，不提插、不捻转，10min、20min、30min 各行针 1 次，留针 30min。治疗 1 次/天，15 次为 1 个疗程，共治疗 2 个疗程。②中药安神护目眼罩热敷：在逢时开穴的同时，联合使用带 USB 接口的加热震动中药贴敷眼罩（药袋内置物为枣地安神方贴敷剂，每份 20g。选用中药饮片加工研粉，粉碎 300~400 目，不宜过细或过粗。过细容易外漏入眼，过粗使用时有疼痛感）热敷。利用中药，通过刺激相应穴位，促进中药吸收，从而发挥治疗作用，同时眼罩的应用可以适当遮光，改善睡眠环境，相得益彰。每天午时治疗 1 次，15 天为 1 个疗程，共治疗 2 个疗程。对照组 1 采用常规针刺方法，取神门、内关、百会、安眠、心俞、胆俞，针刺时间为治疗组针刺之前或之后"闭穴"之时。针刺由同一位医师操作。患者取仰卧位，选用 0.25mm×40mm 的一次性针灸针，对取穴处皮肤行常规消毒，快速进针，中等刺激，不提插、不捻转，针刺得气后，留针 30min。治疗 1 次/天，15 次/疗程，共治疗 2 个疗程。对照组 2 每日午时使用中药安神护目眼罩热敷。治疗 1 次/天，15 次/疗程，共治疗 2 个疗程。对照组 3 联合对照组 1 和对照组 2 的治疗方法。治疗 1 次/天，15 次/疗程，共治疗 2 个疗程。

结果： 治疗组治疗 30 天后总有效率为 93.3%，高于对照组 1 的 66.7%、对照组 2 的 63.3% 和对照组 3 的 70.0%。治疗组治疗后 24h 动态心电图室性早搏次数、匹兹堡睡眠质量指数评分优于对照组 1、对照组 2 和对照组 3。

四、电针治疗

李敏等[10]用电针刺激灵台、神道观察其对心脏早搏疗效及免疫功能的影响

对照组给予美西律治疗，每次 150~200mg，3~4 次/天，治疗 20 天。试验组在对照组治疗的基础上给予电针灵台、神道穴治疗，患者取俯卧位，穴位常规消毒，电针治疗仪一组导线的两个接头分别连接灵台、神道穴，选择疏密波，刺激强度以患者能耐受为度，留针 20min，1 次/天，治疗 20 天。

结果： 治疗后试验组与对照组的总有效率分别为 95.4% 和 83.1%；两组的左心室收缩末内径和舒张末内径在治疗后均明显低于治疗前，且治疗后试验组低于对照组；治疗后试验组的 CD4+ 值明显高于对照组；随访结束后试验组的靶血管重建、死亡、心肌梗死等心血管事件发生率为 7.7%，对照组为 20.0%。

五、小针刀配合针灸治疗

姚永红等[11]用小针刀治疗窦性心律失常

协助患者取俯卧位，严格按照无菌技术操作流程，皮肤常规消毒后，取心病诊疗区 C_6~C_7、T_3~T_4、T_4~T_5 和 T_5~T_6 棘突间各定一点，以旁开 1.5cm 与人体呈纵轴平行定点，针体与进针部位平面垂直，刺入皮肤 3~5mm 后，然后将刀口调转 90°，将棘间韧带松解 2~3 刀，同时可根据患者不同的临床症状及阳性体征，分别在胸背筋膜区和胸前筋膜区中下段进行扇形分离，如有结节进行充分分离。针刀退出皮肤后，按压针孔 3~5min，观察至无出血后，局部以 75% 酒精常规消毒，然后用创可贴或无菌纱布覆盖，24h 后去除，3 天内针孔勿沾水，防止感染。治疗 1 次 / 周，6 周为 1 个疗程，治疗疗程可根据患者的实际症状体征进行调整。其间配合针灸治疗。主穴心、交感、神门、枕、心俞、内关、厥阴俞、神门，配穴皮质下、内分泌、鱼腰、足三里。取主穴 3~4 个，酌加 1~2 个配穴。中强度刺激，留针 1h。主穴每次 1 组，据症加取配穴。患者取卧位，在背俞穴之外 2 分处 45° 进针，斜刺向脊柱，深 1~1.5 寸，得气后，提插捻转，使针感向前胸放射，以补法或平补平泻法刺激 3~5min 起针；四肢及胸部穴位深刺，予以中强刺激，平补平泻，使其产生酸麻重胀之得气感，留针 20min，隔 5min 运针 1 次。如为心动过缓，留针 5~10min。1~2 次 / 天。手法应轻，以防晕针。

结果： 治愈 15 例（75%），显效 4 例（20%），无效 1 例（5%），治愈率达 95%。

六、耳穴贴压为主治疗

1. 孟广蕊等[12]用耳穴压豆治疗阵发性室上性心动过速

患者入院后均行常规 12 导联心电图检查明确诊断 PSVT，常规给予心电监护、吸氧、建立静脉通路，根据病情给予纠正电解质紊乱、扩血管、降压等对症治疗。对照组抗心律失常药物应用普罗帕酮、胺碘酮等。观察组在对照组基础上加用耳穴压豆治疗。用 75% 酒精常规消毒耳郭，将王不留行籽用胶布粘在心、交感、神门、枕、肾、皮质下等耳穴区，适度按压 1~3min，以耳郭有酸、麻、胀、痛、热等得气感为宜。

结果： 两组心肌肌钙蛋白、N 端脑钠肽前体及血钾水平比较差异无统计学意义，观察组转复时间短于对照组。

2. 覃念等[13]应用参夏补气方联合耳穴压豆治疗冠心病室性早搏气虚痰阻证

对照组给予常规西医治疗：琥珀酸美托洛尔缓释片口服，47.5mg/ 次，1 次 / 天；单硝酸异山梨酯片口服，20mg/ 次，2 次 / 天；阿司匹林肠溶片口服，100mg/ 次，1 次 / 天；阿托伐他汀钙片口服，20mg/ 次，1 次 / 天。治疗组在对照组治疗基础上联合参夏补气方及耳穴压豆治疗。参夏补气方组成：党参 20g、黄芪 15g、法半夏 10g、枳壳 10g、橘红 6g、生姜 6g、大枣 6g、炙甘草 6g、茯苓 15g、竹茹 10g、远志 10g。1 剂 / 天，煎煮 2 次后混合药液煎制 200ml，分早晚 2 次服。耳穴压豆治疗选取心、神门、内分泌、交感为主穴，对耳郭进行常规清洁消毒，将 1 粒王不留行籽使用医药胶布贴于主穴，并依次按压，1次/天，每次按压一侧耳穴，按压5min/次。观察周期均为4周。

结果： 治疗组的中医症状和室性早搏治疗总有效率分别为93.75%、86.25%，对照组分别为83.75%、72.50%。两组治疗后室性早搏数均明显减少，SDNN、RMSSD明显增高，PCT、PLT、MPV均明显降低，且治疗组优于对照组。

3. 王希钰[14]观察耳穴压豆联合健康教育对偶发室性早搏及房性早搏的影响

对照组给予健康教育，包括心律失常知识宣教、不良情绪疏导等。观察组加用耳穴压豆法：取穴心、神门、内分泌、副交感、皮质下、脾，局部消毒，每个穴位以医用胶布粘压1粒王不留行籽，轻压1min左右，以患者耐受为度，每天1侧，交替施治，嘱患者每日自行按压3次，每次3min左右。两组均以20天为1个疗程。

结果： 观察组总有效率83.95%，优于对照组的34.5%；观察组早搏次数明显少于对照组。

4. 乐丽珍等[15]用耳穴压豆辅助治疗非器质性频发室性早搏

对照组按照常规方法诊治。观察组在对照组的基础上予王不留行籽压耳穴治疗。耳穴取心、神门、交感等穴。合并高血压病者，加皮质下、降压沟、肾上腺；合并高脂血症者，加肝、脾、胃、肾等穴。用75%酒精消毒耳郭，待干后，将王不留行籽置于菱形胶布上，贴上述各耳穴（单侧），嘱患者每隔4h左右用手指按压埋豆处，每次每穴按压40次，以局部出现麻、热、胀、痛为宜。2~3天更换胶布及王不留行籽，同时换对侧耳进行治疗，脱落或湿水及时更换，连续治疗14天。

结果： 对照组及观察组治疗后临床症状总有效率分别为62.5%、90%，早搏疗效对照组、观察组总有效率分别为57.5%、87.5%。两组患者安全性检测无明显差异。

5. 郑梅红等[16]用耳穴贴压治疗偶发室性早搏及偶发房性早搏

对照组保持原有的生活行为习惯，仅给予心律失常健康教育。干预组在对照组治疗基础上加耳穴贴压。使用耳穴探针探取穴位，主穴为心、神门，配穴为交感、内分泌、皮质下。先用75%酒精对耳郭皮肤进行局部消毒，取消毒处理后的王不留行籽1粒粘于0.5cm×0.5cm的医用胶布上，对准各穴位贴压后，再用手指稍微压迫1~3min，强度以患者能耐受为度，1次/天，每次1侧耳穴，双耳交替施治15天为1个疗程，嘱患者每日按压3~5次，每次3~5min，注意保持耳穴贴压部位干燥，如有红肿痛痒及时给予处理，如有潮湿脱落及时更换。严密观察患者心律、心率的变化，收集患者对症状的感知。如连续治疗3天后，早搏发生的次数无明显减少，改药物治疗，记录为治疗未愈。

结果： 干预组偶发室性早搏及偶发房性早搏的疗效均优于对照组

6. 尹莲花等[17]用耳穴贴压治疗室性早搏

干预组所选主穴为心、神门，配穴为交感、内分泌、皮质下。使用耳穴探针探明穴位后，将耳郭皮肤用75%酒精消毒，取王不留行籽1粒，剪1cm×1cm的医用胶布将王不留行籽贴于心、神门等穴，对准耳穴贴压后，再用手指按摩1~3min，强度以患者能耐受为度，1次/天，每次一侧耳穴，两耳交替，贴后稍微用力按压，共15次，嘱患者每日按压3~5次，每次3~5min。对照组除常规健康教育外不进行任何干预，保持原来的生活行为习惯。

结果：干预组总有效率为94%，对照组总有效率为10%。

七、穴位埋线配合稳心颗粒口服治疗

熊新林等[18]用穴位埋线配合稳心颗粒口服治疗频发性室性早搏

对照组采用稳心颗粒口服，9g/次，温开水冲服，3次/天，持续口服4周。治疗组运用穴位埋线的治疗方法，配合稳心颗粒口服。选取内关、神门、心俞进行埋线，每次皆在同侧选取，双侧穴位轮流选用。治疗1次/2周，4周/疗程，本次研究共治疗1个疗程。稳心颗粒口服同对照组。

结果：24h动态心电图室性期前收缩疗效对比，对照组显效率36.67%、总有效率66.67%，治疗组显效率50.00%、总有效率88.89%。临床症状疗效对比，对照组显效率16.67%、总有效率76.67%，治疗组显效率72.22%、总有效率91.66%。治疗组两组指标的显效率、总有效率均高于对照组，差异有统计学意义。

参考文献

[1] 曹璐璐，王炳权，王旭慧，等．针刺治疗心悸的研究进展［J］．贵州中医药大学学报，2022，44（2）：67-70.

[2] 李志明．心律失常现代中医文献的整理与研究［D］．北京：北京中医药大学，2007.

[3] 姜慧慧．针刺治疗心悸的单穴与腧穴配伍的临床观察［D］．长春：长春中医药大学，2019.

[4] 陶淑贞，郭玉玲．针灸对窦性心动过缓的应用效果观察［J］．中西医结合心血管病电子杂志，2021，9（33）：30-2.

[5] Hao H, Cao X, Deng T, et al. Acupuncture at Neiguan suppresses PVCs occurring post-myocardial infarction by alleviating inflammation and fibrosis［J］. Chinese Medicine, 2022, 17（1）：1-15.

[6] 赵飞，王宁．针灸治疗频发室性早搏78例临床疗效观察［J］．中国医药指南，2018，16（9）：185.

[7] 张宁．平衡针治疗窦性心动过速临床研究［D］．长春：长春中医药大学，2016.

[8] 陈莘桃，周全，谭小华，等．针药结合疗法对冠心病阵发性室性心动过速的影响［J］．中西医结合心血管病电子杂志，2015，3（11）：73-75.

[9] 杨颖．子午流注纳子法联合眼罩热敷治疗室性早搏伴失眠疗效观察［J］．上海针灸杂志，2019，38（1）：12-16.

[10] 李敏，王培，许敏．电针灵台、神道对心脏早搏的疗效及免疫功能的影响［J］．中华中医药杂志，2017，32（6）：2821-2824.

[11] 姚永红，姚思琪，史琦．小针刀治疗窦性心律失常的临床效果［J］．医学信息，2021，34（4）：168-170.

[12] 孟广蕊，纪志芳，田勇．耳穴压豆治疗阵发性室上性心动过速的效果观察［J］．中国社区医师，2022，38（27）：90-92.

[13] 覃念，张沧云，杨青霞，等．参夏补气方联合耳穴压豆治疗冠心病室性早搏气虚痰阻证疗效观察［J］．现代中西医结合杂志，2022，31（16）：2289-2292，2320.

[14] 王希珏．耳穴压豆联合健康教育对偶发室早及房早的影响［J］．首都食品与医药，2017，24（20）：93.

[15] 乐丽珍，严金霞，李燕萍，等．耳穴压豆辅助治疗非器质性频发室性早搏40例［J］．云南中医中药杂志，2017，38（3）：105-106.

[16] 郑梅红，许艺惠，尹莲花，等．耳穴贴压治疗偶发室性早搏及偶发房性早搏的效果分析［J］．福建医药杂志，2016，38（2）：39-41.

[17] 尹莲花，许艺惠，黄守清．耳穴贴压治疗室性早搏100例［J］．亚太传统医药，2014，10（23）：43-44.

[18] 熊新林，唐克乐，王利．穴位埋线配合稳心颗粒口服治疗频发性室性早搏临床疗效观察［J］．现代中医药，2017，37（3）：19-21.

紧张型头痛

针灸治疗通过刺激穴位、经络，进而疏通经络，调和气血，平衡阴阳，扶正祛邪，促进疾病转归[1]。针灸治疗紧张型头痛在临床应用广泛，疗效尚可。根据紧张型头痛的发病特点，研究表明，针刺能够改善脑部血液循环，提高脑组织血氧饱和度，改善血流流变学，调节体液成分[2]。

一、毫火针治疗

孙少馨等[3]用毫火针宣通法治疗紧张型头痛

取穴阿是穴（痛点）、太阳穴（病侧）、阳上（太阳穴直上40mm，发际线边缘，病侧）。配穴选用风池、头维、支沟、合谷、太冲、三阴交。患者取卧位或坐位，常规皮肤消毒。①取0.35mm×25mm的一次性无菌针灸针，用止血钳夹75%酒精棉球（捏干）点燃，加热针体至通红后快速直刺太阳、阳上、阿是穴，进针2mm，点刺后快速出针，如有出血即刻用消毒干棉球压迫止血。②用0.30mm×40mm的一次性无菌针灸针针刺，阿是穴向下斜刺，进针17mm；太阳穴直刺，进针23mm左右；阳上穴向下斜刺，进针17mm；风池穴直刺，针尖对准鼻尖，进针17mm；头维穴向上平刺，进针17mm，支沟、合谷、太冲、三阴交均直刺，进针23mm。平补平泻，得气后留针50min。③针刺得气后，在阿是穴、太阳穴针柄上各穿置一艾段，近皮肤端点燃，距皮肤约2.5cm。如果感觉过热，可用纸片将皮肤与艾段隔开。燃尽后去除，更换一艾段，重复上述操作。上述操作1次/天，6次/周，治疗2周。

结果：治疗后即刻、0.5h、1h、2h、1个月及3个月后，患者视觉模拟评分、头痛积分量表、头痛影响测试 -6 均较治疗前明显降低，总有效率 96.55%。

二、针刺为主治疗

1. 郭楠楠等[4]用头九针治疗紧张型头痛患者

治疗组采用头九针，取神庭到前顶，每隔 1.5 寸刺 1 针，对应神庭至前顶左右旁开 1.5 寸，前后间隔 1.5 寸，各刺 3 针，共 9 针，选用 0.25mm×40mm 的毫针向帽状腱膜下成 15°~30° 刺入约 30mm，施以抽气法和进气法，即小幅度提插法，进退 3mm 左右即可，操作持续 1min。留针 30min。1 次 /2 天，治疗 4 周。针刺对照组取百会、太阳、风池、阿是穴、合谷，根据头痛部位循经配穴。太阳头痛配天柱、后溪，阳明头痛配印堂、内庭，少阳头痛配率谷、足临泣，厥阴头痛配四神聪、太冲、内关。风池穴选用 0.30mm×40mm 的毫针向鼻尖方向进针，刺入约 30mm，施以高频低幅捻转 1min；余穴选用 0.30mm×40mm 的毫针常规针刺，进针后每穴施以小幅度快速捻转 2min。1 次 /2 天，治疗 4 周。西药对照组：盐酸乙哌立松片 50mg，3 次 / 天；盐酸氟桂利嗪胶囊 5mg，1 次 / 天，睡前口服。

结果：治疗后各组患者视觉模拟量表评分、疼痛持续时间均较前明显下降，针刺组和头九针组明显低于西药对照组；头九针组和针刺对照组的总有效率分别为 96% 和 94%，西药对照组为 80%。

2. 姚旭等[5]针刺阿是穴及安神六穴治疗紧张型头痛伴情绪障碍

治疗组：取阿是穴、耳穴心、耳穴肺、耳穴神门、迎香、神门、足三里。阿是穴为患者自感头痛最明显部位的压痛点，均取双侧。穴位常规消毒后采用一次性不锈钢无菌毫针针刺。阿是穴平刺或斜刺 17~33mm，进针后快速捻转提插，得气或感针体沉紧为度；体穴直刺，进针后捻转提插，得气为度；耳穴浅刺 2~3 分，各穴均留针 30min。对照组取太阳、百会、头维、印堂、率谷、风池、合谷，其中十二经穴均取双侧。操作：穴位常规消毒后采用一次性不锈钢无菌毫针针刺，针刺方向及深度均参照《针灸学》，各穴留针 30min。两组治疗 1 次 /2 天，3 次 / 周，共 6 周，完成 18 次治疗。

结果：治疗后，两组患者头痛评分、焦虑、抑郁评分均较前明显降低，治疗组明显于对照组；治疗结束时，治疗组总有效率为 93.94%，对照组为 84.38%；治疗 3 月后，治疗组总有效率为 84.38%，对照组为 75.00%。

3. 孙朝辉等[6]斜刺太阳穴为主治疗慢性紧张型头痛

取太阳穴为主穴，病程长、年事高的患者加用合谷、列缺、百会、风池、三阴交。操作：视患者病情、年龄取舒适体位。选用 0.38mm×75mm 或 0.40mm×75mm 的一次性针灸针，取单侧或双侧太阳穴，穴位皮肤常规消毒，沿颧弓上缘直刺进针约 5mm，进入颞窝后针身与皮肤成 10°~15° 角，针尖斜向下颌角方向，透刺至颊车穴。太阳穴进针深度依据患者胖瘦、体质情况而定，一般进针 55~65mm，边进针边询问并观察患者感觉和表情变化，严防针刺意外出现，留针 25~30min，留针期间行针 1~2 次，只采用平补平泻手法。配穴百会、风池、三阴交常规针刺，留针 20min，每 5 min 行针 1 次，1~2 次 / 天，5~7 天为一疗程，疗程之间休息 2~3 天，1~3 个疗程后评价疗效。

结果：经 1~3 个疗程治疗后，临床治愈 23 例，显效 12 例，好转 5 例，无效 3 例，总有效率达 93.02%。

4.Granato 等[7]用针刺与常规治疗、假针灸及其他方式治疗紧张型头痛

观察指标：患者缓解比例、头痛天数、头痛程度（视觉模拟评分）及止痛药使用频率。

结果：对比常规护理、假针治疗，针刺组患者在缓解率、头痛频率、疼痛强度和镇痛剂摄入量方面明显优于对照组。

三、其他疗法治疗

1. 庞然[8]以针刀疗法为主综合治疗肌紧张型头痛

根据患者不同的疼痛情况，对患者的头颈及枕颈部压痛点的具体位置进行检查并作标记，同时对痛性结节进行检查定位。治疗组对经检查确定的疼痛部位（包括压痛点和痛性结节）进行镇痛消炎处理。对有特殊症状，如精神紊乱者进行神经阻滞处理。在注射镇痛液后对患者进行针刀松解治疗。持刀者在标记的压痛点、痛性结节部位入刀，进行切割、剥离及松解等，松解后取出针刀的同时对患者进行手法推拿按摩；对长期难治性头痛者可进行适当理疗，1 次 / 天，10 天为 1 个疗程。对照组患者则采用在药物治疗（如替扎尼定等）基础上辅以物理推拿治疗，10 天为 1 个疗程。

结果：治疗组的总有效率为 90.5%，高于对照组的 71.4%。

2. 聂文彬等[9]用经筋斜刺法治疗紧张型头痛

试验组：首先确定经筋病灶点，在颅周病灶常见肌群（斜方肌、枕下肌群、胸锁乳突肌、嚼肌、颞肌、额肌）处沿肌肉走行触诊寻找触痛结节。然后用辅助手拇指按住病灶点一端，右手持针与皮肤成 15° 角，沿肌肉走行向病灶另一端斜刺，刺入 27~33mm，得气后留针 20min，3 次 / 周，共 12 次，为期 4 周。对照组：盐酸乙哌立松，50mg/ 次，3 次 / 天，饭后口服，治疗 4 周。

结果：两组头痛发作频次、头痛程度、头痛影响程度均降低，针灸组优于药物组。

3. 裴丰等[10]用耳穴刺络法联合艾灸治疗慢性紧张型头痛

对照组给予氟哌噻吨美利曲辛（黛力新，20 片 / 盒）治疗，1 片 / 次，2 次 / 天，连续治疗 4 周。针刺组在对照组治疗的基础上给予耳穴刺络治疗。选取双侧耳尖、神门及皮质下，常规消毒后，轻轻揉按耳郭使之血液通畅，采用 2.6mm 三棱针迅速点刺，挤压出血 3 滴，用医用棉签按压针孔约 3min。每日 1 次，每周连续治疗 5 天后休息 2 天，连续治疗 4 周。艾灸组在对照组治疗基础上给予艾灸治疗。自制底面积约为 5cm² 的艾炷，置于灸盒中并点燃，于夹脊穴处行艾灸治疗，温度约为 45℃，每次 25min。每日 1 次，每周连续治疗 5 天后休息 2 天，连续治疗 4 周。联合组在对照组治疗基础上另给予耳穴刺络联合艾灸治疗，耳穴刺络和艾灸治疗方法同针刺组和艾灸组。

结果： 治疗后 4 组患者各项评分均较前下降，且联合组评分低于其余 3 组，针刺组及艾灸组低于对照组；总有效率联合组明显高于对照组；对照组不良反应发生率为 9.48%，针刺组为 12.5%，艾灸组为 12.5%，联合组为 15.6%。

4. 王红星等[11]用耳穴刺络法结合艾蒿灸治疗慢性紧张型头痛

观察组采用耳穴刺络法结合艾蒿灸治疗。①耳穴刺络法：选取双侧耳穴，经皮肤常规消毒后，轻柔按压耳郭，然后用 2.6mm 的三棱针点刺，挤压出 3 滴血。每周一、五各 1 次，连续治疗 4 周。②艾蒿灸：取适量原生采摘艾蒿制绒置于灸盒中点燃，放于患者颈夹脊穴行艾蒿灸，每周一、五各 1 次，20min/ 次，连续治疗 4 周。对照组采用针灸治疗。取穴足三里、风池、太冲、三阴交、颈夹脊、太阳和头维，其中足三里和三阴交使用补法，其余使用泻法。周一、五各针灸 1 次，30min/ 次，连续治疗 4 周。

结果： 观察组临床总有效率为 93.3%，对照组为 66.7%。两组患者治疗后视觉模拟疼痛评分、头痛影响测试评分均较前下降，且观察组下降程度较对照组明显。治疗后两组患者症状、生活质量均较前明显改善，观察组优于对照组。

5. 么娇子等[12]用刺络联合刮痧治疗紧张型头痛

治疗组采用盐酸阿米替林片口服，25mg/ 次，3 次 / 天，根据患者病情及耐受情况可逐渐增至 150mg/ 天，治疗 4 周。治疗组采用刺络联合刮痧治疗，1 次 / 周，治疗 4 周。刺络方法：首先选取百会穴、双侧耳尖穴，在腧穴处揉捏使之充血，局部常规消毒，然后以拇、食和中指持三棱针迅速刺入并出针，再以轻柔的手法挤出 4~6 滴黄豆粒大小的血珠，最后以消毒棉签按压针孔 3~5min。刮痧方法：采用水牛角刮痧板，选取头部 5 条刮痧线（百会穴至后头、颈肩部、风池、风府穴，百会穴至前发际，列缺穴至合谷穴，大椎至督脉、膀胱经，阳陵泉穴至太冲穴）进行刮拭，以局部出现粟粒状出血点为度。

结果： 两组患者治疗 2 周后及治疗 4 周后头痛程度、头痛持续时间及头痛指数均较治疗前降低，治疗 4 周后头痛程度、头痛持续时间及头痛指数均较前、治疗 2 周后降低，治疗组优于对照组。两组患者治疗 2 周后动脉血流速度较治疗前略降低，治疗 4 周后降低明显，治疗组优于对照组。治疗 4 周后治疗组、对照组总有效率分别为 92.86%、80.95%。

四、浮针治疗

姚斯韵等[13]用浮针治疗频发性紧张型头痛

传统针刺组：取穴百会、太阳、风池、合谷、太冲、内关。使用 0.25mm × 25mm 的毫针，均匀提插补泻，行泻法运针 5min，先深后浅，轻插重提，提插幅度大，频率快，留针 30min，在第 1 周的第 1~5 天，每天操作 1 次（共操作 5 次）。浮针组：患者取端坐位，身体放松。确定患肌，常规消毒，以上臂外侧前缘中央段为进针点，针尖由下向上，指向病痛处，针体在皮下疏松结缔组织中向前推进，皮肤表面可见线状隆起，运针深度一般以软套管全部埋入皮下为度。进针后以拇指为支点，食指和环指一前一后做扇形扫散，频率为 100 次 /min，扫散时间约 2min。操作完毕后抽出不锈钢针芯，将塑料软套管留置皮下，胶布固定。留置 5h 后将软套管拔出，嘱患者起管后勿沾水，留管期间患者可照常活动。再灌注活动：①胸锁乳突肌：患者头部稍微偏向健侧，使胸锁乳突肌拉伸至最大幅度，医者手固定患者头部，让患者同向偏头并绷紧，给予阻抗 10s 后告知患者放松；②头夹肌：患者头部前屈并轻微旋转至健侧，使头夹肌拉长至最大幅度，然后医者手固定患者后枕部，让患者后伸颈部肌肉并绷紧，医者给予阻抗 10s 后告知患者放松；③上斜方肌：患者耸肩向两耳部位靠拢，医者手掌放置患者肩部，给予阻抗 10s 后告知患者放松，双肩下移至初始位置；④颞肌、咬肌：让患者做咬合动作，10s 后告知患者放松。以上动作均为患者肌肉紧绷与放松重复交替 3 次。同法处理对侧。在第 1 周的 1 天、第 3 天、第 5 天分别操作 1 次（共操作 3 次）。

结果： 首次治疗后，两组患者疼痛视觉模拟评分较前降低，浮针组较传统针刺组降分程度更大；治疗 28 天后，浮针组总有效率为 100%，传统针刺组总有效率为 82%，浮针组高于传统针刺组。

五、穴位埋线治疗

1. 沈彦喜等[14] 用平刺穴位埋线、直刺穴位埋线与排针平刺治疗紧张型头痛

平刺穴位埋线组：患者取俯卧位，取穴双侧脑空透风池、脑户透风府。穴位常规消毒后，用一次性无菌镊子取出 2cm 长的 3 号胶原蛋白线置入 7 号埋线针；左手捏起并固定脑空周围皮肤，右手持埋线针与头皮成 15° 角快速穿透皮肤，深度 1~2mm，紧贴皮下缓慢向风池方向进针 3~4cm；固定针芯，缓慢退出空芯针体，将蛋白线埋于皮下，出针后干棉球按压止血。为使刺激量涵盖枕部区域，用同样的操作方法在脑空穴外旁开1.5cm 处各埋入一根线。脑户透风府穴埋入一根线。共 5 根线。1 次 /2 周，治疗 2 次。直刺穴位埋线组：患者取俯卧位，取双侧风池穴和 C₃、C₄ 棘突间旁开 1.5 寸处。双侧风池穴常规消毒后，使用一次性无菌镊子取出 2cm 长的蛋白线置入埋线针内，左手轻轻固定穴位处，右手持埋线针与皮肤垂直，针尖朝向下颌方向，进针约 3cm，出现得气感后，固定针芯，缓慢退出空芯针，将蛋白线埋入穴位内，出针后马上按压止血；取 C₃、C₄ 棘突间旁开 1.5 寸，右手持埋线针与皮肤垂直，针尖或可朝向脊柱方向，其余操作同上。共 4 根线。1 次 /2 周，治疗 2 次。排针平刺组：患者取俯卧位，取穴脑空透风池、脑户透风府、颔厌透悬厘、百会透前顶。穴位常规消毒后，选用 1 寸不锈钢毫针进行针刺。脑空透风池，以脑空为进针点，向下平刺向风池，进针约 1 寸，然后以脑空 –风池为基线，左右两侧间隔基线 1cm 再各针刺 1 根平行于基准线的针灸针，共计 3 根针，进针点皆与脑空在同一水平线，进针方向均向下，皮下进针深度均约为 17mm；同样操作于脑户透风府、颔厌透悬厘（双侧）、百会透前顶。进针后行小幅度提插捻转 1min 左右，以针下无牵连并感虚松为宜，留针 4~6h。疗程为 3 次 / 周，治疗 2 周。颔厌透悬厘时务必保证针尖只刺入头皮下层，即浅筋膜层；沿皮下层浅刺、平刺向目标穴，针尖及

针身勿刺入颞肌。如针尖或针身深入颞肌，应退至头皮下层，按前两条要求重新针刺。

结果：首次治疗后及入组 1 个月后 3 组患者疼痛视觉模拟评分均明显低于本组治疗前，排针平刺组疼痛视觉模拟评分明显低于其他两组。入组 1 个月后 3 组患者头痛指数均较治疗前明显降低。入组 1 个月后 3 组患者颅周肌肉压痛评分均较治疗前明显降低，直刺穴位埋线组明显低于其他两组。平刺穴位埋线组和直刺穴位埋线组愈显率为 83.3%、80.0%，明显高于排针平刺组的 56.7%。

2. 孙露[15] 用穴位埋线法治疗紧张型头痛

治疗组给予穴位埋线，使用一次性 9 号埋线针、胶原蛋白线。选取双侧脑空透刺向风池，并以此为基线，各向颞侧旁开 1cm 处再埋入 1 根线，左右各 2 根线，脑户透刺风府埋入 1 根线，共计 5 根线。对于颞侧疼痛明显者，在上述基础上加颔厌透刺悬颅，左右共计 2 根线。操作方法：常规消毒后，9 号埋线针装入羊肠线，从脑空处透向风池穴，与头皮成 30° 角，左右进针刺入皮下，深度 1~2mm，紧贴皮下缓慢向风池方向进针，待针身推入皮下 2~3cm（大约针身剩余 1/3 在外），固定针芯，缓慢退针，直至羊肠线呈平行状态置于皮下，出针后干棉球压迫止血。在两侧脑空透风池处各向外旁开 1cm 平行埋入 1 根线，操作方法同前。脑户透风府穴处埋入 1 根线，操作方法同前。穴位埋线两周后治疗第 2 次，共治疗 1 次，1 个月后进行疗效评定。对照组排针平刺，选用 1 寸不锈钢毫针，取穴脑空透刺向风池、脑户透刺向风府、颔厌透刺向悬颅顶穴、百会透刺向前顶。操作方法：常规消毒后，毫针从脑空进针透刺向风池，并以此线为基线中心，向两边分别间距 1cm 处各扎 1 根针，共计 3 根针，左右共 6 根针；再从脑户透刺向风府，并以此为基线中心，向两旁边分别间距 1cm 处各置 1 根针，计 3 根针；若颞侧疼痛明显则加选颞穴组：经颔厌透刺悬颅，并以此为基线，向前依次间隔 1cm 左右扎 1 根针，共计 4 根，左右共 8 根针。若巅顶痛明显，加选顶穴组，针刺百会透前顶，并以此为基线，向两旁边分别间距 1cm 左右各扎 2 根针，等距离排列，共计 5 根针。两组均治疗 1 个月，穴位埋线组每两周治疗 1 次，共治疗 2 次，在第 30 天时统计最终治疗结果。排针平刺 1 周治疗 2 次，共治疗 4 次，在第 30 天时统计治疗结果。

结果：两组治疗紧张型头痛都有很好疗效，在治疗后 30min，对照组愈显率优于治疗组，1 个月后愈显率治疗组优于对照组。

六、耳穴揿针联合靳三针治疗

陈臻[16] 用耳穴揿针联合靳三针治疗频发性紧张型头痛

试验组用耳穴揿针联合靳三针。靳三针取穴：颞三针、脑三针、晕痛针（四神针、印堂穴、太阳穴）；耳穴取穴：穴组 1 取双侧神门、皮质下、交感，穴组 2 取双侧内分泌、肝、肾、心。操作：患者取坐位，术者常规洗手，消毒手部及进针部位，首先针刺靳三针穴组，颞三针、脑三针、四神针针尖与穴位成 15°~30°，向下沿皮平刺17~27mm；印堂穴沿皮向鼻根方向透刺 10~17mm；太阳穴直刺 10~17mm，留针 30min。出针后按压针孔避免出血。揿针进针：靳三针针刺治疗完毕后，患者取坐位，用 75%

酒精或碘伏消毒医者手指和患者耳部皮肤，医者用镊子沿揿针贴纸边缘取出揿针，将其对准选取的耳穴，用手指按压进针。完成粘贴后，嘱咐患者埋针至隔日治疗时间，并根据自身可耐受程度，用手指按压埋针部位。揿针出针：医者使用镊子缓慢撕去揿针，并置于锐器盒中。每个患者治疗1次/2天，每次先予针刺靳三针穴位，针刺完毕后分别交替选用耳穴穴组1、穴组2进行双侧耳穴埋针，4次/周，1周为一疗程，连续治疗2个疗程。对照组口服盐酸乙哌立松片，0.05g/次，3次/天，饭后口服。1周为一疗程，连续治疗2个疗程。

结果：试验组总有效率为91.89%，对照组为86.11%。治疗后，两组患者疼痛视觉模拟评分、汉密尔顿焦虑样表评分、汉密尔顿抑郁量表评分均较前下降，试验组较对照组显著。

七、刺血疗法

金远林等[17]用刺血疗法治疗慢性紧张型头痛

对照组予氟哌噻吨美利曲辛，2片/天；盐酸乙哌立松，3次/天，50mg/次。7天为1个疗程，连续治疗4个疗程。治疗组予刺血法治疗。取穴阿是穴、百会。具体操作：先在针刺部位按摩，使局部充血，常规消毒后，右手持已消毒的三棱针，以拇、食二指捏住针柄，中指端紧靠针身下端，留出针尖3~7mm，对准已消毒过的部位迅速刺入，刺入后立即出针，轻轻挤压针孔周围，使出血数滴，留置1min后，以消毒棉球按压针孔，总出血量5~10ml，2次/周，7天为1个疗程，连续治疗4个疗程。

结果：治疗末及治疗4周后两组患者头痛程度及负面情绪评分均低于治疗前，且治疗组患者负面情绪评分低于对照组。治疗4周后两组患者头痛程度及负面情绪评分均低于治疗2周后，治疗组负面情绪评分低于对照组；两组患者生活质量均较治疗前改善，治疗组患者各项功能及总体生活质量均高于对照组。

八、梅花针叩刺治疗

孙远征等[18]梅花针叩刺治疗紧张型头痛

对照组予盐酸乙哌立松50mg，餐后口服，3次/天，连续治疗3周。治疗组应用梅花针叩刺治疗。选择足太阳膀胱经和督脉，嘱患者正坐位或俯卧位，叩刺皮区常规消毒，循所选经脉头部循行部位，呈伞状叩刺，施以中等力度手法，即患者有轻度痛感，局部皮肤有潮红，用双手挤压出微量渗血。第1周治疗1次/天，治疗6次，休息1天，第2、3周1次/2天，连续治疗3周。

结果：治疗组有效率86.7%，对照组为63.3%。两组治疗后疼痛程度评分、头痛持续时间及发作频率同治疗前比较，差异均有统计学意义，且治疗组优于对照组。

九、针刺联合梅花针叩刺治疗

王超[19]用循经远取动法联合梅花针叩刺治疗紧张型头痛

观察组应用循经远取动法，取穴金门、外丘。操作：嘱患者正坐位，选用0.40mm×40mm的一次性针灸针直刺穴位10~15mm，行患者最大承受程度的捻转刺激，时间5min。同时令助手用手按揉触碰足太阳膀胱经和足少阳胆经颈枕部所循行的部位（哑门至大椎、天柱至肩中俞），以患者自觉疼痛为度，按揉时间5min。随后金门、外丘留针30min。每10min行针1次，在行针同时助手以之前方法按揉头部。梅花针叩刺：在针刺结束后，选取足太阳膀胱经和足少阳胆经颈枕部所循行的部位（哑门至大椎、天柱至肩中俞），施术部位常规消毒，施以轻度到中等的力度叩刺，产生轻中度痛感，患者局部皮肤有潮红，至微量或少量的出血。对照组A：针刺取穴百会、太阳、风池、阿是穴、合谷。操作：传统针刺手法，平补平泻，并且留针30min。对照组B：针刺方法同对照组A，梅花针扣刺方法与观察组相同。3组均为周一到周五治疗1次/天，5次/周，两周为一疗程，共2个疗程。

结果：观察组总有效率为96.5%，对照组A的总有效率为90.30%，对照组B的总有效率为93.3%。3种治疗手段均可治疗紧张型头痛，均可有效改善紧张型头痛患者的头痛及头痛引起的躯体症状、焦虑情绪。循经远取动法联合梅花针叩刺长期疗效与即刻疗效优于传统针刺和梅花针叩刺联合传统针刺，能够及时止痛，并且可长期改善患者的生活质量。

参考文献

［1］尹奇，罗明红．中医针灸疗法在头痛临床治疗中的应用分析［J］．内蒙古中医药，2023，42（4）：126-127．

［2］黄淑珍．针刺治疗紧张型头痛的临床观察［D］．南京：南京中医药大学，2012．

［3］孙少馨，李珊珊，宾璐璐，等．毫火针宣通法治疗紧张型头痛的临床观察［J］．中国临床医生杂志，2023，51（1）：107-110．

［4］郭楠楠，沈红强．"头九针"治疗紧张型头痛临床疗效观察［J］．针刺研究，2020，45（2）：148-151．

［5］姚旭，谭克平．针刺阿是穴及安神六穴治疗紧张型头痛伴情绪障碍的疗效观察［J］．中华中医药杂志，2019，34（1）：398-400．

［6］孙朝辉，段蕾．斜刺太阳穴为主治疗慢性紧张型头痛43例［J］．中国针灸，2014，34（4）：372．

［7］Granato A, Chiodo Grandi F, Stokelj D, et al. Acupuncture in tension-type headache［J］. Neuroepidemiology, 2010, 35（2）: 160-162.

［8］庞然．针刀疗法为主综合治疗肌紧张型头痛临床观察［J］．临床合理用药杂志，2014，7（25）：7-8．

［9］聂文彬，张立平，李守然，等．经筋斜刺法治疗紧张型头痛临床观察［J］．中西医结合心血管病电子杂志，2019，7（18）：156-157.

［10］裴丰，胡玮佳，毛昳楠，等．耳穴刺络法联合艾灸治疗慢性紧张型头痛疗效观察及对精神症状的影响［J］．上海针灸杂志，2021，40（9）：1075-1080.

［11］王红星，赵燕敏，李慧．耳穴刺络法结合艾蒿灸对慢性紧张型头痛患者临床症状及生活质量的影响［J］．现代中西医结合杂志，2021，30（9）：1002-1005.

［12］么娇子，张丽蕊，陈进玲．刺络联合刮痧治疗紧张型头痛的临床研究［J］．中国中医急症，2018，27（6）：986-988.

［13］姚斯韵，向娇娇，林少琴，等．浮针治疗频发性紧张型头痛随机对照研究［J］．针灸临床杂志，2019，35（3）：42-46.

［14］沈彦喜，范刚启．平刺穴位埋线、直刺穴位埋线与排针平刺治疗紧张型头痛的疗效比较［J］．江苏中医药，2021，53（1）：56-59.

［15］孙露．穴位埋线法治疗紧张型头痛疗效观察［D］．南京：南京中医药大学，2017.

［16］陈臻．耳穴揿针联合靳三针治疗频发性紧张型头痛的临床疗效观察［D］．福州：福建中医药大学，2022.

［17］金远林，江舟，韩旭翠．刺血疗法治疗慢性紧张型头痛的临床观察［J］．中医药导报，2015，21（21）：45-46，48.

［18］孙远征，郭颖．梅花针叩刺治疗紧张型头痛临床观察［J］．长春中医药大学学报，2012，28（4）：671-672.

［19］王超．循经远取动法联合梅花针叩刺治疗紧张型头痛的临床观察［D］．哈尔滨：黑龙江中医药大学，2022.

网络成瘾综合征

目前研究表明[1]，网络成瘾患者的行为方式与体内 DA 含量、单胺类神经递质的调节及 HPA 轴有关，例如 5-HT 的升高或降低都可以影响人体抑郁情绪的变化。针灸治疗可调节网络成瘾患者的 HPA 轴功能，从而改善其症状。脑电图与 FMRI 的研究都证明网络成瘾患者有不同程度的脑功能异常，针刺可以改善网络成瘾患者相应脑区的功能，改变大脑的血流量。

临床治疗网络成瘾时，通常采取药物治疗合并心理治疗，但是心理治疗的周期较长，需要患者高度配合。药物治疗副作用大，不良反应多。针灸治疗网络成瘾可以避免副作用，疗效显著、周期短、操作简便、副作用少，易被患者接受，是一种安全性高且不良反应少的治疗方法。

一、以电针治疗为主

1. 张园等[2]采用电针百会、印堂治疗青少年网络成瘾

将 68 例网络成瘾患者随机分为治疗组和对照组。治疗组采用电针百会、印堂穴干预治疗。心脾两虚者加心俞、脾俞、足三里、三阴交，气郁痰结者加中脘、丰隆、阴陵泉、太冲，气滞血瘀者加期门、血海、太冲、气海，肝火上亢者加行间、太溪。快速进针，得气后接电子针灸治疗仪，选择疏密波，电量以穴位局部可见肌肉轻微抽动，患者能够耐受为度。1 次 / 天，30min/ 次，连续治疗 10 次 / 疗程，共 2 个疗程。对照组采用电针其他穴位治疗。在治疗组所选穴位旁开约 1 寸处，避开其他穴位、经络，方法同治疗组。

结果：治疗组共 34 例，痊愈 15 例，显效 14 例，有效 3 例，无效 2 例，总有效率为 94.1%；对照组 34 例，治愈 0 例，显效 10 例，有效 16 例，无效 8 例，总有效率为 76.5%。

2. 李红亚[3]运用电针干预治疗网络成瘾

将 30 例网络成瘾患者随机分为电针干预组和心理干预组，另设健康对照组。电针干预组选择合谷、内关、三阴交、太冲、四神聪、百会。患者取坐位，取穴定位，针刺穴位常规消毒，百会穴平刺 0.5~0.8 寸，四神聪朝百会平刺 0.5~0.8 寸，合谷直刺 0.5~1 寸，内关直刺 0.3~0.5 寸，三阴交直刺 0.5~1 寸，太冲直刺 0.5~1 寸。进针后行提插、捻转手法使针下得气，得气后在针柄上连接韩式穴位刺激仪电极。分别以左合谷 – 太冲、内关 – 三阴交为一组，右合谷 – 太冲、内关 – 三阴交为一组，从左侧穴位开始，交替连接。刺激频率 2Hz 与 100Hz 交替，各持续 3s，电流从 0 逐渐增大，以受试者耐受为度。通电后留针 30min，电针仪自动断电，取下导线，出针，按压针孔。疗程：30min/次，1 次 /2 天，连续治疗 10 次为一疗程，共持续 2 个疗程。心理干预组采用认知行为疗法对患者进行心理干预。包括以下步骤：了解患者的早期经历，特别是重大事件的影响，挖掘其不良性格和负面情绪的根源；与患者一起客观全面地分析网络游戏、网络信息及网络人际交往，通过对比患者现状与过去，转变其对网络的迷恋和依赖；与患者共同制订科学的作息时间表以调节生活规律及生物钟，引导其寻找有益的兴趣生长点，以便转移网络注意力；通过家属参与家庭治疗的方式使患者与家人共同商定签署戒断行为的约定，根据每天表现给予一定奖励或惩罚，通过反复训练逐渐弱化网瘾行为。2h/ 次，1 次 /4 天，连续治疗 5 次为一疗程，共进行 2 个疗程。健康对照组不做任何干预。

结果：治疗前后电针组与心理组组内比较，网瘾自评量表、焦虑自评量表、抑郁自评量表评分均下降，且治疗前后具有显著性差异。治疗后电针组与心理组组间比较，焦虑自评量表、抑郁自评量表评分具有显著性差异，电针组的量表评分较前下降更明显。全脑分析表明，电针干预前后及心理干预前后组内及组间比较均没有白质 FA 值、AD 值、RD 值显著改变的脑区。

3. 袁可竹[4]运用电针治疗病理性网络使用（PIU）

将32例PIU患者随机分为电针组和心理组，另收集16例正常人作为空白对照组。电针组选用太冲、三阴交、合谷、内关、百会、四神聪。操作：针灸治疗师先用肥皂水洗净双手，常规消毒。受试者仰卧位，消毒皮肤，选用40mm的毫针，百会、四神聪平刺，进针0.5寸；内关、太冲、合谷、三阴交直刺，进针0.5~1寸。进针后采用平补平泻法，以局部出现酸胀感为得气。使用韩式穴位神经刺激仪，分别以左合谷、内关、太冲、三阴交及左神聪、前神聪为一组，右合谷、内关、太冲、三阴交及右神聪、后神聪为一组，从左侧穴位开始，隔日交替使用。刺激频率设定为2/100Hz，每3s交替，输出强度以受试者能耐受为度。电针刺激仪时间参数设置为30min，仪器提示时间结束后，停止留针，取下导线并关闭仪器，出针，按住针孔一段时间，防止出血。治疗时间为30min/次，1次/2天，连续治疗10次/疗程，共2个疗程。心理组引入专业心理治疗师，将团体心理辅导与个体心理辅导两种模式结合。疗程1次/4天，120min/次。20天/疗程，共治疗5次，整个试验进行两个疗程。

结果：①网瘾自评量表得分显示，电针与心理治疗能够降低PIU患者的网络成瘾自评量表得分。②电针治疗较之于心理治疗更能够改善患者突显网络的连接度，使其趋向于正常水平。

4. 黄冰洁[5]基于MRS探讨电针康复疗法对IAD患者大脑执行功能的影响

将32例IAD患者随机分电针康复组（15例，脱离1例）和心理康复组（14例，脱落2例），另选取16例正常志愿者为对照组。电针康复组：根据前期临床试验，配伍合谷、内关、太冲、三阴交、百会及四神聪，共13穴。针灸师用肥皂洗净双手，再用75%的酒精消毒。患者取舒适仰卧位，针灸师用75%的酒精在其穴位皮肤常规消毒，合谷用0.30mm×40mm的毫针直刺0.5~1寸，内关用0.30mm×40mm的毫针直刺0.3~0.5寸，太冲用0.30mm×40mm号毫针直刺0.5~1寸，三阴交用0.30mm×40mm的毫针直刺0.5~1寸，百会、四神聪穴用0.30mm×25mm的毫针平刺0.5~0.8寸。针刺得气后（局部产生酸、麻、胀、痛的针感），将韩式型穴位刺激仪电极连接到针柄。分别以左合谷、内关、太冲、三阴交为一组，右合谷、内关、太冲、三阴交为一组，前、后神聪与左神聪为一组，前、后神聪与右神聪为一组，从左侧穴位开始，交替使用。选用波宽0.30ms的疏密波（疏波2Hz、密波100Hz），以克服单一波形产生的耐受性。电极连好后打开刺激仪电源，从0开始调节输出强度，逐渐增大，以患者能耐受为度。连通电针后，不做任何行针手法，留针30min后刺激仪将自动关闭，此时针灸师取下电极，然后出针。出针后按压针孔片刻防止出血。治疗时间和疗程：隔日下午3：00—5：00点之间治疗一次，30min/次，连续治疗10次/疗程，共治疗2个疗程。心理组由国家认证的专业心理治疗师予以心理康复。主要采用认知行为疗法，以团队活动和个体辅导相结合的形式进行，1次/4天，于2：00—5：00点之间进行，120min/次。连续5次治疗为一疗程，共2个疗程。

结果：①网络自评量表及渴求程度量表结果表明电针康复及心理康复都可以明显

改善 IAD 患者网络成瘾症状，减少上网行为的发生。同心理康复相比，电针康复对于减轻 IAD 心理或精神症状有更加明显的效果。②安菲莫夫表及短时记忆测试量结果表明 IAD 患者的大脑工作能力及短时记忆未受到明显影响。

二、电针结合心理疗法

1. Dai Yu 等[6]观察电针和心理治疗病理性网络成瘾症的效果

将 60 例 PIU 患者采用随机分组方式分为电针组和心理治疗组。电针组取穴百会、四神聪、合谷、内关、神门、太冲、三阴交、悬钟。操作方法：选用 0.30mm×40mm 的针灸针，合谷和内关直刺 0.5~1 寸，三阴交和悬钟直刺 1~1.5 寸，太冲和神门直刺 0.3~0.5 寸；选用 0.30mm×25mm 的针灸针平刺百会和四神聪 0.5~0.8 寸。进针后进行均匀捻转、提插等补泻手法，得气后将电刺激仪的 3 对电极分别连接到四神聪（左前后神聪或右前后神聪）、合谷和内关、太冲和足三里的针柄上。疏波的频率为 2Hz，密波的频率是 100Hz，波纹宽度为 0.30ms，强度输出从 0 逐渐调整到受试者的最大耐受范围。刺激持续 30min。参与者治疗 1 次 /2 天，10 次 / 疗程，共 20 次。心理治疗组采用团体心理治疗结合个体心理治疗进行干预。1 次 /4 天，2h/ 次，5 次 / 疗程，所有患者治疗 2 个疗程。

结果：电针和心理干预可以改善 PIU 患者的网络成瘾严重程度、精神状态、睡眠质量和冲动特征。

2. Peng Wei 等[7]观察电针配合心理干预对网络成瘾患者抑郁状态及条件负性变化的影响

将 120 例患者随机分为电针（EA）组、心理干预（PI）组和综合干预（CI）组。电针组取百会、四神聪、合谷、太冲、内关和三阴交。常规消毒后，选取 0.25mm×40mm 或 0.25mm×25mm 的毫针进针后采取捻转、提插等操作，使受试者感觉到得气。然后选择四神聪、合谷和太冲两组穴位。两组穴位交替电刺激。每次共有 4 个点接受电刺激。使用多通道电针治疗仪进行频率为 10~100Hz、脉宽为 0.30ms 的疏密波电刺激治疗 30min。治疗时间为下午 3：00—4：00，1 次 /2 天，连续 10 次 / 疗程，共 2 个疗程。心理治疗组治疗主要包括以下 4 个方面：①了解网络成瘾者的早期经历，探究其不良人格和负面情绪的根源。②与受试者一起客观、全面地分析和评价网络，进而转变他们对网络依赖的认知观念。③与受试者合作，制订科学合理的时间表，帮助他们回归日常生活。④受试者被要求与家人签订戒网瘾行为的保证，从而逐渐削弱网瘾行为。治疗 1 次 /5 天，时间为下午 4：00—5：00，30min/ 次。连续 4 次为一疗程，共两个疗程。与干预组同时接受 EA 和 PI 治疗。

结果：3 种治疗方法均能有效降低 IAT、SDS 和 HAMD 评分，组间比较显示 CI 优于 EA，EA 优于 PI。CNV 结果表明，3 组 IAD 患者治疗后 CNV 振幅均增加。电针组和 CI 组 A 点和 A-S2' 波区的 CNV 潜伏期在治疗后没有显著变化。只有 PI 组的 A-S2 波面积与基线期相比显著增加。此外，IAD 的 IAT 评分与基线时的 SDS 和

HAMD 评分成正相关，但与 CNV 潜伏期成负相关。治疗后，只有 CI 组的 HAMD 评分变化与振幅成负相关。

3. 代宇等[8]运用电针结合心理康复治疗对网络成瘾综合征

将 120 例符合诊断标准的肝郁化火型 IAD 患者随机分为电针组、心理组和综合组。电针组选取双侧合谷、内关、太冲、三阴交四穴。患者仰卧位，针刺皮肤用 75% 酒精进行常规消毒，合谷、太冲用 0.30mm × 40mm 的毫针直刺 0.5~0.8 寸，内关、三阴交用 0.30mm × 40mm 的毫针直刺 0.5~1 寸，得气后在针柄连接韩式穴位神经刺激仪电极。刺激频率选择 2Hz 与 100Hz 交替出现，各持续 3s，刺激强度以患者能耐受为度。隔日下午 3：00—4：00 点治疗 1 次，30min/ 次，连续治疗 10 次 / 疗程，共治疗 20 次。心理治疗组采用综合的心理治疗方法对入组者进行干预，内容包括：①了解 IAD 患者的早期经验，特别是重大生活事件对其的影响，追究其不良性格和负面情绪的根源。②与 IAD 患者一起全面分析评价网络技术、网上人际交往、网络信息和网络游戏，同时对比网瘾者的过去与现状，转变其对网络依赖的认知。③与其共同制订科学合理的作息时间表，以恢复其自身的生活规律及其生物钟。④行为强化：与其家属沟通，家属参与家庭治疗，由其与家属共同商定签署戒断网瘾行为的契约，根据每天情况给予一定奖励或惩罚，通过反复进行，以逐渐弱化网瘾。1 次 /5 天，于下午 4：00—5：00 时进行，30min/ 次。连续治疗 4 次为一疗程。综合组针刺疗法同针刺组，心理干预疗法同心理治疗组。心理干预治疗 4 次，针刺治疗 10 次为一疗程。共治疗 2 个疗程。

结果：3 组治疗都对 IAD 肝气郁结、气郁化火证型有改善，改善程度综合组优于电针组和心理组。

三、毫针治疗

陈伟等[9]采用毫针治疗青少年网络成瘾

纳入 17 例网络成瘾患者（研究组），再采取随机抽样方法纳入符合标准的 33 例健康人（对照组）。研究组接受针刺治疗，以"疏导条畅气机，镇静宁心安神"为治则，选用内关、神门、三阴交、足三里、关元、太冲相配伍。毫针针刺上述穴位，得气后留针 30min，行针 10min/ 次。1 次 / 天，每周连续治疗 6 天，休息 1 天，共治疗 4 周。对照组不参加治疗。采用自身前后对照方法评定疗效。

结果：研究组 IAT 量表得分治疗后（54.76 ± 6.71）分，低于治疗前的（64.12 ± 3.22）分。治疗前，研究组 SCL-90 各因子得分均显著性高于对照组，治疗结束时，SCL-90 躯体化、抑郁、焦虑、敌对、其他等 5 个因子得分较治疗前降低，其中抑郁、焦虑等 2 个因子得分与对照组差异无统计学意义。

四、针刺结合耳压治疗

周德钊[10]采用针刺加耳压治疗网络成瘾综合征

将 61 例患者采用数字随机方法分为治疗组和对照组。对照组采用常规心理及药物治疗。个性心理辅导由专业心理医生实施，1次/周，2h/次；团体心理治疗2次/周，3课时/次。精神类药物由精神科医生根据患者症状处方：抗抑郁药物艾司西酞普兰（10mg/次，1次/天）、抗焦虑药物劳拉西泮（1~2mg/次，2次/天）等。治疗组针刺加耳压治疗＋常规心理及药物治疗。基本处方：四神聪、神庭、本神、印堂、内关、神门、三阴交。随证加减：心脾两虚、神志失养者加阴陵泉、足三里，痰气郁结，痰蒙清窍者加丰隆、太冲，气滞血瘀，心神不宁者加血海、太冲，肝火上炎，扰乱心神者加行间、太溪。耳穴：心、肝、肾、交感、神门、皮质下、三焦、内分泌。操作方法：快速进针，四神聪、神庭、本神、印堂平补平泻，内关、神门、三阴交、足三里行补法，太冲、行间行泻法，以得气为准，均留针20~30min，中间间歇捻转行针2次，每次行针3min。耳穴采用王不留行籽胶压，嘱患者保留4天。6周/疗程，每周治疗3次。

　　结果：治疗组31例，基本治愈20例，显效5例，有效3例，无效3例，治疗总有效率为90.03%，基本治愈率为64.52%；对照组30例，基本治愈13例，显效3例，有效6例，无效8例，治疗总有效率为73.33%，基本治愈率为43.33%。治疗组SCL-90量表总分、躯体化症状、抑郁焦虑、偏执、精神症状，汉密尔顿抑郁量表、汉密尔顿焦虑量表治疗后得分与对照组治疗后得分比较有显著性差异。无论是治疗组还是对照组，有求治要求患者的疗效明显优于无求治要求患者，生活自理能力无明显受损者疗效明显优于生活自理能力明显受损者。

参考文献

［1］张晨辰，朱天民，张凌瑞，等. 针刺治疗病理性网络使用的机制探讨［J］. Negative，2018，9（2）：49-53.

［2］张园，刘学军. 电针百会、印堂穴干预青少年网络成瘾34例临床研究［J］. 湖南中医杂志，2017，33（7）：110-111，126.

［3］李红亚. 电针干预对IAD患者脑白质微结构改变的研究［D］. 成都：成都中医药大学，2018.

［4］袁可竹. 电针治疗对PIU患者Go/No-go任务下脑fMRI影响的研究［D］. 成都：成都中医药大学，2017.

［5］黄冰洁. 基于MRS探讨电针康复疗法对IAD患者大脑执行功能的影响［D］. 成都：成都中医药大学，2014.

［6］Dai Y, Zhang CE. The modulation of mRNA levels of MAOA by electroacupuncture and psychotherapy in patients with pathological internet use［J］. Frontiers in Psychiatry, 2022, 13.

［7］Peng W, Wang Y. Effects of electroacupuncture combined with psychological intervention on depressive status and contingent negative variation in patients with internet addiction disorder: a randomized controlled trial［J］. Frontiers in Psychiatry, 2021, 12.

［8］代宇，朱天民，文超，等. 电针结合心理康复治疗对网络成瘾综合征的疗效观察［J］.

中华中医药学刊，2018，36（2）：315-318.

［9］陈伟，罗江洪，王井妹. 毫针治疗青少年网络成瘾的临床探索［J］. 赣南医学院学报，2014（2）：247-249.

［10］周德钊. 针刺加耳压治疗网络成瘾综合征的临床研究［D］. 广州：广州中医药大学，2011.

慢性疲劳综合征

慢性疲劳综合征归属于中医学的"虚劳""惊悸""郁证"等范畴，病因可为邪气伤正、劳逸失度、情志失调、饮食不节等，可分为本虚与标实，其中又以本虚为多见。采用针灸治疗可以调节人体脏腑经络、气血阴阳的平衡，从而达到扶正祛邪、改善机体应激、抗疲劳和镇静安神的作用[1]。此外，现代研究表明，针刺可促使慢性疲劳综合征模型大鼠脑组织内 5 - 羟色胺等单胺类物质含量发生变化，从而缓解其应激状况，促进疲劳状态恢复[2]。另有研究表明，针刺有改善慢性疲劳综合征患者入睡困难、睡眠质量差的作用，还可通过抑制炎性反应、调节免疫功能紊乱，达到治疗慢性疲劳综合征的目的[3]。针灸治疗慢性疲劳综合征具有疗效显著、可操作性强、副作用少、简便易行、易被患者接受的优势，是目前非药物性治疗方案中疗效较好的方法，临床应用价值较高。

一、针刺为主治疗

徐玉欣等[4]基于"脑肾相济"干预治疗慢性疲劳综合征

将 68 例 CFS 患者采用随机数字表法分为观察组和对照组，各 34 例。对照组予谷维素和维生素 B_1 口服，均 10mg/ 次，3 次 / 天。观察组在对照组的治疗基础上予针刺治疗。取穴百会、风池、脾俞、肾俞、三阴交、太溪。患者取俯卧位，医者先以 75% 酒精将待针刺穴位消毒，然后用 0.25mm×40mm 或 0.25mm×50mm 的一次性无菌针灸针进行针刺，针刺深度视穴位肌肉丰厚程度而定，其中百会向后平刺 0.39~0.75 寸，风池向对侧眼球针刺 0.6~0.9 寸，脾俞、肾俞直刺 0.39~0.75 寸，三阴交直刺 0.75~1.2 寸，太溪直刺 0.39~0.6 寸。针刺得气后，百会、风池、三阴交行提插捻转平补平泻手法，脾俞、肾俞、太溪行提插捻转补法。留针 30min，行针 1 次 /10min，治疗 1 次 / 天，每周治疗 5 天，休息 2 天。两组患者均治疗 4 周。合理休息及适当运动。

结果： 两组治疗后 FS-14 评分、SPHERE 评分及 PSQI 评分均较治疗前下降，观察组血清 IL-6、INF-γ 含量较治疗前下降，治疗后观察组 FS-14 评分、SPHERE 评分、PSQI 评分及血清 IL-6、INF-γ 含量低于对照组。表明基于"脑肾相济"理论下的针刺疗法能缓解 CFS 患者的疲劳症状及潜在症状，改善睡眠质量，其作用机制可能与降低患者血清 IL-6、INF-γ 含量有关。

二、针刺结合药物治疗

李博等[5]采用针药联合治疗慢性疲劳综合征失眠心脾两虚证

将 114 例 CFS 患者按照随机数字表法分为治疗组和对照组。对照组予中药归脾汤治疗。药物组成：白术 30g，人参 15g，黄芪 20g，当归 20g，甘草 10g，茯苓 20g，远志 15g，酸枣仁 20g，生姜 15g，大枣 15g，龙眼肉 15g，木香 10g。1 剂 / 天，水煎取汁 600ml，分早、中、晚 3 次饭后温服。治疗组在对照组基础上加用针刺治疗。取穴以"针灸四神方"为主，即百会、神庭、四神聪、本神、神门，辅以合谷、太冲、心俞、脾俞、肺俞、肝俞、肾俞。患者取侧卧位，针刺部位消毒，头皮部位腧穴均垂直进针，进针深度须碰到骨膜，用平补平泻手法。肢体部位腧穴采用补法进针，即于患者呼气时直刺 0.3 寸 ~0.75 寸，得气后行提插捻转补法，每 10min 行针 1 次，留针 30min，治疗 1 次 /2 天。两组均治疗 4 周为 1 个疗程，连续治疗 3 个疗程。

结果： 针药联合治疗 CFS 失眠心脾两虚证疗效确切，可明显提高患者睡眠质量，改善疲劳症状，尤其在提高睡眠质量方面效果突出。

三、针刺结合耳压治疗

许艺燕等[6]采用耳穴金针疗法治疗气虚质慢性疲劳综合征

将 120 例 CFS 患者按照随机数字方法分为耳穴金针组（40 例）、耳穴贴压组（40 例）和补中益气丸组（40 例），另随机选取 40 例健康者为健康对照组。耳穴金针组取穴：肾、心、肺、肝、脾、胃、三焦、皮质下、内分泌、肾上腺。针刺点为用探棒或耳穴探测仪所测得的敏感点。穴位用 75% 酒精常规消毒后，选用 0.20mm×20mm 的一次性镀金针，常规进针，刺入深度视患者耳郭局部的厚薄灵活掌握，以达软骨后金针站立不摇晃为准。均采用捻转补法，得气后留针 20min。一侧耳穴用金针针刺，另一侧耳穴用贴压法，贴压方法同耳穴贴压组。双耳交替，每周治疗 1 次，4 次为一疗程，连续治疗 3 个疗程。耳穴贴压组：取穴及定位同耳穴金针组，选用表面光滑、大小和硬度适宜的王不留行籽，将其贴在 0.6cm×0.6cm 的胶布中央。以 75% 酒精常规消毒整个耳郭后，用镊子夹住胶布贴敷在所选耳穴上，每次贴压一侧耳郭，双耳交替。自行按压 3~5 次 / 天，每次每穴 30~60s。每周治疗 1 次，4 次为一疗程，连续治疗 3 个疗程。补中益气丸组口服补中益气丸，由炙黄芪、党参、炙甘草、炒白术、当归、升麻、柴胡、陈皮组成，2 次 / 天，每次 6g，1 个月为一疗程，连续服用 3 个疗程。

结果： 耳穴金针组治愈 2 例，显效 22 例，有效 12 例，无效 4 例，总有效率 90%；耳穴贴压组显效 15 例，有效 17 例，无效 8 例，总有效率 80.0%；补中益气丸组显效 14 例，有效 19 例，无效 7 例，总有效率 82.5%。3 组患者治疗前临床症状积分均明显高于健康对照组，治疗后均比治疗前降低，且耳穴金针组优于耳穴贴压组与补中益气丸组；治疗前 3 组患者血清免疫球蛋白 IgA、IgG、IgM 含量均较健康对照组低，治疗后均有所提高，且耳穴金针组优于耳穴贴压组、补中益气丸组。表明耳穴金针疗法治疗气虚质慢性疲劳综合征疗效显著，其作用机制可能与调节免疫功能有关。

四、针刺结合艾灸治疗

何思途等[7]采用五脏俞针刺加温和灸治疗慢性疲劳综合征60例

将60例CFS患者采用随机数字方法分为观察组和对照组。观察组采用五脏俞针刺加温和灸治疗。取双侧心俞、肝俞、肾俞、肺俞与脾俞，医者采用一次性毫针以五俞穴为主穴，根据辨证配用足三里穴与膻中穴，行平补平泻法，留针20min，每隔10min进针1次。同时在关元穴与神阙穴行温和灸，在距离皮肤5~10cm处，对准穴位进行艾灸，每次为30min，以局部有温热感、无灼痛为宜，1次/天，10次为一疗程，共治疗2个疗程。对照组口服西药维生素B_1，1片/次，3次/天；维生素B_6，1片/次，2次/天；谷维素，1片/次，3次/天。2周为一疗程，共计治疗2个疗程。

结果：观察组痊愈8例，显效10例，有效11例，无效1例，总有效率96.7%；对照组痊愈3例，显效11例，有效12例，无效7例，总有效率76.7%。治疗前两组症状积分对比无明显差异，治疗后两组症状积分均降低，观察组降低幅度明显低于对照组，组间差异较大。治疗后比较两组总有效率，观察组明显高于对照组，组间差异较大，表明五脏俞针刺配合温和灸为临床上治疗慢性疲劳综合征的有效疗法，不仅总有效率较高，同时可明显缓解患者症状，方法可操作性强，简便易行，临床应用价值较高，建议推广使用。

五、针刺结合拔罐治疗

徐纬等[8]采用盘龙刺配合背部走罐治疗慢性疲劳综合征

将72例CFS患者采用随机数字方法分为针罐组和泼尼松组。针罐组：采用盘龙刺，患者取俯卧位，充分暴露腰背部皮肤，选用T_1~L_5夹脊穴，常规消毒后，采用自上而下左右交替针刺的方法进行针刺，向脊椎方向斜刺0.45~0.75寸，运用捻转法平补平泻，以患者得气为度，留针30min。针刺后其状如"一条龙"盘踞在患者的背部，故名"盘龙刺"。留针期间行针2~3次，针刺1次/天，7次为一疗程。一疗程后休息2天继续下一疗程，继而行背部走罐。针刺结束后，在背部涂上一层凡士林作为介质，再以闪火法将罐吸拔于背部的皮肤上，然后以左手扶住并拉紧皮肤，以右手握住火罐，顺着肌纤维的走向沿膀胱经往返推动火罐，至所拔部位的皮肤红润、充血，甚至瘀血时，将罐起下。走罐1次/2天，3次为一疗程。泼尼松组：口服泼尼松片，早晨8：00顿服10mg，1次/天，7天为一疗程。

结果：针罐组治愈16例，显效12例，有效6例，无效3例，总有效率91.9%；泼尼松组治愈8例，显效9例，有效8例，无效10例，总有效率71.4%。治疗1个疗程后，两组BELL氏积分较治疗前明显改善，但组间差异无统计学意义；治疗2个疗程后针罐组BELL氏积分较泼尼松组改善明显。表明盘龙刺配合背部走罐治疗慢性疲劳综合征疗效肯定，优于口服泼尼松。

六、电针为主治疗

1. 李仲贤等[9]采用电针五脏背俞穴治疗 CFS

将 72 例 CFS 患者采用随机数字方法分为电针组和假电针组。电针组取穴：肝俞、心俞、脾俞、肺俞、肾俞。操作：患者取俯卧位，局部皮肤常规消毒，采用 0.30mm×40mm 的一次性无菌针灸针，飞针进针法，施针时与皮肤成 45°角，向脊柱方向斜刺 0.3~0.6 寸，不施手法，不要求得气。同侧肺俞与心俞、肝俞与脾俞及双侧肾俞分别连接电针仪，两侧共连接 5 组电极，予连续波，频率 2Hz，强度以患者耐受为宜，电针刺激 20min。假电针组采用非经非穴针刺，于五脏背俞穴水平向外旁开 0.45~0.6 寸，避开足太阳膀胱经穴位。操作：患者取俯卧位，局部皮肤常规消毒，采用 0.30mm×40mm 的一次性无菌针灸针，与皮肤成 45°角向脊柱方向斜刺 0.24~0.36 寸，不求得气，不行手法。参考电针组电针连接方式，即同侧肺俞与心俞、肝俞与脾俞水平的非穴点，双侧肾俞水平的非穴点分别连接电针仪，共连接 5 组电极，予连续波，频率 2Hz，但不接通电流，留针 20min。两组均针刺 1 次 /2 天，治疗 2 周为一疗程，疗程间休息 2 天，共治疗 3 个疗程。

结果：治疗后，电针组 FS-14 躯体疲劳、精神疲劳维度评分及总分与运动皮质静息运动阈值均较治疗前降低，假电针组 FS-14 躯体疲劳维度评分及总分较治疗前降低；电针组 FS-14 各维度评分及总分、运动皮质静息运动阈值均低于假电针组。治疗后，电针组 SF-36 各维度评分及总分、运动皮质运动诱发电位的波幅较治疗前升高，且电针组均高于假电针组。提示电针五脏背俞穴可改善 CFS 患者疲劳状态，提高患者生活质量，可能与提高大脑运动皮质兴奋性有关。

2. 周鹏等[10]采用电针背俞穴干预慢性疲劳大鼠

将 45 只雄性 SD 大鼠随机分为空白组、模型组、电针组，每组 15 只。采用睡眠剥夺+束缚+负重游泳的复合应激法制备模型。电针组选穴：心俞、肺俞、脾俞、肝俞、肾俞，于针尾加电，强度为 1mA，频率为 2Hz，4 个疗程后（1 次 / 天，5 天为 1 个疗程，疗程间休息 2 天）测量其 CRHmRNA 表达情况及血清 ACTH、CORT 含量，分别采用 qPCR 及酶联免疫法检测。

结果：干预后，模型组大鼠体质量低于电针组及空白组，电针组大鼠血清 ACTH、CORT 含量及下丘脑 CRHmRNA 表达均低于模型组。实验表明电针可调节 CFS 大鼠下丘脑 CRHmRNA 表达及血清 ACTH、CORT 水平，可能是电针治疗 CFS 的作用机制之一。

3. 封艳艳等[11]采用电针背俞穴干预慢性疲劳大鼠

将慢性疲劳综合征大鼠分为对照组、模型组与针刺组，模型组与针刺组进行慢性束缚造模，造模后针刺组进行针刺干预。对各组大鼠进行旷场实验，观察大鼠行为学变化。RT-PCR 检测 Th4、NfkbmRNA 表达，Westernblot 检测 TLR4、p-NF-KB/NF-KB、MyD88 及 GFAP 蛋白表达，免疫组化技术检测 GFAP 表达情况，Sholl 分析星形胶质细胞突起形态变化。

结果：针刺可改善慢性疲劳综合征大鼠的行为学变化；模型组 Thr4、NfkbmRNA 表达升高，针刺组降低。与对照组比较，模型组 TLR4、p-NF-kB 蛋白表达升高，针刺组与模型组比较 TLR4、p-NF-KB 蛋白表达降低，差异有统计学意义；与对照组比较，Westernblot 与免疫组化技术显示模型组 GFAP 蛋白表达下降，针刺组与模型组比较 GFAP 蛋白表达上调，差异有统计学意义；Sholl 分析结果显示模型组星形胶质细胞突起受到抑制，针刺能够修复 CFS 引起的星形胶质细胞突起抑制。提示针刺可以抑制 CFS 引起的神经炎症，同时对星形胶质细胞起到调节作用，可能是其治疗 CFS 的机制之一。

七、穴位埋线为主治疗

王晨瑶等[12]采用特制药线穴位埋植治疗慢性疲劳综合征

将 59 例 CFS 患者采用随机对照方法分为药线组（20 例）、肠线组（21 例）和温针组（18 例）。药线组取双足三里、关元、气海、中脘穴。选用黄芪注射液 30ml 作为浸泡液，将 5-0 号羊肠线剪成 0.8~1cm 长，放入药液中浸泡 7 天，作为药线。每次选取药线一截，穿入埋线针中，严格常规消毒局部。操作过程中首先向穴位刺入 1.5 寸，得气后向穴内推药线，然后以较快的速度将针拔出来，对针孔处药线暴露情况进行查看，无暴露后对针孔进行贴护。肠线组取双足三里、关元、气海、中脘穴。将 5-0 号羊肠线剪短至 0.8~1cm 不等长度备用，埋线操作同药线组。以上两组治疗 1 次疗程为 7 天，均以 4 次为观察疗程。温针组取双足三里、关元、气海、中脘穴。将选取一次性针灸针，规格 0.30mm×40mm，常规消毒穴位后分别刺入 1 寸左右，捻转行针得气，将艾炷插入针柄，将其点燃，每穴各燃 1 炷。燃尽起针。治疗频率为 1 次 /2 天，14 次为 1 个疗程。

结果：药线组治愈 1 例，显效 14 例，有效 5 例，无效 0 例，总有效率 100.00%；肠线组治愈 0 例，显效 10 例，有效 10 例，无效 1 例，总有效率 95.24%；温针组治愈 0 例，显效 6 例，有效 10 例，无效 2 例，总有效率 88.89%。3 组治疗前后疼痛指数相比较，药线组和肠线组之间有非常显著的差异，与温针灸组之间体现显著差异；3 组治疗前后疲劳指数有非常显著的差异。

八、耳穴贴压为主治疗

钟伟泉等[13]采用耳穴疗法治疗慢性疲劳综合征

将 80 例慢性疲劳综合征患者采用随机数字表法分为治疗组和对照组。治疗组采用耳穴针刺。取耳穴肾、肝、脾、心、内分泌、皮质下、交感、肾上腺。先用探棒在选定的耳穴上进行探测，找到敏感点，常规消毒后出针。刺入深度应以达软骨后毫针站立不摇晃为准，不得穿透耳郭。留针时间一般为 15~30min，病程长者留针时间适当延长。出针时迅速将毫针垂直拔出，再用消毒干棉球压迫针眼，以免出血。耳穴贴压取穴与定位同上，但在对侧耳郭上进行治疗。先用耳穴综合诊断法在耳郭上进行探测，寻找阳性反应点。然后常规消毒，医者左手固定耳郭，右手用镊子夹住有磁珠的胶布对准穴位贴压。贴压耳穴时，在穴位处逐渐加力按压，注意刺激强度，根据患者能忍受的情况而定。嘱患者自行按压 4 次 / 天，每次每穴按压 20 下。每隔 4 天到医院换贴 1 次，双耳交替进行。2 次为 1 个疗程，共治疗 4 个疗程。对照组取穴人迎（双侧交替）、风府、百会。常规消毒后，采用 0.25mm×25mm 或 0.25mm×40mm 的毫针进行针刺。百会平刺 0.45~0.6 寸；人迎避开颈动脉直刺 0.36~0.6 寸。针刺风府时，使患者伏案正坐，头微前倾，项肌放松，向下颌方向缓慢刺入 0.45~0.6 寸。针刺后行平补平泻法，得气后留针30min，其间每隔 10min 行针 1 次，每次行针 1min。1 次 / 天，7 天为 1 个疗程，疗程间休息 1 天，共治疗 4 个疗程。

结果：两组治疗后整体症状积分、FAI 评分及免疫球蛋白各项指标与同组治疗前比较，差异均具有统计学意义。治疗组治疗后 FAI 评分、IgA 和 IgG 指标与对照组比较，差异均具有统计学意义。表明耳穴疗法是一种治疗慢性疲劳综合征的有效方法。

九、灸法为主治疗

1. 薛凯阳等[14] 采用竹技药灸治疗慢性疲劳综合征

将 64 例慢性疲劳综合征患者采用随机数字方法分为竹技药灸组（32 例，脱落 1 例、剔除 1 例）和针刺组（32 例，脱落 2 例）。竹技药灸组取穴：①腹部：神阙、关元、中脘、天枢（仰卧位）；②背部：督脉大椎至腰俞段（俯卧位）。器具：取内径约 5cm 的斑竹去节，用钢锯截下竹圈（内径 4.5~5.5cm，高 4cm），去掉表面竹青，将边缘打磨光滑，制成药灸器具。药粉：取仙鹤草 50g、香附 30g、补骨脂 20g、防风 20g、白芷30g、肉桂 20g、小茴香 20g、苍术 20g、藿香 30g、砂仁 15g，全部混合后研细粉过 120目筛，密封、避光、常温保存备用。药饼：取 15g 药粉、25ml 陈醋混合调匀后装入药灸器具内，压制成厚度约 1.5cm 的药饼（此为 1 个竹圈盛药量）。操作：将 3g 艾绒放入药灸器具内药饼上压实成圆锥状，置于腧穴上，点燃艾炷顶部进行预热（约 12min），待药饼温热，更换艾炷，共灸 3 壮。以上两组腧穴轮流施灸，每次仅施灸 1 组。灸疗过程中以患者感透热、传热为佳，若有灼痛感时，可将药灸器具前后、左右移动或稍上提，待温度下降再置于体表施灸。施灸结束后，嘱患者平躺休息 10min 后，饮温水200ml，避风寒。治疗 1 次 / 天，持续治疗 6 天为一疗程，疗程之间间隔 1 天，共治疗2 个疗程。针刺组：穴取百会、关元、脾俞、肝俞、肾俞、三阴交、足三里。操作：患者先取仰卧位，局部皮肤常规消毒。选用 0.25mm×25mm 和 0.30mm×40mm 的一次性无菌毫针，百会向后平刺 0.45 寸，并行小幅度、快频率捻转手法；关元、三阴交、足三里直刺 0.75 寸，并行提插手法。然后取俯卧位，脾俞、肝俞向脊柱方向与皮肤成 45°角斜刺 0.45 寸，并行小幅度、快频率捻转手法；肾俞直刺 0.75 寸，并行提插手法。各穴均以平补平泻为主，留针 20min，其间行针 1 次。1 次 / 天，持续治疗 6 天为一疗程，疗程之间间隔 1 天，共治疗 2 个疗程。

结果：竹技药灸组痊愈 0 例，显效 18 例，有效 10 例，无效 2 例，总有效率

93.3%；针刺组痊愈 0 例，显效 8 例，有效 14 例，无效 8 例，总有效率 73.3%。表明竹技药灸可改善 CFS 患者躯体、脑力疲劳症状及心理状态，可能与调节外周血 T 淋巴细胞亚群 CD3$^+$、CD4$^+$ 含量及 CD4$^+$/CD8$^+$ 值有关。

2. Luo Hong 等[15]采用长蛇灸治疗慢性疲劳综合征

将 60 例 CFS 患者采用随机数字方法分为治疗组和对照组。治疗组予 60min 长蛇灸。患者俯卧位，背部整体暴露，隔姜灸督脉和膀胱经。于大椎－腰俞背部放置姜片，厚 2mm，覆盖督脉区及膀胱经第 1 侧线。然后根据患者身高不同将 5~6 个 3 孔艾箱放置在姜片上方，相邻孔中心之间的距离为 4.8cm，以保证艾条温度覆盖督脉和膀胱经第 1 侧线。治疗 60min，每 5min 调节艾条深度，使其保持充分燃烧，获得相等的温热刺激。患者接受为期 4 周的 12 次艾灸治疗。对照组行 30min 长蛇灸。治疗过程同治疗组，艾灸时长 30min，治疗 4 周。

结果：第 4 周时，治疗组 FS-14 评分、脾肾阳虚症状量表评分显著低于对照组；A 组症状改善与 ΔT 变化相关性更显著，上焦、神阙、中脘、膻中、至阳、大椎、上臂、胸段、腰段、肾区、腘窝的 ΔT 变化与脾肾阳虚症状改善相关性强。表明在相同疗程中，长蛇灸治疗时长与 CFS 疗效评定之间存在正向的量效关系。

十、针灸综合疗法

1. 罗君亭等[16]采用温针灸联合归脾汤治疗心脾两虚型慢性疲劳综合征

将 80 例 CFS 患者采用随机数字表法分为观察组和对照组。观察组：采用温针灸联合归脾汤治疗。温针灸器材：一次性无菌毫针（规格 0.30mm×50mm）、分段式清艾条（段长约 2cm）。取穴：心俞、脾俞、足三里、三阴交（均为双侧）及气海、关元。操作方法：患者取侧卧位，在穴位皮肤上用碘伏进行常规消毒，刺手严格消毒。进针时心俞用提插捻转补法直刺 0.5~0.8 寸，中等刺激；脾俞用提插捻转补法斜刺 0.5~0.8 寸，中等刺激；足三里用提插捻转补法直刺 2 寸，给予较强刺激；三阴交用提插捻转补法直刺 1 寸，中等刺激；气海、关元穴均用平补平泻法向后平刺 0.5~0.8 寸，给予较弱刺激。通过催气法得气后分别在各穴位上施灸，将 2cm 左右长的艾条一端戳一个小孔后插入针柄上并点燃艾条，每穴一壮，烧灼完后用镊子去除灰烬将针取出。1 次/天，5 天为 1 个疗程，疗程间休息 2 天，连续治疗 6 个疗程。归脾汤方剂组成：白术、当归、白茯苓、炒黄芪、龙眼肉、远志、炒酸枣仁、人参各 3g，木香 1.5g，炙甘草 1g。将上述方药按比例配伍后加大枣、生姜，用水煎服。饭后 1 次/天，5 天为 1 个疗程，疗程间休息 2 天，配合温针灸连续治疗 6 个疗程。对照组采用口服归脾丸中成药治疗。温开水口服，3 次/天，每次 6g，连续服用 6 周。

结果：观察组共 40 例，治愈 14 例，显效 8 例，有效 15 例，无效 3 例，总有效率 92.5%；对照组共 40 例，治愈 6 例，显效 7 例，有效 16 例，无效 11 例，总有效率 72.5%。治疗后，两组患者的疲劳乏力、睡眠障碍、肌肉酸痛、咽痛头痛、记忆力下降等症状得以改善或治愈；两组治疗后的疲劳量表-14 观察指标与治疗前比较，差异均具有统计学意义，且观察组明显低于对照组；观察组治疗后免疫球蛋白指标较对照组有显著升高。表明温针灸联合归脾汤治疗心脾两虚型慢性疲劳综合征的临床疗效显著，能有效改善或治愈心脾两虚型CFS的症状，提高机体的免疫功能，从而提高患者的生活质量水平。其作用比口服归脾丸更明显，适合临床推广和应用。

2. 李仲贤等[17]运用整合针灸疗法治疗慢性疲劳综合征患者

将60例慢性疲劳综合征患者随机分为观察组和对照组，每组各30例，观察组给予针刺加精灸联合穴位埋针疗法进行整合针灸治疗。针刺治疗选穴：百会、印堂、内关、合谷、太冲。具体操作方法：患者取仰卧位，常规消毒穴位局部皮肤。选用华佗牌一次性无菌针灸针（规格0.25mm×40mm），百会穴平刺，进针时针身与头皮成15°夹角，进针深度10~15mm；印堂穴采用提捏进针法，平刺10~15mm。两穴均行捻转平补平泻法，得气后留针。再刺内关、合谷及太冲穴，均直刺，进针20~25mm，行提插捻转及平补平泻法，得气后留针。上述穴位均留针30min，留针期间嘱患者行鼻深呼吸，直至出针。精灸疗法选穴：四花穴（膈俞、胆俞）。具体操作方法如下：患者取俯卧位，先用棉签浸润万花油，并将油均匀涂抹于膈俞、胆俞穴皮肤上；然后选用陈年黄金级艾绒（50：1），将其捻成直径2~3mm、高度3~5mm的精细艾炷；再将艾炷置于所选穴位皮肤上，用线香点燃艾炷顶端，缓缓燃至局部皮肤潮红或有灼痛感，随即取走艾炷，时间为3~5s，每穴灸2炷。穴位埋针疗法选穴：脾俞、肾俞。具体操作方法：嘱患者保持俯卧位不变，常规消毒背部脾俞、肾俞穴，选用揿针型皮内针，用镊子夹住针圈，将针尖对准穴位刺入，使环状针柄平整地落在皮肤上，使用医用胶布（15mm×15mm）粘贴固定，留置2天后撕下胶布，取出皮内针。以上操作均按顺序进行，每2天治疗1次，每周治疗3次，共治疗4周。对照组给予普通针刺治疗，每周治疗3次，共治疗4周。

结果： 治疗后，两组患者的FS-14各维度评分均明显改善，且观察组在改善FS-14各维度评分方面均明显优于对照组。治疗后及随访时，两组患者的HAMD-17评分均明显改善，且观察组在改善HAMD-17评分方面均明显优于对照组；治疗后及随访时，两组患者的HAMA评分均明显改善，且观察组在改善HAMA评分方面均明显优于对照组，差异均有统计学意义。表明整合针灸方案可有效改善慢性疲劳综合征患者抑郁与焦虑的状态，且近、远期疗效均较好。

3. 李迎真等[18]采用综合疗法治疗慢性疲劳综合征患者

将60例慢性疲劳综合征患者随机分为对照组和观察组，各30例，对照组单用电针治疗，观察组用电针、穴位贴敷、补肾健脾汤治疗。主穴取肝俞、肾俞、脾俞、胃俞，配穴取心俞、胆俞、三焦俞、大椎、关元、身柱。用1寸毫针，飞针进针，针尖达皮下即可，勿施手法。接电针，留针20min，每天治疗1次，5天为一疗程，中间休息2天，4个疗程后评价疗效。观察组加用穴位贴敷和中药内服。①穴位贴敷：附子、桂枝、吴茱萸、细辛、五味子、肉桂、丁香研磨成粉末后与80%凡士林混合调制成软膏，贴敷于大椎、关元或身柱，敷贴24h后将其取下。②补肾健脾汤：药用菟丝子、女贞子、党参、黄芪、丹参、山药、茯神各15g，覆盆子、枸杞子、淫羊藿各10g，青皮5g。肝气郁结加郁金15g，心肾不交加远志15g、五味子15g。每日1剂，水煎，分早晚2次口服。治疗1周为一疗程，共治疗4个疗程。

结果： 观察组总有效率100%，对照组总有效率76.67%。两组 IL-1B、IL-2、IL-6 等炎症因子水平均有改善，观察组明显优于对照组。提示综合疗法治疗慢性疲劳综合征能够显著降低其炎症因子水平，减轻临床症状。

参考文献

［1］苗茂，阿古拉，何金柱．体针结合耳针贴压治疗慢性疲劳综合征64例［J］．中国针灸，2005（4）：292.

［2］卢晨，杨秀娟，胡洁．针刺配合灸法治疗慢性疲劳综合征的临床随机对照研究［J］．针刺研究，2014，39（4）：313-317.

［3］Kim JE, Seo BK, Choi JB, et al. Acupuncture for chronic fatigue syndrome and idiopathic chronic fatigue: a multicenter, nonblinded, randomized controlled trial［J］. Trials, 2015，16（1）：314.

［4］徐玉欣，罗华送，孙栋，等．基于"脑肾相济"干预治疗慢性疲劳综合征随机对照研究［J］．中国针灸，2019，39（2）：123-127.

［5］李博，战晓芳，任景．针药联合治疗慢性疲劳综合征失眠心脾两虚证临床观察［J］．河北中医，2021，43（6）：955-958，962.

［6］许艺燕，刘继洪，丁慧，等．耳穴金针疗法治疗气虚质慢性疲劳综合征临床研究［J］．中国针灸，2019，39（2）：128-132.

［7］何思途，黄学贵．五脏俞针刺加温和灸治疗慢性疲劳综合征的临床观察［J］．云南中医中药杂志，2020，41（7）：64-66.

［8］徐纬，周日花，李磊，等．盘龙刺配合背部走罐治疗慢性疲劳综合征疗效观察［J］．中国针灸，2012，32（3）：205-208.

［9］李仲贤，张瑜，阎路达，等．电针五脏背俞穴对慢性疲劳综合征疲劳状态及皮层兴奋性的影响［J］．中国针灸，2022，42（11）：1205-1210.

［10］周鹏，尹建平，金小千，等．电针背俞穴对慢性疲劳大鼠下丘脑 CRHmRNA 表达及血清 ACTH、CORT 的影响［J］．中医药导报，2018，24（12）：32-35，41.

［11］封艳艳，蔡尚志，何江山，等．针刺对慢性疲劳模型大鼠海马 TLR4/NF-κB 信号通路及星形胶质细胞的影响［J］．针灸临床杂志，2023，39（2）：68-74.

［12］王晨瑶，邱新英，刘婧，等．特制药线穴位埋植对慢性疲劳综合征的临床评价［J］．中华中医药学刊，2018，36（8）：1982-1985.

［13］钟伟泉，谭健忠，谭碧娆，等．耳穴疗法治疗慢性疲劳综合征的临床研究［J］．上海针灸杂志，2016，35（7）：817-819.

［14］薛凯阳，全菲，唐佳璇，等．竹技药灸治疗慢性疲劳综合征：随机对照试验［J］．中国针灸，2023，43（5）：493-498.

［15］Luo H, Gong R, Zheng R, et al. Dose-effect of long-snake-like moxibustion for chronic fatigue syndrome: a randomized controlled trial［J］. Journal of Translational Medicine. 2023, 21（1）: 430.

［16］罗君亭, 郭慧明, 刘金泠, 等. 温针灸联合归脾汤治疗心脾两虚型慢性疲劳综合征的临床研究［J］. 云南中医中药杂志, 2018, 39（11）: 58-60.

［17］李仲贤, 符文彬, 张嘉谕, 等. 整合针灸疗法对慢性疲劳综合征患者抑郁及焦虑状态的影响［J］. 广州中医药大学学报, 2022, 39（5）: 1084-1089.

［18］李迎真, 周鹏, 尹建平, 等. 综合疗法治疗慢性疲劳综合征临床观察［J］. 实用中医药杂志, 2017, 33（3）: 235-236.

经前期综合征

目前认为 PMS 的发生可能与内分泌、脑神经递质、神经社会等多因素之间的相互作用有关。现代研究表明[1]针刺能对神经内分泌系统进行整体调节, 主要是通过对自主神经系统进行调节, 促进紊乱的自主神经功能恢复正常。目前大量研究证明[2]五脏俞穴疗法可调节脑内神经递质的含量, 调控 HPA 轴。针灸治疗经前期综合征既可以调节患者功能状态, 又可以改善其情绪症状, 具有疗效显著、周期短、操作简便、副作用少、易被患者接受的特点, 安全性高且不良反应少。

一、腹针为主治疗

孙巧璋等[3]观察薄氏腹针治疗经前期综合征的疗效

采用随机对照研究, 将 54 例经前期综合征患者随机分为腹针组 28 例、中成药组 26 例。腹针组采用毫针治疗, 取中脘、下脘、气海、关元、滑肉门、外陵、大横、归来, 配以合谷、太冲, 作为基础治疗穴。中成药组口服逍遥丸。腹针治疗于经前 7 天开始, 1 次/天, 至行经时停止; 逍遥丸于经前 7 天开始口服, 3 次/天, 8 丸/次, 至行经时停止。两组皆以 1 个月经周期为疗程, 连续治疗 2 个疗程。分别运用薄氏腹针及逍遥丸治疗 2 个月经周期。

结果: 两组治疗后 Mortola 量表评分组内及组间均有下降, 差异有统计学意义, 且腹针组优于中成药组。在精神行为改善方面, 腹针组亦优于中成药组, 差异有统计学意义。提示薄氏腹针能有效缓解经前期综合征症状, 有身心同治的效果。

二、针刺结合刺络拔罐治疗

梁铭悦等[4]用智三针联合肝俞穴刺络放血治疗气滞血瘀型经前期紧张综合征

将 68 例气滞血瘀型 PMS 患者随机分为观察组和对照组, 每组各 34 例。对照组施以双侧肝俞穴周围刺络放血治疗。患者俯卧位, 医者定位肝俞穴后, 在以双侧肝俞穴为圆心，半径 3cm 的范围内寻找浅表皮肤暗紫色血络。使用 75% 的酒精从中心向外周对定位好的肝俞穴进行规范消毒。医者戴一次性无菌手套，取一次性无菌注射器对 3~5 处血络速刺疾出，进针深度 0.08~0.12 寸，待有暗红色血液流出时，快速于施术区域吸拔 4 号火罐，留罐 5min 后出罐，出罐后用碘伏消毒施术部位。若在肝俞穴周围未寻找到血络，可在穴周 3cm 范围内任意处浅刺 3~5 针。观察组在对照组的基础上施以智三针针刺治疗。针刺取智三针，即神庭和双侧本神穴。患者取仰卧位，以 75% 酒精行针刺前消毒。分别于神庭及双侧本神处使用 0.30mm×25mm 的一次性无菌针灸针，以贴近皮肤表面成 15° 角的方向从前发际往后平刺进针，头部穴位刺入皮下帽状腱膜处。进针深度 0.5~0.8 寸，均行平补平泻法。进针后待穴位局部有酸麻胀等得气感后方可留针，每隔 10min 行针 1 次，共留针 30min。针刺结束后，行肝俞穴刺络拔罐，方法同对照组。两组治疗均为 2 次 / 周，至少 1 次 /2 天，避开经期，1 个月经周期为一疗程，连续治疗 3 个疗程。

结果： 治疗后，两组患者的中医证候积分、DRSP 评分、HAMD 评分和 HAMA 评分均较治疗前明显下降，且观察组的下降幅度均明显优于对照组，差异均有统计学意义。对照组共痊愈 2 例（5.9%），显效 9 例（26.5%），有效 21 例（61.8%），无效 2 例（5.9%），总有效 32 例（94.1%）；观察组痊愈 3 例（8.8%），显效 20 例（58.8%），有效 10 例（29.4%），无效 1 例（2.9%），总有效 33 例（97.1%）。表明相比于单纯肝俞穴刺络放血，智三针联合肝俞穴刺络放血治疗气滞血瘀型 PMS 患者疗效更优，在改善患者经前期不适、情志抑郁及中医证候方面均有明显疗效。

三、针刺联合正念认知疗法

叶霖等[5] 运用针刺联合正念认知疗法（MBCT）治疗经前期综合征

将 130 例 PMS 患者随机分为针刺组 43 例、MBCT 组 43 例和针刺 +MBCT 组 44 例，其中针刺组和针刺 +MBCT 组各脱落 4 例，MBCT 组脱落 3 例。①针刺组穴位处方：百会、神庭、命门、腰俞、腰阳关、关元、中脘、中极。采用 0.30mm×40mm 或 0.25mm×40mm 的毫针，行平补平泻手法；根据穴位位置分别取仰卧位和俯卧位，每穴治疗各 15min，2 次 / 周，8 周 / 疗程，共治疗 1 个疗程。MBCT 组 8 周 MBCT 活动主题如下：第 1 周：建立治疗联盟。从"自动导航"模式转化为有意识选择和觉察的生活模式。使用正念法吃葡萄干。第 2 周：另一种知晓的方式。对双脚进行两种认知——思考和直接感知。分析两种认知方式的区别。第 3 周：回到当下。汇聚散乱之心，1min 内"无所事事"。第 4 周：识别规避反应。规避反应剖析，较少规避地看待负面思维，较少规避地看待心智的负面状态。第 5 周：允许一切如其所是。阅读《客房》一诗。第 6 周：想法只是想法。想象描述的特定场景，比较对不同场景的反应。第 7 周：将友善化为行动。列举出自己 10 项日常活动内容，依次对每个活动进行思考。第 8 周：现在怎么做。对自己在训练中的经历进行反思。MBCT 活动 1 次 / 周，8 周 / 疗程，共治疗 1 个疗程。针刺 +MBCT 组在行通督调神针刺法治疗的同时联合 MBCT。针刺治疗每周 2 次，

8周/疗程；MBCT 1次/周，8周/疗程，共1个疗程。

结果：与治疗前比较，3组患者治疗前后SPAF总分和情感因子、水肿因子、疼痛因子及S-AI和T-AI总分均显著降低，差异均有统计学意义，针刺+MBCT组差值最大。表明针刺联合MBCT较单纯应用针刺和MBCT治疗PMS的效果更佳。

四、针刺结合中药治疗

曹爽[6]针药结合治疗肝郁气滞型经前综合征

将符合纳入标准的66例PMS患者按随机数字表法分为治疗组和对照组，各33例。治疗组采用疏肝解郁、调理冲任气血的治疗方法，以四逆散加减为主方，根据患者的实际情况进行临证加减。基本组方：柴胡15g，枳壳15g，白芍15g，甘草10g，郁金20g，青皮10g，瓜蒌20g。临证加减：口干口苦加栀子10g，丹皮10g，黄芩10g；胃胀呕吐加陈皮15g，半夏10g，竹茹15g；腹胀泄泻加茯苓15g，厚朴15g，焦白术15g；经前头痛加川芎10g，香附15g，牛膝15g；失眠不寐加栀子15g，玄参20g。治疗组予以四逆散加减，于每次经前10日口服，连服10日（若月经来潮无需停药），1剂/天，水煎至300ml，早晚两次分服。共治疗3个月经周期。在用药期间禁止服用其他药物，嘱患者少食辛辣，保持心情愉悦。针灸治疗选取百会、印堂、情感区（双侧）、内关、神门、太冲。操作方法：患者取半卧位，酒精棉球行常规消毒，取0.25mm×40mm的毫针针刺穴位，给予中等刺激，至针下有酸麻胀痛的感觉，采用平补平泻法适度操作，随时询问及观察患者的反应，及时应对突发情况。于每次经前10日开始，连针10次，施针1次/天，留针30min/次，留针结束，出针后用无菌干棉球按压以防止出血，共3个月经周期。对照组口服中药四逆散加减，临证加减，药物组成、服用方法、疗程均同治疗组。

结果：两组的治疗方法均对PMS有效。治疗后两组间治疗积分比较有统计学意义，针刺结合四逆散加减治疗肝郁气滞型PMS的疗效优于单独应用四逆散加减，其中针药结合对善太息、口干口苦症状的改善效果优于单一治疗，能更好地缓解患者PMS症状。对两组患者随访，中医证候积分与DRSP评分两组间比较均具有统计学意义，结合治疗阶段的积分比较，提示应用中药四逆散加减具有治疗效果，且方便。在增加针刺治疗后，临床效果更为明显。对照组共痊愈1例（3.23%），显效9例（占29.03%），有效13例（占41.94%），无效8例（占25.81%），总有效率为74.19%。治疗组痊愈3例（占39.38%），显效15例（占46.88%），有效10例（占31.25%），无效4例（占12.50%），总有效率为87.50%。

五、针刺联合耳穴压豆治疗

贺怀林[7]采用俞募配穴结合耳穴贴压治疗经前期综合征肝气郁滞证

将72例经前期综合征肝气郁滞证的受试者随机划分为观察组和对照组。观察组：①俞募配穴针刺：取期门配肝俞、章门配脾俞、京门配肾俞，均同时取双侧腧穴。嘱咐患者仰卧于治疗床并周身放松，定穴后用 75% 的酒精进行皮肤消毒。先针刺右侧腧穴，后针刺左侧腧穴，先针刺募穴后针刺俞穴。期门穴沿肋间隙，针尖向外斜刺 0.5~0.8 寸；章门、京门直刺 0.8~1 寸。得气后，施平补平泻法，每间隔 10min 行针 1 次，留针 20min。出针后，嘱患者取俯卧位，选定肝俞、脾俞、肾俞三穴皮肤进行消毒，肾俞穴直刺 0.5~1 寸，余穴向脊柱方向斜刺 0.5~0.8 寸，针刺得气后，肝俞给予捻转泻法，脾俞、肾俞施用捻转补法，得气感以患者耐受为宜，每隔 10min 行针 1 次，留针 20min，出针时闭按针孔。②耳穴贴压：取内分泌、内生殖器、皮质下、肝、肾、脾。双耳交替治疗。每次选择一侧耳穴，先用 75% 的酒精常规消毒，医者一手固定患者耳郭，另一只手拿镊子夹取耳穴贴片并贴于上述耳穴，嘱咐患者每日自行按揉穴贴 3 次，每次按揉 2~3min。俞募配穴针刺于经前 14 天开始进行，1 次 / 天，10 次 / 疗程，月经来潮时停止，连续治疗 3 个疗程。耳穴贴压与俞募配穴针刺同时开始，3 天一换，双耳交替，月经来潮时停止，连续治疗 3 个月经周期。在第 4 个月经周期进行 1 次随访。对照组口服中成药丹栀逍遥丸，60g/ 瓶。口服，6~9g/ 次，于月经前 14 天开始，2 次 / 天，月经来潮时停止，共治疗 3 个月经周期。在第 4 个月经周期进行 1 次随访。

结果： 治疗后两组的经前期综合征中医证候总评分均有明显降低，观察组的总分改善情况明显优于对照组。治疗后观察组的 DRSP 量表评分改善情况较对照组好。观察组共 32 例，痊愈 6 例，显效 15 例，有效 8 例，无效 3 例，总有效率 90.63%；对照组共 31 例，痊愈 2 例，显效 7 例，有效 16 例，无效 6 例，总有效率 80.65%。表明俞募配穴结合耳穴贴压能够有效治疗肝气郁滞证经前期综合征，其近、远期疗效优于中成药丹栀逍遥丸。俞募配穴结合耳穴贴压在改善中医证候，特别是在改善情志变化、消化道症状及浮肿、口糜或吐衄方面更具优势。

六、穴位埋线配合耳压治疗

张信彦[8] 运用穴位埋线配合耳压治疗肝气郁滞型经前期综合征

将 90 例经前综合征患者采用简单随机法分为埋线配合耳压组、常规针刺组、中药组，每组 30 例。埋线配合耳压组：①穴位埋线：取穴太冲、三阴交、期门、肝俞。选取一次性注射针头作套管，用 0.35mm×40mm 的一次性使用无菌针灸针做针芯。上述穴位常规消毒后，用无菌镊子取 4-0 医用羊肠线约 10mm，放入 7 号一次性注射针头，线头与针尖内缘齐平；针头后端放入一次性无菌针灸针。将针头快速刺入穴内 0.5~0.8 寸；太冲、三阴交直刺进针，肝俞穴向脊柱方向成 45° 进针，期门向外成 15° 进针。然后将针头退出，使羊肠线留于体内，检查有无线头外露。每次在月经周期前 14 天施治 1 次。②耳穴贴压：取穴肝、肾、内分泌、神门、内生殖器。每次取一侧耳穴，常规消毒，将王不留行籽贴压于上述耳穴，嘱患者按压 3 次 / 天，按压 2~3min/ 次，1 次 /2~3 天，双耳交替，于月经前 14 天开始治疗。常规针刺组：取神门、百会、太冲、三阴交、期门。操作方法：选取 0.25mm×25mm 或 0.25mm×50mm 的一次性针灸针。诸穴以常规针刺为主，神门直刺 0.8~1 寸，行平补平泻手法；百会向后平刺 0.5~0.8 寸；太冲直刺 0.8~1 寸，行提插捻转泻法；三阴交直刺 1~1.5 寸，行提插抢转补法；期门向肋间隙外平刺 1 寸，行平补平泻手法。中药组：口服丹栀逍遥丸。6~9g/ 次，2 次 / 天。共治疗 3 个月经周期。

结果： 埋线配合耳压组痊愈 5 例（16.67%），显效 10 例（33.33%），有效 11 例（36.67%），无效 4 例（13.33%），总有效率（86.67%）；常规针刺组痊愈 3 例（10.00%），显效 7 例（23.33%），有效 12 例（40.00%），无效 8 例（26.67%），总有效率 73.33%；中药组痊愈 2 例（6.67%），显效 8 例（26.67%），有效 11 例（36.67%），无效 9 例（30.00%），总有效率 70.00%。

七、耳穴联合灸法治疗

张艳佶等[9] 采用阴阳调理灸联合耳穴贴压治疗肝郁脾虚型经前期综合征

阴阳调理灸：①健脾理气灸：在双侧膈俞至气海俞、双侧魂门至胃仓形成的范围内施隔姜铺灸。将 600~700g 新鲜生姜制成干湿适度的姜末备用。患者取俯卧位，将阴阳调理灸专用治疗巾置于治疗部位，使用健脾理气灸专用模具将姜末制作成纵轴 18cm、横轴 20cm、厚 2~2.5cm 的"十"字状，铺于施灸范围内，然后将艾绒制成高 3cm、底面直径 4cm 的艾炷，并将其铺于姜末上点燃。采用电子测温计测定温度，通过增添艾炷保持最佳治疗温度（43℃ ~45℃），并及时调整，以患者感受适宜为度。20min 更换 1 次艾炷，以施灸部位皮肤微红灼热为佳。②温肾暖宫灸：以关元为中心，在半径 8~10cm 的圆形范围内施隔姜铺灸。施灸方法同健脾理气灸。治疗 40min/ 次，1 次 / 周，健脾理气灸与温肾暖宫灸交替进行。月经前第 14 天行健脾理气灸，月经前第 7 天行温肾暖宫灸，共治疗 3 个月经周期。耳穴贴压：取肝、脾、内分泌、内生殖器、交感。患者取坐位，局部常规消毒，医者一手固定耳郭，另一手用镊子夹取耳穴贴粘于耳穴并适度按揉，嘱患者定时按揉，3 次 / 天。月经前第 14 天开始治疗，2 次 / 周，双耳交替，共治疗 3 个月经周期。

结果： 临床痊愈 2 例，显效 11 例，有效 18 例，无效 3 例，总有效率为 91.2%。

八、艾灸为主治疗

张晨璐[10] 采用隔药灸脐法联合针刺治疗气滞血瘀型经前期综合征

将 60 例气滞血瘀型经前期综合征患者随机分为治疗组与对照组，各 30 例。治疗组采用隔药灸脐法联合针刺治疗。①隔药灸脐：先将柴胡、川芎、郁金、香附、益母草、白芍、红花各 10g 用超微粉碎机粉碎，筛取细末药末密封保存，备用。温水加入面粉中，制备成类似圆柱状面碗，面碗直径 5~6cm，厚 2cm，中间留出直径 1cm 的孔，将面碗边缘捏起，高约 2cm。艾炷捏成圆锥状，紧实不易松散，底面直径 1.5~2cm，高 2cm。患者排空膀胱后，仰卧于治疗床上，充分暴露肚脐与针刺部位。肚脐用碘伏常规消毒后将带孔毛巾平铺于肚脐上方，取约 3g 灸脐药粉填满肚脐，再将面碗孔对准肚脐放置好，将剩下的药粉填满面碗孔，将艾炷放上，点燃艾炷，待艾炷完全燃尽后更换下一壮，连续施灸 1.5h。治疗结束后，用消毒小棉球与自贴式敷料将脐中药粉保留封固 6h 后取下，并嘱患者用温水清洗脐部，将脐内残留药物清洁干净，注意清淡饮食与腹部保暖。②针刺：于隔药灸脐法治疗开始 30min 后进行针刺。取百会、神门、三阴交、太冲、太溪、血海、膻中。选用 0.30mm×40mm 的一次性针灸针，用 75% 的酒精棉棒充分消毒穴位，快速进针，百会平刺 0.5~0.8 寸，神门直刺 0.3~0.5 寸，膻中平刺 0.3~0.5 寸，三阴交直刺 1~1.5 寸，太溪直刺 0.2~0.3 寸，太冲直刺 0.5~1 寸，血海直刺 1~1.5 寸。以上穴位得气后，均施以平补平泻法（膻中、百会行小幅度均匀捻转，其他穴位行小幅度均匀提插捻转，提插幅度 0.01~0.02 寸，捻转角度 90°~180°，频率 100 次 /min）1min，留针 25min，此过程中隔药灸脐法治疗继续进行。经前 14 天开始治疗，治疗 2 次 / 周，经至则止。连续治疗 3 个月经周期为一疗程。对照组仅采用针刺疗法。针刺取穴及针刺操作同治疗组针刺。经前 14 天开始治疗，治疗 3 次 / 周，经至则止。连续治疗 3 个月经周期为一疗程。

结果： 治疗组共 30 例，痊愈 2 例，显效 15 例，有效 11 例，无效 2 例，总有效率 93.3%；对照组共 30 例，痊愈 0 例，显效 6 例，有效 17 例，无效 7 例，总有效率 76.7%。治疗后两组患者中医症状单项积分均较治疗前降低，差异具有统计学意义。治疗后两组在改善经前乳房胀痛、头痛、小腹疼痛拒按、脘腹胀闷方面治疗组疗效优于对照组，在改善患者经前情绪异常，胸胁胀痛，面色紫暗，月经量少、经行不畅、色紫黑有血块等症状上，两组相比差异无统计学意义。

九、穴位埋线为主治疗

1. 周光涛等[11] 以穴位埋线联合心理疗法治疗肝郁气滞型经前期紧张综合征

对 43 例肝郁气滞型经前期紧张综合征患者采用穴位埋线联合认知行为疗法及放松训练。心理治疗：接诊时与患者充分沟通，取得其信任后予以认知行为疗法及放松训练，第 1 次治疗在首次穴位埋线之前实施，即在月经前 14 天治疗 1 次，30min/ 次，以后间隔 3 天治疗 1 次，连续治疗 3 个月经周期。穴位埋线：取神庭、太冲、三阴交。患者取坐位，以 0.5% 医用碘伏消毒穴位，将 1cm 长的 4-0 号羊肠线从 1 号注射针头前端全部置入针身内，从后端置入 0.40mm×50mm 的平头针作为针芯。右手持注射针头在穴位局部快速刺入皮下，再缓慢刺入 0.4~0.8 寸，行轻度提插得气后，边推针芯边退针管，使羊肠线埋植于穴位皮下或肌肉软组织内，线头不外露，针孔消毒。第 1 次埋线在月经前 14 天施术 1 次，以后于每次月经周期前 14 天治疗 1 次，连续治疗 3 个月经周期。随访 3 个月经周期，统计临床疗效。

结果： 本组患者临床痊愈 19 例（44.2%），显效 13 例（30.2%），有效 9 例（20.9%），无效 2 例（4.7%），总有效率为 95.3%。

2. 谭秀芬等[12] 观察埋线配合穴位按压治疗经前期综合征的临床疗效

将 108 例 PMS 患者随机分为治疗组和对照组，各 54 例。治疗组采用埋线配合穴位按压方法治疗。取内关、太冲、三阴交、神庭、膻中、期门。埋线操作方法：对拟操作的穴位及穴周皮肤消毒后，用无菌镊子取 4-0 医用羊肠线每段约 15mm，放入以 7 号针头为套管针的前端，后接以 0.40mm×50mm 的针灸针为针芯，经络线上距穴位 10mm 处为进针点，进针时针体与皮肤成 15°~25° 角。迅速刺入皮下，放倒针身，松开左手，单用右手将针沿着经络线上的皮肤与皮下脂肪层交界处向前平行推进 1 寸，接着以进针点为支点，将针在皮下做左右各 15° 的扇形平扫 5~6 次，然后缓慢退针，边退针边向前推针芯，待针灸针的针尖有落空感时拔针，并立即用消毒干棉球按压针孔 1min，必要时用胶布固定消毒干棉球 48h。操作过程要求先刺四肢腧穴，后刺躯干、头部穴位。每次在月经周期前 14 天施治 1 次。连续治疗 3 个月经周期。穴位按压操作方法：在每个穴位上，做标记，让患者对相应穴位进行按压，在按压前要求患者全身放松，采用坐位，腰微挺直，双脚平放与肩同宽，左手掌心和右手背重叠，轻轻放在小腹部，双目平视微闭，呼吸调匀，静坐 1~2min，之后将双手中指指腹放在相应标记穴位上，按揉 1min，早晚各 1 次，为保证患者的依从性，建议每天晨起睡醒后及晚上睡觉前进行按压。对照组于月经第 5 天开始口服逍遥丸，温开水送服，8 粒 / 次，3 次 / 天，连用至经前 1 天为 1 个疗程。观察治疗前后两组临床症状、基础体温（BBT）变化情况。

结果：纳入 108 例患者，104 例完成试验，脱落 4 例。治疗组 52 例患者，痊愈 6 例，显效 23 例，有效 18 例，无效 5 例，总有效率 90%；对照组 52 例患者，痊愈 3 例，显效 10 例，有效 24 例，无效 15 例，总有效率 71%。

参考文献

［1］王巍，高霞，马本绪，等 . 电极刺激涌泉穴治疗经前期紧张综合征的疗效及机制研究［J］. 宁夏医学杂志，2018，40（7）：642-645.

［2］姚月月 . 针刺五脏俞为主治疗经前期综合征的临床观察［D］. 广州：广州中医药大学，2020.

［3］孙巧璋，赵永 . 薄氏腹针治疗经前期综合征的疗效观察［J］. 黑龙江中医药，2020，49（3）：406-407.

［4］梁铭悦，贺芳姿，陈沁怡，等 . 智三针联合肝俞穴刺络放血治疗气滞血瘀型经前期紧张综合征疗效研究［J］. 广州中医药大学学报，2022，39（11）：2592-2597.

［5］叶霖，储俊坤，吴吉萍，等 . 针刺联合正念认知疗法治疗经前期综合征随机对照研究［J］. 安徽中医药大学学报，2019，38（5）：62-66.

［6］曹爽 . 针药结合治疗经前期综合征（肝郁气滞型）的临床观察［D］. 哈尔滨：黑龙江中医药大学，2021.

［7］贺怀林 . 俞募配穴结合耳穴贴压治疗经前期综合征（肝气郁滞证）的临床研究［D］. 长春：长春中医药大学，2022.

［8］张信彦 . 埋线配合耳压治疗肝郁气滞型经前期综合征的临床研究［D］. 广州：广州中医药大学，2017.

［9］张艳佶，黄伟，王佳捷，等 . 阴阳调理灸联合耳穴贴压治疗肝郁脾虚型经前期综合征

34 例［J］．中国针灸，2023，43（7）：818-820.

［10］张晨璐．隔药灸脐法联合针刺治疗气滞血瘀型经前期综合征的临床观察［D］．济南：山东中医药大学，2022.

［11］周光涛，杨翊．穴位埋线联合心理疗法治疗肝郁气滞型经前期紧张综合征临床研究［J］．临床心身疾病杂志，2015（2）：70-71，77.

［12］谭秀芬，林玉敏．埋线配合穴位按压治疗经前期综合征疗效观察［J］．现代中西医结合杂志，2015（23）：2539-2542.

围绝经期综合征

围绝经期综合征症状较轻者可自行缓解，较重者会严重影响患者的日常生活[1]。现代研究[2]表明，针刺对内分泌具有良性调节作用，可有效改善相关症状，降低血清FSH 水平、升高 E2 水平。针刺也会影响神经递质释放，可通过调节下丘脑单胺类神经递质的含量发挥调节自主神经系统、缓解围绝经期抑郁状态的作用。

西医学多采用雌激素替代疗法改善症状，但长期使用雌激素会存在增加体重和诱发乳腺癌、子宫内膜癌和心血管疾病的风险[3]。针灸治疗围绝经期综合征具有起效快、安全、适应范围广等优势，远期疗效显著。

一、针刺为主治疗

1. 张益辉[4]等在气街理论指导下运用针灸治疗围绝经期阴虚火旺型失眠

将 100 例围绝经期阴虚火旺型失眠患者采用随机数字表法分成治疗组和对照组，各50 例。治疗组：头气街取穴天柱、百会、风池。患者俯卧位，胸部垫一个枕头使头部自然前屈，颈肌放松，选用 0.25mm×40mm 的毫针，百会向后刺 1 寸，天柱向口方向缓慢刺入 0.8 寸~1 寸，风池向脊柱成 75° 角缓缓刺入 0.5~0.8 寸。头气街穴位不提插，只行快速捻转手法，以患者感觉穴位酸胀为度，每隔 10min 行针 1min。胸气街选取心俞。腹气街选取肾俞、肝俞。穴位局部常规消毒，心俞、肾俞、肝俞穴采用 1.5 寸毫针，根据患者胖瘦向脊椎方向成 75 角° 刺入 0.8~1 寸。心俞针用泻法，肾俞用补法，肝俞用平补平泻。对照组取神门、内关、太溪、三阴交。采用 0.25mm×40mm 的毫针垂直刺入 0.5~0.8 寸，隔 10min 行针 1 次，平补平泻，留针 30min。两组治疗每 1 次 / 天，7 天 / 疗程，中间休息 2 天后开始下一疗程，共治疗 3 个疗程。

结果： 治疗组共痊愈 14 例，显效 21 例，有效 11 例，无效 4 例，总有效率 92%；对照组共痊愈 4 例，显效 10 例，有效 21 例，无效 15 例，总有效率 70%。

2. 廖鹏麒等[5]运用靳三针疗法治疗心肾不交型围绝经期失眠

将 60 例心肾不交型围绝经期失眠患者随机分为观察组和对照组，每组各 30 例。对照组给予阿普唑仑片治疗。口服，0.4mg/ 次，1 次 / 天，睡前服用。连续治疗 2 周。观察组给予靳三针疗法治疗。取穴：定神针（印堂、两侧阳白）、阴三针（关元、归来、三阴交）、阳三针（关元、气海、肾俞）、手智针（内关、神门、劳宫）、足智针（涌泉、泉中、泉中内）。操作方法：患者取仰卧位，充分暴露相关穴位后，常规穴位消毒，定神针、手智针、足智针选用 0.25mm×25mm 的毫针，其余穴位选用 0.30mm×40mm 的毫针。缓慢进针法进针，飞法行针，三阴交行提插补法。1 次 / 天，40min/ 次。每周治疗 5 天后休息 2 天，连续治疗 2 周后评价疗效。

结果：治疗组痊愈 11 例（36.67%），显效 12 例（40.00%），有效 3 例（10.00%），无效 4 例（13.33%），总有效率 86.67%；对照组痊愈 6 例（20.00%），显效 7 例（23.33%），有效 6 例（20.00%），无效 11 例（36.67%），总有效率 63.33%。

二、针刺结合中药治疗

王勇等[6] 采用针药结合治疗围绝经期肾阴虚型失眠

将 90 例围绝经期肾阴虚型失眠患者随机分为董氏奇穴组、左归丸组、针药组，各 30 例。董氏奇穴组：选穴正会、镇静、天皇副、地皇及人皇。正会穴在头顶之正中央；镇静穴在两眉头之间正中之上 3 分；天皇副穴（肾关）在阴陵泉直下 1.5 寸，胫骨之内侧；地皇穴在胫骨之内侧，距内踝骨 7 寸；人皇穴在胫骨之内侧后缘，距内踝上 3 寸。患者仰卧位，穴位常规消毒，选用 0.30mm×40mm 的一次性毫针，正会穴平刺 0.6~0.8 寸，镇静穴提捏局部皮肤后由上向下平刺 0.4~0.6 寸，天皇副穴和人皇穴直刺 1~1.5 寸，地皇穴针与皮肤成 45° 斜刺 1~1.5 寸。针刺得气后，10min 行针 1 次，留针 30min，1 次 / 天，7 次 / 疗程，连续治疗 3 个疗程。左归丸组：熟地黄 20g，怀山药、川牛膝、山茱萸、枸杞子、菟丝子、炙龟甲、鹿角胶各 10g，加水煎服，1 剂 / 天，分早晚温服，连续服用 21 天。针药结合组：同时进行董氏奇穴治疗和左归丸治疗。

结果：针药组痊愈 20 例，显效 8 例，有效 1 例，无效 1 例，总有效率 96.7%；董氏奇穴组痊愈 11 例，显效 7 例，有效 8 例，无效 4 例，总有效率 86.7%；中药组痊愈 12 例，显效 9 例，有效 3 例，无效 6 例，总有效率 80.0%。

三、针刺配合穴位贴敷治疗

付淑宏[7] 采用针灸配合瑶药穴位贴敷治疗围绝经期失眠

将 44 例围绝经期失眠女性根据随机数字表法分为对照组与研究组，每组 22 例。对照组采用针灸治疗，选取百会、四神聪、双侧印堂、上星、失眠、内关、神门、三阴交、太冲等穴位。电针取穴：上星、百会为一组，百会为正极。双太阳为一组，双上星为一组。电针密波治疗，共治疗 30min，以患者感觉穴位束紧，可忍受为度，1 个疗程为 7 天，1~3 天有效率较高。如果效果不佳，17：00—19：00 针刺足少阴肾经。研究组采取针灸配合瑶药穴位贴敷进行治疗，穴位贴敷药物选用小钻（五味子）15g、元林咪（黄连）10g、叶凡台（夜交藤）30g、吴茱萸 20g、磁石 20g、茯神 15g、酸枣仁 15g、合欢皮 30g，打粉醋调，贴敷于双侧内关、涌泉、神阙。贴敷时间 ≥ 6h/ 天，连续治疗

2天，休息1天，6天/疗程。两组均治疗1个月。

结果： 研究组痊愈10例（45.45%），显效6例（27.27%），有效4例（18.18%），无效2例（9.09%），总有效率90.91%；对照组痊愈5例（22.73%），显效4例（18.18%），有效5例（22.73%），无效8例（36.36%），总有效率63.64%。

四、针刺联合艾灸治疗

1. 陈銮君等[8] 运用引气归元针联合涌泉艾灸法治疗围绝经期失眠

将100例围绝经期失眠患者根据随机数字表法分为观察组（52例）和对照组（48例）。对照组采用西医治疗。给予患者谷维素片口服，20mg/次，3次/天，10天/疗程。观察组在对照组基础上采用引气归元针联合涌泉艾灸法治疗，引气归元针法与涌泉穴艾灸，在早餐后或午餐后同时进行。引气归元针法：取穴中脘、下脘、气海、关元，消毒后用0.30mm×40mm的一次性毫针直刺，匀速刺入地部，当感受到轻微阻力时停止进针，捻转，留针30min，取针后用无菌干棉签按压30s，10天/疗程。涌泉穴艾灸：患者取仰卧位，艾条充分燃烧后于双侧涌泉穴施灸，以患者局部温热无灼痛感为佳，20min/次，1次/天，10天/疗程。两组均治疗2个疗程。

结果： 观察组显效30例（57.69%），有效21例（40.38%），无效1例（1.92%），总有效率98.08%；对照组显效18例（37.50%），有效22例（45.83%），无效8例（16.67%），总有效率83.33%。

2. 张熙等[9] 运用针刺结合麦粒灸治疗肾虚肝郁型围绝经期抑郁症

将60例肾虚肝郁型围绝经期抑郁症患者随机分为观察组和对照组，每组30例。观察组采用针刺结合麦粒灸治疗。针刺取穴百会、印堂、风池、内关、三阴交、太冲、太溪。患者取仰卧位，穴区常规消毒，选用0.25mm×40mm的一次性无菌针灸针，行常规针刺，得气后采用平补平泻法，留针30min，其间每10min行针1次。麦粒灸取穴肝俞、肾俞、命门、涌泉。患者取俯卧位，充分暴露施术部位，在穴位上涂抹少量石蜡油起固定、黏附作用。取适量艾绒捏成麦粒大小的圆锥体艾炷，置于穴位上，用线香点燃艾炷顶端，待艾炷燃烧至患者自觉局部有灼痛感时更换艾炷，每穴每次灸3壮。针刺及麦粒灸均隔日1次，3次/周，2周/疗程，连续治疗4个疗程。对照组口服盐酸氟西汀胶囊20mg，1次/天，共8周。

结果： 观察组临床痊愈9例，显效15例，有效4例，无效2例，总有效率93.3%；对照组临床痊愈3例，显效10例，有效11例，无效6例，总有效率80.0%。

五、针刺联合耳穴治疗

张赛等[10] 采用针刺配合耳针治疗心肾不交型围绝经期失眠症

将111例心肾不交型围绝经期失眠症患者随机分为治疗组（55例）和对照组（56例）。对照组予电针治疗，取神门、三阴交、安眠、照海、申脉、四神聪、心俞、肾俞，常规消毒，以0.35mm×25mm、0.35mm×40mm的毫针直刺。连接韩氏治疗仪，神门、三阴交、安眠、心俞、肾俞两侧分别接正负极，疏密波，频率 2/20Hz，电流强度 0.5~1mA，以肌肉颤动，患者能耐受为度。留针 30min，每周治疗 3 次，隔日 1 次，6 次 / 疗程，连续 3 个疗程。治疗组在对照组基础上予耳针治疗。选择耳甲艇与耳甲腔部位的耳迷走神经分布区敏感点（如肾、神门、交感、内分泌）针刺，以 0.35mm×25mm 的毫针直针，进针 0.12 寸，留针 30min，每周治疗 3 次，隔日 1 次，6 次 / 疗程，连续治疗 3 个疗程。

结果：治疗组显效 30 例（54.5%），有效 22 例（40.0%），无效 3 例（5.5%），总有效率 94.5%；对照组共显效 18 例（32.1%），有效 28 例（50.0%），无效 10 例（17.9%），总有效率 82.1%。

六、电针联合药物治疗

1. 门少杰[11] 采用电针联合药物治疗围绝经期抑郁症

将 64 例围绝经期抑郁症患者按照随机数字表法分为对照组和观察组，各 32 例。对照组给予草酸艾司西酞普兰片（初始剂量 5mg/ 天，2 周内逐渐增加至 10~20mg/ 天，1 次 / 天）、替勃龙片（2.5mg/ 天，1 次 / 天）口服。观察组在对照组基础上联合电针治疗，取双侧关元、三阴交、天枢、太冲、合谷、印堂、子宫及百会穴。采用 SDZ-V 电子针疗仪及一次性管针，患者仰卧位，常规消毒穴位及周围局部皮肤，直刺后均匀提插捻转 3 次，接电针仪，留针 30min，采用疏密波，频率 10/50Hz，电流 1.0mA，3 次 / 周，每次间隔时间＞24h。两组均连续治疗 3 个月。

结果：治疗后，两组 SDS 和 PSQI 评分均低于治疗前，且观察组低于对照组。治疗后，两组 FSH、LH、ACTH 水平均低于治疗前，且观察组低于对照组；两组 E2、5-HT、NE、DA 水平均高于治疗前，且观察组高于对照组。表明电针联合药物治疗围绝经期抑郁症患者可降低 SDS 和 PSQI 评分，改善性激素指标和神经内分泌指标水平，优于单纯药物治疗。

2. 李桂琴[12] 采用电针辅助补佳乐、黄体酮治疗围绝经期综合征

将 112 例围绝经期综合征患者依据治疗方案不同分为研究组与对照组，各 56 例。对照组予以补佳乐口服，1mg/ 次，1 次 / 天，共服用 21 天，避开月经期；黄体酮口服，100mg/ 次，1 次 / 天，于补佳乐治疗第 12 天开始口服，共服用 10 天。研究组于对照组基础上采取电针疗法，取穴天枢、三阴交、子宫、关元，选取华佗牌一次性针灸针、SDZ-V 型华佗牌电针仪。患者取平卧位，天枢选用 0.30mm×75mm 的毫针，三阴交穴选用 0.30mm×40mm 的毫针，关元、子宫选用 0.30mm×50mm 的毫针，均垂直深刺，至腹壁肌肉层，提插捻转 3 次，待得气后连接电针仪，设置电针频率为 10/50Hz，电流强度 0.5~1mA，疏密波，留针 30min/ 次，3 次 / 周，共治疗 8 周。

结果：治疗后研究组 FSH、LH 水平较对照组低，E2 水平较对照组高；治疗后研究组阴部干涩、少寐多梦、烘热汗出、腰膝酸软分值较对照组低；MRS 及 MENQOL 评分较对照组低；蚁行感、心悸、肌肉关节痛、抑郁、神经过敏及焦虑、失眠、潮热

汗出评分低于对照组。

七、艾灸为主治疗

李启荣等[13]观察温和灸对绝经综合征阴虚体质患者影响

将 60 例患者按随机数字表法分为艾灸组和谷维素组，各 30 例。艾灸组取穴三阴交、涌泉。灸材为甲级纯艾条，规格为 18mm×200mm×10 支。患者取仰卧位，暴露穴位，将艾条的一端点燃，采用温和灸的方法，在距离穴位表面 2~3cm 的位置施灸，以患者局部皮肤有温热感而无灼痛为宜，根据患者的感觉适当调整距离，灸至局部皮肤红晕。灸 30min/ 次，隔日 1 次，共治疗 15 次。谷维素组给予口服谷维素 20mg/ 次，3 次 / 天，连续服用 30 天（10mg×100 片）。

结果： 艾灸组治疗后血清 E2 升高，Kupperman、HAMA、体质转化分、FSH、ACTH 及 CORT 均较治疗前降低，与谷维素组比较差异有统计学意义。谷维素组临床治愈 6 例，无效 24 例，治愈率 20.0%；艾灸组临床治愈 17 例，无效 13 例，临床治愈率 56.7%。

八、耳穴压豆为主治疗

王君[14]采用耳穴压豆联合正念减压疗法改善围绝经期失眠

将 84 例围绝经期失眠患者采用随机数字表法分为对照组和观察组，各 42 例。对照组患者根据失眠严重程度、失眠类型遵医嘱服用促睡眠药物。观察组在对照组基础上给予耳穴压豆联合正念减压护理。选择神门、垂前、耳中、失眠、枕穴等耳穴，操作前用 75% 酒精消毒，待干后粘贴有王不留行籽的胶布，每天由患者自行环形按压 3~5 次，每次按压至自感局部发热、肿胀为度，胶布每 2 天更换 1 次。同时采取辨证施治，根据患者实际情况适当增减穴位，若患者情绪波动较大且伴舌质红苔黄腻，则增加耳尖、肝；若患者心绪烦躁、耳鸣，且舌质红，增加肝、肾；若患者多梦易醒，或舌淡苔白，增加脾、胃。耳穴压豆治疗疗程为 8 周。正念减压训练持续 8 周，3 次 / 周，60min/ 次。第 1 周向患者介绍正念减压理念、原理、概念及相关干预流程和要求等；第 2 周开展正念呼吸干预，向患者讲解正念呼吸的方法并进行训练；第 3 周开展静坐冥想训练，要求患者有意识、不加主观评价地感知周围环境变化及躯体变化；第 4 周开展身体正念扫描，要求患者紧闭双眼，仔细感知身体部位的变化，建立身体与心理的联系；第 5 周开展正念瑜伽学习，将瑜伽初级教程与正念理论相结合；第 6 周开展正念声音练习，向患者介绍正念声音和想法的意义并指导练习；第 7 周进行冥想强化练习；第 8 周帮助患者温固学习的内容，并协助患者制订针对性的正念减压干预方案。

结果： 干预后对照组患者的睡眠质量得分显著高于观察组，焦虑、抑郁得分较对照组低。表明耳穴压豆联合正念减压疗法能够有效改善患者睡眠质量、疲乏程度及焦虑抑郁负性情绪。

九、耳穴压豆联合中药治疗

1. 韦航航等[15]采用耳穴贴压联合小柴胡汤加减治疗围绝经期综合征

将80例围绝经期综合征患者随机分为观察组和对照组，各40例。观察组使用耳穴贴压联合小柴胡汤加减治疗，小柴胡汤加减治疗方案同对照组。耳穴贴压治疗：使用75%酒精的对耳郭及周围部位进行消毒处理，选择肾、心、肝、脾、内分泌、生殖器、皮质下、交感、卵巢、神门穴，取王不留行籽粘贴固定于胶布后，对双侧耳穴进行贴压治疗，按压操作需保证至少3~4次/天，3~5min/次，有明显痛感后停止，3~5天换贴1次，连续贴压治疗2周。对照组采用小柴胡汤加减治疗，药方取柴胡10g，制半夏10g，当归10g，黄芩10g，白芍10g，莲子肉15g，桂枝6g，大枣5g，甘草6g。并发胸闷胀痛者加用郁金与香附，并发潮热心烦者加用麦冬与玄参，存在情绪变化异常者加用栀子。随症取药后混水煎服，1剂/天，早晚2次分服，连续用药治疗2周。

结果： 观察组显效25例（62.50%），有效14例（35.00%），无效1例（2.50%），总有效率97.50%；对照组显效15例（37.50%），有效18例（45.00%），无效7例（17.50%），总有效率82.50%。

2. 李明等[16]采用养任调冲汤联合耳穴压豆治疗肝肾阴虚型围绝经期综合征

将80例肝肾阴虚型围绝经期综合征患者采用数表法分为研究组和对照组，各40例。对照组采用耳穴压豆治疗。取患者的耳穴肝、肾、内分泌、脾、内生殖器作为主穴，以神门、对屏尖、交感作为配穴。采用耳穴探测仪检查患者的耳穴，找出阳性反应点，运用75%的酒精棉对耳郭进行消毒，在胶布上放置王不留行籽，将胶布贴于耳穴阳性反应点进行贴压，以患者感受到发热、酸麻胀为适宜。对患者的耳穴每天轻轻按压3次，3min/次，1次/周，连续治疗15天。研究组患者采用耳穴压豆联合养任调冲汤治疗。养任调冲汤组成：女贞子15g、墨旱莲15g、怀山药30g、秦艽12g、鳖甲10g、地骨皮15g、茯苓30g、酸枣仁15g、白芍30g、丹参15g、菊花15g、浮小麦30g、怀牛膝15g。将以上中药混合水煎至200ml，早晚各服1次，每次100ml。耳穴压豆的治疗方法同对照组。连续治疗15天。

结果： 研究组显效26例，有效12例，无效2例，总有效95%；对照组显效13例，有效19例，无效8例，总有效80%。

十、穴位埋线为主治疗

王颖等[17]运用"健脾培元"穴位埋线法治疗围绝经期肥胖

将96例围绝经期肥胖患者随机分为观察组（48例）和对照组（48例）。对照组入组后进行健康宣教，分发《自我管理手册》，进行膳食、体育活动和行为方式等方面的干预。根据每位患者情况，建议个体化的生活及行为方式。要求每日进行30min中等强度以上的活动；控制每日的总摄入热量，轻体力劳动者125.5~146kJ/kg，中体力劳动者147~167kJ/kg，重体力劳动者≥168kJ/kg，但对患者实际选择的饮食或运动方法不做限制。以上生活方式干预持续 8 周。待完成试验后给予与观察组相同周期及次数的穴位埋线治疗。观察组在对照组生活方式干预的基础上加用穴位埋线治疗。以"健脾培元，化痰祛湿"为埋线取穴原则，辨证分型，采用半标准化的取穴方式。主穴取上脘、中脘、下脘、气海、关元、中极、大横、天枢、阴陵泉、丰隆。配穴：胃肠积热证加曲池、支沟，痰湿内盛证加水分、三阴交，脾虚不运证加足三里、脾俞，脾肾阳虚证加脾俞、肾俞。腹部、四肢穴位埋线时采用仰卧位，背俞穴埋线时采用俯卧位。所有穴位用 75% 酒精常规消毒，医者进行手部消毒后戴一次性无菌手套。将长 1cm 的 PDO 可吸收性外科线穿入 0.5mm×50mm 的一次性无菌性针管内。采用单手进针法，脾俞斜刺，其余穴位直刺，深度为皮下 2~3cm，将 PDO 线体推至穴位后退出针管，用无菌棉球按压 20s 防止出血。全部穴位完成埋线操作后嘱患者休息 20min，无明显不适后方可离开医院。穴位埋线每 2 周 1 次，共 4 次，持续 8 周。

结果： 治疗后，两组患者 BMI、腰围、臀围均较治疗前降低，且观察组低于对照组。治疗后，观察组 Kupperman、ISI、SAS 评分均较治疗前降低，对照组 ISI 评分较治疗前降低；观察组 Kupperman、ISI、SAS 评分低于对照组。表明穴位埋线可改善围绝经期症状，缓解患者失眠及焦虑情绪。

十一、穴位埋线结合药物治疗

庄春霞等[18]采用穴位埋线联合坤泰胶囊治疗绝经过渡期早期月经过少

将 68 例绝经过渡期早期月经过少患者按随机数字表法分为对照组（35 例）和观察组（33 例）。对照组予克龄蒙口服，1 次 / 天，1 片 / 次。每月月经第 5 天开始口服，21 天 / 周期，连续治疗 3 个月经周期。观察组用坤泰胶囊及穴位埋线治疗。坤泰胶囊口服 3 次 / 天，4 粒 / 次。穴位埋线取中极、关元、三阴交、子宫、肾俞。针对肝肾阴虚患者，酌情加肝俞、脾俞、阴陵泉、足三里、复溜。对患者穴位皮肤进行常规消毒，在一次性埋线针套管前端置入胶原蛋白线，与针芯连接。针进入穴位肌层后，行手法刺激，待有胀、麻等针感，在穴位内埋入胶原蛋白线，贴敷输液贴。2 周治疗 1 次，经期暂停穴位埋线。坤泰胶囊联合穴位埋线连续治疗 12 周。

结果： 对照组显效 14 例，有效 11 例，无效 10 例，总有效率 71.43%；观察组显效 19 例，有效 12 例，无效 2 例，总有效率 93.94%。

参考文献

［1］杨婷婷，马晨，王若禹，等. 近 5 年针灸及其他非药物疗法治疗围绝经期综合征的研究进展［J］. 山西中医药大学学报，2022，23（1）：68-72.

［2］肖敏，梁凤霞. 针刺治疗围绝经期综合征机制研究进展和思考［J］. 中国针灸，2021，41（6）：699-702.

［3］高鹏飞，陶柱萍，王雪雪，等. 中医药治疗围绝经期综合征的研究进展［J］. 中华中医药学刊，2021，39（3）：21-26.

［4］张益辉，陈爱佳，顾勤．在气街理论指导下运用针灸治疗围绝经期阴虚火旺型失眠的临床研究［J］．中医外治杂志，2023，32（1）：86-88．

［5］廖鹏麒，汪文卉，袁青．靳三针疗法治疗心肾不交型围绝经期失眠的临床疗效观察［J］．广州中医药大学学报，2023，40（3）：636-640．

［6］王勇，严江天．针药结合治疗围绝经期肾阴虚型失眠临床研究［J］．针灸临床杂志，2019，35（6）：4-7．

［7］付淑宏．针灸配合瑶药穴位贴敷治疗更年期失眠的疗效观察［J］．实用妇科内分泌电子杂志，2022，9（12）：72-74．

［8］陈銮君，张易钊，罗锦婷．引气归元针联合涌泉艾灸法治疗围绝经期失眠的疗效观察［J］．中医外治杂志，2022，31（3）：96-97．

［9］张熙，粟胜勇，覃美相，等．针刺结合麦粒灸治疗肾虚肝郁型围绝经期抑郁症临床疗效观察［J］．中国针灸，2021，41（4）：377-380．

［10］张赛，贾思涵，杨丽娟，等．针刺配合耳针治疗心肾不交型女性更年期失眠症的临床研究［J］．针刺研究，2019，44（7）：516-519，524．

［11］门少杰．电针联合药物对围绝经期抑郁症患者睡眠质量及神经内分泌的影响［J］．中国民康医学，2022，34（7）：90-92．

［12］李桂琴．电针辅助补佳乐、黄体酮治疗围绝经期综合征对患者血清性激素及KI、MRS评分的影响［J］．医学理论与实践，2022，35（23）：4050-4052．

［13］李启荣，麦威，赵利华，等．温和灸对绝经综合征阴虚体质患者性激素水平、应激状态的影响［J］．中国中医基础医学杂志，2017，23（8）：1145-1148，1164．

［14］王君．耳穴压豆联合正念减压疗法在改善更年期患者失眠中的疗效观察［J］．中医外治杂志，2022，31（6）：3-5．

［15］韦航航，熊文丽．耳穴贴压联合小柴胡汤加减治疗围绝经期综合征的临床效果观察［J］．临床医学工程，2023，30（1）：43-44．

［16］李明，邵桂军．养任调冲汤联合耳穴压豆治疗肝肾阴虚型更年期综合征的效果［J］．海南医学，2023，34（8）：1096-1100．

［17］王颖，岳虹妤，陈颖棋，等．"健脾培元"穴位埋线法治疗围绝经期肥胖：随机对照试验［J］．中国针灸，2023，43（3）：294-298．

［18］庄春霞，王乃平，陈丹华，等．穴位埋线联合坤泰胶囊治疗绝经过渡期早期月经过少临床观察［J］．实用中医药杂志，2022，38（3）：348-350．

痛经

现代研究表明，痛经患者子宫内膜和月经血中前列腺素 F2alpha（$PGF2\alpha$）和前列腺素 E2（PGE2）含量均较正常女性明显升高，$PGF2\alpha$ 含量升高是造成痛经的主要原因，PGF2α 含量高可导致子宫平滑肌过强收缩，血管痉挛，造成子宫缺血、缺氧状态而出现痛经。原发性痛经还与血管升压素、内源性缩宫素及 β- 内啡肽（β-EP）等物质的增加有关，也受精神、神经因素影响[1-2]。辛思源等[3]的研究显示，电针三阴交 - 悬钟能够较为明显地降低 TXB2 的含量及 TXB2/6-keto-PGF1α 的值，从而调整子宫内在的微环境，以缓解痛经。

临床治疗痛经时，非甾体抗炎药（NSAIDs）是一种非常有效的药物，但其副作用也较多，如头痛、头晕、嗜睡、食欲不振、恶心呕吐、胃肠道出血、急性哮喘加重、排尿困难和痤疮等。中医药治疗无副作用且更加安全、有效。西药治疗的即时止痛作用明显，但是副作用大，且只能暂缓疼痛，不能根治疾病[4]。中药治疗具有较少的副作用和较低的复发率，但多数患者难以长期坚持服药。

针刺疗法疗效显著、依从性高、毒副作用小，已成为治疗痛经的常规干预措施之一。有 Meta 分析结果提示，针灸治疗比非甾体抗炎药更能有效地减轻痛经及相关症状，其疗效可在短期随访期内维持[5]。

一、针刺为主治疗

1. 李孟汉等[6]针刺奇神经节治疗原发性痛经

取奇神经节点（骶尾关节前部、直肠后方），患者俯卧位，局部皮肤常规消毒，采用 0.35mm × 125mm 的芒针，与水平面成 30° 角，从秩边穴处进针，透向腰俞穴在骶骨深面的投影点，斜向下针刺约 100mm 停止进针。若针尖碰到骶骨但进针深度未到 100mm，可适当增加芒针与皮肤的夹角，直到芒针紧贴骶骨达到进针深度，此时针尖位于奇神经节附近。患者可有酸胀感或针感向会阴部或小腹部放射。不行针，留针 30min。于月经来潮前 5 天开始针刺，每日 1 次，两侧交替针刺，每次针刺一侧，直至此次月经结束停止针刺，3 个月经周期为一疗程，共治疗 1 个疗程。

结果：治疗后患者 VAS、CMSS 评分均较治疗前降低。治疗后随访，治愈 20 例，好转 15 例，无效 1 例，总有效率为 97.2%。

2. 王海军等[7]运用"秩边透水道"针法治疗原发性痛经

针刺组主穴取秩边透水道，寒湿凝滞型加温针灸水道，气滞血瘀加合谷、太冲、次髎，气血不足加血海、脾俞、足三里。患者取俯卧位，局部皮肤常规消毒，采用 0.25mm × 125mm 的芒针，从秩边向下深刺约 110mm，透向水道穴，进针时使芒针针身同患者躯干的矢状面成 20° 角，但与躯干的水平面平行，以针感向会阴部或小腹部走窜为度。然后根据不同证型选取不同配穴，均直刺 15~25mm，实证用捻转泻法，虚证用捻转补法，留针 30min 后再取仰卧位。水道穴行温针灸，约 10min，至穴位局部潮红为度。于经期前 5 天开始，每日 1 次，直至此次月经结束停止针刺，3 个月经周期为一疗程，1 个疗程后观察疗效。西药组于月经来潮前 5 天开始口服布洛芬缓释胶囊，每日 2 次，每次 300mg，连续口服至此次月经结束。治疗 3 个月经周期后观察疗效。

结果：两组患者治疗后 VAS 评分均明显降低，针刺组治疗后 VAS 评分低于西药组。两组患者治疗后疼痛症状积分均明显降低，针刺组治疗后疼痛症状积分低于西药组。西药组和针刺组总有效率分别为87.1%和100.0%，针刺组优于西药组。

3. 李迎真等[8]运用脐针配合痛经膏治疗寒凝血瘀型原发性痛经

将接受治疗的96例寒凝血瘀性原发性痛经患者随机分为观察组与对照组，每组48例。对照组使用温经汤加减治疗，观察组利用脐针配合痛经膏干预治疗。于每次月经的第23天开始，采用脐针治疗及痛经膏贴敷关元穴，直至月经来潮，连续使用3个月经周期。脐针治疗：脐部取升阳三针（坎、震、离）。患者保持仰卧位，将肚脐暴露并常规消毒。均采用25mm×25mm的安迪牌毫针，以脐蕊为中心，放射性向四周脐壁平刺0.2~0.5寸（6.67~16.65mm），用捻转进针手法依次于坎、离、震位进针，针身与腹部成45°角，针身外留1/3，勿施手法，无需得气，针后留针25min。痛经膏敷贴：取炮姜20g、制附子15g、花椒15g、川芎10g、艾叶15g打粉，过5号筛；温通油（麻油3L，桂枝、透骨草、乳香、没药各50g，松香100g，蜂蜡9g，冰片5g，熬制后提取）20ml。将已打好的药粉、温通油、凡士林适量充分搅拌调和，待膏药充分调匀备用。脐针后在关元穴（肚脐下3寸）用已备膏药外敷，再覆盖防水透气胶布。每片膏药贴12h。第2次治疗前取下。

结果：观察组治疗后总有效率为85.42%（41/48），明显高于对照组的66.67%（32/48）；观察组治疗后症状严重程度、症状频率评分相比对照组明显降低；观察组治疗后相比对照组VAS评分明显降低；观察组治疗后相比对照组生理领域、心理领域评分明显升高。表明基于"未病先防"模式利用脐针配合痛经膏对寒凝血瘀型痛经干预可明显改善患者痛经症状，提高患者生活质量，有良好的应用价值。

二、艾灸为主治疗

1. 吕思颖等[9]用温肾暖宫三伏灸治疗阳虚质原发性痛经

予研究对象温肾暖宫灸治疗。施灸部位：膻中至中极，神阙至双侧大横。将2kg新鲜生姜洗净切碎成末，过滤出200g新鲜生姜汁备用。患者取仰卧位，充分暴露胸腹部，采用75%酒精棉球常规消毒。用无菌大棉棒蘸取姜汁涂抹于施灸部位，在腹部覆盖一张无菌垫单，长度及宽度以超过施灸部位5cm为宜。将生姜末呈"十"字形放置于施灸部位，宽约4cm、高约2cm，再将艾绒捏成上窄下宽的四棱台体铺于生姜末上，高约2cm，要求均匀紧实。用注射器抽取95%酒精滴于其尖端助燃，选择艾绒上、中、下及左、右5点，同时点燃，使艾绒充分燃烧。艾绒燃尽为1壮，连续灸3壮，约1h。施灸完毕后将垫单取下，用棉棒将烫伤膏均匀涂抹至施灸部位，垫上一次性纸巾，给患者服用蜂蜜水。分别于2020年7月16日、7月26日、8月5日、8月15日进行治疗。如过程中月经来潮，治疗可适当推迟1周。

结果：治疗后患者阳虚质转化、月经症状、痛经症状及痛经程度评分均较治疗前下降。痊愈5例，显效12例，有效30例，无效9例，总有效率为83.9%。

2. 陈亚蓓等[10] 用雷火灸联合米非司酮治疗肾虚血瘀型卵巢巧克力囊肿痛经

将 70 例患者随机分为观察组和对照组，各 35 例。对照组月经第 1 天起予米非司酮口服，每次 10mg，每日 1 次，连续服用 3 个月。观察组在对照组基础上加用雷火灸治疗。取关元、子宫、血海，患者仰卧位，充分暴露穴位局部皮肤。将 2.8cm×10cm的雷火灸条固定于长 9cm、宽 8.3cm、高 8cm 的单孔艾灸盒内，用松紧带将灸盒固定于施术处，使雷火灸对准相应穴位并与皮肤保持约 3cm 的距离。点燃施灸，每穴灸约 10min，以患者局部温热无灼痛感为宜，灸至皮肤红晕为度。隔日施灸 1 次，治疗3 个月。

结果：观察组痊愈 9 例，显效 14 例，有效 10 例，无效 2 例，总有效率 94.3%；对照组痊愈 2 例，显效 9 例，有效 14 例，无效 10 例，总有效率 71.4%。观察组总有效率明显高于对照组。

三、针刺结合艾灸治疗

1. 师江红[11] 运用艾灸神阙穴结合温针灸治疗原发性痛经

选择原发性痛经患者 84 例，按随机数字表法分为干预组和参考组，各 42 例。参考组行常规西医治疗，于痛经之前、月经来潮后服用布洛芬缓释胶囊 0.30g，1 次 / 天，1 片 / 次，痛感强烈者 2 次 / 天，2 片 / 次，连续服用 2~3 天。干预组在常规西医治疗基础上联合使用艾灸神阙穴结合温针灸治疗。温针灸：患者取仰卧位，以双侧三阴交、关元为主穴，并按照辨证分型辅以配穴，如气滞血瘀型加血海、次髎，寒湿凝滞型加阴陵泉、地机；气血虚弱型加气海、足三里，肝肾亏损型加肝俞、肾俞。酒精棉球消毒后，将穿刺针迅速刺入，深度为 15~25mm，捻转得气后改平补平泻法运针，时间为2~3min。将点燃的艾条（长 2.5cm）插入针柄，将隔离物垫于下方，避免烫伤，每个穴位灸 3 壮，以患者皮肤温热且无疼痛为宜。所有穴位均留针 30min。温针灸实施同时，针刺神阙穴，得气后将点燃的艾条（长 2.5cm）插入针柄，以患者主诉皮肤温热且无疼痛为宜，每次 30min。两组均治疗 3 个月经周期。

结果：治疗后，参考组显效 9 例，有效 20 例，无效 13 例，总有效率 69.05%；干预组显效 18 例，有效 22 例，无效 2 例，总有效率 95.24%。

2. 廖柏丹等[12] 运用艾灸神阙配合温针灸关元、三阴交治疗原发性痛经

将 120 例青年原发性痛经女性患者随机分为观察组和对照组，每组 60 例。对照组单用温针灸治疗。主穴为关元、三阴交，气滞血瘀型加次髎、血海，寒湿凝滞型加阴陵泉、地机，气血虚弱型加足三里、气海，肝肾亏损型加肝俞、肾俞。患者选取合适体位暴露穴位，选用 0.30mm×40mm 的一次性无菌针灸针，常规消毒后，直刺关元、三阴交 33~39mm，快进快捻，均匀运针 1min。余穴直刺进针，深度 33~39mm。之后将长2.5cm 的艾条放置于关元、三阴交针柄处，点燃，剪取适当大小的纸板放在艾条下方，防止艾灰烫伤皮肤，直至艾条燃尽，每穴灸 3~4 壮。留针 30min。观察组艾灸神阙配合温针灸关元、三阴交。主穴取神阙、关元、三阴交，配穴同对照组。在温针灸治疗的基础上对神阙穴施以温和灸，在距皮肤 2~3cm 处点燃艾条，以皮肤感觉温热但无疼痛为宜。每次 30min，直至皮肤红晕。整个疗程共 4 个月经周期。

结果：治疗后，两组患者严重程度评分、总频率评分及痛经疼痛 VAS 评分均较治疗前下降，观察组较对照组下降明显。表明采用艾灸神阙穴配合温针灸关元、三阴交治疗原发性痛经，具有较单用温针灸更好的临床疗效，且安全可靠。

四、耳穴为主治疗

1. 卢春霞等[13]运用不同方法刺激耳穴治疗原发性痛经

将 90 例原发性痛经患者随机分为耳穴揿针组、耳穴贴压组和安慰针组，每组 30 例。耳穴选内生殖器、内分泌、神门、肾、交感、肝、皮质下。耳穴揿针组：患者取坐位，选用 0.2mm×0.6mm 耳穴揿针，常规消毒后取出揿针将针体部分直刺于上述耳穴内，按压胶布使之完全黏附于皮肤。嘱患者每日按压胶布 3~4 次，每次按压 3~4min，以耳郭出现胀痛、红润、发热为佳。取下揿针时用消毒干棉签按压针孔以防出血。耳穴贴压组：患者取坐位，选用王不留行籽耳贴，常规消毒后将王不留行籽耳贴贴在上述耳穴处，确保其粘贴稳固。嘱患者每日按压胶布 3~4 次，每次按压 3~4min，以耳郭出现胀痛、红润、发热为佳。安慰针组：将耳揿针针尖去除，针具包装、外形等与正常使用的揿针无差异，安慰针与皮肤接触处仅为一平整光滑胶布接触面，仅对身体产生非侵入式刺激。操作流程与耳穴揿针组相同。3 组均于月经来潮前 5 天开始治疗，隔日更换 1 次，两耳交替使用，每个月经周期治疗 4 次为一疗程，共治疗 3 个疗程。

结果：耳穴揿针组、耳穴贴压组总有效率分别为 93.3%、80.0%，均高于安慰针组的 63.3%。

2. 吕昆[14]运用脐疗、耳穴压豆治疗原发性痛经

选择原发性痛经患者 120 例，依据治疗方法分为脐疗组、耳穴压豆组和联合治疗组，每组 40 例。脐疗组：将吴茱萸 9g、肉桂 9g、细辛 3g、延胡索 9g、乳香 10g 采用超微形式进行粉碎处理，混合后过筛，密封保存备用。以 1∶（3.5~4.0）的比例将面粉与温水混合，制作成中间有孔洞的面圈，保障孔洞大小与肚脐对应。患者取仰卧位，脐部充分暴露，常规消毒。面圈与脐部对准放置于腹部，取药粉填满脐孔，直接在药粉上放置艾炷，连续开展施灸干预，共计 10 壮，持续 2h。施灸后，在肚脐部位放置中药粉，并用医用胶布固定，两天后取下药粉，用清水对脐部进行清洗，每月月经来潮前 7 天开始治疗，脐疗每间隔 3 天开展 1 次，每个月施灸次数为 2~3 次，直至月经来潮。若在治疗时发生脐周水疱，须停止干预。耳穴压豆组：一侧耳消毒，用镊子将王不留行籽贴于子宫、神门、交感、皮质下、内分泌、肝、肾位置，并按压至产生胀痛。患者自行用手刺激被贴穴位，每日 10 余次，每次 3min 左右，以产生酸、麻、胀痛、热等感觉为度。每次月经来潮前 7 天开始治疗，每 3 天换 1 次，左右耳交替，保证每周换 2 次即可，直至下次月经来潮前 7 天结束。治疗 1~3 个疗程。

结果：与治疗前比较，3 组治疗 1~3 个疗程及随访时的疼痛评分及痛经症状量表

评分均显著降低，且联合治疗组的下降幅度最大。表明脐疗、耳穴压豆均可改善原发性痛经的临床症状，减轻患者疼痛，二者联合应用效果更优。

五、浮针为主治疗

1. 李海燕等[15]运用浮针治疗原发性痛经急性发作

将 60 例原发性痛经急性发作患者随机分为药物组和浮针组，每组 30 例。药物组采用布洛芬治疗，有小腹疼痛时口服 300mg 布洛芬缓释胶囊，间隔时间为 12h，用药至痛经症状缓解或连续服用 2~3 天。浮针组在布洛芬治疗的基础上加入浮针治疗，布洛芬用药方法同药物组。浮针治疗取相关患肌，采用一次性浮针经皮斜刺入皮下，在皮下做扫散动作，约持续至疼痛减轻至患者可忍受的程度。在扫散过程中指导患者进行再灌注活动，治疗结束后将套管针留置在患者体内约 6h。连续治疗 3 天。相关患肌有腹直肌、腹斜肌、腰方肌、臀大肌、臀中肌、股内收肌群。再灌注活动：仰卧位腹直肌，屈髋、脊柱前屈；腹斜肌，脊柱前屈，用手掌触对侧膝盖；髂腰肌，屈髋。俯卧位：腰方肌，伸脊伸髋；臀大肌，髋关节 45° 外展，伸髋，伸展髋关节；臀中肌，侧卧位，外展髋关节。浮针连续治疗 3 天。

结果：浮针组治疗总有效率 90.0%，高于药物组的 66.7%。表明浮针治疗原发性痛经急性发作能够显著提高临床疗效，快速缓解患者的痛经症状。

2. 职良喜[16]运用浮针疗法治疗原发性痛经

将 120 例原发性痛经患者随机分为浮针组和药物组各 60 例。浮针组采用浮针疗法治疗。取穴三阴交。患者仰卧位，选取双侧三阴交，用甲紫标记。常规穴位消毒后再行针刺。选用 6 号一次性浮针。医者左手拇指与食指固定在进针处皮肤，然后以右手拇指、食指、中指三指夹持浮针针柄，针刺方向与足太阴脾经循行方向一致，进针时针体与皮肤成 15°~25° 角快速刺入皮下，放倒针身，松开左手，单用右手将针沿着足太阴脾经向前平行推进 30mm，然后以进针点为支点，将针在皮下做左右各 15° 的扇形平扫，持续 3min，然后拔出针芯，将塑料软套管仍留置皮下，胶布固定露出皮外与软套管紧密连接的针座。操作过程要求无酸、麻、胀、痛等针感。第 1 次治疗于月经周期第 1 天开始，留置软套管 3 天；以后于每次月经周期前 3 天开始施治，留置软套管至每次月经来潮 2 天拔出即可。连续治疗 3 个月经周期。药物组于月经周期第 1 天开始口服吲哚美辛肠溶片，首次 50mg，以后每次 25mg，每日 3 次，连服 3 天。以后于每次月经周期前 3 天开始口服药物，至月经来潮后 2 天为止。连续治疗 3 个月经周期。

结果：浮针组与药物组总有效率分别为 93.3% 和 75.0%；两组治疗前后疼痛评分比较差异有极显著性意义，以浮针组更好；浮针组起效时间最快 3min，明显快于药物组的 30min。浮针疗法针刺三阴交治疗原发性痛经临床疗效优于口服吲哚美辛肠溶片。

六、火针为主治疗

1. 范大广等[17] 用毫火针治疗寒湿凝滞型原发性痛经

选取原发性痛经患者100例，采用随机数字表法将患者分为试验组和对照组，各50例。对照组经期给予布洛芬治疗，布洛芬缓释胶囊口服，0.3g/次，2次/天，疼痛消失后停服，连续治疗3个月经周期。试验组在此基础上增加毫火针治疗，选取三阴交、关元、肾俞、命门、足三里、十七椎和地机。常规消毒上述穴位皮肤，左手握止血钳，夹95%酒精棉球；右手持毫火针（规格：0.35mm×40mm）置于酒精棉球火焰的外焰，烧至通红，然后迅速刺入穴位25~35mm。无需采用手法，留针15min，针刺穴位24h不得接触水，以防感染。经期开始1次/天，无论疼痛是否发作，均治疗7天，连续治疗3个月经周期。

结果： 治疗3个疗程，试验组VAS评分明显低于对照组，患者月经前后小腹胀痛、疼痛持续时间、经质、经色及经前期乳房胀痛评分均低于对照组，β-EP水平明显高于对照组，ET-1及PGE2水平明显低于对照组。表明毫火针治疗寒湿凝滞型原发性痛经可明显调节疼痛相关因子及血清性激素水平，进而有效减轻患者疼痛程度，改善临床症状。

2. 方芳等[18] 火针八髎穴治疗原发性痛经

将55例合格的受试病例分为治疗组26例、对照组29例。治疗组采用火针针刺八髎穴，每周治疗3次，3次为1个疗程，治疗3个疗程。操作方法：患者取俯卧位，选取八髎穴并标记，先在穴位处用2%的碘酒消毒，再用75%酒精脱碘。术者左手持酒精灯，右手持针，靠近施术部位，在酒精灯上将针烧至白亮后迅速刺入穴位并迅速出针，针刺深度为2~5分。出针后立即用消毒棉球按压针孔，并可用创可贴固定，防止感染。对照组口服田七痛经胶囊，3粒/天，3次/天，7天为1个疗程，连续口服治疗3个疗程。

结果： 治疗组治愈率为19.23%，总有效率为96.15%；对照组治愈率为6.70%，总有效率为89.66%。治疗组的疗效优于对照组。

七、穴位埋线为主治疗

王晓静[19] 运用穴位埋线辅助治疗阴虚湿热瘀结型痛经

选取确诊并接受治疗的阴虚湿热瘀结型痛经患者200例，经随机数字表法分为对照组、穴位埋线组，各100例。对照组患者接受常规治疗：谷维素片30mg，口服，3次/天，于月经来潮前3天口服，连续服用7天；布洛芬缓释胶囊0.3g，口服，2次/天，疼痛剧烈时服用。穴位埋线组患者在对照组用药基础上加入穴位埋线治疗。选取关元、三阴交、血海、地机、丰隆、子宫等穴位，在月经干净后1~5天进行治疗。采用消毒的7号一次性埋线针，将4-0型号可吸收羊肠线1cm放入针管前端并连接针芯，消毒局部皮肤，将上述埋线针刺入关元、三阴交、血海、地机、丰隆，进针深度25~35mm，子宫穴进针深度 20~30mm，将羊肠线埋入其中，针孔处用云南白药创可贴覆盖。患者在月经干净后 1~5 天进行上述穴位埋线治疗，间隔 2 周行第 2 次治疗，其间若遇到经期则顺延，于月经干净次日进行治疗，共操作 6 次。

结果：穴位埋线组患者的治疗总有效率为 97.0%，显著高于对照组患者的 89.0%，差异有统计学意义。

八、艾灸结合其他外治法

饶淑云[20]运用雷火灸联合耳穴压贴干预寒凝血瘀型原发性痛经

将 86 例寒凝血瘀型 PD 患者随机分成观察组和对照组，各 43 例。观察组采用雷火灸联合耳穴压贴、常规护理干预。雷火灸：患者取仰卧位，选穴地机、关元、气海及双侧三阴交、肾俞。雷火灸以艾灸盒固定柱状灸条，距离皮肤 2~3cm，以局部皮肤发红、深部组织感到发热为度，注意不要在患者空腹或精神紧张时进行。治疗后饮用温开水，注意保暖，避免受寒。月经来潮前 7 天开始，月经期间至结束后 7 天每天 1 次，每次灸 10min。耳穴贴压：患者取坐位。选耳穴双侧生殖器、内分泌、交感、肾、耳迷根。使用王不留行子耳贴，先用 75% 酒精对穴位部分的皮肤进行消毒，再用镊子将王不留行子粘贴胶布从塑料板上取下，按照上述的穴位位置进行压贴，压贴后按压 2~3min，可每天清晨、中午、睡前按压 5min。每次压贴 8h，隔 12h 更换 1 次。疗程均为 3 个月经周期，随访 3 个月。雷火灸和穴位压贴过程中若出现皮肤瘙痒、红丘疹等现象，视为过敏，应立即取下穴贴胶布。若皮肤出现不同程度大小的水疱，可用消毒针具挑破水疱，排尽液体，消毒后外用无菌纱布包扎，防止感染。若患者出现全身性皮肤过敏，应及时至医院就诊。雷火灸时如有烫伤，可用酒精、紫草油、油纱条即时处理。对照组采用西药联合常规护理干预。经期前 1 周开始口服布洛芬缓释胶囊 0.30g，1 粒 / 次，2 次 / 天，连用 3 天，以 3 个月经周期为 1 个疗程，随访 3 个月。

结果：观察组共显效 11 例，有效 30 例，无效 2 例，总有效率 95.35%；对照组显效 6 例，有效 25 例，无效 12 例，总有效率 72.09%。

九、揿针为主治疗

陈敏等[21]运用揿针治疗原发性痛经

将 75 例原发性痛经患者按照随机数字表法分为揿针组、揿针 + 布洛芬组、假针 + 布洛芬组，各 25 例。揿针组取地机（双侧），于患者经期前 7 天治疗。患者取坐位，穴位常规消毒后，医者左手固定所刺部位皮肤，右手持镊子取 1.5mm 揿针垂直缓慢刺入，贴埋于穴位上，患者感觉无刺痛后按压固定，按压时微酸胀痛。留针时间长短根据气温决定，一般可 3~5 天后取针再行埋置，最长可留针 7 天。如遇天气炎热，留针时间不宜超过 2 天，以防感染。留针期间，嘱患者轻柔按压揿针，每天 2~3 次，以有微酸痛为佳，每次约 1min，上述治疗 10 天为一疗程，共治疗 3 个月，随访 3 个月。揿针 + 洛芬组揿针操作同前。患者疼痛时口服布洛芬缓释胶囊，0.30g/ 次，2 次 / 天，服至疼痛消失。服药期间出现过敏反应，立即停药，并对症处理。假针＋布洛芬组取穴、操作步骤、疗程同揿针组，布洛芬服用方法同揿针＋布洛芬组。

结果：治疗3个月经周期后，3组患者临床症状均得到明显改善，揿针组、揿针＋布洛芬组、假针＋布洛芬组的总有效率分别为92%、92%、76%，复发率分别为34.8%、30.4%、68.4%。

参考文献

［1］范星宇，廖晓倩，王梓仪，等．基于数据挖掘的原发性痛经动物模型分析［J］．中国实验方剂学杂志，2023，29（2）166-174.

［2］孙小雪，梁玉磊，李新华，等．近十年针灸干预对原发性痛经动物模型影响的实验研究进展［J］．河北中医药学报，2017，32（1）：60-64.

［3］辛思源，杨志新，郭建恩，等．电针"三阴交－悬钟"对类痛经模型大鼠血浆血栓素B2（TXB2）、六酮前列腺素F1α（6-keto-PGF1α）的影响［J］．科技风，2020，433（29）：186-187.

［4］Woo HL, Ji HR, Pak YK, et al. The efficacy and safety of acupuncture in women with primary dysmenorrhea: a systematic review and meta-analysis［J］. Medicine, 2018, 97: e11007.

［5］李戈，思金华，赵晨，等．针刺治疗原发性痛经的网状Meta分析［J］．中国循证医学杂志，2017，17（10）：1212-1223.

［6］李孟汉，杜元灏．针刺奇神经节治疗原发性痛经36例［J］．中国针灸，2022，42（1）：33-34.

［7］王海军，曹玉霞，姬俊强，等．"秩边透水道"针法治疗原发性痛经31例［J］．中国针灸，2019，39（11）：1245-1246.

［8］李迎真，陈柏书，尹建平，等．基于"未病先防"探讨脐针配合痛经膏干预寒凝血瘀型原发性痛经的临床研究［J］．辽宁中医杂志，2022，49（1）：154-157.

［9］吕思颖，陈霞，王丽华，等．温肾暖宫三伏灸治疗阳虚质原发性痛经56例［J］．中国针灸，2022，42（3）：343-344.

［10］陈亚蓓，冷静，林博杰，等．雷火灸联合米非司酮治疗肾虚血瘀型卵巢巧克力囊肿痛经：随机对照研究［J］．中国针灸，2021，41（2）：161-164.

［11］师江红．艾灸神阙穴结合温针灸治疗原发性痛经42例［J］．光明中医，2022，37（5）：849-851.

［12］廖柏丹，柳元娥，彭志谋，等．艾灸神阙配合温针灸关元、三阴交治疗原发性痛经疗效观察［J］．中国针灸，2019，39（4）：367-370，376

［13］卢春霞，邓雪皎，陈苗，等．不同方法刺激耳穴治疗原发性痛经：随机对照研究［J］．中国针灸，2021，41（7）：737-741.

［14］吕昆．脐疗、耳穴压豆治疗原发性痛经的疗效比较［J］．菏泽医学专科学校学报，2022，34（4）：42-44.

［15］李海燕，陈淑珍，李艺. 浮针治疗原发性痛经急性发作的临床疗效观察［J］. 中国现代药物应用，2022，16（6）：205-207.

［16］职良喜. 浮针疗法治疗原发性痛经的随机对照观察［J］. 中国针灸，2007（1）：18-21.

［17］范大广，李慧芬. 毫火针治疗寒湿凝滞型原发性痛经对性激素水平的影响［J］. 针灸临床杂志，2019，35（8）：55-59.

［18］方芳，郭丽，刘云涛，等. 火针八髎穴治疗原发性痛经临床疗效观察［J］. 中华中医药杂志，2016，31（6）：2406-2408.

［19］王晓静. 穴位埋线辅助治疗阴虚湿热瘀结型痛经临床观察［J］. 光明中医，2021，36（24）：4131-4134.

［20］饶淑云. 雷火灸联合耳穴压贴干预寒凝血瘀型原发性痛经43例效果观察［J］. 湖南中医杂志，2021，37（8）：111-113.

［21］陈敏，陈利华，陈兴良，等. 揿针治疗原发性痛经的疗效观察［J］. 中国计划生育和妇产科，2018，10（9）：85-88.

闭经

闭经的病因病机分为虚实两类。虚者多因精血匮乏，冲任不充，血海空虚，无血以下；实者多为邪气阻隔，冲任阻滞，胞脉不通，经不得下[1-2]。针灸可通过刺激相关经络穴位起到调整脏腑经络气血、调和冲任的作用，调促肾天癸 – 冲任 – 胞宫功能轴重新恢复正常运作，达到治疗月经病及妇科杂病的目的。现代研究表明，针灸对月经不调、功能性子宫出血、痛经、带下病及不孕症等多种妇科疾病具有良好的治疗和调整作用，对闭经也有独特的疗效[3]。

一、温针灸为主治疗

1. 卢金荣等[4]用温针灸治疗寒凝血瘀型继发性闭经

将 60 例患者随机分为两组，观察组 30 例，采用温针灸治疗；对照组 30 例，采用常规针刺治疗。对照组取百会、四神聪、头维、关元、中极、三阴交、归来、子宫、卵巢、天枢、命门、肾俞。头穴针刺：选好体位后，予皮肤常规消毒，快速进针，针身与头皮的角度约为 15°，针刺入头皮后缓慢进针以到达相应深度，采用手法使针刺得气，留针 60min。其他腧穴针刺：腹部腧穴采用弹针速刺法进针，当针迅速刺入穴位皮肤后，再缓慢行针以使得气，留针 30min 后将针起出；让患者变换体位至俯卧位，针刺命门、肾俞，刺法同上，得气后亦留针 30min。在针刺腹部腧穴前，嘱患者排空尿液，严格把握针刺深度。针刺肾俞穴时针尖指向脊柱的方向，针刺深度为 0.8~1 寸。观察组行温针灸治疗：在完成针刺治疗后，每日可选择一组穴位进行操作。针刺得气，将艾绒团成团状放置于相应穴位的针柄上，艾团的直径约为1cm，将小块的隔热板垫在艾绒团与皮肤之间，以防止过热或艾绒团脱落时烫伤皮肤，施灸顺序从下至上，5壮/天。温针灸穴位分组如下：第1组：关元、归来、子宫；第2组：中极、卵巢、天枢；第3组：三阴交、命门、肾俞。对照组取穴和操作方法同观察组，无温针灸治疗。两组各连续治疗21天为一疗程，休息7天，共治疗3个疗程，若疗程期间出现月经来潮现象，则立即停针，待月经结束后再继续进行治疗。

结果： 观察组总有效率86.7%，对照组总有效率73.3%。

2. 雷红等[5]用温针灸治疗功能性闭经

主穴取中极、子宫。配穴：气血虚弱型配足三里、三阴交、阴陵泉、太溪，肝郁型配侠溪、行间、期门，肾虚型配肾俞、三阴交、太溪，脾虚型配足三里、血海、中脘。操作：穴位常规消毒，选用0.25mm×40mm的毫针直刺中极0.8~1寸，行提插捻转复合手法。当患者有酸或胀等感觉的时候调节针刺的方向，朝向会阴部轻轻提插捻转，使针感如触电般向会阴部传导，得气后留针25min。直刺双侧子宫穴，深度0.8~1.2寸，视患者体型胖瘦，刺入后小幅度提插捻转，以患者有胀痛感觉为度，留针25min。患者有针感后同时点燃艾条，在距上述3个穴位约1cm高处行回旋和雀啄灸法，每穴熏灸5min，以患者感觉整个腹部有温热感、温暖舒适为度。穴位周围见有2cm×2cm大小的红晕时停止艾灸。其他穴位针刺治疗根据患者的胖瘦体型选取毫针，穴位常规消毒，足三里以穴位酸胀并有触电感放射至外踝或足背为最佳；三阴交、太溪以触电感放射到整个足底部为最好；阴陵泉患者诉酸胀得气后调整针刺方向，将针尖指向大腿内侧，朝会阴方向再次行针导气，以酸胀、触电感觉向上穿过膝关节到达会阴部为最佳针感。得气即止，以患者取针后感觉舒适、医生手下针感流畅为最佳。肾俞、血海、中脘得气以酸胀为主，得气后手法轻柔，由浅入深，轻轻捻转数下，针下感觉沉紧即可。期门针刺时左手提起局部皮肤，右手持针，方向与皮肤成15°角平行进针，针体进入皮肤20mm左右，不强调患者的针感，穴位周围见红晕即可。侠溪、行间得气后，将针尖倒向经络循行相反方向，逆其经气，行泻法，上述各穴均留针25min。取针时，用泻法的穴位不用消毒棉球按压。治疗1次/天，5次/周，休息2天，1月为一疗程。治疗3~6个月后观察疗效。

结果： 治疗后总有效率为92.1%，其中功能性闭经以肝郁证型最多见，共18例，痊愈16例，显效1例，有效0例，无效1例，证型有效率为94.4%；肾虚证型共10例，痊愈8例，显效1例，有效1例，无效0例，证型有效率为100.0%；气血虚弱证型共6例，痊愈2例，显效1例，有效2例，无效1例，证型有效率为83.3%；脾虚证型共4例，痊愈1例，显效2例，有效0例，无效1例，证型有效率为75.0%。

二、针刺为主治疗

1. 孙朝辉等[6]用针灸四关穴为主治疗闭经

取主穴合谷、太冲，辅穴肝俞、太溪。气血两虚加脾俞、三阴交、血海，阴虚血燥加太溪、关元，气滞血瘀加气海，痰湿壅盛加脾俞、丰隆。常规消毒后，根据辨证用针法（补、泻、平法），使用 0.25mm×40mm 的毫针。肝肾两虚补法刺肝俞、太溪，平法刺四关穴；气血两虚者补法刺脾俞、三阴交，平刺四关穴；阴虚血燥证采用补法刺太溪、关元，泻法刺四关穴；气滞血瘀用补法刺气海，泻法刺太冲，平法刺合谷；痰湿壅盛取丰隆用温针灸，四关穴采用普通针刺法，留针 20~30min，1 次 / 天或 2 次 /3 天，7~10 次 / 疗程。若患者根据症状需要艾灸，建议自行用艾炷对穴位进行间接灸，灸时保持热和舒适感。1~2 次 / 天，10~15min/ 次。待月经恢复后，再予针刺治疗 2~3 次巩固疗效。临床评价满意后结束治疗。一般治疗 3~6 个疗程（1~2 个月），半年后随访。

结果： 治愈 33 例，好转 14 例，失败 11 例。总有效率为 81%。

2. 张桂芝等[7] 用针刺治疗海洛因依赖者闭经

随机将 126 例患者分为针刺治疗组和空白对照组。针刺治疗组：选穴中极、关元、气海、天枢、脾俞、肾俞、三阴交。随症加减：肝郁气滞加太冲、血海，少腹胀痛加四满、归来。针刺手法：气海、天枢、脾俞、肾俞用补法，其他用平补平泻法。针刺方法：局部常规消毒，用 0.30mm×40mm 的一次性不锈钢毫针进针至常规深度，得气后留针 30min，3 次 / 周，12 次 / 疗程，两疗程之间休息 2 天，3 个疗程后停止治疗。空白对照观察组不做任何治疗，但同针刺组一样，每周 3 次询问月经变化情况，12 次 / 观察周期。

结果： 治疗组有效率 84.9%，高于空白对照组的 3.0%，差异有统计学意义。

三、电针配合中药治疗

卢乐苗等[8] 用电针配合中药治疗痰湿型继发性闭经

将 63 例痰湿型继发性闭经患者随机分为电针组（20 例）、中药组（20 例）和联合组（23 例）。电针组：取气海、中极、中脘、归来、子宫、丰隆、血海、地机、三阴交、足三里。患者仰卧位，穴位常规消毒后选用 0.30mm×40mm 的毫针快速刺入皮肤，行针至得气后施以平补平泻手法，腹部穴位要求针感向小腹部传导，其余穴位以患者有酸麻胀感为度，连接脉冲电疗仪，选用连续波，强度以患者适宜为度，留针 30min。1 次 / 天，10 次 / 疗程，若期间月经来潮则治疗停止，月经干净后继续治疗。中药组方用导痰汤合芎归散加减。药物组成：半夏 15g，陈皮 15g，枳壳 15g，川芎 15g，当归 15g，茯苓 15g，胆南星 6g，甘草 3g。面浮肢肿者酌加益母草、泽兰，心悸失眠者酌加远志、酸枣仁，神疲气短者酌加黄芪、白术，胸脘满闷者酌加瓜蒌、薤白。1 剂 / 天，水煎 2 次，早晚分服。如果月经来潮，则经期停服，经净后续服，10 剂 / 疗程。联合组采用电针配合中药治疗，电针治疗方法同电针组，中药治疗方法同中药组。3 组患者均连续治疗 3 个疗程，疗程间休息 7 天。月经复潮者再观察 3 个月经周期，评定疗效。治疗期间停用其他疗法，特别肥胖的患者存在胰岛素抵抗，可口服二甲双胍片，每次500mg，2 次 / 天。嘱患者少食肥甘厚腻，适当运动，起居有常。

结果： 电针组总有效率为 80.0%，中药组为 85.0%，联合组为 95.7%。联合组总有效率优于电针组和中药组，差异均有统计学意义。

四、针刺加穴位注射治疗

段颖华等[9]用体针加穴位注射治疗继发性闭经

体针加穴位注射组针刺分两组交替进行。腹部穴取关元、中极、归来、合谷、足三里、三阴交、太冲，腹部穴位要求针感向会阴部传导，余穴均要求患者有酸麻胀感为度。背部穴取穴肾俞、三焦俞、次髎、委中、三阴交。辨证加减：肾气不足加志室；气血亏虚加脾俞、中脘；痰湿阻滞加阴陵泉、丰隆；阴虚内热加复溜、太溪；血寒凝滞加命门，加用灸箱灸下腹部和腰骶部；血瘀气滞加膈俞、血海，加用灸箱。进针得气后连接电针仪，以疏密波通电30min，前后交替。穴位注射选用体穴的主要穴位，交替使用，肾气不足用鹿茸精注射液，气血亏虚用黄芪注射液，痰湿阻滞用黄芪注射液，阴虚内热用丹参注射液，血寒凝滞用当归注射液。每次4ml，分两个穴位注射。单纯针刺组体针取穴及针刺方法同针刺体针加穴位注射组。两组均10次/疗程，共治疗3个疗程，疗程间休息7天。

结果：治疗组治愈41例，好转6例，未愈3例，有效率为91.40%，治愈率为82%；对照组分别为治愈17例，好转3例，未愈10例，有效率66.67%，治愈率为56.67%。

五、针刺加埋针治疗

李波等[10]用针刺加埋针治疗肥胖型闭经

按就诊顺序将36例肥胖型闭经患者随机分为治疗组和对照组。对照组单纯实施针刺疗法。主穴取梁丘、公孙，配中脘、丰隆、三阴交、脾俞、足三里、关元、归来、气海、肾俞、中极、血海。穴位常规消毒，选用0.25mm×40mm的毫针，以双手进针法刺入皮肤，行提插捻转补泻手法，得气后留针15~20min，隔天1次，1月/疗程，连续治疗3个疗程。治疗组针刺疗法结合埋针疗法。针灸疗法方法同对照组。埋针疗法选取梁丘、公孙两个穴位。皮内针、镊子和埋针部位皮肤严密消毒后，用镊子夹住皮内针针身，沿皮横刺入皮内，针身埋入皮内0.5~1cm，然后用胶布将留在皮外的针柄固定。梁丘和公孙两个穴位交替使用，1穴/次，4~7天换针1次，7次/疗程，连续治疗3个疗程。留置期间，每隔4h左右用手按压埋针处1~2min，以加强刺激，增加疗效。

结果：肥胖患者体重较治疗前明显减轻，且治疗组减轻幅度比对照组要明显。治疗组和对照组的总有效率分别为97.22%、77.78%。

六、针刺配合火针治疗

李柱等[11]用针刺配合火针治疗继发性闭经

按就诊先后顺序将70例继发性闭经病患者随机分为治疗组和对照组，各35例。对照组单纯针刺治疗，选取关元、三阴交、中极、气海、肾俞、中脘、血海、膈俞等。穴位常规消毒，选用 0.25mm×40mm 的毫针，以双手进针法刺入皮肤，行提插捻转补泻手法，在得气后留针 20min，隔天 1 次，1 月 / 疗程，连续治疗 3 个疗程。治疗组针刺结合火针疗法。针刺方法和取穴同对照组。火针疗法：取脾俞、肝俞、膈俞、血海、足三里、三阴交、归来。穴位常规消毒，患者取卧位，医者选用钨锰合金中号火针，加热后迅速针刺上述穴位，其中肝俞、脾俞、膈俞向脊柱方向斜刺 1 寸，其余穴位直刺 1 寸。均治疗 3 个疗程。

结果：治疗组痊愈 21 例，显效 10 例，有效 3 例，无效 1 例，总有效率为 97%；对照组痊愈 15 例，显效 5 例，有效 8 例，无效 7 例，总有效率为 80%。

七、拔罐结合艾灸治疗

谢汉兴等[12]用拔罐结合艾灸治疗产后闭经

背部循经拔罐：以大椎为起点，经肩背部沿足太阳膀胱经第 1 侧线、第 2 侧线至膀胱俞处为终点。先嘱患者取合适体位，以适量茶油或凡士林涂于拔罐部位皮肤上，用 2 号或 3 号玻璃火罐在上述拔罐部位来回闪罐，重复 3 次，以皮肤稍红为度。然后用闪火法将火罐吸附于皮肤上，吸附松紧度以患者能忍受且火罐能自由移动为度。施术者握住火罐，将火罐略微提起，均匀用力推动罐体，沿上述部位反复走罐，直至皮肤潮红或稍有瘀出时起罐。走罐结束后，用闪火法将火罐吸附于上述拔罐部位，留罐 10~15min，至皮肤充血甚至出瘀时起罐，以不起水疱为宜。拔罐治疗结束，嘱患者 4h 内勿沾水，隔天 1 次，3 次 / 周，治疗 4 周。艾灸：拔罐结束后，嘱患者仰卧位，将点燃的艾条一端置于关元穴上方 2~3cm 施以温和灸，以患者穴位局部有温热感而无热痛为宜，持续 1h，其间防止烫伤并及时更换燃尽艾条。1 次 / 天，6 次 / 周，治疗 4 周。治疗期间嘱患者作息规律，饮食清淡，忌辛辣。

结果：治愈 18 例，好转 8 例，无效 2 例，有效率为 92.9%。

八、电针结合激素补充治疗

孙慧宁等[13]用电针结合激素补充法调节跌重性闭经

A 组和 B 组均补充生理剂量的雌激素，具体为口服复合雌二醇 / 地屈孕酮片 1/10mg，每日 1 次，连续 2 个月经周期。A 组在口服同时进行电针治疗，2 次 / 周，30min/ 次，20 次 / 疗程。月经期暂缓治疗。针刺取天枢、关元、足三里、太冲、三阴交、血海。关元采用齐刺法，一针由关元直刺 1~2 寸，余二针由关元旁开 0.1 寸，分别向同侧外下方的子宫穴斜刺，进针 1.5~2 寸，使整个少腹部乃至会阴部有明显的针感。其余腧穴常规针刺。电针操作：留针期间采用低频电针仪给予电刺激，采用连续波，频率为 2Hz，强度以患者能耐受并看到小腹部及下肢有较明显的肌肉收缩和震动为度，留针 30min。

结果：A 组有 83.9% 的患者 SAS 评分下降，高于 B 组的 66.7%，但组间比较无显著性差异。A 组 80.6% 的患者 LH 和 FSH 水平有提高，B 组为 73.3%。

九、针刺结合中药敷脐治疗

叶利萍等[14]用针刺结合血府逐瘀汤敷脐治疗运动性闭经

将入选的 40 例运动性闭经患者随机分为两组，治疗组 20 例、对照组 20 例。治疗组治以理气活血，祛瘀通经。用针刺结合血府逐瘀汤敷脐治疗。中药处方：桃仁 12g，红花、当归、生地黄、牛膝各 9g，赤芍、枳壳、甘草各 6g，川芎、桔梗各 4.5g，柴胡 3g。将中药磨成粉末，用生姜汁调和，取 1 枚硬币大小填充脐部（神阙穴），再用一次性敷贴贴于脐部。于每次月经行经前 5 天至月经经行第 2 天贴敷，24h 换药 1 次，连续 7 天，连续治疗 3 个月经周期。针刺处方：关元、中极、三阴交、血海、合谷、太冲。操作：0.30mm×50mm 的一次性无菌针灸针直刺，行针至得气，中极深刺强刺激，关元、三阴交温针灸，合谷、太冲泻法。疗程同上。对照组予戊酸雌二醇片 1mg，1 片 / 次，1 次 / 天，定时口服，连服 21 天。后 5 天加服甲羟孕酮 10mg，1 片 / 次，1 次 / 天。停药 7 天，为 1 个治疗周期，连续治疗 3 个周期。

结果：治疗组痊愈 8 例，好转 10 例，无效 2 例，总有效率 90%；对照组痊愈 5 例，好转 8 例，无效 7 例，总有效率 65%。

十、耳穴压豆结合中药治疗

石宇等[15]用耳穴压豆法结合当归四逆汤加味治疗寒凝血瘀型闭经

耳穴压豆法取皮质下、内分泌、子宫、肾、肝、脾六穴，常规消毒后探测耳郭敏感点，将王不留行籽（直径约 5mm）粘于医用胶布上贴于敏感处，每日按压 5 次至出现酸胀、麻木、发热感，每次 5min，双耳交替进行，3 周为一疗程，连续 3 个疗程。月经期停止治疗。中药内服当归四逆汤加味，水煎服。处方：当归 12g、桂枝 9g、白芍 9g、细辛 3g、通草 6g、香附 15g、大枣 8 枚、炙甘草 6g。随症加减：寒重者，加吴茱萸 6g、生姜 6g；湿重者，加茯苓 10g、苍术 10g；血瘀重者，加桃仁 6g、红花 6g；肾虚者，加菟丝子 10g、熟地 10g。上方水煎取 250ml，1 剂 / 天，分 2 次温服。3 周为一疗程，连服 3 个疗程。

结果：30 例患者中，治愈 15 例（50.00%），好转 13 例（43.33%），无效 2 例（6.67%），总有效率 93.33%。

十一、穴位埋线结合中药治疗

汤伟玲等[16]用穴位埋线疗法结合闭经汤治疗继发性闭经

选取 120 例继发性闭经患者作为研究对象，随机分为对照组与治疗组各 60 例，对照组患者采用闭经汤治疗，治疗组患者采用穴位埋线联合闭经汤治疗。闭经汤组成：桃仁 10g、红花 10g、熟地 20g、白芍 20g、当归 10g、川芎 10g、王不留行 10g、金樱子 10g、桑椹 20g。水煎服，1 剂 / 天，分 2 次口服，连续 28 天，停药 2~3 天再重复用药。服药期间如月经来潮则停服，等月经干净后再进行下一个疗程，连续服用 3 个疗程。治疗组患者以穴位埋线联合闭经汤治疗。主穴取双侧天枢、水道、胃俞、肾俞、脾俞、足三里及中脘、关元、中极穴。操作步骤：准备镊子、弯盘、8 号注射针头等用品，采用 3-0 号医用羊肠线及针灸针进行穴位埋线治疗。将羊肠线裁剪为 1cm 的小段，在 0.9% 的生理盐水中浸泡，埋线时将羊肠线取出，置于纱布上。对局部皮肤进行消毒，注射针头内穿入针灸针，使用镊子夹起羊肠线，并放进注射针头前端，确保羊肠线不露出，针灸针、注射针头倾斜持握，皮内迅速刺入注射针头，针尖至肌肉层后稍向上提，针灸针则向下刺入，将羊肠线推入至肌肉内，针灸针有松动感时提示羊肠线进入肌肉内，将针灸针和注射针头拔出，并作止血处理。1 次 /15 天，治疗 6 次为 1 个疗程。在穴位埋线的同时服闭经汤，水煎服，1 剂 / 天，分 2 次口服，连续治疗 28 天，停药 2~3 天再重复用药。服药期间如月经来潮则停服，等月经干净后再进行下一个疗程，连续治疗 3 个疗程。

结果： 治疗组患者治疗总有效率为 96.7%，明显高于对照组的 78.3%，差异具有统计学意义。

十二、人工周期药物结合电针治疗

贾生梅等[17]用人工周期药物结合电针治疗卵巢早衰性闭经

将 72 例卵巢早衰性闭经患者随机分为治疗组和对照组，各 36 例。对照组行人工周期药物治疗：倍美力片 0.625mg，1 次 / 天，连续口服 22 天，第 23 天口服安宫黄体酮，10mg/ 次，2 次 / 天，连续口服 7 天。治疗组在人工周期治疗的基础上加用电针。取耳穴皮质下（下部的卵巢穴）、耳中、神门、内生殖器、内分泌、缘中（脑垂体）及体穴气海、关元、归来、肝俞、肾俞、合谷、血海、气冲、足三里、三阴交。连接电针仪，每次 40min，1 次 / 天，月经来潮，停针停药。两组平均治疗 6 个月，建立规律月经。

结果： 治疗组显效 11 例，有效 19 例，无效 6 例，总有效率 80.6%；对照组显效 4 例，有效 18 例，无效 14 例，总有效率 61.1%。

十三、中西医药物结合针刺治疗

1. 朱黎莉等[18]用中西医药物结合针刺治疗青少年闭经

将 50 例青少年闭经患者随机分为治疗组与对照组，每组各 25 例。对照组采用纯西医疗法，雌激素周期治疗与黄体酮周期治疗相结合。口服己烯雌酚 0.5~1mg，1 次 / 天，连服 20 天。一般停药后 3~7 天月经来潮，从月经第 5 日开始行第 2 个疗程，可持续 3~6 个周期。黄体酮肌内注射 10~20mg，1 次 / 天，连用 5 天，停药后 1 周内出现撤药性出血，于出血后 20 天重复使用，连用 2~3 个周期。治疗组在对照组基础上采用中药疗法辅以针刺治疗。中药治疗：赤芍 15g、当归 10g、桃仁 10g、红花 10g、熟地黄 12g、肉桂 3g、淫羊藿 15g、菟丝子 20g、泽兰 10g，1 剂 / 天，15 剂为 1 个疗程。针刺治疗取穴关元、中极、子宫、三阴交及肝俞、肾俞、十七椎下、三阴交，两组交替针刺。每周 3 次，连续 3 个月为一疗程。

结果：治疗组治愈 20 例，总有效率 100%；对照组治愈 12 例，总有效率 76%。

2. 王丽等[19]用针药结合治疗卵巢储备功能低下闭经

将 74 例卵巢储备功能低下闭经患者随机分为单纯中药组（37 例）、针药联合组（37 例）。单纯中药组给予补肾养血调冲方。当归 9g、生地黄 9g、熟地黄 9g、白芍 12g、川芎 6g、泽兰 9g、制香附 9g、川牛膝 9g、泽泻 9g、益母草 12g、龟甲 9g、鹿角 9g。随证加减：兼肝郁者，加柴胡、枳壳等，疏肝理气调冲；瘀血阻滞者，加桃仁、红花等，活血调经；脾虚者，加黄芪、党参等，补气健脾。煎服，1 剂 / 天，2 次 / 天，温服，经期停服，3 月 / 疗程。针药联合组在对照组基础上给予相应针灸治疗。先取俯卧位，常规消毒后使用 0.30mm×40mm 的一次性无菌针灸针行捻转补法快针刺激双侧肾俞穴。然后取仰卧位，常规消毒后使用 0.30mm×75mm 的一次性无菌针灸针针刺中脘、气海、关元、中极、三阴交、足三里。配穴：根据辨证分型加脾经、胃经、任脉穴位，如丰隆、血海、天枢等。最后在双侧三阴交、关元、双侧足三里温针灸。以局部皮肤发红为度，若腹部内有温热感为最佳。隔天 1 次，12 次 / 疗程，治疗 3 个月

结果：治疗后针药联合组血清 E2 水平升高幅度明显高于单纯中药组。针药联合组中医证候积分改善优于单纯中药组。针药联合组有效率为 91.18%，高于单纯中药组的 68.75%。

参考文献

[1] 冯晓玲，张婷婷. 中医妇科学 [M]. 北京：中国中医药出版社，2021.

[2] 高树中，冀来喜. 针灸治疗学 [M]. 北京：中国中医药出版社，2021.

[3] 李莉. 针灸对大鼠运动性闭经调节作用的实验研究 [D]. 广州：广州中医药大学，2011.

[4] 卢金荣，白妍，王威岩，等. 温针灸对寒凝血瘀型继发性闭经卵巢子宫动脉血流的影响 [J]. 针灸临床杂志，2017，33（12）：56-60.

[5] 雷红，黄光英，王琪. 温针灸治疗功能性闭经 38 例 [J]. 中国针灸，2009，29（7）：553-554.

[6] 孙朝辉，许瑞华，翟亚娟. 针灸四关穴为主治疗闭经 58 例（英文）[J]. World Journal of Acupuncture-Moxibustion, 2010, 20（1）：62-64.

[7] 张桂芝，赵冈琪，冯秀娥，等. 针刺治疗海洛因依赖者的闭经 [J]. 中国药物依赖性杂志，2004（4）：284-285.

[8] 卢乐苗，姚奏英. 电针配合中药治疗痰湿型继发性闭经疗效观察 [J]. 上海针灸杂志，2014，33（5）：412-413.

[9] 段颖华. 体针加穴位注射治疗继发性闭经 50 例 [J]. 江西中医药，2007，299（11）：47-48.

[10] 李波，韩洁茹. 针刺加埋针治疗肥胖型闭经 36 例临床观察 [J]. 中医药信息，2010，27（1）：100-101.

［11］李柱. 针刺配合火针治疗继发性闭经35例临床分析［J］. 第三军医大学学报，2014，36（11）：1124，1128.

［12］谢汉兴，唐红珍. 背部循经拔罐结合艾灸关元治疗产后闭经28例［J］. 中国针灸，2020，40（11）：1250.

［13］孙慧宁. 电针结合激素补充调节跌重性闭经患者性激素水平和情绪状态的临床研究［D］. 上海：上海中医药大学，2020.

［14］叶利萍，周超彦，叶平. 针刺结合血府逐瘀汤敷脐治疗运动性闭经临床观察［J］. 浙江中医杂志，2016，51（10）：754.

［15］石宇，胡樱，黎波，等. 耳穴压豆法合当归四逆汤加味治疗寒凝血瘀型闭经30例［J］. 江西中医药，2016，47（5）：51-52.

［16］汤伟玲. 穴位埋线疗法合闭经汤治疗继发性闭经临床研究［J］. 亚太传统医药，2016，12（13）：118-119.

［17］贾生梅，段青梅. 人工周期药物结合电针治疗卵巢早衰性闭经［J］. 中国妇幼保健，2011，26（36）：5856.

［18］朱黎莉. 中西医药物结合针刺治疗青少年闭经25例临床体会［J］. 中国医药指南，2010，8（3）：20-22.

［19］王丽，马伊磊，付金荣. 针药结合治疗卵巢储备功能低下闭经的临床疗效观察［J］. 上海医药，2020，41（24）：27-29.

乳腺增生

实验研究证实，对乳腺增生模型大鼠体表相关经络进行刮痧操作，可以降低疾病模型大鼠乳腺组织内 VEGF、BFGF 蛋白表达程度[1]。现有研究提示，艾灸能够通过扩张局部毛细血管、增强血液循环和淋巴循环、促进炎症水肿等病理产物的消散吸收、加快代谢产物的排泄、对机体免疫功能发挥双向调节作用等达到对乳腺增生症的治疗作用。艾灸局部取穴和艾灸远端取穴均能显著下调乳腺增生症大鼠下丘脑 Gn-RHmRNA 及乳腺 ERα 的表达，上调乳腺 ERβ 的表达[2]。

一、针刺为主治疗

1. 董志斌等[3]运用基于"高氏三通"理论针灸治疗乳腺增生症

针刺治疗：取膺乳（眉头与目内眦连线中点，即攒竹与睛明连线中点）、人迎。嘱患者闭目，医者先于膺乳穴处揣按，找到明显压痛点或条索状物，用拇指指端按揉约1min。常规消毒，选用 0.30mm×25mm 的一次性针灸针由攒竹进针并向目内眦平刺约0.6寸，针尖切忌超过目眶上缘，行小幅度捻转手法约 1min，同时嘱患者配合深而长的腹式呼吸。多数患者在 1min 后自觉胸中堵塞感明显缓解，且按揉乳房时痛点不明显。

然后医者用押手拇指指端将人迎穴处颈总动脉轻微向外推并固定于指端之下，刺手持0.30mm×40mm的一次性针灸针沿押手拇指指甲缘缓慢进针约0.6寸，行小幅度捻转手法使患者有得气感，对侧施以同法。留针30min，出针时嘱患者配合深而长的腹式呼吸。隔药灸脐法：柴胡12g、郁金9g、瓜蒌12g、当归9g、炒白芍9g、土茯苓15g、川贝母12g、半夏6g、南星6g、牡蛎20g、山慈菇9g、延胡索9g、冰片6g，混合均匀，用超微粉碎机粉碎，避光密封备用。温水调面粉成面圈状，面圈直径6cm、内孔直径约2cm，与患者肚脐大小适应；内壁高2cm，外壁高3cm。嘱患者仰卧位，充分暴露脐部，将面圈置于脐上，取药粉适量填满面圈孔；取陈艾绒适量，捏制成直径1.5cm、高1.5cm的圆锥体艾炷。将艾炷置于药粉上，点燃，待其燃尽后更换艾炷，连续施灸6壮，约1.5h。灸毕，取下面圈，用医用胶布固封药粉。留药期间，忌食发物。24h后由患者自行揭下，并用温水清洗脐部。针刺与脐疗同时进行，治疗1次/7天，4次/疗程，连续治疗3个疗程。

结果：治愈8例，好转13例，无效2例，总有效率为91.3%。

2. 王旭等[4]运用针刺腋下到肘窝区域反应点治疗乳腺增生症

患者取仰卧位，医者用手触摸寻找患侧腋下到肘窝区域反应点，以肱二头肌肌腹为重点，找到豆粒状反应点或压痛点，进行常规消毒。选用0.35mm×40mm的针灸针约成30°角透刺贯穿整个反应点，针尖朝向肩部，进针1~1.5寸，一般选2~5处进行针刺，留针30min，每10min进行提插捻转平补平泻手法1次，均以达到酸胀为度。留针期间，嘱患者自行用手指中等力度逆时针揉按乳腺肿块部位。若疼痛未消失或缓解，可小幅度左右调节针尖方向，手法同上。乳头及乳头上下区域疼痛者可配合同侧足三里，手法及留针时间同上。如果是双侧增生，起针之后再以相同方法治疗另一侧。以上治疗1次/天，连续治疗3天。

结果：痊愈7例，占25.0%；显效9例，占32.1%；有效12例，占42.9%。总有效率为100%。7例痊愈患者中，复发1例。

二、壮医药线点灸治疗

陈少卿等[5]运用壮医药线点灸治疗乳腺增生症

采用壮药浸泡的2号药线，医者用拇、食指持药线的一端，并露出线头1~2cm，将露出的线段在酒精灯上点燃，如有火焰必须扑灭，只需线头有火星即可。将线头对准穴位，顺应腕和拇指屈曲动作，拇指指腹稳重而敏捷地将有火星的线头直接点按在穴位上，一按火灭即起为1壮，一般每穴灸1壮。在患者的梅花穴（壮医特定穴，按照局部肿块形状和大小，沿其周边和中部选取一组穴位，呈梅花形，每壮之间距离1~2mm）、内分泌（耳穴）、关元、气海、肝俞、肾俞穴位点灸。1次/天，10次/疗程，于每次月经前10天治疗，1个疗程后休息，第2次月经周期前10天行第2疗程治疗，3个疗程为1个治疗阶段。治疗前后行高频彩超及乳腺触诊检查对照，并于治疗阶段结束后3个月随访。

结果：痊愈 50 例，显效 16 例，有效 3 例，无效 1 例。总有效率为 98.6%。

三、电针为主治疗

张董晓等[6]运用电针针刺治疗乳腺增生症

选取乳腺增生症患者 160 例，随机分为针刺组和中药组，每组各 80 例。针刺组取膻中、屋翳、乳根、期门、丰隆、三阴交。皮肤常规消毒后，采用 0.30mm×40mm 的无菌针灸针，膻中穴、乳根穴沿皮下向乳房方向进针 1.5 寸，使针感达到整个乳房，屋翳穴成 25° 向乳房斜刺 1.5 寸，期门穴向乳房方向平刺 1 寸，其他腧穴按常规方法针刺，平补平泻手法。得气后，穴位针柄连接电子针灸治疗仪，给予连续波，频率为 1 档，强度以患者能承受为度，治疗 20min/ 次，经期停止治疗，每个月经周期治疗 15 次，1 个月经周期为一疗程。中药组口服乳康舒胶囊（鹿角、淫羊藿、白芍、郁金、王不留行、丹参），3 粒 / 次，3 次 / 天，经期停服。所有患者黄体期入组，月经周期中黄体期复查。共治疗 1 个疗程。停止治疗后疼痛痊愈患者随访 1 个月经周期。

结果：两组患者治疗后乳房最痛分值及目前疼痛分值均较治疗前降低，乳房触痛分值均较治疗前降低，乳房肿块大小、肿块质地、乳腺肿物分布范围均较治疗前降低，腺体厚度、肿物大小数值均较治疗前缩小。

四、浮针为主治疗

陈冬等[7]运用浮针配合再灌注活动治疗乳腺增生症疼痛

将 35 例女性乳腺增生症患者随机分为综合组和浮针组。综合组患者平卧位，患侧上肢处于放松状态，上肢与胸壁成 60°~70°，肘关节略屈，采用一次性浮针。选取患侧肱二头肌肌腹中央处为进针点，局部常规消毒后，针尖朝向肩峰端刺入皮下，再将针体沿皮下向前推进，推进时针尖略上翘，使针身与肌层平行，运针前将针尖退回软管中并锁定，然后用右手拇、食、中指握住针座行扇形摆动，持续扫散，扫散幅度约 30°，100 次 /min，使患侧上肢外展 0°~90°，医者同时向下按压患者患侧手臂下端，使其手臂做拮抗上抬以紧张胸部肌群的再灌注活动，每次再灌注活动时间持续 30s，然后让患者放松肌肉 30s，医者再继续边扫散边行上述间断紧张或放松肌肉的再灌注活动，至患者疼痛缓解或消失后停止治疗。若患者疼痛无改善或改善不明显，退出浮针，于患侧乳头与乳房结节连线上、距乳房外缘约 4cm 处进针，进针后，在扫散过程中医者同时辅以向上下左右各方向推按患侧乳房的再灌注活动，操作时间如前，至患者疼痛缓解或消失后停止治疗。后拔出浮针针芯，留置软管并固定，令患者活动 20min 后，继续于局部查找痛点、结节，治疗操作同前。最后留置软管 5h 后拔出。注意事项：在进针及扫散过程中，患者应无酸麻胀痛等感觉，如有疼痛不适等感觉，需退针调整针刺方向再行扫散。在行再灌注活动时，需嘱患者尽力活动，使其胸部肌肉群处于间断紧张或放松状态。医者在推按患者乳房时力量需适中，勿蛮力操作，否则易引起患者局部疼痛加重。浮针组采用单纯浮针治疗，除不配合任何再灌注活动手法外，浮针组操作的进针部位、扫散幅度及时间、留针时间与综合组相同。上述疗法皆于月经前（7±3）天开始治疗，1次/2天，共治疗3次，至月经来潮前停止，两组均治疗1个月经周期。

结果： 在初次治疗起针即刻、治疗3次后、随访1个月时，两组麦吉尔疼痛量表各分项评分及总分均较治疗前明显降低，综合组麦吉尔疼痛量表各分项评分及总分较浮针组降低更明显；综合组在初次治疗乳房疼痛缓解起效时间上短于浮针组。综合组治疗后3个月复发率为5.9%，优于浮针组的20.0%。

五、穴位埋线为主治疗

白丽等[8]运用穴位埋线治疗乳腺增生症

取主穴肩井、天宗、膻中、屋翳、乳根、足三里、三阴交。辨证配穴：肝气郁结配肝俞、期门、太冲，冲任不调配关元、次髎，肝肾亏损配肾俞、肝俞，痰瘀互结配丰隆。操作方法：在月经来潮第4~8天均可以埋线，患者取合适体位，用甲紫做标记。采用9号一次性使用埋线针，3-0号羊肠线，并将羊肠线剪成1~2cm浸泡于75%的酒精内备用。患者皮肤常规消毒，医者戴医用手套，将剪好的羊肠线放入0.9%氯化钠溶液中浸泡1min，取出备用，镊取一段羊肠线放入埋线针的前端，后端接针芯。医者左手拇、食指绷紧或捏起进针部位皮肤，右手持针快速垂直刺入皮下，再令针体与皮肤成30°角刺入所需深度，当出现针感后，边推针芯边退埋线针，将肠线埋植在穴位的皮下组织与肌层之间，线头不露出皮肤，针孔用医用胶布贴好。治疗1次/月，6次/疗程，共治疗2个疗程，随访半年后评定疗效。严格无菌操作，防止感染。埋线后生活要规律，保持良好精神和情感状态。下次治疗时应稍偏离前次治疗部位。

结果： 临床治愈32例，占40.0%；显效33例，占41.2%；有效14例，占17.5%；无效1例，占1.3%。总有效率为98.7%。

六、火针结合针刺治疗

万欢等[9]运用火针配合针刺治疗乳腺增生

火针治疗结束后采用针刺治疗。取膻中、乳根、屋翳、肩井、天宗、三阴交、血海、足三里、太溪。常规消毒后，采用0.30mm×40mm的毫针进行针刺，三阴交、血海、足三里、太溪采用直刺，得气后均施以捻转或提插泻法。膻中、乳根、屋翳、肩井、天宗采用平刺，乳根得气后针感向乳房放射，天宗针感向肩胛后背放射，与乳根穴前后配穴。穴位得气后留针30min，其间行针3次。火针治疗和针刺治疗均1次/2天，14天/疗程，共治疗6个疗程，月经期间停止治疗。

结果： 40例患者经治疗后，治愈23例，好转13例，无效4例，总有效率为90%。

七、针刀结合中药治疗

刘国斌[10]运用超微针刀联合甘麦大枣汤加减治疗非哺乳期乳腺增生

选取 89 例乳腺增生患者，依照不同治疗方法将其分为对照组与试验组。对照组仅采用甘麦大枣汤加减进行治疗。基础方剂：甘草、生姜各 9g，小麦 30g，大枣 15g，炙甘草 6g。乳房胀痛明显者，加郁金、延胡索各 12g；乳房肿块质地较硬者，加牡蛎 30g，莪术、三棱各 12g。每剂汤药煎制成 200ml，分成两份，每天早晚餐后 0.5h 服用，连续服用 1 个月。试验组在对照组基础上联合超微针刀疗法进行治疗。首先选取施术治疗点：① C_6~C_7 棘突旁筋结点；②肩井穴附近筋节点；③ T_3~T_6 同侧棘突旁筋结点；④锁骨下窝处第 1 肋间隙近胸骨柄处筋结点；⑤第 1~6 肋间隙处近胸骨端处筋节点；⑥喙突筋节点；⑦膻中穴附近筋节点；⑧乳房下方乳根穴附近筋节点；⑨库房穴附近筋节点。前 3 个结节点患者采用俯卧位颈前屈，两手叠压置于前额下，后 6 个结节点患者采用仰卧位。然后选用 5mm×40mm 型号的超微针刀，暴露患者的治疗部位，进行常规消毒，双手配合，左手拇指准确按压局部筋节点，右手持刀，在进针时，①、②、④~⑧结节点刀锋要与肌肉走行方向保持一致，纵行进针，沿左手拇指指甲边缘进刀 0.2 寸，扇形切割 2~3 刀，当感觉到指下的痉挛结节已缓解或消除时出刀。对⑨点进行治疗时，刀锋与身体纵轴平行，进刀深度约 0.2 寸，术者可将库房穴处的特殊筋膜下拉至第 2 肋骨骨面，以左手食指与中指定位，在第 2 肋骨骨面探索式缓慢进刀，当出现黏滞感时，即到达特殊筋膜层。其余治疗手法同前。对③点进行治疗时，刀口线与指下筋节的走行方向垂直进行切割、剥离松解，在结节或钙化点上重点松解。出针后用无菌棉球按压针孔，不出血后创可贴粘贴针孔。要求术者熟练掌握解剖知识，把握进针深度，避免损伤胸膜和脏器，且严格消毒，严防感染。避开月经期，从月经干净第 2 天开始治疗，1 次 /3 天，3 次 / 疗程，共需 3 个疗程。每次治疗结束后，24h 内不能洗澡，针孔不能沾水。甘麦大枣汤服用方式同对照组，连续服用 1 个月。

结果：对照组治愈 17 例，显效 11 例，有效 7 例，无效 5 例，总有效率 87.5%；试验组治愈 28 例，显效 17 例，有效 4 例，无效 0 例，总有效率 100.0%。试验组总有效率高于对照组。

八、电针结合中药治疗

张潞[11]运用电针联合乳乐汤治疗肝郁气滞型乳腺增生症

按随机数字表法患者随机分为试验组与对照组。对照组口服乳乐汤，方药组成：香附 10g，柴胡 10g，延胡索 10g，莪术 10g，郁金 10g，当归 10g，海藻 15g，白芍 15g。水煎服，取汁 400ml，1 剂 / 日，早晚分服。于经期后第 3 天开始治疗，10 天 / 疗程。共观察 2 个疗程，于第 3、4 个月经周期后的第 3 天进行随访，共随访 2 次。试验组口服乳乐汤的同时运用电针治疗。选取两组穴位交替使用，甲组穴取屋翳、乳根、合谷，乙组穴取天宗、肝俞、肩井。采用电针治疗，针刺甲组穴时，嘱患者仰卧位，针刺乙组穴时，嘱患者俯卧位，术者站于患者右侧，用 75% 酒精棉球消毒双手及局部腧穴。取 0.30×50mm 的毫针，斜刺或平刺屋翳穴 0.5~1 寸，向外斜刺乳根穴 0.5~1 寸，直刺合谷穴 0.5~1 寸，直刺肩井穴 0.5~1 寸，直刺或斜刺天宗穴 0.5~1.2 寸，斜刺肝俞穴 0.5~1 寸，平补平泻，以得气为度。连接电极于针柄上，针刺甲组穴时，同侧屋翳和乳根接一对电极；针刺乙组穴时，同侧肩井和天宗接一对电极，打开电源开关，选择连续波，频率 9Hz，定时为 30min。30min 过后，将电流强度归零，关闭电针机，取下电极，最后将针拔出。

结果： 电针联合乳乐汤治疗本病总有效率为 92.85%，乳乐汤治疗本病总有效率为 86.66%。

九、耳穴贴压结合中药治疗

彭志坚等[12]运用耳穴贴压联合消癖煎治疗乳腺增生症

将 91 例患者随机分为观察组和对照组。观察组采用耳穴贴压联合消癖煎治疗。取耳穴乳腺、内分泌、卵巢、神门、肝、脾。用 75% 的酒精棉球消毒耳郭后，用探针在穴位区域找到敏感点，用 0.8cm×0.8cm 的橡皮胶布将王不留行籽贴于敏感点上，嘱患者按压，3~4 次/天，予埋籽处轻度刺激，以局部酸麻胀感或轻微疼痛为佳，1 周后揭除，换对侧耳贴压。同时口服消癖煎（组成：柴胡、夏枯草、白芍、赤芍、丹皮、川芎、瓜蒌、当归、香附、枳实、贝母、青皮、生甘草），30ml/次，3 次/天。对照组仅采用消癖煎口服，药物剂量、服法同观察组。两组患者月经期时停止治疗，待月经干净后开始治疗，以 1 个月经周期为一疗程，治疗 3 个疗程后判断疗效。

结果： 两组患者治疗后症状体征积分较治疗前积分均明显下降，同时观察组的积分下降较对照组幅度更大；观察组的总有效率为 95.7%，明显高于对照组的 80.0%。

十、针刺结合拔罐治疗

陈惠姣等[13]运用分区走罐结合针刺原穴治疗乳腺增生

定位：背五线区、肩胛区、胸前区、胁肋区。操作：选择适宜的玻璃罐，嘱患者充分暴露施术部位。患者取俯卧位，于背五线区涂擦适量石蜡油，用闪火法将罐吸附于皮肤上，罐的吸力调至患者可以接受的程度，来回移动玻璃罐，直至局部皮肤潮红或出痧而不出血为度，起罐后用无菌纺纱将患者皮肤上的石蜡油擦净。于肩胛区进行操作，方法同前。嘱患者取仰卧位，于胸前区进行操作，方法同前。于胁肋区由内向外，沿肋骨走向，单向移动玻璃罐，余操作方法同前。穴取双侧太渊、合谷、腕骨、太溪、冲阳、太白、太冲，选取 0.25mm×25mm 的一次性无菌针灸针，对穴位进行常规消毒，避开动脉，太渊、冲阳直刺 0.4~0.6 寸，合谷、腕骨、太溪、太白、太冲直刺 0.4~0.6 寸，留针 30min。针刺 4 次/周，走罐 1 次，4 周/疗程，持续治疗 3 个疗程。治疗结束后嘱患者 4h 内注意保暖，避风寒水湿，治疗期间清淡饮食，且停用与本研究无关的治疗方法。

结果： 显效 10 例，有效 17 例，无效 3 例。总有效率为 90%。

十一、针刺法结合中药贴敷治疗

闻艳华[14]运用行气散结方穴位敷贴配合针灸疗法治疗瘀痰互结型乳腺增生

选取 100 例乳腺增生患者为对象，按随机数字法将其分为对照组和观察组，各 50 例。对照组给予口服乳疾灵胶囊，3 次 / 天，2 粒 / 次，经期停服；观察组给予行气散结合穴位敷贴配合针灸疗法治疗。针灸穴位选取气海、关元、太冲、足临泣及乳房局部阿是穴。患者取仰卧位，局部常规消毒，先针刺气海穴，采取捻转并提插手法行先泄后补法，得气后出针；再针刺关元穴，方法同前，针刺太冲穴和足临泣，均采用捻转泻法，得气后出针，1 次 / 天，10 天 / 疗程。行气散结方：柴胡、当归、白芍各 20g，薄荷、牡蛎、茯苓各 15g，山慈菇、鸡血藤、夏枯草、香附、甘草各 10g，水提浓缩成浸膏，再干燥成中药颗粒。另取一种已备好的油包水相基质，将中药颗粒加入基质、氮酮及适量水，制成膏剂，置于一次性、透气、不易致皮肤过敏的可粘性材料的衬底上，制成 1.5cm×1.5cm 大小、厚 0.30cm 的薄片，贴于针刺后的每个部位上，再用无菌纱布外敷、固定，约 8h 后取下，1 次 / 天，经期暂停使用，两组均持续治疗 3 个月。

结果： 观察组总有效率为 88%，明显高于对照组的 72%。

十二、针刺结合艾灸治疗

李镜等[15]运用铺药隔姜灸联合针刺治疗肝郁痰凝型乳腺增生症

铺药隔姜灸：①药粉：柴胡 12g、当归 12g、白芍 12g、茯苓 9g、白术 9g、香附 9g、丹参 9g、五灵脂 6g、海藻 6g、昆布 6g、夏枯草 6g、甘草 3g，混合研为细末，密封备用，每次取用 5g。②姜碗：将 300g 生姜洗净，切成块状，并用打姜机打碎成姜泥，制作成姜碗（碗口直径约 4cm、高约 2cm），备用。③艾炷：取艾绒适量，搓成紧实的圆锥体数个（底部直径和高均约 3cm），备用。操作：患者取仰卧位，在乳房上寻找肿块部位进行定位并均匀铺撒药粉，在药粉上放置姜碗，后将点燃的艾炷放于姜碗中，连续施灸 3 壮，施灸时间约 15h/ 次，施灸完毕后，取下姜碗，将药粉及姜碗残渣擦拭干净。嘱患者治疗期间保持心情愉悦，禁食油腻辛辣食物。若患者为双侧发病，则先治疗一侧，结束后再治疗另一侧；若有多个肿块则先治疗肿块较大者。治疗 1 次 /3 天，2 次 / 周。从月经过后 1 周开始到下次月经来潮为一疗程，月经结束后 1 周继续第 2 个疗程，共观察 3 个疗程。针刺：取膺乳、膻中、足三里、太冲、三阴交穴。腧穴周围常规消毒，选用 0.30mm×40mm 的一次性无菌针灸针。膺乳穴找准条索状物和压痛点按揉 30s，再直刺到条索状物或压痛点上，进针 0.3 寸。膻中平刺 0.5 寸，足三里、三阴交直刺 1 寸。膻中及足三里、三阴交均施以平补平泻法，膻中穴要求针感向胸两侧放射为宜，足三里要求酸胀感到小腿部，三阴交要求酸麻到足背。太冲直刺 0.6 寸，施以提插捻转泻法，要求麻胀感传到小腿及足，留针 30min。针刺治疗与铺药隔姜灸同时进行。

结果： 治愈 5 例，占 19.2%；显效 16 例，占 61.5%；有效 3 例，占 11.5%；无效 2 例，占 7.8%。总有效率为 92.2%。

十三、艾灸结合中药治疗

周忠忠等[16]运用热敏灸联合加味柴胡疏肝散治疗乳腺增生症肝郁气滞型

将 84 例患者随机分为对照组和观察组各 42 例。对照组用加味柴胡疏肝散。柴胡 12g，醋炒陈皮 12g，川芎 10g，香附 10g，枳壳 10g，白芍 9g，炙甘草 6g。脾气暴躁，肝郁化火，加山栀 10g，牡丹皮 12g 或黄芩 9g；胸胁部痛甚，可加延胡索 9g，川楝子 9g 或乌药 9g；乳腺包块明显，加海藻 10g，昆布 10g。清水泡洗干净后文火煎煮，取汁 200ml，早晚各服 100ml，1 剂 / 日。观察组在对照组基础上联合热敏灸治疗。探取最佳热敏腧穴：首选热觉灸感经过且可直达病所的腧穴；选疼痛感或酸胀感强烈，且非热觉灸感的热敏腧穴；选具有较强灸感的热敏腧穴。依据所选腧穴，在距离皮肤 3~5cm 处施以艾条温和悬灸，各腧穴热敏灸感消失则停止。月经后第 15 天开始热敏灸，施灸 1 次 / 日，连续 10 次 / 疗程，共治疗 3 个疗程。

结果： 对照组痊愈 24 例，显效 11 例，有效 5 例，无效 2 例，总有效率 95.24%；观察组痊愈 14 例，显效 10 例，有效 8 例，无效 10 例，总有效率 76.19%。

十四、针刺结合刺络放血治疗

李玉婕等[17]运用针刺结合刺络放血治疗乳腺增生症

针刺取穴：患侧屋翳、期门、乳根、膻中及双侧内关、阳陵泉。操作：患者取仰卧位，穴位局部常规消毒。选用 0.22mm×25mm、0.30mm×40mm 的一次性针灸针，屋翳、期门沿肋间隙向患侧乳房平刺 0.4~0.6 寸，乳根向患侧乳房底部平刺 0.4~0.6 寸，膻中沿胸骨向下平刺 0.2~0.4 寸，双侧内关、阳陵泉直刺 0.4~0.6 寸，诸穴行提插捻转平补平泻手法，待有明显酸胀麻得气感后留针 25min。刺络放血：乳腺周围（第 2~7 肋间的前胸部）、背部乳腺相对区域、肘关节内侧面各一处细如发丝的小瘀络。操作：针刺结束后，患者取仰卧位，局部常规消毒，操作者左手固定瘀络周围皮肤，右手持 6 号注射针头快速轻刺该处瘀络，然后迅速以闪火法拔罐，使其少量出血（2~3ml），依据拔罐部位及患者体型选取适当大小的火罐，起罐后用无菌脱脂棉球擦拭、按压局部，再次进行常规消毒。以上治疗方法，从月经干净后开始，如系双侧病变则左右交替，治疗 1 次 /3 天，2 次 / 周，月经来潮即停止治疗，共治疗 2 个月经周期。治疗期间保持心情舒畅，忌辛辣、生冷食物，戒烟酒。

结果： 显效 3 例，有效 25 例，无效 2 例，总有效率为 93.3%。

参考文献

[1] 刘齐. 针刺对乳腺增生模型大鼠血管生成因子（VEGF、BFGF）影响的实验研究 [D]. 沈阳：辽宁中医药大学，2016.

[2] 凃乾，尹小强，王彦春，等. 不同选穴艾灸对乳腺增生症大鼠下丘脑 GnRHmRNA 及乳腺 ER 亚型表达的影响 [J]. 时珍国医国药，2016，27（4）：1022–1024.

［3］董志斌，宋帅，邓婷婷，等. 基于"高氏三通"理论针灸治疗乳腺增生症23例［J］. 中国针灸，2021，41（9）：1003-1004.

［4］王旭，陈松鹤. 针刺腋下到肘窝区域反应点治疗乳腺增生症28例［J］. 中国针灸，2017，37（4）：435-436

［5］陈少卿，张宏生，吴美群. 壮医药线点灸治疗乳腺增生症70例［J］. 中国针灸，2011，31（7）：642.

［6］张董晓，王慧，胡慧，等. 电针针刺治疗乳腺增生症的随机对照试验［J］. 世界中西医结合杂志，2022，17（8）：1562-1566，1570.

［7］陈冬，夏有兵，凌立君，等. 浮针配合再灌注活动治疗乳腺增生症疼痛疗效观察［J］. 中国针灸，2016，36（3）：251-255.

［8］白丽，路佳凤，刘群群. 穴位埋线治疗乳腺增生症80例［J］. 中国针灸，2015，35（S1）：25-26.

［9］万欢，张录杰. 火针配合针刺治疗乳腺增生40例［J］. 上海针灸杂志，2014，33（1）：63.

［10］刘国斌. 超微针刀联合甘麦大枣汤加减治疗非哺乳期乳腺增生的临床观察［J］. 中外医学研究，2023，21（7）：43-47.

［11］张潞. 电针联合乳乐汤治疗肝郁气滞型乳腺增生症的随机对照试验［D］. 咸阳：陕西中医药大学，2022.

［12］彭志坚，沈胡刚，顾建伟. 耳穴贴压联合消癖煎治疗乳腺增生症临床观察［J］. 中国针灸，2015，35（8）：778-780.

［13］陈惠姣，韦惠宁，邱春萍，等. 分区走罐结合针刺原穴治疗乳腺增生30例［J］. 中国针灸，2020，40（8）：810.

［14］闻艳华. 行气散结方穴位敷贴配合针灸疗法治疗乳腺增生（痰瘀互结型）疗效观察［J］. 四川中医，2019，37（7）：204-207.

［15］李镜，戎姣，谭占婷，等. 铺药隔姜灸联合针刺治疗肝郁痰凝型乳腺增生症26例［J］. 中国针灸，2018，38（10）：1099-1100.

［16］周忠忠，刘洪艳，廖华，等. 热敏灸联合加味柴胡疏肝散治疗乳腺增生症肝郁气滞型临床观察［J］. 实用中医药杂志，2023，39（4）：650-652.

［17］李玉婕，骆悠，樊莉. 针刺结合刺络放血治疗乳腺增生症30例［J］. 中国针灸，2015，35（12）：1251-1252.

勃起功能障碍

临床上对于勃起功能障碍，西医采用药物（PDE5抑制剂、内分泌药物、多巴胺受体激动剂等）治疗，其远期疗效不确切；其他如真空负压吸引和低能量体外冲击波、假体植入术、干细胞及心理等治疗存在一定的不良反应、并发症和禁忌证。针灸在中医理论的指导下，结合现代研究，治疗本病具有独特的优势[1]。

一、针刺为主治疗

1. 赵中亭等[2]采用针刺"三阴穴"配合阴根穴治疗功能性阳痿

主穴选取"三阴穴"（重阴穴在阴囊根部与肛门连线上，位于近阴囊 1/4 与近肛门 3/4 交界处；夹阴穴平耻骨联合上缘，距前正中线 4 寸，约腹股沟中，左右各 1 个）、双侧阴根穴（平阴茎两侧边缘，当阴囊根部与腹股沟交界处，左右各 1 个），共 5 个腧穴。配穴依据辨证选取：肝气郁结型配太冲、期门，惊恐伤肾型配太溪、神门，湿热下注型配阴陵泉、丰隆，命门火衰型配气海、命门，心脾两虚型配心俞、脾俞。操作：患者先取仰卧位，穴区皮肤局部常规消毒。重阴穴用 0.30mm×40mm 的毫针直刺 1~1.4 寸，得气后留针；夹阴穴用 0.35mm×60mm 的毫针先向下斜刺或平刺 1.6~2 寸，至患者有沿下肢内侧放射感后退至皮下，再成 60°~70° 角斜刺向阴茎根深部，得气后留针；阴根穴用 0.30mm×40mm 的毫针沿阴茎边缘直刺 0.6~1 寸，得气后留针。配穴常规针刺，太溪、气海用补法，太冲、丰隆用泻法，期门、神门、阴陵泉平补平泻。以上穴位均留针 30min 后出针，15min 行针 1 次。属命门火衰型、心脾两虚型者出针后再取俯卧位，命门或心俞、脾俞均用补法，留针 15min 后出针。1 次 /2 天，6 次为一疗程，治疗 5 个疗程后统计疗效。

结果：治疗组共 50 例，好转 34 例，有效 13 例，无效 3 例，总有效率 94%。

2. 丁丽玲等[3]采用"管氏培元九宫"针法治疗功能性阳痿

按随机数字表法将研究对象分为治疗组和对照组，每组 30 例。治疗组采用"培元九宫"穴治疗。取穴乾宫（气海）、中宫（关元）、坤宫（中极）、巽宫（大巨）、兑宫（大巨）、坎宫（胞门）、离宫（子户）、艮宫（子宫）、震宫（子宫）。先针中宫，次针乾宫，再针坤宫。然后依次取坎宫（脐下 3 寸，旁开 2 寸，左为胞门）、离宫（脐下 3 寸，旁开 2 寸，右为子户）、巽宫、兑宫、艮宫、震宫。获得针感后，行捻转补泻手法，九宫穴的行针顺序与次数，按"洛书九宫数"施行，即"戴九履一，左三右七，二四为肩，六八为足，而五居中"。针刺前嘱患者排空小便，针刺关元、中极时，针尖向下斜刺，使针感放射至阴茎头部；针刺大巨时，使针感传至睾丸部；针刺子宫穴时，针尖向前列腺体方向进针，使针感放散至阴茎部。10 次为 1 个疗程，共治疗 6 个疗程。对照组口服复方玄驹胶囊，每次 3 粒，3 次 / 天，连续治疗 2 个月。

结果：治疗组显效 10 例，有效 14 例，无效 6 例，总有效率 80%；对照组显效 8 例，有效 13 例，无效 9 例，总有效率 70%。证明"管氏培元九宫"针法对功能性阳痿具有较好临床疗效。

二、灸法为主治疗

王李倩等[4]采用艾灸联合围术期肛提肌训练治疗逼尿肌不稳定前列腺增生

将130例逼尿肌不稳定前列腺增生患者采用随机数字法分为观察组和对照组，各65例。对照组予常规药物干预和常规护理干预，包括给予第2代类抗生素进行抗菌消炎，同时给予止血辅助治疗，加强药物干预护理，做好相关健康宣教，及时与患者和家属沟通，说明手术的必要性及术后并发症防治措施。充分掌握患者的负面情绪，做好心理护理干预，及时缓解患者焦虑、恐惧等不良情绪，减轻患者心理负担；术后加强伤口的护理，加强无菌意识，及时换药；术后给予患者流质食物，并逐渐过渡到正常饮食；在饮食过程中应当以富含纤维素、高蛋白的食物为主，并嘱患者饮水1500~2000ml/天。在上述基础护理同时给予围术期肛提肌训练，训练从术前3天开始，拔除尿管后继续实施训练直至术后16周。训练方法：患者采用侧卧位，护理人员戴好一次性手套后将石蜡油均匀涂在右手食指上，之后轻轻插入患者的肛门内，左手放在患者的下腹上，嘱患者进行会阴收缩运动（即会肛门、阴部和腹部同时收缩），以感觉到患者肛门收缩有力为准，有效收缩为每次收缩时间均大于5s。在出院前的院内练习中，患者在护士的指导下进行自我学习和练习，学会后出院由患者自行实施，早中晚各1次/天，每次训练30min。术后拔管后训练直至术后16周。观察组在对照组基础上给予艾灸疗法治疗，从术前3天开始，手术当天停灸。术后第1天继续灸至术后16周。护士向患者和家属详细介绍中医穴位的相关知识及艾灸的相关方法，具体方法：首先将灸盒放置在气海与关元穴上，之后点燃5cm长的艾条，并放于灸盒内，每次艾灸40min，以患者感到皮肤灼热感为宜，2次/天，周六、日休息。院内由护士亲自示范和指导实施艾灸，出院后由患者家属协助实施艾灸。

结果：两组术后12周、14周、16周的尿失禁和勃起功能障碍发生率均较拔管后明显降低，且观察组均明显低于同期对照组。两组术后12周、14周、16周的勃起功能国际问卷评分均明显高于拔管后，且观察组均明显高于同期对照组；两组术后12周、14周、16周的国际前列腺症状评分均明显低于拔管后，且观察组均明显低于同期对照组。两组术后16周的尿失禁生活质量问卷各维度评分和总分均明显高于术前，且观察组均明显高于对照组。表明艾灸联合围术期肛提肌训练可有效降低逼尿肌不稳定前列腺增生患者电切术后尿失禁和勃起功能障碍发生率，可明显改善患者的排尿功能、性功能及生活质量。

三、灸法结合药物治疗

1. 张华等[5]采用艾灸联合强肾疏肝起痿方治疗功能性勃起功能障碍

将120例患者采用随机数字法分为观察组和对照组，各60例。对照组口服强肾疏肝起痿方，组成：熟地黄25g，炒山药20g，仙茅10g，淫羊藿20g，北柴胡12g，炒枳实12g，白芍12g，蜈蚣2条。为便于质量控制，以上中药均采用配方颗粒，1剂/天，分2次服用，空腹温服。连续治疗4周。观察组在对照组基础上予艾灸（百笑灸）治疗。部位：背部督脉循行线。操作：患者取俯卧位，充分暴露背部，局部常规消毒；将百笑灸用医用胶布粘贴在背部督脉循行线上；拔开灸筒盖，安装好灸芯，点燃后扣合在灸筒上；左右旋转筒身，通过调节进气孔大小或升降筒盖，使灸温适中（约42℃），以患者自觉皮肤有明显的灼热感为度。共施灸30min，灸完用温水擦拭背部，患者平躺10min后离开，嘱其避风寒。每周1次，连续治疗4周。

结果：治疗后，观察组患者勃起功能量表、阴茎勃起硬度量表、勃起功能障碍评分高于对照组，中医症状评分低于对照组，血清性激素E2、PRL含量及两组患者血清相关蛋白VEGF表达水平高于对照组，血清性激素E2、PRL含量及血清性激素VEGF表达水平低于对照组，阴茎血管功能指标PSV高于对照组，阴茎血管功能指标EDV及RI低于对照组。观察组总有效率为87.9%，高于对照组的76.8%。

2. 高五芝等[6]采用督灸联合温阳益气起痿汤治疗脾肾两虚型勃起功能障碍

将130例脾肾两虚型勃起功能障碍患者采用随机数字法分为治疗组和对照组，各65例。对照组予温阳益气起痿汤治疗。药物组成：黑顺片9g（先煎），肉桂6g（后下），黄芪35g，党参15g，熟地黄20g，炒山药20g，枸杞子20g，仙茅9g，淫羊藿18g，炒白术18g，茯苓15g，炒九香虫6g，炙甘草6g。1剂/天，水煎400ml，分早晚2次温服。连续治疗4周。治疗组在对照组的基础上加用督灸治疗。督灸部位：督脉大椎至腰俞段、督脉至两侧膀胱经第1侧线的长方形区域。操作：患者取俯卧位，充分暴露施术部位。皮肤常规消毒后，将督灸粉（蛇床子、肉桂、盐补骨脂、制吴茱萸、丁香、细辛按3：2：2：1：1：1比例研末，每次50g）均匀铺在灸疗范围内，将牛皮纸平铺在督灸粉上，然后将打碎的生姜泥平铺于上，在姜泥上放置纺锤形艾炷，艾炷首尾紧密相连，使其长度和姜泥的长度相同，状如蛇形。点燃艾炷的头、中、尾及两条侧线的中央施灸，连续灸3壮。结束后移去姜末、艾灰及牛皮纸，用毛巾擦净背部。每次约110min，每周1次，共治疗4周。督灸须全程在场观察，以防烫伤等意外情况发生。

结果：治疗后，观察组患者功能国际问卷-5评分、勃起质量量表评分、勃起硬度评分及血清睾酮T、血清前列腺素I2、一氧化氮含量高于对照组，中医证候积分及ET-1含量低于对照组。观察组总有效率为88.9%，高于对照组的74.2%。表明督灸联合温阳益气起痿汤治疗可有效改善脾肾两虚型功能勃起障碍患者的勃起功能，提高其勃起硬度与质量，其机制与提高血清T含量及改善血管内皮功能有关。

四、温针灸治疗

李净草等[7]采用温针灸治疗勃起功能障碍

按中医辨证分型选取肝气郁结型勃起功能障碍患者34例，肾精亏虚型勃起功能障碍患者42例。肝气郁结型取肝俞、八髎、三阴交、关元穴；肾精亏虚型取肾俞、八髎、太溪、关元穴。操作：嘱患者排空膀胱后取俯卧位，医者常规皮肤消毒后采用0.25mm×40mm的针灸针进行针刺，八髎穴约成60°角斜刺进针，深度约1.2寸，得气并行捻转补法使局部麻胀针感放射至臀部、肛周、前阴及腹股沟处。其他穴位均直刺，深度约 30mm，得气并行捻转补法产生麻胀感即可，然后用长约 2cm 的清艾条插入针柄 1cm，艾条底端距皮肤 2cm，从艾条下方点燃，为防艾火灼烧皮肤，可在穴位上隔一厚纸片。每穴灸 2 壮，燃尽后即可出针。再仰卧位直刺关元穴，深度约 1 寸，得气后行捻转补法使局部麻胀针感放射至阴茎，艾灸 2 壮，方法同上。治疗 1 次 / 天，每次约 40min，10 次为一疗程，疗程间休息 2 天，治疗 3 个疗程后评定疗效。

结果： 34 例肝气郁结型患者，治愈 12 例，显效 16 例，无效 6 例，总有效率为 82.4%；42 例肾精亏虚型患者，治愈 18 例，显效 16 例，无效 8 例，总有效率为 81.0%。表明温针灸治疗勃起功能障碍疗效可靠。

五、温针灸联合中药治疗

李瑞国等[8]采用温针灸联合自拟助阳化气汤治疗肾阳虚型勃起功能障碍

将 150 例肾阳虚型勃起功能障碍患者用随机数字表法分为针灸组、中药组及针药联合组，各 50 例。针灸组给予针灸治疗，患者取俯卧位，取穴肾俞、命门、大椎穴。用 75% 酒精或碘酒消毒，用直径 0.35mm，长 75mm 的一次性毫针针刺，捻转补法得气后改用温针灸。将 2cm 长的艾炷套于针柄，艾卷底端距皮肤 2~3cm，从其下端点燃，燃烧 2 卷，片刻后拔针。每次 10~20min，1 次 / 天。中药组给予自拟助阳化气汤治疗，药物组成：芦巴子 20g，仙茅 10g，熟地黄 20g，杜仲 15g，益智仁 10g，远志 15g，木香 10g，甘草 15g，大枣 15g，桂枝 10g，白芍 10g，茯苓 30g。1 剂 / 天，水煎服。2 次 / 天。针药联合组给予针灸联合助阳化气汤口服治疗，治法同以上两组。3 组均以 15 天为 1 个疗程，共治疗 2 个疗程。

结果： 针灸组共 50 例，痊愈 13 例，显效 17 例，有效 12 例，无效 8 例，总有效率 84%；中药组共 50 例，痊愈 12 例，显效 15 例，有效 11 例，无效 12 例，总有效率 76%；针药联合组共 50 例，痊愈 15 例，显效 11 例，有效 20 例，无效 4 例，总有效率 92%。

六、电针为主治疗

赖金树等[9]采用电针八髎穴治疗脑卒中后勃起功能障碍

将 58 例脑卒中后勃起功能障碍患者随机分为观察组和对照组。基础治疗：①常规内科疗法：根据患者具体情况分别予以降压、降糖、调脂、稳定斑块、改善循环、营养神经等治疗，并进行生活方式的调整，如调控饮食、增加营养、控制体重等。②常规针刺治疗：取患侧合谷、手三里、曲池、肩髃、解溪、太冲、三阴交、足三里、风市、阳陵泉、阴陵泉。患者仰卧位，腧穴局部及医生手部常规消毒，采用 0.30mm × 50mm 的一次性针灸针常规刺入，得气后行捻转平补平泻手法，每穴行针 10s，每隔 10min 行针 1 次，留针 30min。③康复训练：包括肌力增强训练、关节活动度训练、Bobath 疗法、本体感觉神经肌肉促进技术、作业疗法、偏瘫肢体综合训练等及新兴的康复训练技术如强制性运动疗法、减重步行训练、运动再学习方案等。康复训练由同一组康复治疗师进行治疗，每次训练约 40min。④盆底生物反馈电刺激治疗：采用 AM1000B 生物反馈神经功能重建治疗系统，患者取健侧卧位，充分暴露肛门，操笔者将探头均匀涂抹耦合剂后放入患者肛门内，指导患者夹紧探头以防脱落。粘贴完电极后，选择相应的治疗方案。患者根据治疗仪的指令完成相应动作，或放松，或收缩，或保持收缩，治疗过程中控制阈值在腹部肌电值 10μV 以下，每次刺激 20min。除常规内科治疗外，以上治疗均 1 次 / 天，连续治疗 5 天后休息 2 天，共治疗 4 周。观察组在基础治疗的基础上采用电针八髎穴治疗。操作：嘱患者排空膀胱，取俯卧位，腧穴局部及医者手部常规消毒后，用 0.30mm×75mm 的一次性针灸针先直刺下髎；针刺中髎时，针尖朝向骶尾部且与体表成 70° 角进针；针刺次髎时，针尖朝向骶尾部且与体表成 50° 角进针；最后针刺上髎，针尖朝向骶尾部且与体表成 30° 角进针，针刺深度均为 50~60mm（进入骶后孔）。以肛门部、会阴部有放射感、触电感为宜。双侧次髎、中髎横向连接 SDZ- Ⅲ 型电针仪，予连续波，频率 50Hz，电流强度 1~5mA（腧穴附近皮肤轻微颤动，无疼痛感为最佳），留针 30min。1 次 / 天，连续治疗 5 天后休息 2 天，共治疗 4 周。对照组在基础治疗的基础上，对照组采用浅刺电针八髎穴旁对照点治疗。嘱患者排空膀胱，取俯卧位，腧穴局部及医者手部常规消毒，采用 0.30mm×75mm 的一次性针灸针，在八髎穴水平向外旁开 20mm 处选择 8 个对照点行浅刺，深度约 5mm（不进入骶后孔），双侧次髎和中髎穴旁的对照点横向连接一组电极。电针参数、留针时间、治疗频次、疗程同观察组。

结果：治疗后，两组患者国际勃起功能指数评分及快肌、综合肌、慢肌收缩幅度均较治疗前升高，勃起功能障碍患者生活质量问卷评分均较治疗前降低；且观察组上述指标变化幅度大于对照组。表明电针八髎穴能改善脑卒中后勃起功能障碍患者的勃起功能，增加盆底肌收缩幅度，提升患者生活质量。

七、穴位埋线为主治疗

王亚杰等[10] 采用微创埋线治疗阳痿

主穴取肾俞、阳痿（肾俞上 2.5 寸，督脉向外 1 寸）。辨证取穴：命门火证加命门，心脾亏虚加心俞，肾阴亏虚加三阴交，肝气郁滞加太冲，惊恐伤肾加神门，湿热下注加阴陵泉。局部皮肤用 2% 碘酒消毒，75% 酒精脱碘，用一次性 9 号埋线针，针具穿有药线，刺入皮下，到达穴位，有针感，回抽无出血后注线退出针头。埋线贴保护针孔 1 天即可，15 天埋线 1 次，治疗 6 次为一疗程，治疗 1 个疗程后评定疗效。

结果：治疗共 136 例，痊愈 83 例，好转 51 例，无效 2 例，总有效率为 98.5%。

八、针灸综合疗法

郝高利等[11] 采用针刺"三阴穴"结合益肾通络灸治疗勃起功能障碍

将 84 例患者采用随机数字方法分为观察组和对照组，各 42 例。观察组针刺取"三阴穴"，夹阴 1、2 沿股动脉循行方向针刺，夹阴 3 沿耻骨联合内侧缘向会阴部针刺，控制好针刺力度，以针感传到阴茎为度。铺灸药物：熟地黄、菟丝子、仙茅、淫羊藿各15g，丹参、雄蚕蛾、九香虫各10g，血竭3g，研制成细末。以督脉及其两侧膀胱经循行线形成一矩形区域，取俯卧位，常规消毒，撒督灸粉，铺桑皮纸于其上，生姜粉碎滤去姜汁，平铺于治疗巾上，艾绒均匀铺于姜带上，点燃艾绒，重复施灸3次，热感消失后，去掉施灸材料，完成操作。针刺疗法，1次/天，益肾通络灸，一周2次。两组均1个月1个疗程。对照组采用常规西药治疗，性生活前30min口服枸橼酸西地那非片，每次50mg。

结果：观察组痊愈19例，显效15例，有效6例，无效2例，总有效率95.24%；对照组痊愈11例，显效13例，有效10例，无效8例，总有效率80.95%。表明针刺"三阴穴"结合益肾通络灸治疗勃起功能障碍疗效显著，值得推广。

参考文献

［1］王修银，陆斌．针灸治疗勃起功能障碍的临床研究进展［J］．中医外治杂志，2023，32（1）：115-118.

［2］赵中亭，何天有．针刺"三阴穴"配合阴根穴治疗功能性阳萎50例［J］．中国针灸，2010，30（4）：341-342.

［3］丁丽玲，刘蕾，王祖红，等．"管氏培元九宫"针法治疗功能性阳痿疗效观察［J］．上海针灸杂志，2020，39（3）：348-350.

［4］王李倩，李珍，赵雪利，等．艾灸联合围术期提肛肌训练对逼尿肌不稳定前列腺增生患者电切术后尿失禁和勃起功能障碍的影响［J］．现代中西医结合杂志，2021，30（27）：3064-3068.

［5］张华，孙自学，门波，等．艾灸联合强肾疏肝起痿方治疗功能性勃起功能障碍的临床及机制研究［J］．中国针灸，2021，41（12）：1325-1330.

［6］高五芝，孙自学，陈翔，等．督灸联合温阳益气起痿汤治疗脾肾两虚型勃起功能障碍及对睾酮、血管内皮功能的影响［J］．中国针灸，2023，43（1）：40-44.

［7］李净草，马建伟，张宁，等．温针灸治疗勃起功能障碍76例［J］．中国针灸，2017，37（6）：617-6185.

［8］李瑞国，孙自学．温针灸联合自拟助阳化气汤治疗肾阳虚型勃起功能障碍疗效观察［J］．北京中医药，2019，38（9）：924-926.

［9］赖金树，陈远东，阮传亮．电针八髎穴治疗脑卒中后勃起功能障碍：随机对照试验［J］．中国针灸，2023，43（2）：158-162.

［10］王亚杰，杜建军，徐和平，等．微创埋线治疗阳痿136例［J］．中国针灸，2015，35（S1）：29.

［11］郝高利，张珈铭．针刺"三阴穴"结合益肾通络灸治疗勃起功能障碍疗效观察［J］．临床医药文献电子杂志，2018，5（A1）：113，115.

早泄

西医治疗早泄主要以药物为主，选择性 5- 羟色胺再摄取抑制剂，如盐酸达泊西汀等是目前治疗早泄的首选药物[1]。此外，还包括手术及心理行为疗法等。中医治疗早泄副作用低、安全性高，更具优势[2]。内治法包括中药和中成药，外治法则包括针灸、推拿、穴位贴敷及中药煎剂外洗等。针刺治疗早泄的机制尚未可知，其原理可能主要体现在以下几个方面：①调节神经系统：针灸可以调节交感神经和副交感神经的平衡，减少交感神经的兴奋，从而延长性行为时间。②促进血液循环：针灸可以扩张血管，增加血流量，改善性器官的供血情况，从而增强勃起的硬度，延长性行为时间。③调节内分泌系统：针灸刺激可以调节男性激素水平，改善早泄症状。④缓解心理压力：针灸可以通过刺激穴位促进身体放松和舒缓，减轻焦虑和压力，改善性行为时的心理状态，从而有助于延长性行为时间。

一、针刺为主治疗

1. 赵明昂等[3]采用针刺治疗早泄

穴取八髎、肝俞、肾俞、太冲、合谷、三阴交。患者取俯卧位，常规皮肤消毒后，使用 0.30mm × 50mm 的毫针，先针八髎穴，斜刺进针得气后行提插法，使其针感放射至臀部、会阴、阴囊、阴茎等；太冲和合谷用 0.30mm × 25mm 的毫针针刺，使出现酸胀感，每隔 10~15min 采用提插法行针 1 次。其余穴位用 0.30mm × 40mm 的毫针进针得气后加电针。1 次 / 天，15 天为一疗程，间隔 2 天后行第 2 个疗程，2 个疗程结束后评价疗效。

结果：9 例轻度者痊愈 5 例、显效 2 例、有效 1 例、无效 1 例，总有效率 88.9%；11 例中度者痊愈 5 例、显效 1 例、有效 3 例、无效 2 例，总有效率 81.8%；8 例重度者痊愈 2 例、显效 1 例、有效 2 例、无效 3 例，总有效率 62.5%。

2. 王福等[4]采用针刺治疗原发性早泄

用随机数字表法将患者分为治疗组、西药对照组及针刺对照组，每组各 20 例。治疗组针刺太冲、太溪、三阴交、关元、百会，行捻转平补平泻法，均以产生酸而麻胀等得气感为宜。3 次 / 周，每次留针 20min。针刺对照组采用穴位旁开点作为对照（假穴位），进针、行针、留针、出针及针刺的强度同针刺治疗组。西药对照组早晨或睡前服用帕罗西汀 10mg，睡前服用。治疗期间性生活如常，必要时进行性知识介绍、性教育。在治疗过程中，嘱患者配偶用秒表记录每次性生活阴道内射精潜伏期（IELT）。治疗 4 周后评价患者性生活。

结果：帕罗西汀组因恶心等消化道反应剧烈脱落 1 例患者。帕罗西汀组、针刺治疗组与针刺对照组相比较，皆可以延缓 IELT，但帕罗西汀组延缓 IELT 较针刺组更明显。帕罗西汀组、针刺治疗组与针刺对照组相比较皆可以降低 PEDT 积分，但帕罗西汀组与针刺组相比降低无差异。表明针刺可以延缓早泄患者 IELT，降低 PEDT，疗效显著。

3. 陈仲新等[5] 采用针刺治疗原发性单纯性早泄

将 111 例患者随机分为针刺组和药物组。针刺组取穴：①心俞、肝俞、脾俞、肾俞；②关元、中极、三阴交、太溪、太冲。第①组腧穴取俯卧位，选用 0.25mm×25mm 的毫针，心俞、肝俞分别直刺 10~15mm，脾俞、肾俞分别直刺 10~20mm，得气后行捻转补泻法，行小幅度、快频率捻转，每穴行针 5s，强刺激，要求针感向下传导，虚证用补法，实证用泻法。每 10min 行针 1 次，留针 30min。第②组腧穴，患者取仰卧位，选用 0.25mm×40mm 的毫针，关元、中极、三阴交分别直刺 25~35mm，太溪、太冲分别直刺 10~20mm，得气后行提插补泻法，每穴行针 5s，强刺激，要求针感向小腹部传导，实证用泻法，虚证用补法。每 10min 行针 1 次，留针 30min。两组腧穴每天治疗选 1 组，交替进行，1 个月为一疗程。药物组口服盐酸帕罗西汀薄膜衣片，每片 20mg，每晚 1 片，1 个月为一疗程。1 个疗程后判定疗效。

结果： 针刺组显效 24 例，有效 2 例，无效 10 例，总有效率为 82.1%；药物组显效 21 例，有效 14 例，无效 10 例，总有效率为 63.6%。表明针刺治疗原发性单纯性早泄效果较好。

4. 陈妙根等[6] 采用针刺方法治疗功能性早泄

将 48 例患者辨证分为肾气不固型 32 例与肝郁气滞型 16 例。肾气不固型取白环俞、会阳、肾俞、命门。常规消毒后，采用 0.25mm×（40~100）mm 的毫针进行针刺，白环俞、会阳两穴深刺 3 寸，使针感向会阴部、龟头放射，继而用长 40mm 的毫针针刺命门及双侧肾俞，得气并行捻转补法，留针 30min。1 次 / 天，10 次为 1 个疗程，疗程间休息 7 天，共治疗 3 个疗程。肝郁气滞型取白环俞、会阳、三阴交、太冲。常规消毒后，采用 0.25mm×（40~100）mm 的毫针进行针刺，白环俞、会阳两穴深刺 3 寸，使针感向会阴部、龟头放射为度，继而用长 40mm 的毫针针刺双侧三阴交、太冲，得气并行捻转泻法，留针 30min。1 次 / 天，10 次为 1 个疗程，疗程间休息 7 天，共治疗 3 个疗程。

结果： 48 例患者痊愈 22 例，占 45.8%；好转 20 例，占 41.7%；无效 6 例，占 12.5%。总有效率为 87.5%。

5. Selcuk Sahin 等[7] 采用针刺治疗早泄

将 120 例 PE 患者随机分为 4 组，每组各 30 例，分别接受达泊西汀 30mg、60mg 和针灸、假针灸治疗。①药物组：达泊西汀 30mg 和 60mg，在性生活前 1~3h 服用。②针刺组：每周接受 2 次治疗，使用一次性无菌不锈钢毫针（直径 0.30mm，长度 60mm），由一名经验丰富的针灸师治疗 8 次。取白环俞、志室、足三里、合谷、太冲，均取双侧，20min 后取印堂、中极，重刺激。③假针刺组：在每个选定穴位左侧 1cm 处，用相同类型的针进行穿刺。

结果： 4 周后，达泊西汀 60mg 组的 IELT 和 PEDT 明显高于所有其他组，达泊西汀

30mg 组高于针刺组和假针刺组，针刺组高于假针刺组。证实针灸有显著的延迟射精的效果。

二、针刺结合中药治疗

1. 李香斌等[8]采用中药方剂及针灸治疗原发性早泄

将 60 例原发性早泄患者随机分为治疗组和对照组，各 30 例。治疗组给予中药方剂及针灸联合治疗。中药拟名早泄 1 号方：麦芽 60g、王不留行 20g、白芍 30g、炙甘草 10g、延胡索 15g、青皮 10g、北柴胡 10g、黄芪 30g、白芷 15g、丹参 20g、金樱子 20g、锁阳 20g。每日 1 剂，分两次服。针灸取关元、中极、气海、足三里、三阴交、阴陵泉、太冲，30min/ 次，2 次 / 周。对照组给予盐酸舍曲林片治疗，50mg/ 次，1 次 / 天。

结果： 治疗组有效 22 例，无效 8 例，总有效率为 73.33%；对照组有效 17 例，无效 13 例，总有效率为 56.67%。

2. 叶坤等[9]采用针药结合治疗肾阳虚型功能性早泄

将 86 例肾阳虚型功能性早泄患者随机分为治疗组（复方玄驹胶囊配合温针灸）和对照组（复方玄驹胶囊），各 43 例。对照组：复方玄驹胶囊 3 粒，3 次 / 天，口服治疗 1 个月，连续观察 3 个月。治疗组：在对照组基础上配合温针灸。选主穴关元、气海、中极、肾俞、志室、神庭、神门，配双侧太溪、三阴交、足三里、太冲、照海。行温针灸，每次选取一组穴位，两组穴位隔日交替使用，8 天为一疗程，每疗程间休息 2 天。常规消毒后，用毫针刺入皮肤 0.5~1 寸，行提插捻转手法，得气后留针 30min，每 10min 行针 1 次。同时取肾俞、脾俞、气海、关元、足三里。以上穴位针柄放置艾段，从艾段底端点燃，以周围皮肤出现潮红并有温热感为宜，每次燃烧两壮，将热力透达穴内，待燃尽后取针。针根处做好防护措施，以免烫伤患者。以上治疗 3 个疗程，连续观察 3 个月。

结果： 治疗组显效 35 例，有效 7 例，无效 1 例，总有效率 97.67%；对照组显效 20 例，有效 11 例，无效 12 例，总有效率 79.09%。表明温针灸在治疗肾阳虚型功能性早泄方面的效果，具有较高的临床价值。

3. 唐梁等[10]采用龙胆泻肝汤联合针刺治疗肝经湿热型早泄

选取符合诊断标准的早泄患者 120 例，随机分为 A、B、C、D 组，每组各 30 例，分别给予舍曲林、针刺、龙胆泻肝汤、龙胆泻肝汤加针刺治疗。A 组给予盐酸舍曲林片，每次 50mg，每晚 1 次，口服，共 30 天。B 组给予针刺治疗，1 次 / 天，每次 30min，穴位及针具用 75% 酒精消毒，选取关元、中极、行间、侠溪、三阴交、肝俞、次髎、膀胱俞。先平卧取腹部及足部穴位，再侧卧取腰部穴位。用 0.30mm×40mm 的毫针，肝俞、次髎、膀胱俞斜刺向脊柱方向刺 15~25mm，中极、关元进针后针尖向会阴斜刺，产生向阴茎或会阴部放射的针感；三阴交、侠溪、行间直刺至局部得气为宜。行捻转针法，捻转角度 90°~120°，频率 100 次 /min，每次 3min，10min 运针 1 次，留针 30min 后出针。针灸 1 次 / 天，1 个疗程 5 天，中间休息 2 天，继续下 1 个疗程，共

4个疗程。C组口服龙胆泻肝汤，处方：龙胆、当归、柴胡各10g，黄芩、栀子各12g，泽泻、生地黄、车前子各15g，通草5g，生甘草6g。每天1剂，水煎分2次口服，共30天。D组给予龙胆泻肝汤口服联合针刺治疗，针刺取穴及疗法同B组，龙胆泻肝汤处方及用法同C组，疗程共30天。

结果： 各组IELT于治疗结束后均延长，差异有统计学意义。组间比较，治疗结束后D组IELT明显高于其余各组，差异有统计学意义。各组患者、配偶性生活满意度评分治疗后均比治疗前提高，差异有统计学意义。组间比较，治疗后D组患者、配偶性生活满意度评分均比A组、B组、C组高，差异有统计学意义。治疗前，各组血清睾酮水平比较，差异无统计学意义。各组治疗后血清睾酮水平较治疗前均下降，差异均有统计学意义。治疗后C组、D组较A组、B组血清睾酮水平低，差异有统计学意义。表明龙胆泻肝汤联合针刺治疗可改善肝经湿热型早泄的症状，安全有效，其作用可能与中药对血清睾酮的调节有关。

4. 蔡庆文等[11]采用安神补心汤、针刺联合治疗非器质性早泄

所有患者均给予自拟安神补心汤水煎服。方剂：牛膝20g、酸枣仁30g、茯苓10g、生地10g、熟地10g、山药10g、柏子仁10g、丹参10g、黄连10g、黄柏10g、郁金10g、延胡索10g、当归10g、牡蛎10g、红花10g。偏阳虚加杜仲10g、补骨脂10g、肉桂3g，偏阴虚加制首乌10g、枸杞子10g、知母6g、炙甘草3g。每日1剂，共治疗90天。联合针刺心俞、肝俞、肾俞、命门、阳关、环跳、昆仑、委中，并用点、按、揉搓、拍打、振颤等手法。30~40min/天，5次/周，坚持治疗1个月。

结果： 治疗3个月后复查，治愈率为86.9%，总有效率为97.8%。1例无效，考虑与患者年龄大、病程长有关。表明中医安神补心、针刺联合治疗早泄疗效较好；但对年龄大、病程长者效果相对较差。

5. 张彦珂等[12]采用针药结合治疗早泄

针刺取穴分两组：一组为关元及双侧大赫、三阴交，一组为双侧肾俞、大肠俞、次髎。每日1组，两组交替使用，每次留针30min，其间行针2~3次，10次为一疗程，两疗程之间休息3天。其中前一组针刺关元穴得气后加艾灸30min，后一组针刺次髎穴后加用连续波低频率电刺激30min。口服中成药六味地黄丸合金锁固精丸，2次/天。治疗3个疗程。

结果： 36例中22例治愈（性生活时间达到5min以上，3个月以上未复发），13例有效（性生活时间达到2~3min，3个月以上未复发），1例无效（性生活时间不足2min或效果改善不明显）。总有效率为97.2%。

三、温针灸为主治疗

李净草等[13]采用温针灸治疗功能性早泄

将患者分为两组，肝气郁结型18例，肾精亏虚型24例。肝气郁结型取肝俞、八髎、三阴交，肾精亏虚型取肾俞、八髎、太溪。针具采用0.25mm×40mm的毫针。患者取俯卧位，常规消毒后针刺上述诸穴。八髎穴斜刺进针后，得气并行捻转补法使局部麻胀针感放射至臀部、肛周、前阴、腹股沟处。其他穴位采用补法产生麻胀感即可，然后用长约 3cm 的艾条插在针柄上点燃，每穴灸 2 壮，全部燃尽即可出针。治疗 1 次 / 天，每次约 30min，10 次为 1 个疗程，中间休息 2 天再进行下一个疗程，一共治疗 2 个疗程。

结果： 肝气郁结型治愈 5 例，显效 10 例，无效 3 例，总有效率为 83.3%；肾精亏虚型治愈 7 例，显效 13 例，无效 4 例，总有效率为 83.3%。表明温针灸治疗功能性早泄疗效可靠。

四、穴位埋线为主治疗

谈建新等[14]采用穴位埋线治疗早泄

将 60 例患者随机分为两组，治疗组进行穴位埋线治疗，对照组口服帕罗西汀及外用利多卡因凝胶。对照组：帕罗西汀 20mg/ 次，每晚 1 次，连服 8 周；于性生活开始前 30min 用利多卡因凝胶外涂龟头和阴茎。治疗组选肾俞、关元、中极、早泄穴（冠状沟 0.5cm 皮下和包皮系带中）。理论上，线埋于阴茎深筋膜（Buck 筋膜）和白膜间最好，但因实际操作时易造成血肿，往往埋于阴茎浅筋膜（Colles 筋膜）中。用 95% 的酒精按 10：1 的比例浸泡洋金花（即用 100ml 95% 酒精浸泡 10g 洋金花，10 天），提取悬液，再按 5：1 的比例加入食用醋浸泡 00 号羊肠线 46h 备用。使用一次性埋线针及备用好的 00 号羊肠线在肾俞、关元、中极、早泄穴埋线。15 天埋线 1 次，4 次为 1 个疗程。

结果： 治疗组治愈 18 例，好转 7 例，无效 5 例，总有效率 83%；对照组治愈 13 例，好转 9 例，无效 8 例，总有效率 73%。表明穴位埋线治疗早泄疗效可靠，且无毒副作用。

五、穴位埋线加中药治疗

郑进福等[15]采用中药口服联合穴位埋线治疗早泄

126 例早泄患者，按随机数字表法分为中药组、埋线组和联合组，每组 42 例。中药组：单纯口服疏肝补肾汤治疗。主要成分：柴胡、枳壳、川芎、当归、巴戟天各 10g，白芍、茯苓、白术、泽兰、威灵仙、淫羊藿、菟丝子、胡芦巴、石菖蒲、白蒺藜各 15g，炙甘草 6g。水煎至 400ml，分早、晚餐后 2 次温服，1 剂 / 天。连续治疗 2 个月。埋线组：患者采用可吸收性外科缝线穴位埋线治疗。取肝俞、肾俞、膀胱俞、气海、关元、中极、内关、三阴交穴位埋线。在治疗期间均实施无菌操作，指导患者仰卧于治疗床，对皮肤实施局部清洁、消毒，并做浸润麻醉，对肝俞、肾俞、膀胱俞、内关、三阴交等双侧穴位及气海、关元、中极等 14 个穴位进行埋线治疗。取已消毒的一段长约 1.5cm 的 3-0 号可吸收性外科缝线放置于一次性埋线针内，并将露出针头部分线反折，左手拇指按住患者皮肤的进针处，右手持针快速刺入对应穴位，将 3-0 号可吸收性外科缝线埋置在穴位的筋膜肌腱、肌层之内，同时患处保持干燥，3 天之内禁止沾水，每半个月埋线 1 次，1 个疗程埋线 4 次。连续治疗 2 个月。联合组：采用疏肝补肾汤口服联合穴位埋线治疗。疏肝补肾汤口服方法同中药组，穴位埋线方法同埋线组。连续治疗 2 个月。

结果： 中药组患者治愈 28 例，治愈率 66.67%；改善 2 例，改善率 4.76%；无效 12 例，无效率 28.57%，总有效率为 71.43%。埋线组患者治愈 26 例，治愈率 61.90%；改善 3 例，改善率 7.14%；无效 13 例，无效率 30.95%，总有效率为 69.05%。联合组患者治愈 36 例，治愈率 85.71%；改善 4 例，改善率 9.52%；无效 2 例，无效率 4.76%，总有效率为 95.24%。表明中药口服联合穴位埋线治疗早泄的临床疗效更加显著，能充分发挥穴位刺激和中药的协同作用，比单纯用药或穴位刺激优势更明显，且无明显不良反应，安全可靠，临床上值得应用推广。

六、电针为主治疗

Lu Xiaopeng 等[16] 采用电针治疗早泄患者

将 50 例符合诊断标准的早泄患者随机分为两组，每组 25 例。观察组采用电针治疗，对照组采用龙胆泻肝汤治疗。观察组治疗穴位：中极（-）、三阴交（+）。频率为 2~100Hz，电流强度为 0.1~1mA，以局部轻微跳动，患者可耐受为度。针留置 30min。1 次 / 天，连续 6 次，然后休息 1 天，1 个疗程 6 次，共 4 个疗程。对照组每日给予龙胆泻肝汤剂 1 剂，汤剂 300ml，上午 2 次，晚餐后 1h 服用 1 次。

结果： 观察组有效率高于对照组，表明穴位针灸治疗早泄有一定的疗效。

七、综合治疗

1. 柴琦琦等[17] 采用针挑疗法联合盐酸达泊西汀治疗早泄

按随机数字表法将患者分为两组，各 30 例。两组均用盐酸达泊西汀 30mg 治疗，性生活开始前 1~3h 口服，10 周为一疗程。每周性生活 1~2 次。观察组加用针挑疗法。取针挑点，即腰 2 神经旁刺激点（双侧，第 2、3 腰椎双侧横突末端连线中点）、腰 4 神经旁刺激点（双侧，第 4、5 腰椎双侧横突末端连线中点）、骶丛神经刺激点（双侧，两骶后上棘外下 1~2 横指处）。针挑处方定点，皮肤常规消毒及局部麻醉后，用陈氏挑针刺入达皮下，并沿神经的走行方向进行一紧一松的牵拉、摇摆，针挑频率每分钟 60 回，每点 2~3min，每次 20~30min。结束后将针挑创口涂碘伏加止血贴。1 次 / 周，共治疗 10 次。两组均在治疗结束后 3 个月随访观察。

结果： 两组治疗后、随访末期 IELT、CIPE-5 评分及配偶性生活满意度评分均升高，观察组高于对照组。表明针挑疗法联合盐酸达泊西汀治疗早泄疗效较好，且安全性高。

2. 薛明新等[18] 采用整脊手法配合针刺治疗早泄

按照随机原则，将患者分成治疗组 20 例和对照组 18 例。对照组口服六味地黄丸，每次 8 粒，3 次 / 天，4 周为一疗程。治疗组给予整脊手法配合针刺治疗，具体方法如下：检查脊柱序列，在 T_{10}~L_2 脊旁寻找敏感压痛点（脊柱病变节段）。先松筋，后调整相应脊柱关节，改善脊柱内环境。采用骑马式胸腰椎旋转定位扳法、骶髂关节扳法、骶髂关节后伸板法和骶髂关节侧位扳法。再用双手拇指叠按于会阴穴，施点振法 1min，以局部酸胀透热为度。用手掌小鱼际横擦腰骶部八髎穴，以透热为度。针刺复溜、次髎，快速进针，直刺 1~1.5 寸，以局部酸胀，或有麻电感向骶部放射为度。留针 20min，隔 10min 行针 1 次。针具选用规格：0.35mm×50mm 和 0.35mm×70mm。疗程：3 次/周，4 周为一疗程。

结果： 治疗组 20 例，有效 17 例，无效 3 例，总有效率 85.0%。对照组 18 例，有效 12 例，无效 6 例，总有效率 66.7%。表明运用整脊手法配合针刺是治疗早泄的有效方法。

3. 和运志等[19]采用穴位注射、温针加 TDP 综合治疗早泄

穴位注射取关元、中极，穴位皮肤常规消毒，用 5ml 注射器牙科 6 号针头，抽取维生素 B$_1$ 注射液，先针刺关元、中极，稍做提插，待阴茎根部有酸、麻、胀等明显得气感，回抽无血后，将上述药液缓慢注入，出针，用 TDP 照 30min，每次每穴注射 1ml，隔天治疗 1 次，5 次为一疗程。间隔 3~5 天进行第 2 疗程，共治疗 2 个疗程。温针灸治疗：取气海、足三里、三阴交、太溪、肾俞、志室。除太溪穴用 0.30mm×25mm 的毫针外，其余穴位均用 0.30mm×50mm 的毫针。太溪直刺 13mm，关元、中极、气海、足三里刺 40mm，三阴交直刺 25mm，捻转补法，使患者局部有酸麻胀感，足三里加用温针灸，每 10min 各穴位行捻转补法 1min，留针 30min。起针后嘱患者俯卧，取志室、肾俞，直刺 40mm，得气后用温针灸，留针 30min。每晚灸关元、足三里各 1 次，每穴 5min，以巩固疗效。1 次/天，10 次为一疗程。间隔 3~5 天进行第 2 疗程，共治疗 2 疗程。穴位注射与温针灸同步进行，所有患者治疗期间嘱其暂停同房。

结果： 31 例患者，完全缓解 25 例，占 80.64%；显效 3 例，占 9.68%；有效 2 例，占 6.45%；无效 1 例，占 3.23%。总有效率为 96.77%。

参考文献

[1] 代恒恒，王彬，徐洪胜，等. 早泄的中西医治疗策略对比 [J]. 中国性科学，2022，31（6）：119–122.

[2] 马列. 针刺联合达泊西汀治疗心脾两虚型早泄的临床观察 [D]. 哈尔滨：黑龙江省中医药科学院，2022.

[3] 赵明昂. 针刺治疗早泄 28 例 [J]. 实用中医药杂志，2019，35（7）：877–878.

[4] 王福，耿强，郭军，等. 针刺对照帕罗西汀治疗原发性早泄的临床观察及机制探讨 [J]. 中国性科学，2013，22（2）：59–61.

[5] 陈仲新. 针刺与药物治疗原发性单纯性早泄疗效对照观察 [J]. 中国针灸，2009，29（1）：13–15.

[6] 陈妙根，程玲. 针刺治疗功能性早泄疗效观察 [J]. 上海针灸杂志，2011，30（5）：302–303.

［7］Sahin S, Bicer M, Yenice MG, etal. A prospective randomized controlled study to compare acupuncture and dapoxetine for the treatment of premature ejaculation［J］. Urologia Internationals. 2016, 97（1）: 104-111.

［8］李香斌，毕焕洲. 毕焕洲教授治疗原发性早泄伴高泌乳素血症的临床疗效观察［J］. 现代诊断与治疗，2022, 33（5）: 647-649.

［9］叶坤，方娟，蔡志勇，等. 针药结合治疗肾阳虚型功能性早泄临床研究［J］. 现代中医药，2018, 38（4）: 45-47.

［10］唐梁，刘晓俊，李世林. 龙胆泻肝汤联合针刺治疗肝经湿热型早泄临床研究［J］. 新中医，2020, 52（7）: 37-40.

［11］蔡庆文，梁秀军，梁岩，等. 安神补心汤、针刺联合治疗非器质性早泄46例报告［J］. 齐齐哈尔医学院学报，2012, 33（4）: 487.

［12］张彦珂. 针药结合治疗早泄36例［J］. 浙江中医杂志，2008, 450（9）: 531.

［13］李净草，徐少强，胡海翔，等. 温针灸治疗功能性早泄的疗效观察［J］. 中国性科学，2017, 26（5）: 95-97.

［14］谈建新，李楠. 穴位埋线治疗早泄60例［J］. 光明中医，2011, 26（4）: 764-765.

［15］郑进福，杨申花，梁芸菊，等. 中药口服联合穴位埋线治疗男性早泄的临床效果分析［J］. 中国实用医药，2022, 17（7）: 176-178.

［16］Lu X, Han H, Zhang Z, et al. Study on the efficacy of electric acupuncture in the treatment of premature ejaculation based on testosterone level［J］. Journal of healthc are engineering, 2022（2022）: 8331688.

［17］柴琦琦，邱晨，陈栋. 针挑疗法联合盐酸达泊西汀治疗早泄疗效观察［J］. 实用中医药杂志，2020, 36（12）: 1568-1569.

［18］薛明新. 整脊手法配合针刺治疗早泄20例疗效观察［J］. 南京中医药大学学报，2010, 26（5）: 388-389.

［19］和运志，李新立，王德占，等. 穴位注射、温针加TDP综合治疗早泄31例［J］. 中国针灸，2005, 25（S1）: 81.

夜啼

大多数夜啼为非疾病因素引起，究其病因，有先天和后天2种因素。先天因素主要责之于孕母素体虚寒或性情急躁，遗患于胎儿；后天因素则为患儿腹部受寒，体内积热，暴受惊恐等[1]。

一、针刺为主治疗

1. 张立娜等[2]运用点刺四缝穴治疗心经积热型小儿睡惊症

对入组患儿采用点刺四缝穴治疗，入组当天针刺1次。点刺针使用一次性末梢采血针。患儿取坐位，家长持患儿前臂，医者以一手拇、食、中指持患儿手指尖，令掌心向上，75%酒精常规消毒，以末梢采血针对准穴位速刺疾出，深度0.1寸，继以两手拇指、食指自两侧向穴位中央挤压，挤出少许黄白色黏液或血液，以无菌干棉球拭之，双手共8穴，逐个刺之。患儿因惊惧哭吵配合度较差，医生针刺动作应准确迅速。嘱家长2h内避免为患儿洗手。

结果： 64例患儿中，痊愈35例，显效24例，有效3例，无效2例，总有效率96.88%。

2. 康平等[3]运用三棱针点刺四缝穴治疗夜啼

患儿仰掌伸指，双手四缝穴常规消毒，针刺时，左手拇、食、中指夹紧被刺穴位，右手持针，用拇、食两指捏住针柄，中指指腹紧靠针身下端，针尖露出3~5mm，对准已消毒的穴位，用三棱针点刺后迅速退出，用双手挤出少许血液，白色或淡黄色黏稠液体，随后以消毒干棉球压住针孔，逐一点刺。如未愈，隔3天再刺，注意穴位及三棱针具严格消毒。点刺时宜浅，手法宜轻宜快。

结果： 共治32例，一次治愈率89%，二次治愈率8%，三次治愈率3%，总治愈率100%。

3. 王尚臣等[4]针刺四缝穴治疗小儿夜啼

取四缝穴（位于第2~5指掌面近端指间关节横纹中点）。家长持患儿前臂，医者持患儿手，令其掌心向上，拇食二指紧捏被刺手指两侧。常规消毒，以三棱针对准穴位速刺疾出，深度约0.1寸。继以拇食指自两侧向掌面中央挤压，挤出少许黄白色黏液或血液。以棉球拭之，双手共8穴，逐个刺之。轻者1次/2天，重者1次/天。

结果： 治愈34例中1次治愈8例，2次治愈12例，3次治愈6例，4次治愈6例，好转2例。治愈率94%，总有效率100%。

4. 唐中生等[5]点刺中冲穴放血治疗小儿夜啼症

取双侧中冲穴，三棱针点刺放血。首先医者的左手拿住患儿中指，经常规消毒后，右手持细三棱针或5号注射针头点刺，使针尖约斜向上方，刺中冲约0.1寸，刺出3~5滴血即可。一般1次治疗即有效，如效果欠佳，第2天可再针1次。在婴儿啼哭时针刺效果更佳。

结果： 治疗效果本组35例，1次治愈28例，占80%；两次治愈6例，占17%；治疗3次1例，占3%。有效率100%。

4. 崔金星等[6]用梅花针治疗小儿夜啼

取穴：奇穴（中指第1关节两侧为中心，环指叩刺）、华佗夹脊穴（重点叩刺心俞穴、胆俞穴）、中冲、足三里、涌泉。具体操作：局部常规消毒后，用梅花针反复叩刺，采用中等度刺激，使局部皮肤潮红、充血，但不出血。中冲穴可点刺出血，1 次 / 天，6 次 / 疗程。

结果：本组 98 例中，1~2 次治愈者 25 例，3~8 次治愈者 68 例，无效 5 例。总有效率 94.8%。

二、推拿配合耳穴贴压治疗

1. 肖莲英等[7]采用推拿配合耳穴贴压治疗小儿夜啼

推拿组：补脾经、清心经、清肝经、掐揉小天心、掐揉五指节、摩腹、按揉足三里。脾寒型加揉外劳宫、推三关、摩脐、揉中脘，心热型加揉内劳宫、清小肠、清天河水，惊恐型加摩囟门、掐揉威灵。每次共约 20min，1 次 / 天，每次取单侧，两侧交替使用。7 次 / 疗程，疗程间休息 2 天。耳穴贴敷组：取脾、心、肝、神门、内分泌、交感，用 75% 酒精棉球消毒后，拇、食指捏揉耳部 3~5 遍、再用 0.5cm×0.5cm 的胶布固定王不留行籽压穴。1 次 /2 天，双耳交替换贴。

结果：本组 20 例，经 1~3 个疗程治疗后痊愈 16 例、显效 3 例、好转 1 例，总有效率 100%。

2. 陈睿等[8]运用推拿联合耳穴贴压法治疗发育迟缓患儿夜啼

将 65 例发生夜啼的发育迟缓患儿作为研究对象，采用随机数表法将其分为对照组和观察组。对照组采用耳穴贴压法治疗，用 75% 酒精棉球对患儿的耳部进行消毒。用拇指与食指揉捏患儿的耳部 3~5 遍，按揉的力度应适度。用医用胶布将王不留行籽准确地固定在耳部的心反应区、肝反应区、脾反应区、神门穴、内分泌反应区和交感上。采用单侧耳穴贴压治疗法，双耳交替，1 次 / 天，连续治疗 1 周。观察组采用推拿疗法联合耳穴贴压法对观察组患儿进行治疗。补脾经、清心经法：从患儿中指螺纹面的根部向指尖轻轻推揉 200 次；清肝经法：从患儿食指螺纹面的根部向指尖轻轻推揉 200 次。掐揉小天心法：在患儿手掌的大鱼际穴和小鱼际穴之间来回揉捏 200 次，并轻轻敲击 20 次。对于惊恐情绪较为严重的患儿，可按揉摩其囟会穴（位于前发际线正中直线，百会穴前骨陷中上方 2 寸）3~5min/ 天，再掐揉其威灵穴 200 次。患儿按摩，1 次 / 天，大约 20min/ 次。进行耳穴贴压的方法同对照组。

结果：经过 1 周的治疗，观察组患儿 24h 内的睡眠时间长于对照组患儿，其夜啼的发生次数低于对照组患儿。治疗 1 周后，观察组患儿治疗的总有效率为 93.75%，对照组患儿治疗的总有效率为 72.73%，观察组患儿治疗的总有效率高于对照组患儿。

三、针药结合治疗

李艳艳等[9]以醒脾养儿颗粒联合梅花针治疗脾虚中寒型小儿夜啼

将 60 例患儿随机分为观察组和对照组，各 30 例。观察组口服醒脾养儿颗粒联合梅花针治疗，对照组单用梅花针治疗，两组均以 6 天 / 疗程。对照组均给予梅花针疗法，取奇穴（中指第 1 关节两侧为中心，以环指叩刺）、华佗夹脊穴、中冲、足三里、涌泉。

局部常规消毒后，用梅花针反复叩刺，采用中等度刺激，使局部皮肤潮红充血，但不出血。中冲穴可点刺出血。1次/天，6次/疗程。观察组在对照组基础上加用醒脾养儿颗粒口服。1岁以内，2g/次；1~2岁，4g/次。2次/天，每疗程6天。治疗结束后观察1个月。

结果： 观察组治愈率86.67%，高于对照组的63.33%。观察期内两组患儿出现夜啼症状的时间及夜啼平均持续时间比较，观察组均较对照组减少。

四、针灸综合治疗

楼意楠等[10]用针刺治疗小儿夜啼

以"飞针"为主，兼吐奶者加压火丁，兼有马牙者加挑马牙。一般针刺1次后，夜即安卧。个别患儿有周期发作倾向，但屡刺屡验。兼腹硬甚或胎火重者加中药。①针刺：选用消毒针灸针，针头圆钝，在患儿腹、背部的正中及两侧沿直线从上至下飞刺。背部正中为督脉循行路线，飞针起于大椎，至于长强；两侧为足太阳膀胱经，起于心俞，止于膀胱俞，并在攒竹穴点刺。腹正中为任脉循行路线，两侧为足阳明循行路线，并在足三里及隐白处点刺。浅刺而疾发针，故曰"飞针"。不必刺出血，年龄愈小刺愈浅。春夏宜轻，秋冬宜重。②压火丁："火丁"乃民间俗称，为位于悬雍垂下面的会厌软骨，因受浊邪火热的熏蒸而突起如丁得名。具体操作：医者用左手拿压舌板压住患儿舌头，另一手食指用酒精棉球消毒后蘸少量冰硼散，快速地按压患儿舌根的火丁。③挑马牙：马牙是指牙床或牙龈上如碎米粒样的小白点；板牙是指新生儿牙床坚硬，色白如胎毒者，其因皆由胎热胃火上壅所致。具体操作：用针灸针挑出马牙或板牙出血，然后用冰硼散敷之。

结果： 针挑1次夜即安卧，经随访无反复者1118例（其中208例加服中药3剂），占78.62%；针挑1次夜即安卧，但有定期发作现象者156例，占10.97%；2~3次而愈者156例，占10.4%。总有效率为100%。

参考文献

[1] 麻玲霞，谢静. 中医治疗小儿夜啼综述 [J]. 中医儿科杂志，2018，14（5）：82-84.

[2] 张立娜，苟旭蕾. 点刺四缝穴治疗心经积热型小儿睡惊症的临床研究 [J]. 中国医学创新，2022，19（6）：123-127.

[3] 康平. 三棱针点刺四缝穴治疗夜啼32例疗效观察 [J]. 药物与人，2014，27（10）：226.

[4] 王尚臣，王柱林，孙淑芬，等. 针刺四缝穴治疗小儿夜啼34例 [J]. 中华理疗杂志，2001（4）：21.

[5] 唐中生，李霞. 点刺中冲穴放血治疗小儿夜啼症35例 [J]. 贵阳中医学院学报，2007，116（2）：48.

[6] 崔金星，王丛礼. 梅花针治疗小儿夜啼98例临床分析 [J]. 中国中西医结合儿科学，

2009，1（6）：551-552.

［7］肖莲英. 推拿配合耳穴贴压治疗小儿夜啼20例［J］. 上海针灸杂志，2008（3）：27.

［8］陈睿，朱飞达，朱建强. 推拿联合耳穴贴压法治疗发育迟缓患儿夜啼的效果观察［J］. 当代医药论丛，2019，17（2）：174-175.

［9］李艳艳，李冉，孙燕红. 醒脾养儿颗粒联合梅花针治疗小儿夜啼脾虚中寒型疗效观察［J］. 中国中西医结合儿科学，2016，8（3）：309-311.

［10］楼意楠. 针刺治疗小儿夜啼1422例临床报道［J］. 中医杂志，2000（1）：13.

遗尿

调查表明，我国儿童遗尿症发病率在不同年龄阶段有差别，5岁儿童的发病率为15.2%，7岁、10岁儿童的发病率分别为8.3%、4.8%，16岁青少年发病率为1.1%，当遗尿症状持续至16岁以上时，多为难治性遗尿[1]。针灸通过刺激特定的穴位调节人体的气血运行和脏腑功能，以达到治疗疾病的目的。在小儿遗尿症的治疗中，针灸的原理主要体现在以下几个方面：①调理膀胱功能：针灸可以刺激特定的穴位，如足三里、关元、气海等，以调节膀胱的功能。这些穴位位于腹部和下肢，与膀胱经络相连，刺激之可以增强膀胱的收缩力和控制尿液的能力，改善膀胱功能障碍。②调节肾脏功能：肾脏在中医理论中与水液代谢密切相关。针灸可以通过刺激肾经的穴位，如肾俞、命门等调节肾脏的功能，滋养肾精，增强肾脏的水液代谢能力。这对于改善小儿遗尿症中的肾虚病因具有重要作用。③调理脾胃功能：脾胃与消化吸收和水湿代谢有关，针灸可以通过刺激脾胃经的穴位，如中脘、足三里、关元等调理脾胃功能，促进消化吸收，调节水湿代谢，改善小儿遗尿症。④调节情绪状态：情绪因素在小儿遗尿症中也起着一定作用。针灸可以通过刺激特定穴位，如足三里、太冲、心脾俞等调节情绪、舒缓压力、平衡情绪状态，有助于改善小儿遗尿症。总的来说，针灸通过刺激特定穴位，调节膀胱、肾脏、脾胃功能及情绪状态，对小儿遗尿症的治疗有积极的作用。

一、针刺为主治疗

1. 田忠惠等[2]采用醒脑调神针法配合足运感区治疗功能性小儿遗尿

将96例入组患儿按照随机数字表法分为对照组和治疗组。①治疗组：采用醒脑调神针刺法配合足运感区为主，辅以体针治疗。头皮针取穴：足运感区、印堂、上星、百会。操作：针刺足运感区（位于前后正中线的中点旁开左右各1cm，向后引平行于正中线的3cm长的直线），取0.25mm×40mm的毫针，由前向后与头皮成30°夹角沿皮平刺，进针0.5~0.8寸，行快速捻转平补平泻，120r/min，捻转幅度（100±20）°，行针1~3min。以提捏进针法针刺印堂穴，采用雀啄泻法，以眼球湿润为度。上星向后沿皮刺向百会，行捻转泻法，120r/min，持续行针1min。体针取穴：关元、中极。操作：常规皮肤消毒后，取 0.25mm×40mm 的毫针，两穴操作时针尖均稍向下斜刺，采用补法，要求针感向阴部传导。随症加减：肾阳虚加肾俞、命门，脾肺气虚加足三里、脾俞、肺俞。②对照组：取穴关元、中极、膀胱俞、三阴交。操作：治疗前嘱患儿排空膀胱，穴位周围皮肤常规消毒后，采用 0.25mm×40mm 的一次性毫针直刺，采用补法，以局部酸胀感为度，留针 30min。疗程同治疗组。1 次 / 天，6 天为 1 个疗程，每疗程间隔 1 天，连续治疗 3 个疗程后行效果评定。

结果：治疗组共 48 例，治愈 22 例，显效 12 例，有效 10 例，无效 4 例，总有效率为 91.7%；对照组共 48 例，治愈 17 例，显效 12 例，有效 9 例，无效 10 例，总有效率为 79.2%。表明以醒脑调神为主，配合足运感区对于治疗功能性小儿遗尿具有一定的临床意义。

2. 李仲等[3] 采用"烧山火"补法针刺治疗小儿遗尿症

主穴取太溪、太冲。配穴：肾气不足型加百会，肺脾气虚型加足三里，心肾不交型加三阴交，肝经湿热型加行间。操作方法：患者取仰卧位，皮肤用 75% 酒精棉球常规消毒，选用 0.30mm×25mm 的一次性针灸针，进针 0.4~0.8 寸，将穴位可刺深度分为天、地、人三部，进针时左手按在所取穴位之处，右手持针于患者呼气时缓慢进针，得气后将针缓慢提至天部，按天部－地部－人部的顺序，每层依次做捻转补法九数，将针行至人部留针，称为"烧山火"补法一度。留针 9min，重复施以"烧山火"补法一度，吸气时疾速出针。以上穴位除行间用平补平泻法外，其他穴位均用"烧山火"补法，行间留针 9min。隔日 1 次，共治疗 4 周后评定疗效。

结果：治愈 16 例，好转 9 例，无效 1 例。有效率为 96.2%。

二、针刺结合中药治疗

罗思武等[4] 采用针刺联合四君子汤合缩泉丸加减治疗儿童脾肾两虚型遗尿

将 60 例脾肾两虚型遗尿症患儿按照随机数字表法分为治疗组（30 例）和对照组（30 例）。对照组予四君子汤合缩泉丸加减治疗。药物组成：熟党参 10g，茯苓 10g，白术 5g，山药 10g，熟地黄 10g，黄精 5g，补骨脂 10g，益智仁 10g，白芍 5g，酸枣仁 10g，升麻 5g，甘草 5g。1 剂 / 天，水煎取汁 200ml，分早、晚 2 次温服。治疗组在对照组的基础上联合针刺四缝穴治疗。患儿取坐位或仰卧位，左手手掌朝上，暴露第 2~5 手指掌侧近端指间关节，于横纹中点取穴，常规消毒后，持一次性注射针头点刺，刺入深度约 0.1 寸，并轻轻挤压针孔，挤出淡黄色或无色透明黏液或少量血液后，用消毒棉签按压针孔止血。右手取穴及针刺方法同左手。1 次 / 周。两组均 1 个月为 1 个疗程，共治疗 2 个疗程。

结果：治疗组有效 29 例，无效 1 例，总有效率为 96.7%；对照组有效 24 例，无效 6 例，总有效率为 80.0%。提示四君子汤合缩泉丸加减联合针刺四缝穴治疗儿童脾肾两虚型疗效确切，可改善临床症状，减少遗尿次数，减少夜间尿量，提高临床疗效，且复发率低。

三、艾灸为主治疗

1. 李心沁等[5] 采用铺灸八髎穴区治疗肾气不足型小儿遗尿

将符合诊断标准的 60 例患儿按随机数字表法分为铺灸组与西药组各 30 例。铺灸组准备纯艾绒、铺灸药粉、鲜生姜、打姜机、打火机、桑皮纸、无菌棉球、75% 酒精棉球。铺灸药粉为临床经验方，主要成分为煅龙骨、麻黄、五倍子、桑螵蛸、覆盆子、益智仁、肉桂、石菖蒲、冰片等。上述药物混合后，用超微粉碎机粉碎，然后过 100 目筛，筛出药末，密封保存，备用。操作：患儿取俯卧位，充分暴露腰骶区，定八髎穴。准备 20cm×15cm 的桑皮纸，要求桑皮纸能够完全覆盖患儿的八髎穴区。用 75% 酒精棉球消毒八髎穴区，并用蘸有姜汁的无菌棉球擦拭八髎穴区，将铺灸药粉均匀撒在八髎穴区，铺桑皮纸，然后将生姜泥均匀地铺在桑皮纸上，将生姜泥平整紧实地置于八髎穴区处，形状似倒置的梯形，厚度约 2cm。取艾绒揉搓成软硬适度的橄榄状，中间宽 0.5~0.8cm，长 5~6cm，将搓好的艾炷呈叠瓦状摆放于八髎穴区处，铺 3 列（共约 6 枚），于每列的中间部分点燃艾炷。第 1 壮艾炷燃烧结束后，如上所述放置第 2 壮艾炷，依此方法，对患儿施灸 90min，共需燃烧艾炷 5~7 壮。西药组采用口服醋酸去氨加压素片治疗。8 岁以下患儿 0.1mg/ 天，8 岁以上患儿 0.2mg/ 天，每晚睡前 1h 口服，服药后 8h 不得进水。4 周为 1 个疗程，连续治疗 2 个疗程。

结果：铺灸组治愈 3 例，显效 14 例，有效 8 例，无效 4 例，总有效率为 86.21%；西药组治愈 3 例，显效 15 例，有效 5 例，无效 5 例，总有效率为 82.14%。提示小儿遗尿因肾气不足所致者，可根据八髎穴区经络、穴位的特性，运用铺灸八髎穴区的方法，借助生姜、艾灸的温热效应及诸药物的温补收敛作用，达到补益肾气、温煦下焦、培元固脬的疗效。

2. 张恒权等[6] 采用艾灸联合揿针治疗儿童遗尿

选取肾俞、关元、气海、中极，艾灸 1 次 / 天，每次每穴 10min，7 次为一疗程，连续治疗两个疗程。同时予以揿针贴压，取双侧肾俞、脾俞、膀胱俞及命门。操作方法：上述穴位局部碘伏消毒后，用无菌镊取下揿针贴，将揿针尖对准上述穴位，揿针贴胶布固定即可，无需患儿按压穴位。每隔两天换一次揿针贴，10 次为一疗程，连续贴压两个疗程。

结果：30 例患儿中治愈 18 例，治愈率 60.00%；显效 5 例，显效率 16.67%；好转 4 例，好转率 13.33%；无效 3 例，无效率 0.10%。总有效率 90.00%。提示艾灸联合揿针治疗儿童遗尿具有很强的推广优势，治疗操作简便，患儿无痛苦，治疗依从性高。

四、电针为主治疗

1. 王晓娜等[7] 采用电针肾俞、会阳结合头针治疗小儿遗尿

将 64 例患者随机分为治疗组和对照组，每组 32 例。治疗组取双侧足运感区、肾俞、会阳。皮肤常规消毒，双侧足运感区采用 0.25mm×40mm 的毫针，与头皮成 30°角向后平刺，进针 0.6~0.8 寸，快速捻转针体，捻转速度 180~200r/min，持续捻转 3min，每隔 10min 行针 1 次，留针 30min。双侧肾俞、会阳取 0.25mm×40mm 的毫针针刺，肾俞针尖向脊柱 45°斜刺 0.6 寸。会阳穴针尖向外上斜刺 0.6 寸，通电针，选择疏密波，同侧肾俞、会阳连 1 组，肾俞接正极，会阳接负极，由小到大调整强度，以患儿能耐受为度，留针 30min。1 次 / 天，6 次 1 个疗程，共治疗 4 个疗程。②对照组：取关元、中极、膀胱俞、足三里、三阴交。皮肤常规消毒，各腧穴取 0.25mm×40mm 的毫针，关元、中极直刺 0.4 寸，膀胱、足三里、三阴交直刺 0.6 寸，均采用捻转补法，每次留针 30min，1 次 / 天，6 次 1 个疗程，共治疗 3 个疗程。观察两组治疗前、治疗后的有效率及症状评分比较，评定两组临床疗效。

结果：治疗组治愈 18 例，好转 12 例，无效 2 例，总有效率为 93.8%；对照组治愈 10 例，好转 18 例，无效 4 例，总有效率为 87.5%。提示电针肾俞、会阳结合头针治疗小儿遗尿值得临床应用推广。

2. 王丽杰等[8] 采用电针治疗小儿夜尿症

将 103 例遗尿症患儿随机分为两组，对照组 48 例、治疗组 55 例。治疗组前组取穴关元、中极、横骨、归来、三阴交；后组取穴肾俞、腰眼、八髎、委中、足运感区、夜尿点。脾肺气虚者加气海、肺俞、足三里。肝经湿热配太冲、行间、阳陵泉。夜梦多者加百会、神门。患者取仰卧位，用 75% 酒精常规消毒穴位。针刺腹部穴位时，毫针与皮肤成 75°夹角，针尖向肛门方向刺入 0.5~1.5 寸，行小幅度提插捻转手法，使关元、中极、横骨、归来四穴的针感向外阴部或会阴部放散。三阴交针感向踝关节方向传导。双侧足运感区以与头皮成 150°平行向后平刺 0.6~0.8 寸。操作时采用提捏进针法减轻疼痛。得气后在针柄上连接电针仪，施以连续波，频率 3~15Hz，电流强度 2~4mA，刺激量以患儿耐受为度。前组与后组隔天交替针刺。掐夜尿点（掌面小指第 2 指关节横纹中点处），每次按压 5min，力度以小儿能承受为宜。电针 1 次 / 天，每次留针 30min，连续治疗 20 天。对照组口服醋酸去氨加压素，0.2mg 每晚睡前口服 1 次，连续服用 20 天。

结果：治疗组 55 例中，临床控制 11 例，显效 26 例，好转 9 例，无效 9 例，总有效率为 83.6%；对照组 48 例中，临床控制 8 例，显效 15 例，好转 7 例，无效 18 例，总有效率为 62.5%。

五、其他治疗

1. 任沛錾等[9] 采用贺氏三通法与缩泉丸治疗小儿遗尿症

根据随机数字表的分类方法将患儿随机分为观察组和对照组，每组 23 例。观察组应用贺氏三通法中的微通法与温通法治疗。毫针选用 0.25mm×25mm 的无菌针灸针；火针选用 0.5mm×40mm 规格的贺氏火针，可根据小儿病情轻重与肌肉丰厚程度酌情调整所选针具的粗细。微通法：仰卧位针刺气海、关元、中极、水道、三阴交、百会等穴位，俯卧位针刺脾俞、肾俞、列缺、足三里、阴陵泉。根据小儿具体情况，直刺 0.5~1

寸，使用补法，留针 30min。起针后施以温通法：使用火针刺气海、关元、中极、脾俞、肾俞等穴位。操作时应做到全神贯注，掌虚指实，将针尖烧至通红后迅速刺入，立即拔出，每刺一穴应立刻使用干棉球按压针孔，缓解患儿疼痛的同时行补法。微通法治疗 1 次/天，以 7 天为一疗程；温通法 1 次/2 天，以 3 次治疗为一疗程。一疗程后视针孔恢复情况适当调整针刺间隔。对照组口服缩泉丸，1 次 2~4g，3 次/天。以 7 天为一疗程。

结果：观察组痊愈 22 例，好转 1 例，未愈 0 例，总有效率为 100%；对照组 23 例中，痊愈 18 例，好转 5 例，未愈 2 例，总有效率为 100%。提示使用贺氏三通法治疗小儿遗尿的效果优于单纯使用缩泉丸的治疗效果。

2. 陈永军等[10] 采用经皮穴位电刺激结合耳穴贴压治疗原发性遗尿症

将 125 例小儿遗尿患儿随机分为两组。观察组用经皮穴位电刺激，取穴：①中极、气海、水道；②关元、百会、三阴交。采用多功能神经治疗仪。仪器参数：脉宽 100μs，频率 50Hz，刺激持续时间 10s，刺激间歇时间 3s，刺激量 10~20mA，最大反馈刺激量 25mA。以 95% 酒精对患者穴位局部脱脂，将电极贴片贴于穴位，测试电流强度至穴位局部有明显振动或患儿能耐受为宜，在治疗过程中可根据患儿的感觉或运动的显著程度随时适量增加电流强度，治疗 30min。1 次/天，两组穴位交替使用，15 天为一疗程，疗程间休息 5 天，再进行下个疗程，连续治疗 3 个疗程。耳穴贴压：取穴心、肾、交感、皮质下、内分泌、膀胱。清洁消毒耳郭，用探测仪或探针找好穴位，用 75% 酒精局部消毒，然后用止血钳将粘有王不留行籽的小块胶布固定在穴位上。嘱患儿或家属按压王不留行籽，按压力度以患儿自感局部发热或有刺痛感为佳，4 次/天，每次每穴 1min。每 3 天换 1 次，左右耳交替贴压。15 天为一疗程，疗程间休息 5 天，再进行下一疗程，3 个疗程后观察疗效。对照组口服醋酸去氨加压素，每片 0.1mg ≤ 7 岁，0.1mg > 7 岁，晚间睡前 30min 顿服 0.2mg；氯酯醒胶囊每片 0.1g ≤ 7 岁，0.1g > 7 岁，晚间睡前 30min 服用 0.2g。均连续服用 2 个月。

结果：对照组显效 59 例，有效 34 例，部分有效 20 例，无效 12 例，总有效率为 90.4%；观察组显效 101 例，有效 9 例，部分有效 11 例，无效 4 例，总有效率为 96.8%。提示经皮穴位电刺激结合耳穴贴压能减少原发性遗尿患儿夜尿次数和遗尿次数，治疗效果好，起效快，维持疗效时间长，总有效率高。

六、综合治疗

1. 张石磊等[11] 采用培元止遗汤联合耳穴贴压治疗儿童遗尿脾肾两虚证

将 100 例儿童遗尿脾肾两虚证患儿按照随机数字表法分为两组，对照组 50 例予常规治疗，治疗组 50 例在对照组治疗基础上予培元止遗汤联合耳穴贴压治疗。对照组予常规治疗。指导家长帮助患儿调整作息，养成规律的排尿、排便习惯。醋酸去氨加压素片口服，初始剂量 0.2mg/天，根据患儿病情情况调整剂量，最大剂量为 0.6mg/天。睡前 1h 口服，1 次/天，服药后避免大量饮水。治疗组在对照组治疗基础上采用培元止遗汤联合耳穴贴压治疗。培元止遗汤药物组成：炒益智、金樱子、桑螵蛸、茯苓各15g，乌药10g，山药、陈皮、法半夏、麻黄、炒鸡内金各9g，甘草6g。1剂/天，水煎2次取汁200ml，早饭前30min及睡前2h服用。耳穴贴压选择肾、膀胱、神门、皮质下、肺、脾，两耳交替取穴。在耳穴上用胶布贴压王不留行，每侧保留3天，然后换另一侧耳穴，按压3~5次/天，每次约5min。两组均连续治疗3个月。

结果：治疗组显效30例，有效16例，无效4例，总有效率为92%；对照组显效20例，有效18例，无效12例，总有效率为76%。提示培元止遗汤联合耳穴贴压治疗儿童遗尿脾肾两虚证能够显著降低遗尿频率，提升膀胱容量，改善临床疗效，降低复发率。

2. 尹广惠等[12] 采用揿针联合药袋敷脐治疗脾肾两虚型小儿遗尿

将80例小儿遗尿患儿随机分为两组。揿针取脾俞、肾俞、遗尿点（双侧足小趾底部第1横纹中点）。用0.20mm×1.3mm的揿针，患儿先取直立位，年龄较小或不配合者由家长抱于怀中，暴露背腰部，将揿针贴于脾俞、肾俞。再取坐位或仰卧位，暴露双足，足底遗尿点处皮肤常规消毒后贴揿针。嘱患儿行走及活动腰背部，局部疼痛者需重新埋针。每穴由轻到重按揉30~60s。嘱患儿家长于每日晨起及入睡前1h依上法按揉，24h后自行揭下揿针，若期间出现疼痛可提前取下。治疗3~4次/周，1次/2天。药袋敷脐：将麻益散（麻黄、肉桂、益智仁）加冰片（各药物比例为2∶1∶1∶0.2）用超微粉碎机研细末装玻璃瓶密封备用，将药粉装入棉麻布缝制的约10cm×10cm大小的布袋，用宽约3cm的松紧布带缝于药袋两侧，长度约与患儿腰围等长。佩戴时使药袋正对肚脐，每晚睡眠时佩戴，佩戴时间7~8h/天，药粉每2周更换1次。以上治疗均1个月为一疗程，连续治疗3个疗程，治疗结束后随访6个月。

结果：治愈6例，显效14例，有效5例，无效2例。总有效率为92.6%。提示揿针联合药袋敷脐刺激作用和缓而长久，可有效治疗小儿遗尿。

3. 李海天等[13] 采用内服外治法用于小儿下元虚寒型遗尿症

按照随机数字表法将患儿分为对照组和观察组。对照组口服去氨加压素治疗，观察组在对照组的基础上联合埋针治疗。取耳穴肾、膀胱、神门及腹部气海、关元、双侧天枢穴治疗，每隔24h更换一次皮内针，左右耳交替进行。艾灸腹部气海穴、关元穴，1次/天，每次20min。4周为一疗程。对照组口服去氨加压素治疗，0.2mg/次，睡前服，睡前1h至次日晨起严格限水。4周为一疗程。根据两组前后遗尿次数积分、熟睡不醒积分、中医证候比较以评估。

结果：对照组治愈9例，显效14例，有效13例，无效9例，总有效率为80.00%；观察组治愈14例，显效19例，有效12例，无效2例，总有效率为95.74%。提示内服外治法对遗尿症儿童的下元虚寒证候有明显改善作用，可显著减轻患儿临床症状。

4. 张益辉等[14] 采用隔药饼灸配合指针治疗小儿原发性遗尿

隔药饼灸：将覆盆子、金樱子、菟丝子、五味子、仙茅、肉桂、山茱萸、补骨脂、桑螵蛸、丁香、冰片等分混合后粉碎成极细末备用，取药粉约3g用黄酒调和，做成厚

0.5cm 的药饼。患儿仰卧位，将药饼置于神阙穴，在药饼上放置底直径 2.5cm、高 2cm 的圆锥形艾炷点燃，连续灸 5 壮，以患儿感到有热气向脐内渗透为宜。灸毕用纱布将药盖上，以胶布固定，1 次 / 天。指针疗法：取穴三阴交、中极、关元、曲骨、肾俞、八髎。患儿先取仰卧位，医者旋推、按揉三阴交、关元、中极、曲骨各 2min。旋推是用拇指指腹按住穴位做环形揉动，揉动时拇指的指腹要吸定皮肤，手指连同皮肤及皮下组织做圆形转动；按揉是用拇指指端扣按穴位，以手指端深深按压皮肤。患儿再取俯卧位，医者旋推、按揉肾俞、八髎各 2min。指针施术时旋推、按揉的力度由轻到重，以患儿能忍受为度。隔药饼灸和指针疗法均 1 次 / 天，24 天为一疗程。治疗 1 个疗程后评定疗效。

结果： 50 例患儿痊愈 27 例，显效 21 例，无效 2 例，总有效率为 96.0%。

参考文献

［1］缪千帆，李艳君，徐虹，等 . 中国 5~18 岁人群遗尿症患病率的横断面调查 [J]. 中国循证儿科杂志，2020，15（2）：81-86.

［2］田忠惠 . 醒脑调神针法配合足运感区治疗功能性小儿遗尿 48 例疗效观察［J］. 天津中医药，2017，34（5）：312-314.

［3］李仲 . "烧山火"补法针刺太溪、太冲穴治疗小儿遗尿 26 例［J］. 中国针灸，2016，36（1）：56.

［4］罗思武，林晓洁 . 四君子汤合缩泉丸加减联合针刺四缝穴治疗儿童脾肾两虚型单症状性遗尿疗效观察［J］. 河北中医，2020，42（2）：222-224，234.

［5］李心沁，崔华峰，徐呈超，等 . 铺灸八髎穴区治疗肾气不足型小儿遗尿临床研究［J］. 山东中医杂志，2022，41（12）：1309-1315.

［6］张恒权 . 艾灸联合掀针治疗儿童遗尿 30 例［J］. 医学美学美容，2019，28（17）：67-68.

［7］王晓娜，王正田，王宏君，等 . 电针肾俞、会阳结合头针治疗小儿遗尿临床研究［J］. 天津中医药大学学报，2020，39（6）：669-672.

［8］王丽杰，张寅萌，唐文娟，等 . 电针治疗小儿夜尿症的临床观察［J］. 中医药导报，2018，24（13）：97-98.

［9］任沛鋆，程凤宽，李敏，等 . 贺氏三通法与缩泉丸治疗小儿遗尿症临床疗效对照研究［J］. 河北中医药学报，2021，36（3）：37-38，55.

［10］陈永军，周国赢，靳建宏 . 经皮穴位电刺激结合耳穴贴压治疗原发性遗尿症［J］. 中国针灸，2010，30（5）：371-374.

［11］张石磊，张芳宁，高丽娟 . 培元止遗汤联合耳穴贴压治疗儿童遗尿脾肾两虚证疗效观察［J］. 河北中医，2022，44（2）：215-219.

［12］尹广惠，姜程洋，齐鑫，等 . 掀针联合药袋敷脐治疗脾肾两虚型小儿遗尿 27 例［J］. 中国针灸，2021，41（7）：756.

[13] 李海天，张曼，马建强，等. 内服外治法用于小儿下元虚寒型遗尿症的疗效 [J]. 中国医药导报，2020，17（12）：109-111，115.

[14] 张益辉，顾勤. 隔药饼灸配合指针治疗小儿原发性遗尿 50 例 [J]. 中国针灸，2014，34（8）：831-832.

注意力缺陷伴多动障碍

注意力缺陷伴多动障碍临床多用药物干预治疗，但易产生胃肠道、药物依赖等不良反应，且易反复发作。针灸具有副作用小、疗效安全、患者接受度高的优点，临床研究表明针灸治疗或联合药物、其他非药物治疗注意力缺陷障碍伴多动效果较好。

一、针刺为主治疗

1. 郑盛惠等[1]用通元针法治疗儿童注意力缺陷伴多动障碍

治疗组予通元针法治疗，选取水沟、印堂、百会、大椎、心俞、膈俞、肝俞、脾俞、肾俞、天枢、气海、关元、归来。针刺穴位局部皮肤进行常规消毒，采用 0.30mm ×（30~40）mm 的一次性无菌针灸针，根据针刺部位及患者体质刺入 0.75~1.2 寸，行补泻手法后加用电针，强度 2mA，频率 3.3Hz，留针 30min。1 次 / 天，每周 5 次，连续治疗 12 周。对照组予口服盐酸哌甲酯缓释片治疗。起始剂量每次 18mg，1 次 / 天，于早饭后用水送服。剂量根据患者疗效及个体需要而定，每次可增加剂量 18mg，最大剂量 54mg/ 天，连续治疗 12 周。

结果：治疗组总有效率为 86.2%，对照组总有效率 67.9%；治疗后，两组各波形均较同组治疗前显著改善，其中治疗组治疗后 θ 波、α 波和 SMR 波指标优于对照组。治疗中，对照组不良反应出现率明显高于治疗组。

2. 朱永旺等[2]用粗针结合四神聪长留针治疗注意力缺陷伴多动障碍

35 例患儿均采用粗针结合特定穴长留针治疗。①粗针：选用特制针体长 100mm、针柄长 25mm、直径 1.0mm 的不锈钢粗针。患儿取俯卧位，嘱其全身放松，自然呼吸，医者手指在督脉神道穴做标记，严格皮肤消毒后，用左手拇指、食指绷紧局部皮肤，右手持针，针尖向下成 30° 角快速刺入皮下，继而将针柄压低，贴近皮肤，使针尖沿皮下缓缓刺入 1.8~2.4 寸，得气后胶布固定，留针 4h，1 次 /2 天。②特定穴长留针：选取四神聪穴，选用 0.30mm × 40mm 的毫针，穴区常规消毒后，从 4 个不同的方位向百会穴平刺约 0.75 寸，快速捻针 1min，留针 4h，1 次 /2 天。上述治疗同时进行，10 次为 1 个疗程，连续治疗 2 个疗程。

结果：35 例患者中，临床控制 20 例，显效 5 例，有效 6 例，无效 4 例，总有效率为 88.5%。

3. 刘振权[3] 用靳三针治疗心脾两虚型小儿多动症

患儿分为针刺组和中药组。针刺组取主穴百会、四神针、颞三针，配穴脑户、神庭、内关、神门、足三里，根据患儿的不同临床表现针对性选穴。头部穴位平刺 0.8 寸左右，四神针针尖分别向外平刺，颞三针沿皮向下平刺，四肢穴按常规深度直刺 0.8 寸。入针后均要求做到"有根""有神"，即进针后针身可稳定地刺在穴位上，不会因患儿扭动肢体而摇晃。进针得气后，以平补平泻为主，头部穴位针刺后留针 20min，5~10min 捻转 1 次；体针一般不留针，1 次 / 天。4 周为一疗程，共 3 个疗程。中药组口服十味甘麦大枣合剂。3 岁以下患儿每次服 5ml，3~7 岁患儿每次服 10ml，7 岁以上患儿每次服 15~20ml，3 次 / 天，4 周为一疗程，共治 3 个疗程。

结果：治疗后针刺组患儿主症状积分改善优于中药组，针刺组总有效率为 66.67%，中药组总有效率为 33.33%，针刺组总有效率高于中药组。

二、头针结合感觉统合训练治疗

陈景汉[4] 用头针结合感觉统合训练治疗注意缺陷多动障碍患儿

对照组给予口服盐酸哌甲酯控释片（18mg/ 片），第 1 周 1 次 / 天，1 片 / 次，以水送服，后续每周增加 1 片，最大剂量为 3 片，连续治疗 12 周。感觉统合训练方案主要包括触觉训练、前功能训练、本体感觉能力训练和高位统合训练。训练形式以儿童主导式为主，配合合作式训练、互动训练及竞赛式训练等多种方式。触觉功能训练项目主要包括触压、翻滚、拍打等训练方式，前庭功能训练主要包括旋转、滚动、荡摆、起落与震动、反射活动、组合式刺激等训练方式，本体感觉训练项目主要包括位置觉训练和动觉训练、意识性本体感觉训练和非意识性本体感觉训练等方面训练内容。训练器材主要包括触觉球、平衡台、滑梯、跳跳床、圆木马吊缆、趴地推球、隧道、"S"形平衡木、圆筒吊缆、袋鼠跳、圆形滑车等。感觉统合训练每周训练 5 次，每次 45min，共训练 12 周为 1 个疗程。观察组在对照组基础上进行头针结合感觉统合训练。头针刺激以调养肝肾，安神定志为治法。选百会、四神聪、神门、内关、三阴交、水沟、合谷、太冲、足三里。选择 0.30mm×25mm 的一次性不锈钢毫针进行针刺治疗。具体操作：水沟采用雀啄刺，余穴采用常规针刺，平补平泻。得气后留针 30min，1 次 / 天，每星期治疗 5 次，治疗 12 周为 1 个疗程。感觉统合训练方案及疗程均同对照组。

结果：治疗组儿童治疗后语言 IQ 及操作 IQ 评分均高于对照组儿童；治疗前后两组患儿自控能力评分均较前升高，治疗组优于对照组。

三、电针结合行为疗法

李莎莎[5] 用电针结合行为疗法治疗早期儿童注意缺陷多动障碍

试验组施行电针＋行为疗法，对照组施行假电针＋行为疗法。试验组选用一次性无菌针灸管毫针，针长 2.5~4cm，直径 0.25mm。穴位选择以健脾益肾、充养脑髓为主要治则，着重以头部穴位和辨证取穴为主，结合对症取穴。主穴智三针（前额正中发际为第 1 针，左右旁开 3 寸各 1 针）、注意力三针（印堂、双太阳）、四神聪。配穴：脾肾阴虚证配肝俞、肾俞、太溪，脾虚肝亢证配脾俞、太冲。操作规范：统一采用管针进针方法快速直刺进针，轻取针管后匀速提插捻转，待患者有得气感或术者手下有沉紧感后，连接多功能智能电针仪施以连续波，频率 15Hz，电压 2~4V，强度以患儿能安静耐受为度，约为 3~5mA，留针 30min。针毕疾出针，并按压针孔。患者取仰卧位，或俯卧位。1 次 / 天，6 次为 1 个疗程，共治疗 12 个疗程。两疗程间休息 1 天。行为疗法：由治疗者为注意力缺陷障碍伴多动患儿设计治疗计划，通过有针对性的训练程序减少患儿的不良行为。对于临床分型不同的患儿可选用不同的方法。在进行治疗前，首先确定好行为治疗的靶症状，即恰当选择治疗目标，一般选择核心症状或严重行为问题作为治疗目标，如活动多、易发生冲动或破坏行为、自尊心不足、注意力不集中、与其他小朋友关系差等。确定好靶症状后，明确治疗目的，具体实施方法包括正性强化、处罚法、消退法、代币法，根据患儿情况安排不同的治疗进度。在电针治疗 30min 后进行，时间为 40min。1 次 / 天，6 次为 1 个疗程，共治疗 12 个疗程。两疗程间休息 1 天。对照组采用假电针法，针具及穴位选择同试验组，采用管针快速直刺进针，轻取针管后不施手法，直接连接电针仪，施以连续波，频率 15Hz，电压 2~4V，但电流强度为 0mA，留针 30min。针毕采用疾出针，并按压针孔。患者取仰卧位，或俯卧位。1 次 / 天。6 次为 1 个疗程，共治疗 12 个疗程。两疗程间休息 1 天。行为疗法同试验组，在电针治疗 30min 后进行，时间为 40min。1 次 / 天，6 次为 1 个疗程，共治疗 12 个疗程。

结果：试验组总有效率为 80.4%，对照组为 59.1%；复发率试验组为 21.6%，对照组为 46.2%。

四、针灸结合整脊治疗

冯芊玉[6]以针灸、整脊法治疗注意力缺陷障碍伴多动

第 1 组采用针灸结合整脊进行治疗，第 2 组采用针灸治疗，第 3 组采用整脊治疗。针灸取穴：百会、风池、神门、太溪和太冲。根据患儿体征和症状，在主穴以外加以辅穴治疗，痰湿内扰加大陵、丰隆，肾虚肝阳上亢加三阴交、侠溪，心脾两虚加心俞、脾俞，心肝火旺加照海、神庭。使用的针具规格为 0.25mm×30mm，用酒精常规消毒针刺部位的皮肤，将针快速透皮刺入，并继续进针 0.3~0.5 寸，采用提插或捻转的手法行针，当患者感觉到有酸、麻、胀、重等感觉时即为得气。留针 20min 后出针，并用无菌棉签按压针眼 5~10s。每周治疗 2 次，共治疗 12 周，即 24 次。整脊法：从颈椎到腰部的脊椎节段（C_1~L_5），使用静态和动态触诊及关节感测沿着参与者脊柱 C_1~L_5 的椎骨进行评估，并在需要治疗的地方对颈椎、胸椎和腰椎采用多样化的整脊技术进行推拿治疗。患者在仰卧位时进行颈椎调整，俯卧或坐姿进行胸椎调整，侧躺位置进行腰椎调整，具体取决于运动受限椎节的脊柱区域。整脊疗法每周治疗 2 次，共治疗 12 周。

结果：治疗后，3 组患者的注意力缺陷多动障碍评定量表、康氏儿童行为量表家长简易问卷、标准进步矩阵评分、优势与困难问卷平均得分等值与治疗前对比均有明

显差异，其中针灸结合整脊组优于另外两组。针灸结合整脊总有效率为 93.33%，针灸组总有效 73.33%，整脊组总有效率为 60.00%。

五、腹针结合中药治疗

黄玲[7]用腹针结合中药治疗儿童多动症

腹针取中脘、下脘、气海、关元、滑肉门、外陵、大横。选用 0.22mm×30mm 的毫针，常规皮肤消毒，避开血管、毛孔，对准穴位直刺，一般只捻转不提插，视腹壁厚度针刺 0.9~2.4 寸，留针 15min。1 次 / 天，10 次为一疗程，疗程间隔时间为 1 周，治疗 6 个月后统计疗效。中药用熟地 10g、益智仁 10g、枸杞子 10g、桑椹 10g、五味子 5g、柏子仁 10g、夜交藤 10g、茯苓 10g、太子参 10g、红枣 10g、莲子 15g、竹叶 10g、天竺黄 10g、钩藤 10g、牡蛎（先煎）15g、龙骨（先煎）15g、甘草 5g。加减：肾虚明显加首乌，脾虚明显加黄芪，阳亢风动加桑叶，心火偏亢加莲子心，食积便溏去熟地加焦三仙。药量根据患儿年龄、体质、病程及辨证酌情增减。1 剂 / 天。水煎分 2 次服，3 个月为一疗程，连服 2 个疗程统计疗效。

结果：62 例患儿经治疗总有效率为 96.8%，治疗后康氏儿童行为量表评分较治疗前明显降低。

六、针刺联合推拿辅助治疗

水正超[8]用针刺联合推拿辅助治疗小儿注意力缺陷伴多动障碍

对照组给予静灵口服液（规格 10ml×24 支）口服，1 支 / 次，2 次 / 天，连续治疗 2 个月。治疗组在对照组治疗方法基础上给予针刺及推拿治疗。针刺取百会、四神聪、太溪、太冲、风池、神门。阴虚阳亢者加三阴交、太溪，心脾两虚者加心俞、脾俞，痰热内扰者加大陵、丰隆，烦躁不安者加照海、神庭，食欲不振者加中脘、足三里，遗尿者加中极、膀胱俞。操作方法：体针规格 0.25mm×40mm，头针规格 0.25mm×25mm。以 75% 酒精消毒穴位皮肤，针刺百会时针尖与穴位成 30° 角，平刺 0.6 寸，四神聪向百会沿皮透刺 0.6 寸，均用平补平泻法，使局部产生麻胀酸感，或放射到整个头部为度。风池向鼻尖方向斜刺 0.75 寸，太冲直刺 0.45 寸，均用泻法。太溪直刺 0.45 寸，用补法。神门直刺 0.3 寸，用平补平泻法。留针 30min。推拿治疗：针刺后休息 10min 再予推拿治疗。患儿取仰卧位，操作者坐于其头侧，以拇指点按百会及四神聪各 30s，开天门 50 次，推坎宫 50 次，运太阳 50 次，拇指按揉睛明、鱼腰、丝竹空、迎香各 30s，指按承浆 30s，掌推任脉，自膻中直推至曲骨 30 次，双手掌自上而下分推胸胁部 30 次。随后患儿取俯卧位，操作者立于一侧，以手掌或掌根自上而下，即从大椎直推至长强（推督脉）30 次，施擦法于背腰部 5min；双手重叠结合震颤法按压大椎至长强 10 次；捏脊 10 次；拇指点按双侧心俞、肝俞、脾俞、肾俞各 30s；双手掌分推背部，自上而下 10 次。患儿取坐位，操作者立于其后，双手提拿双侧肩井 5 次，虚掌拍打大椎穴 10 次，拿双侧曲池、合谷各 30 次。虚证者加摩腹 5min，按揉双侧足三里 1min；肝阳偏亢者加搓揉两胁肋 30 次。针刺及推拿均 1 周 3 次，12 次为 1 个疗程，共治疗 2 个疗程。

结果：治疗组总有效率为 95.56%，显著高于对照组的 73.33%。治疗后两组的斯诺佩评估量表积分及中医证候积分均较前明显下降，治疗组下降更为显著。

七、耳穴压豆为主治疗

1. 罗荣芬等[9]用耳穴压豆治疗儿童多动症

取耳穴肾、皮质下、神门、脑干。配穴：健忘多梦加心，纳差加脾，易怒加肝。将患者耳郭擦净消毒后，医者左手固定耳郭，右手持蚊式钳夹取粘有王不留行籽的胶布对准穴位贴压，再用手按压 1~2min，使局部有灼热、胀痛感为度，并嘱家长督促患儿每日按压数次，每次 2min 左右。先贴压一侧耳穴，保留 2 天之后更换贴另一侧，如此交替，15 次为一疗程。

结果：治疗 28 例患儿中，痊愈 15 例，显效 7 例，有效 4 例，无效 2 例，总有效率 92.86%。

2.Marzieh Binesh 等[10]用耳穴压豆治疗儿童注意力缺陷伴多动

治疗组取耳穴神门、0 点、海马、前额叶皮质、主振荡点、侧位点。在所选耳穴处用经皮电气设备寻找当时的电阻或电导的变化，该设备设置为 10mA 输出，然后用 2mA 直流脉冲向两侧刺激穴位。电刺激采用经皮电极进行，频率为 10Hz，每次持续时间为 20s。每个患者被评估并接受刺激的时间长度为 15min。每周重复电刺激，每周 1 次，连续 6 周。刺激后，用小段胶带标记耳点，将粘有王不留行籽的胶布粘于上述耳点，嘱患者每天对每个穴位揉捏 1min。对照组仅使用耳穴压豆刺激。每周 1 次，共 6 周。

结果：针灸刺激组症状量表评分及家长康氏儿童行为量表综合行为评定量表评分均较治疗前降低，且明显优于对照组。

八、针灸结合耳穴贴压治疗

1.王井妹等[11]用调阴阳五脏针法治疗顽固性注意缺陷多动障碍

治疗组采用"调阴阳五脏针法"针灸结合耳穴贴压治疗。患儿在家属的陪同及安抚下，俯卧位选取肺俞、心俞、膈俞、肝俞、脾俞、肾俞、大椎，仰卧位选取关元、四神聪、率谷、脑户、申脉、照海。以上穴位均留针 30min，中途行针 1 次，采用平补平泻手法，针刺 1 次 /2 天。5 次 1 个疗程，治疗 3 个疗程。耳穴贴压：耳穴选心、肝、肾、胆、皮质下、神门、交感点、脑，用王不留行籽贴压，嘱患儿或家属按压 3 次 / 天，有按压痛即可，可辅以适当揉按。对照组采用中药结合耳穴贴压治疗，肝肾阴虚用杞菊地黄丸加减，心脾两虚用归脾汤合甘麦大枣汤加减，痰火内扰用黄连温胆汤加减。以上患儿均 10 剂为 1 个疗程，治疗 3 个疗程。

结果：治疗组总有效率为 91.18%，对照组 72.50%。治疗 6 月后随访，治疗组 31 例已治有效患儿中复发 2 例，对照组 29 例已治有效患儿中复发 9 例。

2. 吴西志等[12]用针灸治疗心脾两虚多动症

中药组：黄芪 12g，党参 10g，白术 8g，茯神 8g，蜜远志 8g，酸枣仁 8g，当归 8g，木香 8g，甘草 6g。1 剂 / 天，水煎分服。1 周为 1 个疗程。针刺组：体针取百会、四神聪、神门、心俞、脾俞、肾俞。针刺上述穴位，留针 30min，15min 行针 1 次，平补平泻。1 次 / 天或 1 次 /2 天，1 周 4 次，1 周为 1 个疗程。耳针取脑干、心、肝、脾、内分泌反射区。将王不留行籽贴于上述耳穴，嘱咐患儿或家长按揉穴位，每穴 2min，3 次 / 天。一周休息 1 天，一周为 1 个疗程。

结果： 中药组及针刺组总有效率分别为 76.2%、93.0%。

3. 李真[13]用针刺结合耳穴贴压治疗小儿多动症

治疗组采用针刺结合耳穴贴压治疗。针刺取穴：①大椎、风池、心俞、肝俞、脾俞、肾俞、三阴交；②百会、四神聪、印堂、神门、内关、足三里、太冲。每天选取一组穴位进行针刺，两组交替使用。大椎、背俞穴、内关、神门直刺 0.5~0.8 寸，风池穴向鼻尖方向刺入 0.5~0.8 寸，百会、四神聪沿头皮平刺 0.8 寸，印堂向鼻尖方向平刺 0.5~0.8 寸，足三里、三阴交直刺 0.8~1.2 寸，诸穴采用平补平泻法。留针 30min，10min 行针 1 次，1 次 / 天，10 次为一疗程，疗程间隔 3 天。耳穴贴压：选取耳穴神门、皮质下、脑干、交感、心、肝、脾、肾。将王不留行籽粘在 0.5cm × 0.5cm 大小的白色医用胶布上，分别粘在上述耳穴上，左右耳交替使用，1 次 /3 天。嘱患者早、中、晚至少按压 1 次，每次 30~50 下，以局部耳穴有酸疼感，耳郭发热为度。对照组给予利他林口服，每日早饭前服用 10mg，午饭前服用 5mg 进行治疗。

结果： 治疗组总有效率 89.47%，对照组总有效率 78.95%。

4. 徐秋华[14]用梅花针叩刺配合耳穴贴压治疗儿童多动症

梅花针叩刺取穴：百会、四神聪。方法：轻叩刺，以微出血为度，时间为 5min，1 次 /2 天，7 次为一疗程，共治疗 4 疗程。耳穴贴压取穴：阴虚阳亢型取肝、肾、心、脑，心脾两虚型取心、脾、胃、脑，痰火内扰型取肝、脾、心、脑。方法：将王不留行籽贴于所选耳穴之上，并按压 2 次 / 天，20min/ 次，5min/ 穴，每隔 7 天两耳交替。2 周为一疗程，共治疗 4 疗程。

结果： 总有效率为 87.5%。

九、穴位埋线治疗

谢小霞等[15]用穴位埋线治疗小儿多动症

穴位埋线组取两组穴位，第 1 组：百会、肾俞、脾俞、肝俞、心俞；第 2 组：印堂、志室、意舍、魂门、神堂。准备埋线用具，用甲紫进行穴位定位，戴一次性医用手套，穴位进行常规消毒，施针部位进行局部麻醉，将羊肠线放入埋线针具内，左手固定皮肤，右手将羊肠线注入穴位内（根据部位肌肉的丰厚程度确定埋线深度），进行止血，贴创可贴。3 周为 1 个疗程，共 3 个疗程。西药组用盐酸哌甲酯片治疗，每次 5mg，2 次 / 天，分别于早饭和午饭前口服，每周递增 0.5mg，不超过 30mg/ 天，3 周为 1 个疗程，共3个疗程。

结果：两组患者治疗后评分均较前下降，且治疗组下降趋势大于对照组。

参考文献

［1］郑盛惠，连纪伟，王俏，等．通元针法对儿童注意力缺陷多动障碍患者脑电图的影响［J］．上海针灸杂志，2022，41（4）：392-395．

［2］朱永旺，郭洪波，王忠．粗针结合四神聪长留针治疗注意力缺陷多动障碍35例［J］．中国民间疗法，2019，27（2）：19-20．

［3］刘振权．靳三针治疗心脾两虚型小儿多动症的临床研究［D］．广州：广州中医药大学，2018．

［4］陈景汉．头针结合感觉统合训练对注意力缺陷多动障碍伴学习障碍儿童的自控能力的影响［J］．云南中医中药杂志，2021，42（2）：53-55．

［5］李莎莎，余波，鄢波，等．电针结合行为疗法对早期儿童注意缺陷多动障碍临床干预的随机对照研究［J］．中华中医药学刊，2009，27（6）：1215-1218．

［6］冯芊玉．针灸结合整脊治疗儿童注意缺陷多动障碍的临床疗效观察［D］：广州：广州中医药大学，2018．

［7］黄玲．腹针结合中药治疗儿童多动症62例［J］．中国针灸，2008（8）：589-590．

［8］水正超．针刺联合推拿辅助治疗小儿注意力缺陷多动障碍45例临床观察［J］．中医儿科杂志，2021，17（5）：94-97．

［9］罗荣芬，何明．耳穴压丸治疗儿童多动症28例［J］．中医外治杂志，2011，20（4）：54．

［10］Binesh M，Daghighi MR，Shirazi E，et al. Comparison of auricular therapy with sham in children with attention deficit/hyperactivity disorder: a randomized controlled trial［J］. The Journal of Alternative and Complementary Medicine，2020，26（6）：515-520．

［11］王井妹，陈伟．调阴阳五脏针法治疗34例顽固性注意缺陷多动障碍患儿的疗效观察［J］．中国现代医生，2015，53（30）：115-118．

［12］吴西志，吴运畴．针灸治疗多动症心脾两虚证临床研究［J］．光明中医，2016，31（4）：541-542．

［13］李真．针刺结合耳穴治疗小儿多动症18例［J］．中国中医药现代远程教育，2016，14（2）：112-113．

［14］徐秋华．梅花针叩刺配合耳穴贴压治疗儿童多动症16例［J］．中国针灸，2005（10）：678．

［15］谢小霞，杨发明，原晓玲，等．穴位埋线治疗小儿多动症临床疗效观察［J］．实用医技杂志，2018，25（5）：559-560．

第十三章
常见情志疾病针灸治疗临床研究进展

抑郁症

抑郁症属中医"郁证"范畴，发病涉及多脏腑、多系统，治疗上当符合中医整体调节的理念，针灸善于调理阴阳，纠正人体之偏复状态，在抗抑郁方面具有一定优势。现代研究表明[1]，针灸可以调节神经递质含量，增加神经营养因子水平，抑制下丘脑－垂体－肾上腺轴亢进，达到缓解抑郁症状的效果。且有研究显示[2]，针灸治疗可以通过兴奋患者体内迷走神经抑制交感神经的活动，从而调节患者情绪，减轻抑郁症状。

现阶段西医治疗抑郁症的手段主要以抗抑郁药、心理认知疗法等为主，但存在局限性，如药物治疗可能导致消化不良、睡眠障碍和性功能障碍等副作用，且并非所有患者都对药物反应良好，心理认知疗法需要较长时间才能见效，对于重度抑郁症患者可能不够有效[3-4]。《中国抑郁障碍防治指南（2版）》[5]明确推荐使用非药物疗法治疗轻度抑郁症，针灸作为"绿色"的非药物疗法，具备良好的安全性及抗抑郁作用，为抑郁症的治疗提供了一种有效的替代或补充治疗手段。

一、针刺为主治疗

1. 王波等[6]运用醒神启闭针刺法治疗脑卒中后抑郁

共纳入90例患者，对照组45例，观察组45例。对照组给予度洛西汀治疗，口服盐酸度洛西汀肠溶片40mg/天，于晨起空腹时顿服。观察组给予醒神启闭针刺法治疗，取穴人中，双侧内关、太冲，偏瘫侧通里、合谷、曲池、阳陵泉、悬钟、足三里、气海、血海。嘱患者取仰卧位，医用酒精消毒局部皮肤。人中穴斜刺进针0.3~0.5寸，太冲直刺0.5~1寸，采用提插捻转泻法。合谷直刺1寸，曲池、阳陵泉、血海直刺1~1.5寸，气海直刺1~2寸，足三里直刺1~1.5寸，悬钟直刺0.5~0.8寸，采用提插捻转平补平泻法。双侧内关直刺0.5~1寸，通里直刺0.3~0.5寸，采用提插捻转平补平泻法。每10min行针1次，留针30min。两组均连续治疗4周。

结果：观察组汉密尔顿抑郁量表评分、美国国立卫生院脑卒中量表评分、白细胞介素-23、白细胞介素-1β、白细胞介素-2水平均显著低于对照组，5-羟色胺、脑源性神经营养因子、神经生长因子水平均显著高于对照组。

2. 陈英华等[7]采用"和调督任安神法"治疗轻中度抑郁症

共纳入 105 例，分为对照组和观察组。对照组给予常规针刺治疗。主穴取百会、印堂、神门、太冲、内关、膻中。患者卧位，75% 酒精常规消毒后，采用 0.30mm×40mm 的一次性针灸针针刺。百会 30° 角斜刺进针约 0.6 寸，印堂提捏局部皮肤向下平刺 0.6 寸，膻中向下平刺 0.6 寸，其余诸穴直刺 0.6~1 寸。观察组患者采用"和调督任安神法"治疗。主穴取百会、印堂、神门、太冲、内关、膻中、神庭、宁神穴、孙氏腹一区、中脘。患者卧位，75% 酒精常规消毒后，采用 0.30mm×40mm 的一次性针灸针。百会 30° 角斜刺进针约 0.6 寸。印堂提捏局部皮肤向下平刺 0.6 寸，神庭向上平刺 1~1.5 寸，宁神穴（位于印堂穴直上 2cm，向上平刺 1~1.5 寸，目内眦直上平行于该针两旁各一穴，共三穴）向上平刺 1~1.5 寸。膻中向下平刺 0.6 寸，孙氏"腹一区"（即剑突下 0.5 寸及左右旁开 0.5 寸，共三穴）向下平刺 1.5 寸，与皮肤成 15° 角。中脘向下平刺 1.5 寸。得气后位于督脉上的百会、印堂、神庭、宁神穴施以捻转补泻之补法，并行小幅度捻转刺激；位于任脉的膻中、孙氏腹一区、中脘施以捻转补泻之泻法，并行小幅度捻转刺激；其余诸穴神门、太冲、内关直刺 0.6~1 寸。两组均使用平补平泻法，每次行针约 1min，每 10min 行针 1 次，留针 30min。1 个疗程 7 天，针刺 6 天，休息 1 天，共 4 个疗程。

结论：治疗组 15 例治愈，23 例显效，10 例有效，3 例无效，总有效率为 94.41%。对照组 10 例治愈，14 例显效，13 例有效，14 例无效，总有效率为 72.55%。治疗组于治疗后及 6 个月随访时，汉密尔顿抑郁量表评分、抑郁自评量表评分、生存质量测定量表评分均优于对照组。

3. 蔡联等[8]运用"治病先治神"理论针刺治疗血液透析伴轻中度肝郁脾虚型抑郁

共纳入患者 60 例，每组各 30 例。对照组选用非穴 1（双侧）：合谷桡侧 0.5cm，第 1、2 掌骨之间；非穴 2（双侧）：内踝上 2 寸，骨内侧面正中；非穴 3（双侧）：小腿外侧，阳陵泉穴下 3 寸，胆经与膀胱经之间；非穴 4（双侧）：丘墟与解溪连线中点。所有非穴均采用浅刺法，如涉及动静脉内瘘，仅针刺健侧。针尖仅刺入皮下 0.08 寸，不施手法，不求得气，留针 20min。治疗组采用开四关加足三里、三阴交，即合谷、太冲选择泻法，足三里、三阴交用补法，如穴位涉及动静脉内瘘，仅针刺健侧。操作：使用规格为 0.25mm×50mm 或 0.25mm×75mm 的一次性无菌针灸针，针刺部位及针灸师手部用 75% 酒精严格消毒，得气后每穴行针 30s，以患者局部有酸胀感为度，留针 20min。每周 3 次，在血液透析开始后 30min 进行针刺治疗，共 8 周。

结果：治疗 8 周后，治疗组汉密尔顿抑郁量表评分及善太息、乏力及纳差积分低于对照组；治疗 16 周后，治疗组汉密尔顿抑郁量表评分及全部证候各分均较对照组降低。治疗第 8 周及 16 周时，治疗组人血清白蛋白水平、前白蛋白水平、体重指数、SF-12 评分及总有效率均明显高于对照组。

二、针刺结合西药治疗

1. 李丹丹等[9]采用解郁安神针刺法治疗肝郁气滞型卒中后抑郁

102 例肝郁气滞型卒中后抑郁患者随机分为对照组和观察组，每组 51 例。对照组采用单纯西医治疗，药物予米氮平片 15mg，1 次 / 天，每晚服用，1 周内可增加剂量至 30mg/ 天，连续服用 6 周。观察组在对照组基础上联合解郁安神针刺法治疗，选取肝俞、期门、太冲、行间、合谷、百会、曲池、内关、大椎、血海为主穴。胸闷不适加膻中，夜寐差加神门。针刺前常规消毒，参考《新编中国针灸学》确定穴位针刺深度与角度，太冲、行间采用泻法，其余穴位均采用平补平泻法。期门、太冲、行间、内关、合谷直刺 1 寸，大椎、肝俞斜刺 0.5~0.8 寸，百会平刺 0.5~0.8 寸，血海、曲池直刺 1~1.5 寸，以得气为度，得气后留针 30min，每天治疗 1 次，周末休息，治疗 6 周。

结果：治疗结束后，观察组血清哺乳动物雷帕霉素靶蛋白、5- 羟色胺、脑源性神经生长因子、神经生长因子水平及生活能力评分均显著高于对照组；血清白细胞介素 -1β、C- 反应蛋白水平及睡眠质量、汉密尔顿焦虑量表评分均显著低于对照组。治疗后观察组总有效率 96.08%，显著高于对照组的 78.43%。

2. 张静莎等[10]采用针刺治疗缺血性脑卒中后抑郁

以随机方式将 60 例缺血性脑卒中后抑郁患者分为治疗组和对照组，各 30 例。治疗组取百会、印堂、内关、三阴交、太冲、神门。每日上午 9 至 11 时接受针刺抗抑郁治疗。患者取仰卧位，施针者位于患者右侧，常规消毒穴位局部。遵循从上到下，先患侧再健侧的原则。百会平刺，进针深度 0.5~1 寸，针刺方向为循经方向，朝前方针刺。印堂为平刺，采用提捏进针法，针刺方向为鼻根方向，针刺深度为 0.3~0.5 寸。针刺百会以头皮出现重胀感为度。印堂采用轻雀啄手法，以眼球湿润或鼻根有酸胀感为度。内关直刺 0.5 寸，以中指出现麻感为度；三阴交沿胫骨内侧缘与皮肤成 45° 斜刺，进针 0.5~1 寸，针尖深部刺到原三阴交的位置上，采用提插补法，即快进慢退，以患肢抽动 3 次为度。神门直刺 0.3 寸，平补平泻。太冲朝向涌泉方向针刺，刺入 0.5~1 寸，使针感传至足心，针用循经补法。按照以上顺序针刺，针刺前左手揣穴，右手持针刺入穴位，得气后，将百会、印堂接通电针，红色正极接百会，白色负极接印堂，电流从百会流向印堂，此为循经补法。通电后印堂出现持续跳动，跳动强度以参试者感到舒服能耐受为度。留针 30min。1 周针刺 3 次，连续针刺 4 周。对照组每天上午 9 点口服氟哌噻吨美利曲辛片，10.5mg/ 次，1 次 / 天，连续服药 4 周。

结果：治疗组抗抑郁起效早于对照组。

三、针刺联合西药治疗

1. 孙宇婷等[11]运用针刺五心穴配合安神六穴联合西药治疗卒中后抑郁

随机将 120 例卒中后抑郁患者分为对照组和观察组。对照组给予氨氯地平降血压、门冬胰岛素控制血糖、奥拉西坦保护脑神经等常规治疗，另口服黛力新治疗，10.5mg/ 次，

2 次 / 天，共治疗 8 周。观察组在对照组的基础上另给予针刺五心穴配合安神六穴。患者取仰卧位，采用 0.25mm × 40mm 的一次性无菌针，取双侧劳宫，直刺 0.4~0.6 寸，直刺涌泉 15~25mm，斜刺人中向鼻中隔 0.4~0.6 寸，得气后留针 30min，行针 1 次 /10min，根据症状选择相应穴位，肝火旺盛者直刺双侧侠溪，痰热者直刺双侧丰隆、阴陵泉，脾虚者直刺脾俞穴，肾虚者直刺双侧肾俞。另选取安神六穴，包括耳穴（心、肺和神门）和体穴（迎香、神门和足三里），采用 0.30mm × 40mm 的毫针直刺 1.0~1.2 寸，捻转得气后行平补平泻法，留针 30min 后拔出，耳穴直刺 2~3mm，不行针，每周治疗 3 次，共治疗 8 周。

结果：观察组 34 例显效，22 例有效，4 例无效，总有效率为 93.33%。对照组 21 例显效，27 例有效，12 例无效，总有效率为 80.00%。观察组中医症状评分、匹兹堡睡眠质量评分、汉密尔顿抑郁量表评分及血浆去甲肾上腺素水平均低于对照组，血浆 5- 羟色胺、25 羟基 $-D^3$ 水均高于对照组。

2. 阎路达等[12] 运用疏肝调神法针刺联合西药治疗疫情隔离经历致抑郁失眠

将 60 例因疫情隔离经历致抑郁失眠共病的患者随机分为针刺组和假针刺组，各 30 例。两组均口服盐酸舍曲林片。针刺组采用疏肝调神法针刺，毫针取印堂、百会、合谷、照海、气海等，耳穴揿针取心、肝、肾治疗。假针刺组采用假针刺（取穴同针刺组）治疗，两组均每 2 天治疗 1 次，每周 3 次，连续治疗 8 周。

结果：治疗后及随访时，两组患者 SDS、ISI 评分均较治疗前降低，且针刺组低于假针刺组。治疗后，针刺组 rMT 低于假针刺组，MEP-A、CSP 及血清 5-HT 含量高于假针刺组。表明疏肝调神法针刺联合西药能够改善新冠疫情隔离经历致抑郁失眠共病患者的抑郁情绪和睡眠质量，可能与纠正失衡的兴奋性与抑制性神经元功能有关。

四、针刺结合中药治疗

1. 谷婷等[13] 采用针刺十三鬼穴联合开心散与单纯开心散治疗围绝经期抑郁症

将 60 例围绝经期轻度抑郁症患者随机分为中药组与针药组。中药组治疗采用开心散加减，药物组成：人参 15g、茯苓 15g、远志 10g、石菖蒲 10g。偏阴血虚者加当归 10g、生地黄 15g，偏阳气虚者加黄芪 30g、党参 15g，偏气郁者加郁金 10g、香附 10g、柴胡 15g，伴失眠、心悸症状者加柏子仁 15g、酸枣仁 15g。水煎服，每日 1 剂，早晚分服，4 周为一疗程，连续治疗 3 个疗程。针药组在中药组的基础上佐以针刺治疗，以孙思邈十三鬼穴为基础选取水沟、少商、隐白、大陵、申脉、颊车、承浆、劳宫、上星、曲池。患者取仰卧位，穴位皮肤经 75% 酒精常规消毒，选用 0.20mm × 25mm 与 0.20mm × 40mm 的一次性使用无菌针灸针针刺，按"首针水沟，次针少商，三针隐白，四针大陵"的穴位顺序依次针刺，双侧穴位则先针刺右侧，再针刺左侧，快速进针。其中，上星向后平刺 0.6 寸，少商、隐白浅刺 0.08 寸，水沟、承浆向上斜刺约 0.4 寸，颊车、大陵、劳宫、申脉直刺 0.3~0.6 寸，曲池直刺 0.8~1.2 寸，行平补平泻，得气后即出针。隔日 1 次，每周 3 次，4 周为一疗程，共治疗 3 个疗程，行经期停止针刺。

结果：针药组 10 例痊愈，9 例显效，8 例有效，3 例无效，总有效率为 90.0%；对照组 5 例痊愈，11 例显效，6 例有效，6 例无效，总有效率为 78.6%。治疗后针药组汉密尔顿抑郁量表评分、抑郁自评量表评分及围绝经期 Kupperman 评分均显著低于中药组。

2. 郭鹏远等[14]运用针刺联合温胆汤加减治疗痰热内扰型郁证

针刺主穴百会、四神聪、印堂、人中、合谷、太冲、三阴交、丰隆、曲池。常规消毒后，使用直径 0.20mm、长度 40mm 的一次性毫针由前神聪经百会穴平刺至后神聪，用补法，至患者自觉针感向风府穴放射，左右神聪针向与前后神聪平行；合谷穴、太冲穴选用直径 0.20mm、长度 25mm 的一次性毫针，针尖朝向大指（趾）末端，给予泻法；余穴位均常规操作，依据病情施以补泻手法，得气后每穴继续行针 10s 或以局部持续沉重感为度。留针 30min，1 次 /1 天，2 周为 1 个疗程，疗程间隔 3~5 天。温胆汤药物组成：清半夏 15g，竹茹 12g，枳实 12g，陈皮 18g，茯苓 10g，甘草片 9g，生姜 3 片，大枣 4 枚。加减：胸胁胀痛者，加柴胡 10g、香附 10g；心烦懊恼者，加淡豆豉 15g、焦栀子 15g；喜怒无常，悲忧善哭者，加小麦 15g、酸枣仁 30g；神疲乏力，失眠健忘者，加党参 12g、白术 15g；五心烦热，盗汗者，加生地黄 12g、牡丹皮 15g。水煎服，2 次 /1 天，分早、晚饭后 30min 温服。总疗程为 8 周。

结果：痊愈 18 例，显效 20 例，有效 7 例，无效 3 例，有效率为 93.75%。

五、针刺结合重复经颅磁刺激（rTMS）

1. 崔亚等[15]采用针刺联合 rTMS 治疗脑卒中后抑郁症

将 64 例脑卒中后抑郁患者随机分为对照组和观察组各 32 例，所有患者均给予脑卒中基础治疗。对照组给予草酸艾司西酞普兰片 10mg，1 次 / 天，口服。观察组给予针刺联合高频 rTMS 治疗。①针刺：主穴取水沟、印堂、百会、神庭，配穴取太冲、神门、内关、三阴交等。患者仰卧位，用 75% 酒精棉球消毒局部皮肤，水沟、印堂、百会、神庭穴斜刺进针 0.3~0.5 寸，太冲、神门、内关直刺 0.5~1 寸，三阴交直刺 1~1.5 寸，各穴均用平补平泻法。每 10min 行针 1 次，留针 30min，每天 1 次，每周 5 次。②rTMS 治疗：刺激部位为左侧额叶背外侧区，线圈与头皮呈切线，刺激频率 10Hz，强度 90% 运动阈值，刺激时间 5s，间歇时间 35s，单次治疗时间 20min，1 次 / 天，每周 5 次。两组均连续治疗 4 周。

结果：观察组脑源性神经营养因子水平显著高于对照组，汉密尔顿抑郁量表评分、白介素 –1β、白介素 –6、肿瘤坏死因子 –α 水平显著低于对照组。

2. 黎庆连等[16]运用针刺联合重复经颅磁刺激治疗轻中度卒中后抑郁

将 65 例卒中后抑郁患者随机分为对照组与治疗组，所有受试者均接受脑卒中常规基础治疗。对照组在常规基础治疗的基础上进行假针刺联合 rTMS 治疗。①rTMS 治疗：使用经颅磁治疗仪对每个患者进行低频 rTMS 治疗。患者取仰卧位，闭目，磁刺激线圈对准右背外侧前额叶，距离头皮切面 0.5cm，强度 80% 运动阈值，频率 1Hz，每序列 50 个脉冲，序列间隔 5s，每次 30 个序列。②假针刺治疗：选取百会、印堂、双侧合谷、双侧太冲经脉外旁开 1cm 处，针刺用具均选用 0.25mm×25mm 的毫针，针尖达皮下即可，无须得气，留针 20min。治疗组在常规基础治疗的基础上，接受针刺联合 rTMS 治疗。rTMS 操作同对照组。取符文彬教授疏肝调神针刺术处方，即百会、印堂、合谷、太冲，选用 0.25mm×25mm 的毫针，百会平刺 0.4 寸，印堂斜刺 0.4 寸，合谷、太冲直刺 0.8 寸，得气后行平补平泻手法，留针 20min。两组所有治疗均 1 次 / 天，5 天为 1 个疗程，疗程间休息 2 天，共治疗 4 个疗程。

结果：治疗组患者汉密尔顿抑郁量表评分、贝克抑郁自评量表评分均显著低于对照组。

3. 阎路达等[17] 运用针刺联合低频 rTMS 治疗轻中度抑郁障碍共病失眠

将 60 例轻中度抑郁障碍共病失眠患者随机分为观察组和对照组。观察组予针刺联合低频重复经颅磁刺激治疗，针刺取百会、印堂、内关、阳陵泉等，留针 30min；揿针取心俞、胆俞，留针 2 天；针刺后于右侧前额叶背外侧皮质区行 1Hz、80% 运动阈值 rTMS 刺激，每次 30min。对照组予假针刺联合低频 rTMS 治疗，取穴、操作同观察组。两组针刺均隔日 1 次，每周 3 次；rTMS 每日 1 次，每周连续 5 次，均治疗 4 周。

结果：治疗后及随访时，两组患者 HAMD-17 评分均较治疗前降低，且观察组均低于对照组。治疗后，除对照组睡眠效率评分外，两组患者 PSQI 总分和各因子评分均较治疗前降低，观察组 PSQI 总分及睡眠质量、入睡时间、睡眠效率、日间功能障碍评分均低于对照组。随访时，除对照组睡眠时间和睡眠效率评分外，两组患者 PSQI 总分和各因子评分均较治疗前降低，且观察组 PSQI 总分及睡眠质量、入睡时间、睡眠时间、睡眠效率、日间功能障碍评分均低于对照组。治疗后，观察组血清 BDNF、GABA 含量较治疗前升高，观察组血清 BDNF 含量高于对照组。表明针刺可改善轻中度抑郁障碍共病失眠患者抑郁情绪、睡眠质量，其机制可能与调节 BDNF、GABA 含量，促进脑神经功能恢复有关。

4. 尹正录等[18] 采用疏肝调神法针刺联合重复经颅磁刺激治疗脑卒中后抑郁症

将 90 例脑卒中后抑郁症患者随机分为西药组、rTMS 联合组和针刺 +rTMS 联合组，所有患者均接受西医常规内科药物治疗、康复训练等，包括针对高血压、糖尿病、血脂异常等基础疾病的治疗。西药组予草酸艾司西酞普兰片，每次口服 1 片，1 次 / 天，连续治疗 4 周。rTMS 联合组在西药组治疗基础上联合 rTMS。采用经颅磁刺激仪，治疗环境保持相对安静，去除患者身上金属物品，取半卧位或仰卧位，首先进行运动阈值测定。使用 10-20 国际脑电记录系统，放置于 F3 点，刺激线圈为直径 9cm 的 "8" 形线圈。刺激部位为左侧背外侧前额叶（DLPFC），治疗时线圈距离头皮切面 0.5cm，尽量避免头部移动。参数设置：频率 20Hz，磁场强度为运动阈值的 80%，20 次脉冲 / 序列，每次进行 48 个序列，共计 960 次脉冲，刺激时间为 20min。针刺 +rTMS 联合组在 rTMS 联合组治疗基础上加用疏肝调神法针刺。针刺取百会、四神聪、印堂、神庭、内关、合谷、太冲。患者取仰卧位，医者手部及患者穴位局部常规消毒，选用 0.30mm×40mm 的一次性无菌针灸针，百会、神庭向后平刺 15~20mm，四神聪针尖朝向百会平刺 15~20mm，印堂提捏起局部皮肤向下平刺 10~15mm，内关、合谷、太冲直刺 20~30mm，行提插捻转平补平泻法，以局部酸麻胀痛为度。偏瘫侧内关、太冲连接 SDZ–Ⅱ型电针仪，予疏密波，频率 5Hz/100Hz，强度以患者能耐受最大程度为度，留针 40min。rTMS 联合组及针刺 +rTMS 联合组的治疗周期均为 1 次 / 天，每周治疗 5 次，共治疗 4 周。

结果： 治疗后针刺 +rTMS 联合组及 rTMS 联合组汉密尔顿抑郁量表评分、匹兹堡睡眠质量指数评分均低于西药组，且针刺 +rTMS 联合组匹兹堡睡眠质量指数评分显著低于 rTMS 联合组；针刺 +rTMS 联合组、rTMS 联合组蒙特利尔认知评估量表评分及血清脑源性神经营养因子含量均高于西药组，且针刺 +rTMS 联合组显著高于 rTMS 联合组。

六、电针为主治疗

1. 梁忠新等[19]运用电针治疗老年抑郁症患者

将 56 例老年抑郁症患者随机分成两组，每组各 28 例。对照组采用单一抗抑郁药物口服治疗，盐酸氟西汀片口服，20mg/ 次，1 次 / 天。研究组采用电针治疗，电针选百会、印堂、四神聪。针刺入穴后连接电极，经捻转得气后与智能电针仪进行连接，取用抗抑郁波型，以患者能忍受的强度为准。肝郁脾虚型的患者配合三阴交及阳陵泉，心脾皆虚的患者配合三阴交及内关，肾肝阴虚的患者配合三阴交与太溪。应用疏波行针 30min 为 1 次，1 次 / 天，5 次 / 周，周末休息 2 天，8 周共 40 次。治疗期间不合并应用其他精神药物。两组治疗时间均为 8 周。

结果： 治疗 4 周末、8 周末，研究组血清皮质醇、促肾上腺皮质激素水平、汉密尔顿抑郁量表评分及持续性错误数明显低于对照组，简易智能精神状态检查表评分、完成分类数、正确应答数及完成测查的总应答数明显高于对照组，且研究组治疗有效率明显高于对照组。

2. 韩断等[20]运用电针治疗首发轻中度抑郁症

将 50 例首发轻中度抑郁症患者随机分成电针组和针刺组各 25 例。两组针刺取穴相同，分别为百会、四神聪、太阳、印堂、合谷。患者静息平卧，穴位消毒后，选用规格为 0.30mm×25mm 的一次性针灸针。百会向后斜刺进针 0.6 寸；四神聪以针尖向百会穴平刺进针 0.6 寸；斜刺双太阳 0.6 寸；针刺印堂时提捏局部皮肤，沿骨膜针尖向下平刺进针 0.6 寸；双侧合谷直刺进针 0.6 寸。电针组针刺后在百会、印堂、太阳（双）4 个穴位的针柄上接电针仪，脉冲频率为 1Hz，波形选连续波，幅度大小以患者感觉舒适为度。针刺组不接电针仪，留针 30min，整个治疗过程不行针。两组每周治疗 3 次（隔日 1 次），持续 6 周。

结果： 电针组临床疗效总有效率为 91.3%，针刺组为 68.1%，电针组疗效优于针刺组。

七、针刺综合疗法

林艺如等[21]运用五脏背俞穴温针灸结合西药治疗阳虚型郁证

将 80 例阳虚型郁证患者随机分为对照组和观察组，每组 40 例。观察组采用温针灸结合西药治疗，予口服草酸艾司西酞普兰，每日 1 次，每次 10mg，早餐后顿服，共治疗 6 周。温针灸治疗选双侧五脏背俞穴。患者俯卧位，用 75% 酒精消毒穴位皮肤后斜刺进针，均向脊柱方向斜刺 0.6~1 寸，针刺得气后于针身上加垫用锡箔纸包装的纸皮，且于针柄插入艾条段点燃，所有穴位均灸 2 壮，留针 30min。每周治疗 5 次，共治疗 6 周。对照组仅采用药物治疗，具体方案及疗程同观察组。

结果： 观察组汉密尔顿抑郁量表评分、抗抑郁药副反应量表评分均显著低于对照组，脑电图检测结果亦优于对照组。观察组临床总有效率为 97.43%，显著高于对照组的 92.30%。

八、灸法为主治疗

1. 潘洪峰等[22]运用艾灸百会穴治疗抑郁症

将 81 例抑郁症患者按就诊顺序随机分为观察组（42 例）和对照组（39 例）。观察组取百会穴，艾条悬灸 15~30min／次，以头顶部发热为准，5 次／周。对照组口服百忧解，每片 20mg，1 次／天，1 片／次。观察组和对照组在观察期间均予基础心理治疗，但不配合使用其他治疗抑郁症的中西药物或方法。合并有基础疾病的，继续服药治疗基础病。两组病例均治疗 8 周后观察疗效。

结果： 观察组多思善虑、失眠健忘、神疲懒言症状评分显著优于对照组，不良反应低于对照组，依从性优于对照组。

2. 郑光宪等[23]采用热敏灸治疗围绝经期抑郁症

将 60 例围绝经期抑郁症患者随机分为治疗组和对照组，每组各 30 例。治疗组采用热敏灸治疗，主穴取气海、关元、肾俞、肝俞、心俞，次穴取内关、照海、合谷、太冲、印堂穴。施热敏灸，每日 1 次，热敏感消失为度，连续治疗 4 周。对照组给予口服黛力新片剂每日 1 次，每次 2 片，早晨顿服，4 周为一疗程。

结果： 治疗组汉密尔顿抑郁量表评分显著低于对照组。

3. 廖晓英等[24]运用精灸疗法治疗中风后抑郁症

将 60 例中风后抑郁症患者随机平均分为对照组与观察组。对照组行穴位按摩及耳穴压豆治疗：①穴位按摩：阴虚火旺者选择太冲、太溪、肝俞、肾俞，给予按摩 30min/次，按压 2 次／天；气滞痰郁者，选择天突、照海，给予按摩，30min/次，2 次／天；肝气郁结者，给予按摩太溪、太冲，30min/次，2 次／天。7 天为 1 个疗程，治疗 2 个疗程。②耳穴压豆治疗：采用耳穴探测仪按压耳部，取穴神门、肝、心、脾、肾等，予酒精消毒后，将王不留行籽粘于 0.6cm×0.6cm 的弹性透气胶布上，然后用镊子夹住敷贴在耳穴上，给予适度的揉、按、压，使局部产生热、胀、痛等刺激感应，每穴 1~2min/ 次，按压 3~5 次 / 天，隔天替换另耳贴压。上述均治疗 7 天为 1 个疗程，治疗 2 个疗程。观察组在对照组基础上联合精灸疗法，根据选穴调整患者体位，取主穴胆俞、膈俞、肝俞、肺俞、膻中、期门、滑肉门。配穴根据中医辨证分型加减穴位，用棉签蘸取万花油，在穴位上做标识，操作人员取适量细软金黄的陈年精细艾绒，并将其捏成底面直径 1~2mm、高 2~3mm 的圆锥体艾炷，将艾炷置于万花油标记的穴位上，线香引燃艾绒，待局部皮肤潮红、灼痛时速取走，时间一般为 5~7s，每穴灸 1~3 壮。7 天为 1 个疗程，治疗 2 个疗程。

结果： 两组干预后 SDS、SAS、HAMD 评分均明显低于干预前评分，观察组的各组评分明显低于对照组各组评分；观察组干预后 HHI 各维度量表评分明显高于干预前评分，而对照组干预前后各项评分均无显著性差异。观察组和对照组在干预后生活质量评分均明显高于干预前评分，且观察组生活质量评分高于对照组。观察组干预后治疗总有效率高于对照组。观察组干预后满意度高于相应对照组。提示精灸疗法能显著改善中风后抑郁症患者的心理状态，提升患者的希望水平和生活质量，提高总有效率。

九、针灸结合治疗

1. 张熙等[25]运用针刺结合麦粒灸治疗肾虚肝郁型围绝经期抑郁症

将 60 例肾虚肝郁型围绝经期抑郁症患者随机分为观察组和对照组，每组 30 例。观察组采用针刺结合麦粒灸进行治疗。针刺取百会、印堂、风池、内关、三阴交、太冲、太溪。患者取仰卧位，穴区常规消毒，选用 0.25mm × 40mm 的一次性无菌针灸针，诸穴均行常规针刺，得气后采用平补平泻法，留针 30min。其间每 10min 行针 1 次。麦粒灸取肝俞、肾俞、命门、涌泉。操作：患者取俯卧位，充分暴露施术部位，在穴位上涂抹少量石蜡油起固定、黏附作用。取适量艾绒捏成麦粒大小圆锥体艾炷置穴位上，用线香点燃艾炷顶端，待艾炷燃烧至患者自觉局部有灼痛感时更换艾炷，每穴每次灸 3 壮。针刺及麦粒灸均隔日 1 次，每周治疗 3 次，2 周为一疗程，连续治疗 4 个疗程。②对照组予口服盐酸氟西汀胶囊 20mg，每日 1 次，共 8 周。

结果： 治疗结束后观察组汉密尔顿抑郁量表评分显著低于对照组；观察组总有效率为 93.3%，显著优于对照组的 80.0%。

2. 蔡慧倩等[26]采用针刺结合麦粒灸治疗大学生抑郁症

将 60 例抑郁症大学生随机分成西药组 27 例和针灸组 28 例。针灸组选百会及双侧外关、足临泣、合谷、太冲、风池、阳陵泉。患者仰卧位，暴露腧穴，碘伏常规消毒穴区，采用 0.25mm × 25mm 的不锈钢毫针进行针刺，得气后采用平补平泻法，留针 30min，所有腧穴每 10min 行针 1 次。麦粒灸选穴：双侧外关、足临泣、阳陵泉。充分暴露施灸部位，在穴区涂抹少量石蜡油以起固定、黏附作用，取适量艾绒捏成麦粒大小圆锥体艾炷置于穴位上，用线香点燃艾炷顶端，待患者自觉局部有灼痛感时即可更换艾炷进行下一壮治疗，直至 3 壮灸完。均每周治疗 3 次，隔天 1 次，连续治疗 8 周。西药组口服盐酸氟西汀胶囊，每次 20mg，1 次 / 天，连续治疗 8 周。

结果： 治疗 2、4、8 周后，针灸组汉密尔顿抑郁量表评分、抑郁自评量表评分均较西药组下降更明显；针灸组不良反应评分低于西药组，且针灸组总有效率为 92.86%，优于西药组的 81.48%。

3. 赖美琪等[27]基于"整合针灸"思维提出从心胆论治抑郁共病强迫障碍

临床上运用"一针二灸三巩固"的治疗模式，综合采用针刺、精灸、皮内针等疗法，选用心经、心包经、胆经相关腧穴，或以心、胆、心包的俞募穴相配伍，配合任督二脉及补肾纳气相关腧穴，共奏宁心安神之效。处方：①针刺：百会、印堂、内关、阳陵泉、外关、足临泣、鸠尾、中脘、关元。其中外关、足临泣隔周交替使用。②精灸：引气归元（中脘、下脘、气海、关元）、心俞、胆俞、肾俞、命门、涌泉各 2 壮。③刺络法：心俞、胆俞。④皮内针：体针埋针取厥阴俞、阳纲，耳针埋针取心、胆、神门。左右耳隔周交替操作。

结果： 有效缓解患者抑郁情绪及强迫症状。

参考文献

［1］劾迎春，惠建荣，羊璞 . 近 5 年针灸治疗中风后抑郁的基础与临床研究进展［J］. 现代中西医结合杂志，2021，30（24）：2731-2736.

［2］邢耀文 . 基于任务态心率变异性参数的抑郁症检测及针灸疗效评估方法研究［D］. 成都：电子科技大学，2018.

［3］Lorenz T，Rullo J，Faubion S. Antidepressant-induced female sexual dysfunction mayo clinic proceedings［J］. Mayo Clin Proc，2016，91（9）：1280-1286.

［4］朱建峰，金卫东 . 抗抑郁药物的不良反应［J］. 医药导报，2018，37（10）：1198-1202.

［5］李凌江，马辛 . 中国抑郁障碍防治指南［M］. 2 版 . 北京：中华医学电子音像出版社，2015.

［6］王波，王天磊，谭春凤，等 . 醒神启闭针刺法对脑卒中后抑郁的疗效及 5-HT、NGF、IL-23 的影响［J］. 中华中医药学刊，2020，38（12）：84-86.

［7］陈英华，胡清清，王浩宇，等 ."和调督任安神法"治疗轻中度抑郁症的临床随机对照观察［J］. 辽宁中医杂志，2022，49（2）：157-160.

［8］蔡联，崔方强，汪蕾，等 . 运用治病先治神理论针刺治疗血液透析伴轻、中度肝郁脾虚型抑郁患者的疗效观察［J］. 世界中西医结合杂志，2022，17（9）：1765-1770.

［9］李丹丹，孙墨，吴珠，等 . 解郁安神针刺法联合米氮平治疗肝郁气滞型卒中后抑郁临床疗效观察［J］. 中华中医药杂志，2022，37（3）：1826-1829.

［10］张静莎，耿连岐，郭义 . 针刺改善缺血性脑卒中后抑郁患者抑郁状态的有效性研究［J］. 中华中医药杂志，2021，36（3）：1744-1747.

［11］孙宇婷，祝培勤，孙星亮. 针刺五心穴配合安神六穴治疗卒中后抑郁临床研究［J］. 针灸临床杂志，2022，38（11）：21-24.

［12］阎路达，李仲贤，张瑜，等. 疏肝调神法针刺联合西药治疗新冠疫情隔离经历致抑郁失眠共病：多中心随机对照试验［J］. 中国针灸，2023，43（3）：255-260.

［13］谷婷，王瑞辉，吴涛，等. 针刺十三鬼穴联合开心散治疗围绝经期轻度抑郁症疗效观察［J］. 中国针灸，2020，40（3）：267-271.

［14］郭鹏远，刘鹏. 针刺联合温胆汤加减治疗痰热内扰型郁证48例［J］. 中医研究，2020，33（4）：44-46.

［15］崔亚，邓海鹏. 针刺联合重复经颅磁刺激治疗脑卒中后抑郁对血清 BDNF、IL-1β、IL-6、TNF-α 水平的影响［J］. 实用中医药杂志，2023，39（1）：1-3.

［16］黎庆连. 针刺联合重复经颅磁刺激治疗轻中度卒中后抑郁的临床研究［D］. 广州：广州中医药大学，2021.

［17］阎路达，周鹏，赖美琪，等. 针刺联合低频 rTMS 治疗轻中度抑郁障碍共病失眠：随机对照试验［J］. 中国针灸，2023，43（4）：374-378，400.

［18］尹正录，葛晟，黄灵慧，等. 针刺联合重复经颅磁刺激治疗脑卒中后抑郁：随机对照试验［J］. 中国针灸，2022，42（11）：1216-1220.

［19］梁忠新，梁淑敏，杨月花，等. 电针对老年抑郁症患者认知功能及与 HPA 轴的影响［J］. 中国老年学杂志，2021，41（22）：5001-5004.

［20］韩断，张红林，王晓玲，等. 电针与单纯针刺治疗首发轻中度抑郁症临床疗效对比分析［J］. 中医杂志，2019，60（15）：1304-1307.

［21］林艺如，王进义，纪娅如，等. 五脏背俞穴温针灸结合西药治疗阳虚型郁证的疗效及减毒效应研究［J］. 针刺研究，2021，46（11）：953-957.

［22］潘洪峰，梁仕武，许爱，等. 艾灸百会穴治疗抑郁症42例疗效观察［J］. 广西中医药，2017，40（5）：16-18.

［23］郑光宪，黄瑞聪，郭苏爱. 热敏灸治疗围绝经期抑郁症临床观察［J］. 实用中医药杂志，2016，32（12）：1213-1214.

［24］廖晓英，苏广，周鹏，等. 精灸疗法改善中风后抑郁症临床疗效观察［J］. 湖北中医药大学学报，2020，22（4）：91-93.

［25］张熙，粟胜勇，覃美相，等. 针刺结合麦粒灸治疗肾虚肝郁型围绝经期抑郁症临床疗效观察［J］. 中国针灸，2021，41（4）：377-380.

［26］蔡慧倩，粟胜勇，代琪，等. 针刺结合麦粒灸治疗大学生抑郁症的临床观察及对血清5-羟色胺的影响［J］. 针刺研究，2021，46（4）：330-334.

［27］赖美琪，符文彬，黎庆连，等. 符文彬从心胆论治抑郁共病强迫障碍经验［J］. 中国针灸，2022，42（3）：303-306.

焦虑症

焦虑症在中医学中属于"郁证""脏躁"范畴,病因与情志内伤、脏腑虚损有关。临床上通常采用药物治疗焦虑症,其有效率高,起效快慢因人而异,但副作用较多,长期服用会产生药物依赖性,停药后易复发。针刺可通过下丘脑-垂体-肾上腺轴调节多肽(如胃促生长素、利尿钠肽、垂体腺苷酸环化酶激活肽)或炎性因子(如白细胞介素、肿瘤坏死因子、C-反应蛋白)治疗广泛性焦虑症[1]。针灸治疗焦虑症具有不良反应小、疗效显著、操作简便、经济安全且不导致成瘾性的优势,临床应用广泛[2]。

一、针刺为主治疗

1. 陈英华等[3]采用和调督任法针刺治疗广泛性焦虑症

和调督任针刺法取穴百会、神庭、宁神三穴(位于印堂直上1寸,目内眦直上平行于该穴两旁各1穴)、印堂、膻中、孙氏腹针"腹一区"(剑突下0.5寸及其左右旁开0.5寸处,共3穴)、中脘、神门、内关、申脉、照海、太冲。采用0.30mm×40mm的针灸针,百会、神庭向后平刺0.8寸,行捻转泻法;宁神三穴均向后平刺1~1.5寸,行小幅度捻转泻法;印堂向上平刺0.5寸,行捻转泻法;膻中向上平刺0.5寸,行捻转补法;孙氏腹针"腹一区"向上平刺0.5寸,提捏起皮肤予小幅度捻转补法,不提插;中脘向上平刺1.5寸,行捻转补法;神门、内关、申脉、照海、太冲均直刺0.5寸,得气后申脉行捻转泻法;照海行捻转补法,余穴平补平泻。每10min行针1次,每次1min,留针30min。1次/天,6次为一疗程,疗程间休息1天,共治疗4个疗程。

结果: 痊愈28例,显效19例,有效4例,无效5例,总有效率91.1%。提示和调督任针法治疗广泛性焦虑症疗效肯定。

2. 苗永新等[4]采用头穴丛刺配合心肾原穴针刺治疗心肾阴虚型广泛性焦虑症

将60例患者随机分为头穴丛刺配合心肾原穴治疗组和常规针刺对照组,各30例。治疗组头针取穴为百会前1寸、百会前1寸左右各旁开1寸、百会前1寸左右各旁开2寸、百会左右各旁开0.5寸、百会左右各旁开1.5寸、百会后1寸及其左右各旁开1寸,共针12个穴,呈楔形分布。心肾原穴取双侧大陵、太溪穴。留针40min,1次/天,6次为一疗程,疗程间休息1天,共治疗2个疗程。对照组取印堂、百会、水沟、太冲、内关、神门。

结果: 治疗组治疗后的汉密尔顿焦虑量表、焦虑自评量表、精神性焦虑症状、躯体性焦虑症状评分及去甲肾上腺素浓度均低于对照组,治疗组改善焦虑症状效果显著。治疗组总有效率为83.3%(25/30),高于对照组的66.7%(20/30)。提示头穴丛刺配合心肾原穴针刺治疗广泛性焦虑症能显著改善患者焦虑状态和躯体不适,治疗效果较好。

3. 郑祖艳等[5]采用头穴丛刺呼吸补泻法治疗广泛性焦虑症

将 60 例患者随机分为治疗组和对照组，各 30 例，治疗组用头穴丛刺配合呼吸补泻治疗，头针共刺 12 针，随证配穴，捻转留针时间共 40min。余穴平补平泻，以得气为度。1 次 / 天，6 次为一疗程，疗程间休息 1 天，连续 6 个疗程。对照组采用常规针刺取穴治疗，疗程同治疗组。

结果：治疗组总有效率（93.4%）显著高于对照组（73.3%），治疗组治疗后汉密尔顿焦虑量表评分、焦虑自评量表评分低于对照组。提示头穴丛刺配合呼吸补泻法治疗广泛性焦虑症相对常规针刺疗效更佳。

4. 于学平等[6]采用水沟穴治疗广泛性焦虑症

将 48 例患者随机分为治疗组（应用水沟穴组）和对照组（未用水沟穴组），各 24 例。对照组取百会、四神聪、太阳、风池、内关、神门，施捻转提插泻法，治疗组在此基础上加水沟穴，1 次 / 天，4 周为 1 个疗程。

结果：治疗组愈显率为 75.0%，优于对照组的 45.8%。两组患者治疗后汉密尔顿焦虑量表评分较治疗前均明显降低，治疗组汉密尔顿焦虑量表评分下降的幅度显著大于对照组。提示针刺水沟穴能明显提高针灸治疗焦虑症的疗效，说明水沟穴具有抗焦虑作用。

5. 郑祖艳等[7]采用头穴丛刺配合针刺任脉穴治疗广泛性焦虑障碍

将 60 例患者随机分为治疗组和对照组，各 30 例。治疗组选用头穴丛刺法，配合针刺任脉穴位天突、膻中、中脘及下脘；对照组取神门、大陵、内关、期门、心俞、合谷、太冲。1 次 / 天，6 天为 1 个疗程，疗程间休息 1 天，治疗 8 个疗程。

结果：治疗组与对照组的治疗方法对广泛性焦虑障碍治疗均有效，但治疗组愈显率明显优于对照组。治疗组总有效率（90.0%）高于对照组（86.7%）。治疗组治疗后及治疗后 1 个月随访汉密顿焦虑量表评分优于对照组。提示头穴丛刺配合针刺任脉穴治疗广泛性焦虑障碍较常规针刺方法更具优势。

二、针刺结合药物治疗

1.Ali Sabbagh Gol 等[8]采用针灸结合选择性 5-HT 再摄取抑制剂治疗焦虑症

将 112 例患者随机分为药物组 38 例、对照组 37 例和针灸组 37 例。药物组单独服用选择性 5-HT 再摄取抑制剂（舍曲林、西酞普兰或艾司西酞普兰），对照组在药物组的基础上配合假针灸，针灸组采用药物结合针灸的治疗方式。针灸取神门、内关、合谷、太溪、太冲、膻中、神庭、本神、印堂。针刺后留针 20min，3 次 / 周，治疗 4 周，共 12 次。

结果：105 名患者完成治疗，3 组患者的状态 - 特质焦虑量表评分有明显差异，针灸组患者的状态 - 特质焦虑量表评分变化明显大于另外两组。所有治疗组的皮质醇水平都有所下降，针灸组的下降幅度更大。提示与单独使用选择性 5-HT 再摄取抑制剂的抗焦虑疗法相比，针灸结合选择性 5-HT 再摄取抑制剂可明显改善焦虑状态。

2. 雷斯媛等[9] 采用针药结合为主的综合疗法治疗焦虑症

将 276 例患者非随机分为针药结合为主的综合方案治疗组（A 组）137 例和非针药结合综合方案对照组 139 例（B 组）。A 组针刺主穴百会、四神聪、印堂、人中、合谷、三阴交、太冲，随症配穴，并配合中药。B 组采用非中药加针灸对患者进行治疗。

结果： 中药加针灸治疗焦虑症患者在 6 周时疗效优于对照组，并且随着治疗时间的增长，疗效也越来越好（有效率从 84% 到 96%）。提示针药结合为主的综合疗法治疗广泛性焦虑症的疗效显著，值得在临床上应用和推广。

3. 谢莲萍等[10] 采用腹针联合九味镇心颗粒治疗心脾两虚型广泛性焦虑

将 102 例患者分为 A 组 30 例（腹针治疗）、B 组 34 例（九味镇心颗粒治疗）、C 组 38 例（腹针联合九味镇心颗粒治疗）。A 组取穴引气归元、腹四关、商曲、气穴和大横，根据薄氏腹针疗法要求，针刺穴位按由上至下、从里到外的顺序，垂直于皮肤进针。引气归元深刺至地部，即刺至腹部肌层；余穴均刺至人部，即刺至腹部浅筋膜和脂肪层。留针 30min，并采用 TDP 灯照射腹部。B 组口服九味镇心颗粒，1 袋 / 次，3 次 / 天。C 组腹针联合九味镇心颗粒治疗。3 组均治疗 6 周。

结果： A 组总有效率为 76.67%；B 组总有效率为 76.47%；C 组总有效率为 94.74%，显著高于 A、B 两组。治疗后，3 组汉密尔顿焦虑量表评分均较治疗前降低，生活质量各指标水平均较治疗前明显上升。A 组治疗后不良反应总发生率为 23.33%，B 组不良反应总发生率为 26.47%，C 组不良反应总发生率为 28.95%。提示腹针联合九味镇心颗粒治疗心脾两虚型 GAD 患者疗效确切，可有效改善患者生活质量，起效快，且具有一定安全性。

4. 蔡艳等[11] 采用宁神合剂联合"颐神调气"针刺法治疗围绝经期焦虑症

将 108 例患者随机分为对照组和研究组，各 54 例。对照组给予"颐神调气"针刺法治疗，选穴太冲、三阴交、内关、百会、印堂、复溜、照海、期门、风池。选用 0.30mm×40mm 的针具，百会、印堂平刺，三阴交、内关、照海、复溜直刺，期门斜刺，风池向鼻尖方向斜刺。百会、印堂配对，太冲、复溜配对。太冲、百会连接阴极电针，设置连续波密波为 50~100 次 /s，并采用红外线照射腹部 30min，2 次 / 周，治疗 4 周。研究组在对照组基础上给予宁神合剂治疗，分早、晚 2 次服用，连续治疗 4 周。

结果： 研究组总有效率 96.30%，高于对照组 85.19%。提示宁神合剂联合"颐神调气"针刺法治疗更年期焦虑症患者，可调节患者神经内分泌水平，改善免疫应答，调节外周血 miRNA 水平，缓解患者临床症状，提升患者临床疗效。

三、针刺结合耳压治疗

任建宁[12] 采用针刺配合耳穴贴压治疗焦虑症

将 60 例患者随机分成治疗组（32 例）和对照组（28 例）。治疗组体穴选取厥阴俞、心俞、肝俞、胆俞、脾俞、三焦俞，耳穴取神门、肝、胆、心、皮质下、交感、三焦，随证加减。取 0.30mm×40mm 的毫针，所选背俞穴斜刺 0.5~0.8 寸，留针 40min，每

10min 行针 1 次，3 次 / 周，10 次为 1 个疗程。耳部常规消毒后用医用胶布将王不留行籽固定在所选用穴上，嘱患者每日按压 3~5 次，每次 1min，使耳郭有酸痛、热胀感即可，左右耳穴交替使用，1 周耳压 3 次，10 次为 1 个疗程。

结果： 治疗组中，痊愈 21 例，好转 9 例，无效 2 例，总有效率 94%；对照组中，痊愈 6 例，好转 8 例，无效 14 例，总有效率 50%。提示针刺背俞穴配合耳压治疗焦虑症起效快，有效率高，可以降低汉密尔顿焦虑量表分值且无不良反应。

四、针刺结合心理治疗

沈慧等[13]采用针灸合并团体心理疗法治疗围绝经期焦虑症

将 60 例围绝经期焦虑症患者随机分为治疗组和对照组各 30 例。治疗组接受针灸及为期 6 周（每周 1 次，共 6 次）的团体心理治疗，对照组仅接受针灸治疗。针刺取膻中、中脘、气海、内关、合谷、足三里、三阴交、复溜、太冲，选用 1.5 寸针灸针，直刺 0.5~0.8 寸，捻转至局部产生酸胀感，留针 20min，3~5 次 / 周，6 周为 1 个疗程。

结果： 治疗组在治疗 4、6 周时汉密尔顿焦虑量表评分明显低于对照组，在治疗 2、4、6 周时改良 Kupperman 量表评分明显低于对照组，在治疗 6 周时焦虑自评量表评分明显低于对照组。提示针灸合并团体心理疗法在治疗女性围绝经期焦虑症的方面疗效肯定，并且起效时间快。

五、电针为主治疗

1. 王琳晶等[14]采用电芒针透刺治疗心神失养型焦虑症

将 60 例患者随机分为治疗组和对照组，各 30 例。治疗组患者用电芒针透刺治疗，穴位取双侧心俞、肝俞，使用 0.4mm×125mm 的芒针心俞透肝俞，双侧心俞穴连接电针治疗仪，不分正负极，连续波刺激 30min，强度以患者耐受为度，1 次 / 天，6 天 / 周。对照组患者用常规针刺治疗，穴位取百会、神门、太冲、内关、膻中、通里，得气后平补平泻，留针 30min，1 次 / 天，6 天 / 周，疗程均为 4 周。

结果： 治疗后，两组患者汉密尔顿焦虑量表评分、焦虑自评量表评分均较治疗前降低，且治疗组低于对照组，差异均有统计学意义；两组患者乙酰胆碱水平均低于治疗前，多巴胺水平均高于治疗前，差异均有统计学意义。治疗组总有效率为 93.33%，对照组为 73.33%，治疗组疗效优于对照组。提示电芒针透刺治疗焦虑症疗效优于常规针刺治疗。

2. 赵瑞珍等[15]采用"安神解虑"针刺法治疗广泛性焦虑障碍

将 120 例焦虑症患者随机分为观察组和对照组，各 60 例。对照组予盐酸丁螺环酮治疗，15mg/ 天，每天 3 次；观察组以安神解虑针刺法配合电针进行治疗，取印堂、百会、风池、内关、三阴交、太冲。采用 0.35mm×40mm 的针具，印堂向下平刺 0.5 寸，百会平刺 0.8 寸，内关直刺 0.5 寸，三阴交直刺 1 寸，风池向鼻尖方向斜刺 0.8 寸。电针中等刺激量，其中百会 – 印堂、风池分别配对成组，阴极连接百会、印堂，选用连续波密波。留针 30min，2 周为 1 个疗程，治疗 3 个疗程。

结果：治疗后两组的汉密尔顿焦虑量表评分、中医证候评分均较治疗前减少，差异有统计学意义；观察组总有效率（85.45%）高于对照组（81.36%）。提示安神解虑针刺配合电针疗法治疗广泛性焦虑障碍疗效显著。

六、针灸综合疗法

1. 刘二军等[16]采用针刺联合经颅微电流刺激治疗广泛性焦虑症

将 200 例广泛性焦虑症患者随机分为针刺＋经颅微电流刺激疗法组、针刺组、经颅微电流刺激疗法组及药物组，每组 50 例。药物组采用口服枸橼酸坦度螺酮片治疗，10mg/次，3 次/天。经颅微电流刺激疗法组采用 SCS 脑部电医学治疗仪行经颅微电流刺激治疗，每次 60min，每日 1 次。针刺组针刺百会、四神聪、印堂、神庭、太阳、神门、灵道、内关、中冲、大陵、三阴交、太冲，均行均匀提插捻转平补平泻法，1 次/天，每次 30min。针刺＋经颅微电流刺激疗法组先予经颅微电流刺激疗法再予针刺治疗。4 组均治疗 60 天。

结果：治疗后 4 组患者汉密尔顿焦虑量表评分均较治疗前降低，世界卫生组织生存质量测定量表简表评分均较治疗前升高，且针刺＋经颅微电流刺激疗法组患者汉密尔顿焦虑量表、世界卫生组织生存质量测定量表简表评分改善幅度均大于其他 3 组。药物组患者治疗后不良反应症状量表评分及随访 1 年复发率均明显高于其他 3 组。针刺＋经颅微电流刺激疗法组总有效率高于其他 3 组。提示针刺联合经颅微电流刺激能有效缓解广泛性焦虑症患者的症状，提高患者的生存质量，减少不良反应的发生，降低复发率，疗效优于西药、单纯针刺及单纯经颅微电流刺激。

2. 潘子彦等[17]采用心理疏导法并耳穴刺激治疗老年焦虑症

将 36 例老年焦虑症患者随机分成试验组和对照组，各 18 例。对照组仅以心理疏导法进行治疗，试验组在心理疏导治疗基础上辅以耳穴贴压按摩刺激的方式进行联合治疗。在耳郭上选取神门、心、肝、胆、交感、三焦和皮质下。消毒患者耳郭，并用探棒找出所选穴位的敏感点，将提前备好的粘有王不留行籽的医用小块胶布贴于所选穴位处压紧，治疗过程中，患者自行按压进行刺激，两耳交替，每隔 3 天交换，按压以患者疼痛程度能忍受且有灼热、麻木感为宜，每穴按压 20 次左右换下一穴位，每天早、晚各按压 1 次，每次按压约 20min，按压治疗 9 周。

结果：经 9 周治疗后，两组汉密尔顿焦虑量表及焦虑自评量表评分均较治疗前明显改善，且试验组患者焦虑自评量表评分改善幅度更显著。提示联合采用心理疏导及耳穴刺激治疗老年焦虑症具有协同作用，患者主观症状感觉明显减轻，对治疗的认可度较高。

3.Lukas de Lorent 等[18]采用耳针与渐进式肌肉放松法治疗焦虑症或重度抑郁症

162 例患者自行选择采用耳针或渐进式肌肉放松治疗，耳针组收入 90 例，渐进式肌肉放松组收入 72 例。耳针取交感、神门、肾、肝和肺，均为双耳，使用

0.25mm×25mm 的毫针针刺，使针尖刺入皮肤进入耳软骨中，针刺深度 0.08~0.12 寸，留针 30min 后取针。渐进式肌肉放松组采用渐进式肌肉放松疗法，疗程同耳针组。

结果：两种治疗方法在改善焦虑、紧张、愤怒方面都有明显效果，但无显著性差异。

4. 马艳等[19]采用推拿配合针刺治疗广泛性焦虑症睡眠障碍

将 60 例广泛性焦虑症睡眠障碍患者随机分为治疗组和对照组，各 30 例。治疗组予推拿配合针刺联合帕罗西汀治疗，推拿使用拇指、中指推抹、点揉、震颤法，一指禅法推整个面部，然后拿揉颈肩部，充分放松颈肩部肌群，推拿力度视患者体质及耐受程度而定，以患者感觉酸沉，治疗后轻松舒适似欲入寐为佳。1 次 / 天，10 次为 1 个疗程。针刺取百会、四神聪、安眠、神庭、印堂、风府、双侧风池、神门、内关、三阴交为主，根据患者病情随症取穴，增加配穴 2~3 穴，针刺捻转得气后留针 30min，每 10min 行针 1 次，1 次 / 天，10 次为一疗程。对照组单纯使用帕罗西汀治疗，20mg/ 次，1 次 / 天，睡前服用。10 天为 1 个疗程。

结果：与治疗前相比，两组治疗 1 个疗程后匹茨堡睡眠质量指数量表和汉密顿焦虑量表评分均显著下降，且治疗组优于对照组。提示推拿配合针刺治疗广泛性焦虑症睡眠障碍临床疗效显著，患者依从性好。

参考文献

［1］温鑫，邹伟 . 针灸治疗焦虑症的机制研究进展［J］. 湖南中医药大学学报，2023，43（3）：532-537.

［2］梁花花，王亚军 . 近 10 年国内外针刺治疗焦虑症研究进展［J］. 中华中医药杂志，2019，34（3）：1131-1133.

［3］陈英华，孙玮，李俊峰，等 . 和调督任法针刺治疗广泛性焦虑症 56 例［J］. 中国针灸，2021，41（5）：510.

［4］苗永新，马天贺，郑祖艳 . 头穴丛刺配合心肾原穴针刺治疗广泛性焦虑症临床观察［J］. 针灸临床杂志，2020，36（10）：32-35.

［5］郑祖艳，刘天颖，朱久宇，等 . 头穴丛刺呼吸补泻法治疗广泛性焦虑症临床疗效观察［J］. 针灸临床杂志，2018，34（2）：46-48.

［6］于学平，张庚鑫 . 水沟穴治疗广泛性焦虑症疗效观察［J］. 上海针灸杂志，2016，35（2）：162-164.

［7］郑祖艳，杨雪莹，张特 . 头穴丛刺配合针刺任脉穴治疗广泛性焦虑障碍疗效观察［J］. 上海针灸杂志，2017，36（10）：1207-1210.

［8］Gol AS, Ardami AR, Farahm SK, et al. Additive effects of acupuncture in alleviating anxiety: a double-blind, three-arm, randomized clinical trial［J］. Complement Therapies in Clinical Practice, 2021（45）: 101466.

［9］雷斯媛，庆慧，崔伟峰，等 . 针药结合为主的综合疗法治疗焦虑症 276 例疗效分析［J］.

时珍国医国药，2019，30（8）：1903-1904.

［10］谢莲萍，陈丽萍，王崇，等．腹针联合九味镇心颗粒治疗心脾两虚型广泛性焦虑临床疗效及安全性分析［J］．四川中医，2022，40（2）：145-148.

［11］蔡艳，张晓丹，杨慰，等．宁神合剂联合"颐神调气"针刺法对更年期焦虑症患者神经内分泌、免疫应答及外周血miRNA表达影响［J］．辽宁中医药大学学报，2022，24（8）：191-195.

［12］任建宁．针刺配合耳穴贴压对焦虑症患者汉密尔顿焦虑量表的影响［J］．浙江中医杂志，2011，46（10）：745.

［13］沈慧，张捷，章文雯，等．针灸合并团体心理疗法治疗女性围绝经期焦虑症的临床疗效观察［J］．中华中医药杂志，2016，31（9）：3829-3831.

［14］王琳晶，安微，王春英，等．电芒针透刺治疗心神失养型焦虑症的临床观察［J］．中医药导报，2020，26（2）：68-70.

［15］赵瑞珍，秦丽娜，赵爽．"安神解虑"针刺法治疗广泛性焦虑障碍疗效观察［J］．北京中医药，2018，37（2）：122-124.

［16］刘二军，张伟玲，王建兵，等．针刺联合经颅微电流刺激治疗广泛性焦虑症：随机对照研究［J］．中国针灸，2020，40（11）：1187-1190.

［17］潘子彦，黄峰，许荣梅．心理疏导法并耳穴刺激治疗老年焦虑症的疗效［J］．中国老年学杂志，2017，37（22）：5666-5667.

［18］Lorent L, Agorastos A, Yassouridis A, et al. Auricular acupuncture versus progressive muscle relaxation in patients with anxiety disorders or major depressive disorder: a prospective parallel group clinical trial［J］. J acupunct meridian stud, 2016, 9（4）: 191-199.

［19］马艳，刘俊昌，梁晓鹰，等．推拿配合针刺治疗广泛性焦虑症睡眠障碍的临床研究［J］．中华中医药杂志，2016，31（11）：4863-4865.

躁狂症

现阶段，抗精神病类药物广泛使用，导致锥体外系副反应及内分泌系统副反应等，致使患者出现肥胖症、高脂血症、高泌乳素血症，由此产生的代谢影响也会改变血流动力学，增高心脑血管意外发生的风险。

中医治疗躁狂症有悠久的历史和完整严谨的理论体系。临床研究提示，单独应用针刺疗法或针刺疗法配合药物治疗均可以改善躁狂症患者的各种临床症状，特别是在躁狂症急性发作时针刺疗法可以快速稳定躁狂症患者的心境，其作用机制可能是通过对穴位的刺激起到调节谷氨酸/γ-氨基丁酸系统的动态平衡和调节海马脑区的EATT3蛋白表达，从而间接或直接地改善治疗对象的生命状态及行为评分[1-2]。

一、针刺为主治疗

1. 杨玥等[3]使用子午流注纳支法针刺十三鬼穴治疗躁狂症

将 33 例患者随机分为子午流注纳支法针刺十三鬼穴组、药物治疗组和常规十三鬼穴针刺组。10 天为 1 个疗程，3 个疗程后观察疗效。于治疗前及治疗后使用躁狂量表、大体评定量表及病情严重度量表进行评定。子午流注纳支法针刺组依据子午流注纳支法理论在气血流注到十三鬼穴所在经脉时进行针刺，1 次 / 天，10 天为 1 个疗程，3 个疗程后观察疗效，每个疗程间休息 3 天。药物治疗组：选用癫狂梦醒汤，药用桃仁 15g，柴胡 15g，赤芍 12g，丹参 12g，红花 6g，水蛭 10g，香附 12g，胆南星 12g，陈皮 10g，青皮 10g，半夏 12g，甘草 6g。在用药时依据患者具体情况变化，以其为基础进行加减。2 次 / 天，10 天为 1 个疗程，3 个疗程后观察疗效，每个疗程间休息 3 天。常规针刺组：选用十三鬼穴进行治疗，1 次 / 天，10 天为 1 个疗程，3 个疗程后观察疗效，每个疗程间休息 3 天。

结果： 子午流注纳支法针刺组临床疗效总有效率 88.89%，药物治疗组 81.82%，常规针刺组 76.92%。经统计学分析，子午流注纳支法针刺组和药物治疗组疗效相当，且优于常规针刺组。各组治疗前后倍克 – 拉范森躁狂量表评分存在显著性差异。提示子午流注纳支法针刺十三鬼穴法在临床治疗方面存在较好的疗效。

2. 陈琳等[4]使用醒脑开窍针法加鬼穴治疗一氧化碳中毒致躁狂症

患者，男，53 岁。洗澡时一氧化碳中毒晕倒，送医院急救予吸氧、脱水降颅压、促进脑细胞代谢、控制感染等措施，脱离生命危险，住院 10 天后出现精神亢奋、失眠烦躁、坐卧不宁、不断呼喊乱叫、面无表情、四肢躁动等症状，予安定和氯丙嗪治疗 1 周，疗效不佳。随后转针灸科治疗。症见：回答不切题，查体欠合作，皮肤黏膜无黄染；双侧瞳孔等圆等大，直径约 3mm，对光反射敏感；心、肺、腹部无特殊发现，四肢肌力正常，感觉正常，肌张力高；查血、尿、便常规及心电图正常，肝肾功能差。精神极度亢奋，狂躁易怒，注意力不集中，睡眠减少且不感疲乏，有攻击行为，言语比平时显著增多，幻听，幻视，二便自控，舌暗红，苔黄腻，脉弦。查 MRI 示 T2 加权像上双侧对称性侧脑室旁白质和半卵圆窝中心高信号融合病灶。查脑电图主要表现为 θ 波和 δ 波增多。中医诊断为癫狂，证属痰火扰神；西医诊断为急性一氧化碳中毒迟发脑病（躁狂症）。治拟醒脑开窍、协调阴阳、调理气血、清心泻火。取穴以任督二脉、手厥阴经及鬼穴为主，主穴取内关、水沟、三阴交、风府，配穴取承浆、大陵、劳宫、鸠尾、合谷、太冲。常规消毒后，选用 0.25mm × 40mm 的毫针，先刺双侧内关，直刺 0.5~1 寸，施捻转提插泻法，施术 1min；水沟向鼻中隔方向斜刺 0.3 寸，用雀啄法，以眼球湿润或流泪为度；三阴交直刺进针 0.5~1 寸，行提插补法 1min；风府，低头取穴，与皮肤成 45° 进针 0.8~1.2 寸，令患者有胀感或窜麻感为度；承浆向上斜刺 0.3 寸，强刺激，行雀啄法；取双侧大陵，与皮肤成 75° 角稍向掌心斜刺 0.3~0.5 寸，施捻转泻法；劳宫直刺 0.3 寸，捻转强刺激泻法；鸠尾施术前必须认真触诊，该患者不存在剑突下肝大，施术时令患者双手抱头，将胸廓抬起，直刺 1 寸，施捻转平补平泻法；合谷直刺 0.5~1 寸，施提插泻法；太冲直刺 0.5~0.8 寸，行提插泻法，均留针 30min。

结果： 治疗第 1 天，患者不配合，治疗后症状无明显改善。治疗第 7 天，基本配合治疗，已无攻击行为。治疗第 15 天，幻听、幻视现象渐无，睡眠稍较前好转，情绪波动较少出现，躁扰减少。治疗第 20 天，患者可自行控制情绪，无妄动不安，面部已出现表情。治疗第 30 天，情绪自控和思维趋于正常，可与人简单交流，但仍寐差。治疗第 40 天，症状基本消失，适应社会及家庭生活，夜间睡眠如常，情绪、思维正常，基本临床痊愈。

3. 马登旭等[5] 使用针刺十三鬼穴治疗癫狂证

采用针刺十三鬼穴之人中、上星、承浆、颊车、风府、少商、大陵、劳宫、曲池、隐白、申脉、舌下中缝、玉门头，并加间使、后溪等穴。每次选 6~8 个穴，均用泻法，强刺激，留针 30min，针刺 1 次 / 天，病情稳定后，可改用补法。

结果： 56 例病例中，治愈 28 例，显效 10 例，好转 12 例，无效 6 例，总有效率为 89.29%。提示针刺治疗癫狂证具有启阳透脑，开窍清神，泄热通腑，宁心益志的作用，使风祛痰消络通，神宁窍开，达到心主神明的目的，其症状自然消失。

二、针刺结合放血、整脊疗法

张丽娟等[6] 使用整脊疗法联合针刺放血治疗躁狂症

纳入 72 例躁狂症患者，采用随机数字表法将患者分为观察组和对照组，各 36 例。对照组予以针刺 + 放血治疗，观察组给予针刺 + 放血 + 整脊疗法治疗。针刺取巨阙、鸠尾、丰隆、心俞、长强。穴位常规消毒后，采用 0.30mm × 40mm 的毫针，丰隆直刺 1.5 寸，长强直刺 1 寸，心俞斜刺 1 寸，巨阙透鸠尾平刺 1.2 寸，其中丰隆、心俞采用提插捻转泻法，其余均用补法，留针 20min。放血取膈俞、血海。患者取侧卧位，局部皮肤常规消毒后，采用三棱针点刺放血，出血后，膈俞、血海加拔火罐，以助出血。观察组在对照组治疗方法基础上加用整脊。患者坐在牵引椅上，套上牵引颈托并固定，下颌向胸内收 15°，根据患者体质量及颈肌强弱调整牵引的重量，一般为 12~25kg，牵引 10~15min。待颈肌放松后，术者立于患者背后，双手拇指分别置于椎体棘突两侧，逐节向前推动时探查棘突偏歪方向，加力以正之。使患者颈椎做前屈后伸活动，找到病变位置，一手拇指按在患椎棘突侧面，另一手托住患者的下颌向患侧转动头部达一定角度，作一"闪动力"使其复位。术者一手虎口扶于患者错位颈椎旁隆起处定住，另一手握患者对侧前臂向下拉使患者颈部侧屈到最大位，往返数次（以上操作均在牵引状态下，首次手法宜轻）。两组操作均 1 次 /2 天，1 周为一疗程，共治疗 4 周。

结果： 治疗 4 周后，两组患者贝克 – 拉范森躁狂量表、临床疗效总评量表 – 病情严重度评分均较治疗前降低，且观察组低于对照组；观察组的血液流速较治疗前降低，对照组无明显变化，观察组低于对照组；两组神经递质 5–HT、多巴胺、去甲肾上腺素水平降低，且观察组低于对照组。提示针刺放血联合整脊疗法对躁狂症患者的疗效显著，可降低椎－基底动脉的流速及神经递质 5–HT、多巴胺、去甲肾上腺素水平，值得临床推广。

三、针刺结合西药治疗

1. 杨冬冰等[7] 使用电针合并碳酸锂与单用碳酸锂治疗躁狂发作

选躁狂发作患者 70 例随机分为两组，分别给予电针合并碳酸锂或单用碳酸锂治疗 6 周。治疗前后用躁狂量表评定疗效，副反应量表评定不良反应。治疗期不合用其他抗精神病药、抗惊厥药，对曾服用其他抗精神病药或抗惊厥药的患者均做 2 周清洗。有严重失眠者给予小剂量苯二氮䓬类药物。电针治疗是在碳酸锂治疗 1 周患者能配合后使用。治疗组碳酸锂用量为 0.5~1.25g/ 天，平均（0.86 ± 0.24）g/ 天。采用电针仪。电针穴位采用百会、印堂和双侧太阳穴交替使用，每周针 5 天停 2 天。输出电压为 0.01~0.4V，电流为 0.001~0.03mA，电流频率为 50~80 次 /min，留针时间 20~30min，以患者出现酸、胀、热等感觉或穴位局部肌肉作节律性收缩，无严重不适为限。对照组碳酸锂用量为 1.0~1.50g/ 天，平均（1.05 ± 0.22）g/ 天。治疗期间如出现恶心呕吐等副反应，可酌情减量。

结果：两组躁狂量表评分在治疗 6 周后均有显著改善，两组间比较差异无显著性，治疗组与对照组在治疗 2 周后躁狂量表减分比较差异有显著性；治疗组与对照组在治疗 6 周后副反应量表评分比较差异有显著性。两组总体疗效相似，电针合并碳酸锂组出现疗效较单用碳酸锂组快，而且碳酸锂用量相对减少，药物副反应也相对减少。

2. 肖岩[8] 等使用头穴丛刺联合积极情绪调节治疗双相障碍躁狂发作期

选择 91 例双相障碍躁狂症发作期患者为研究对象，均接受西药常规抗精神病治疗，在此基础上给予观察组头穴丛刺联合积极情绪调节。常规西药治疗口服丙戊酸钠，起始剂量 0.2g/ 次，2 次 / 天，连续口服 7 天后，增加剂量至 0.4g/ 次，2 次 / 天；同时给予患者阿立哌唑，口服起始剂量 10mg/ 次，1 次 / 天，7 天内根据患者病情逐渐增加药量至 15~30mg/ 天，持续治疗 8 周。积极情绪调节干预的实施需针对不同患者具体情况制订详细的调节计划方案，住院治疗期间干预的实施为 1 次 / 天，视患者情况规定每次干预时间 30~60min。分别于干预前、干预 4 周后、干预 8 周后（即与药物治疗评价同步）评价干预效果。头穴丛刺取穴：百会前 1 寸，左右两旁各开 0.5 寸、1 寸、1.5 寸、2 寸；百会后 1 寸，两旁各开 1 寸。使用 0.35mm×32.5mm 的毫针，常规消毒，针刺角度与头皮间夹角成 30°，快速刺入患者头皮下，进针约 0.5 寸，手法为平补平泻法，得气后留针 40min。若为肝郁气滞，则加膻中、曲泉；若肝郁化火，则加内庭、外关；若为心脾两亏，则加脾俞与心俞；若为痰湿阻滞，则加阴陵泉与丰隆；若为肝肾不足，则加肾俞与肝俞。1 次 / 天，以 4 周为 1 个疗程，连续实施 2 个疗程后评价治疗效果。

结果：治疗后各时点，观察组贝克－拉范森躁狂量表评分较对照组降低，随机错误数、持续错误数、总错误数均较对照组减少，完成分类数较对照组升高，血浆三碘甲状腺原氨酸、血浆皮质醇、促肾上腺皮质激素水平较对照组降低，促甲状腺激素较对照组升高，差异有统计学意义。提示在常规西药治疗基础上为双相障碍躁狂症患者联合实施头穴丛刺与积极情绪调节，利于缓解患者躁狂症状，增强其认知功能，患者神经内分泌紊乱情况明显改善，可推广应用。

四、针刺结合中药治疗

1. 张泉成[9]使用铁落定惊丸结合针刺治疗躁狂症

选择 48 例躁狂症患者，随机分为治疗组和对照组各 24 例。治疗组采用口服中成药铁落定惊丸，情绪稍稳定后结合针刺治疗，同时配合服用小剂量心境稳定剂。铁落定惊丸为我院自行拟方配制，以生铁落饮为基础方加减，药物组成有生铁落、胆星、橘红、贝母、竹茹、天冬、麦冬、玄参、丹参、菖蒲、茯神、远志、连翘、钩藤、朱砂等，上药按比例配制，共研细末，生铁落煎煮取水炼蜜和药为丸，每次服 6g，3 次 / 天，温开水送服。针刺选取主穴加随症配穴，主穴取水沟、内关、大陵、丰隆、中冲。随症配穴：痰火盛者，配曲池、内庭；火盛伤阴者，配行间、太溪；气血瘀滞者，配血海、膈俞。采用毫针泻法，中冲点刺出血，每次留针 30min，1 次 / 天，7 次为一疗程，休息 3~5 天后可进行第 2 疗程。心境稳定剂首选碳酸锂口服，600~1000mg/ 天，平均 750mg。对照组无针刺治疗，单纯口服碳酸锂 1200~2000mg/ 天，平均 1600mg。两组在治疗过程中，若失眠者适当配合苯二氮䓬类药物，如氯硝西泮 2mg 睡前服用。心率增快、焦虑不安者可短期用普萘洛尔。整个过程不应用其他抗精神病药治疗，疗程共 8 周（针刺约 3~5 个疗程）。

结果： 治疗组 24 例，临床治愈 8 例，显效 14 例，无效 2 例，总有效率 91.6%；对照组 24 例，临床治愈 6 例，显效 12 例，无效 6 例，总有效率 75.0%。

2. 刘柏林等[10]使用铁落定惊丸结合针刺治疗躁狂症

将 114 例躁狂症患者随机分为两组。对照组采用碳酸锂治疗，起始剂量为 500mg/ 天，1 周内加到 750~1750mg/ 天，根据患者病情而定。观察组采用铁落定惊丸结合针刺治疗，以生铁落饮为基础方加减，组方：生铁落 20g、天冬（去心）9g、麦冬（去心）9g、贝母 9g、玄参 4.5g、钩藤 4.5g、丹参 4.5g、胆南星 3g、橘红 3g、远志肉 3g、石菖蒲 3g、连翘 3g、茯苓 3g、茯神 3g、辰砂 0.9g。研磨为细末，用生铁落煎煮取水，炼蜜和药为丸，每次口服 6g，3 次 / 天，用温水送服。针刺方案：主穴取内关、水沟、丰隆、大陵、中冲，随症配穴时，痰火盛者取内庭和曲池，火盛伤阴者取太溪和行间，气血瘀滞者取膈俞和血海，采用毫针刺用泻法。中冲点刺出血，每次留针 30min，1 次 / 天，7 天为 1 个疗程，1 个疗程结束后休息 3~5 天，然后再行第 2 个疗程。

结果： 治疗后两组贝克 - 拉范森躁狂量表评分、临床疗效总评量表 - 病情严重度评分显著降低，大体评定量表评分均显著增加，且观察组改善情况明显优于对照组；治疗后两组副反应量表评分均显著降低，随着治疗时间的延长，降低幅度明显加大，且观察组明显低于对照组。观察组总有效率明显高于对照组，不良反应发生率明显低于对照组提示。

参考文献

［1］胡震亚. 针刺对躁狂大鼠模型行为学影响及作用机制的研究［D］. 广州：广州中医药大学，2013.

［2］张浩，高潇，张畅. 针刺治疗躁狂症的国内研究进展［J］. 针灸临床杂志，2019，35（8）：87-90.

［3］杨玥，张琳琳，周桂桐. 子午流注纳支法针刺十三鬼穴治疗躁狂症的随机对照临床研究［J］. 辽宁中医杂志，2010，37（5）：924-925.

［4］陈琳，李澎. 醒脑开窍针法加鬼穴治疗一氧化碳中毒致躁狂症1例［J］. 上海针灸杂志，2012，31（10）：756.

［5］马登旭，闫平. 针刺十三鬼穴治疗癫狂证56例临床体会［J］. 内蒙古中医药，2010，29（12）：35.

［6］张丽娟，王真，王永泉. 整脊疗法联合针刺放血治疗躁狂症的疗效及对椎－基底动脉流速及神经递质水平的影响［J］. 转化医学杂志，2021，10（6）：374-377.

［7］杨冬冰，胡建军，马元业. 电针合并碳酸锂与单用碳酸锂治疗躁狂发作的对照研究［J］. 精神医学杂志，2008（1）：55-56.

［8］肖岩，李丽娟，王林平，等. 头穴丛刺联合积极情绪调节对双相障碍躁狂发作期患者神经内分泌的影响［J］. 中国医师杂志. 2020，22（5）：4.

［9］张泉成. 铁落定惊丸结合针刺治疗躁狂症临床疗效观察［J］. 湖北中医杂志，2014，36（6）：31-32.

［10］刘柏林，孙玉涛. 铁落定惊丸结合针刺治疗躁狂症疗效观察［J］. 现代中西医结合杂志，2016，25（21）：2360-2362.

强迫症

西医学对强迫症的研究虽然日渐广泛，但其发病机制仍不明确。医学界普遍认为强迫症是各种生物学改变造成的多种因素交互作用的结果，其病因和病理生理学机制复杂，主要集中在神经生化、神经解剖、遗传学、心理学等方面[1]。5-羟色胺（5-HT）浓度异常导致强迫症的理论是目前学术界公认的理论之一。实验研究发现，针刺大鼠百会、印堂穴位可有效改善强迫症大鼠的行为变化，其机制可能与降低强迫症大鼠脑内5-羟色胺活性，减少多巴胺含量有关。此外，针刺可以调节脑内5-HT的功能，改善强迫障碍患者的反应抑制能力，提高治疗效果，有很好的应用价值[2]。针灸治疗强迫症具有疗效显著，毒副作用小，操作简单，费用低等优势，尤其对于不能耐受西药或西药治疗效果不明显的患者具有良好的应用前景和推广价值。

一、针刺为主治疗

1. 梁银利[3]采用针刺治疗强迫症

将60例强迫症患者采用随机数字表法分为观察组和对照组，各30例。对照组口服氯丙咪嗪25mg，2次/天，持续4周。观察组在对照组治疗的基础上加用针刺治疗，取百会、夹脊、内关、三阴交，取28号50mm的毫针，内关、三阴交、百会平补平泻；背部夹脊穴取28号100mm的毫针，平刺与捻转相结合。得气后出针，使针感保留1h，1次/天，持续治疗4周。

结果：对照组共30例，痊愈15例，显效10例，有效3例，无效2例，总有效率83.3%；观察组共30例，痊愈25例，显效4例，有效1例，无效0例，总有效率96.7%。治疗后观察组的显效率明显高于对照组。治疗后观察组与对照组的反应抑制能力评分分别为（12.34±2.55）分和（24.25±3.33）分，都明显低于治疗前的（33.23±4.29）分和（33.10±3.87）分，组间对比差异也明显。提示针刺能改善强迫症患者的反应抑制能力，提高治疗效果，有很好的应用价值。

2. 林霓鹏[4]采用针刺治疗强迫症

将70例强迫症患者采用随机数字方法分为治疗组和对照组，各35例。治疗组采用心胆论治针刺联合埋皮内针方案，针刺外关、足临泣、百会、印堂；皮内针穴位：心俞、胆俞（交替）。操作：针刺时患者取仰卧位，采用一次性管针进行针刺，按针刺常规操作，针刺深度依据穴位部位、体型胖瘦而定，每个穴位均行小幅度捻转提插手法，以得气为度，得气后留针30min，留针期间不行针。出针后让患者休息5min，无不适后给予埋皮内针，用镊子夹住针身刺入穴位3~5mm，再以胶布顺着针身进入方向固定，留针3天。对照组采用假针刺联合埋王不留行籽方案，取穴同治疗组，操作过程同治疗组，但使用一次性安慰针，将圆钝的针头接触皮肤后稍加用力抵住针头，针身逐渐滑入针柄后缩短，其针身通过管状外套和底部黏性塑料托环固定在穴位上，让患者产生针刺的感觉，留针30min，留针期间不行针，出针后让患者休息5min，无不适后给予王不留行籽压穴，把贴附于胶布上的王不留行籽贴在穴位上，用手按压疼痛刺激穴位，并留3天。每周治疗3次，1个月为一疗程，共治疗3疗程。

结果：治疗组共35例，痊愈0例；显效4例，占11.4%；有效21例，占60.0%；无效10例，占28.6%。对照组共35例，痊愈0例；显效0例；有效16例，占45.7%；无效19例，占52.3%。提示针刺从心胆论治和假针刺对改善难治性强迫症并抑郁症状近期与远期均有疗效，但心胆论治疗效较好。

3. 赖美琪等[5]采用疏肝调神针刺法治疗抑郁共病强迫障碍

针刺百会、印堂、内关、阳陵泉、外关、足临泣、鸠尾、中脘、关元，其中外关、足临泣隔周交替使用。精灸中脘、下脘、气海、关元、心俞、胆俞、肾俞、命门、涌泉各2壮。刺络心俞、胆俞。体针埋针厥阴俞、阳纲；耳针埋针心、胆、神门（左右耳隔周交替）。每周2次，配合每日足底滚轮按摩，连续治疗3周。

结果：患者情绪稳定，余症皆有缓解。

4. 宋阳等[6] 运用疏肝调神针法联合三神穴长留针治疗强迫症

将 70 例强迫症患者采用随机数字表法分为治疗组和对照组，各 35 例。治疗组采用疏肝调神针法联合三神穴长留针治疗。疏肝调神针法：取百会、印堂、内关、神门、照海和太冲。患者取仰卧位，常规消毒，选用 0.30mm×40mm 的一次性无菌毫针。百会顺着督脉循行的方向平刺 0.6~0.75 寸，印堂向下平刺 0.45~0.6 寸，内关直刺 0.45~0.6 寸，神门直刺 0.3~0.45 寸，照海直刺 0.3~0.45 寸，太冲向涌泉方向透刺 0.45~0.6 寸。刺之法本于神，要求手法与治神相协调，刺手和押手相配合，进针前押手揣穴，以指循扪按其穴，从而激发经气以促进得气，后刺手快速刺入皮下，行轻柔徐缓的提插、小幅度的低频率捻转，边治神边守气，无补泻法之分，以患者感觉微酸、麻、胀为度。长留针法取四神聪、神庭和本神，即三神穴。患者取仰卧位，常规消毒，用 0.30mm×40mm 的一次性无菌毫针，顺着督脉循行的方向，针尖与头皮成 15° 夹角快速刺入皮下，针尖至帽状腱膜下层后，针体与头皮平行刺入 1.05~1.2 寸，以患者头皮不痛不胀为度。治疗 30min 后取出体针，保留三神穴长留针至 6h。留针期间嘱其头部保持清洁，避风寒，勿沾水。由患者家属辅助起针，起针后若出现皮下血肿，用无菌棉签按压针孔 1min 以上，压迫止血，未出血则无需按压。1 次 / 天，每周治疗 6 次，共治疗 8 周。对照组予口服盐酸帕罗西汀片治疗，初始服药剂量为 20mg/ 天，后每周增加 10mg，服药最大剂量不超过 60mg/ 天，连续服药 8 周，共治疗 8 周。

结果：治疗组共 35 例，治愈 7 例，显效 15 例，有效 10 例，无效 3 例，总有效率 91.4%；对照组共 35 例，治愈 3 例，显效 13 例，有效 12 例，无效 7 例，总有效率 80.0%。提示疏肝调神针法联合三神穴长留针治疗 OCD，可有效缓解患者的强迫症状及体征，进一步改善患者的焦虑抑郁程度。

5. 廖雅婷[1] 运用针灸治疗强迫症

将 70 例强迫症患者采用随机数字方法分为心胆论治组和疏肝调神组，各 35 例。心胆论治组：体针取百会、印堂、外关、足临泣，每次留针 30min；灸法取膈俞、胆俞和足窍阴，采用直接灸法，每穴各 5 壮，以患者有温热或轻微灼痛感为度；皮内针取心俞和胆俞交替使用，每次留针 3 天。疏肝调神组：体针取百会、印堂、合谷、太冲，每次留针 30min；灸法取膈俞、胆俞，采用直接灸法，每穴各 5 壮，以患者有温热或轻微灼痛感为度；皮内针取心俞和肝俞交替使用，每次留针 3 天。疗程：2 次 / 周，两次治疗间隔时间≥ 2 天，1 个月为 1 个疗程，共 3 个疗程。

结果：疏肝调神组共 32 例，痊愈 5 例，占 15.6%；显效 16 例，占 50.0%；有效 9 例，占 28.1%；无效 2 例，占 6.3%。总有效率 93.8%。心胆论治组共 33 例，痊愈 0 例；显效 10 例，占 30.30%；有效 14 例，占 42.4%；无效 9 例，占 27.3%。总有效率 72.7%。提示针灸从心胆论治和从疏肝调神论治对改善强迫症均有效，但从疏肝调神论治疗效较好。

二、针刺结合西药治疗

李爱凤等[7]采用针刺联合帕罗西汀治疗强迫症

将 60 例强迫症患者按照随机数字法分为研究组和对照组，各 30 例。研究组：帕罗西汀起始剂量为 20mg/ 天，2 周内根据患者的病情及耐受情况渐加至 40~60mg/ 天，1 次 / 天，持续 8 周。针刺治疗穴位选择内关、三阴交、百会、夹脊。取 28 号 50mm 的毫针，内关、三阴交、百会平补平泻，患者出现酸麻胀等针刺感应，留针 30min；背部夹脊穴取 28 号 100mm 的毫针，从第 1 胸椎棘突下进针 0.2 寸后分别转向后正中线左右各 0.5 寸，平刺与捻转相结合，使针感下传至第 7~9 胸椎棘突下，得气后出针，使针感保留 1h，1 次 / 天，持续 8 周。对照组：帕罗西汀起始剂量为 20mg/ 天，2 周内根据患者的病情及耐受情况渐加至 40~60mg/ 天，1 次 / 天，持续 8 周。

结果： 研究组共 30 例，痊愈 5 例，占 16.7%；显效 12 例，占 40.0%；进步 7 例，占 23.3%；无效 6 例，占 20.0%。总有效率 80.0%。对照组共 30 例，痊愈 2 例，占 6.7%；显效 5 例，占 16.7%；进步 13 例，占 43.3%；无效 10 例，占 33.3%。总有效率 66.7%。提示针刺合并帕罗西汀治疗难治性强迫症可提高疗效，且安全性好。

三、针刺结合认知疗法治疗

王晓燕等[8]采用针刺配合认知疗法治疗强迫症

将 60 例强迫症患者采用随机数字方法分为针刺配合认知疗法治疗组和西药治疗组，各 30 例。针刺配合认知疗法治疗组：针刺取内关、三阴交、百会、夹脊。取 28 号 50mm 的毫针，内关、三阴交、百会平补平泻，患者出现酸麻胀等针刺感应，留针 30min；背部夹脊穴取 28 号 100mm 的毫针，从第 1 胸椎棘突下进针 0.2 寸后分别转向后正中线左右各 0.5 寸，平刺与捻转相结合，使针感下传至第 7~9 胸椎棘突下，得气后出针，使针感保留 1h 左右，1 次 / 天，持续治疗 8 周。认知疗法首先给予一般性心理治疗，全面了解患者情况，对其痛苦表示理解和同情，并向患者说明认知与思维、情绪、态度、行为的关系及认知治疗的基本情况，从而建立良好的医患关系，共同树立治愈疾病的信心。然后帮助患者检讨认知上的不现实，指出其认知与现实的差距，讨论其认知的根源，督促患者重新认知，建立健康成熟的认知方式。1 周进行 1 次，每次 50min。西药治疗组：氯丙咪嗪每次 25mg，2 次 / 天口服。根据病情递增，用药后 2 周加至有效剂量，每次 25~50mg，3 次 / 天口服，持续治疗 8 周。睡眠障碍者合用小剂量艾司唑仑 2mg 睡前口服。

结果： 针刺配合认知疗法治疗组共 30 例，痊愈 11 例，占 36.67%；显效 16 例，占 53.30%；有效 3 例，占 10.00%；无效 0 例。总有效率 90.00%。西药治疗组共 30 例，痊愈 6 例，占 20.00%；显效 14 例，占 40.70%；有效 10 例，占 33.33%；无效 0 例。总有效率 66.67%。提示针刺配合心理治疗强迫症比单用氯丙咪嗪疗效好。

四、电针为主治疗

1. 孙兆庆等[9]运用电针内关人中承浆穴辅助治疗强迫症

将 32 例神经衰弱患者采用随机数字方法分为研究组和对照组，各 16 例。研究组服用氟西汀治疗，起始剂量为 10~20mg/ 天，于 1 周内逐渐增至 30~40mg/ 天，最大剂量 60mg/ 天，使用电麻仪电针治疗内关、人中、承浆穴。嘱患者全身放松，用心感受强迫观念或行为冲动与电针刺激两种不同体验，采用低电流强度（1~3 档）、低脉冲频率（1 档）进行治疗，并结合患者耐受程度对电量与频率进行适当调整，开始每周 6 次，2 周后改为 1 次 /2 天，每次治疗时间一般不超过 15min，共持续治疗 8 周。对照组服用氟西汀治疗，起始剂量为 10~20mg/ 天，于 1 周内逐渐增至 30~40mg/ 天，最大剂量 60mg/ 天。

结果：研究组总有效率（痊愈加显效加有效）为 14 例，与对照组的 13 例基本相似，但副反应发生率研究组为 2 例次，与对照组的 12 例次比较有极显著性差异。提示电针内关、人中、承浆不仅有助于强迫症的治疗，而且能有效减轻由氟西汀引起的副反应。

2. Zhang Zhangjin[10]等采用电针治疗难治性强迫症

将 19 例强迫症患者采用非随机方法分为电针组（10 例）和对照组（9 例）。对照组采用抗 OCD 药物治疗。治疗组在对照组基础上加用电针治疗。选取 6 对穴位：百会和印堂、左四神聪和头临泣、右四神聪和头临泣、双侧率谷、双侧太阳、双侧头维。将不锈钢针灸针（直径 0.30mm，长 25~40mm）斜刺入颅部腧穴 0.015~0.03 寸，通过电针治疗仪给予频率 2Hz、电压 9V 的连续波电刺激。刺激强度调整到患者感觉最舒适的水平，每次刺激持续 30min。

结果：电针治疗组临床有效率为 60.0%，对照组为 33.3%，两组比较差异无统计学意义。提示电针作为一种额外的疗法，在缓解治疗强迫症患者的 OCD 症状方面是有效的。

五、电针结合重复经颅磁刺激治疗

张茹等[11]采用电针结合重复经颅磁刺激治疗强迫症

将 72 例强迫症患者采用随机数字方法分为对照组和治疗组。两组患者均采用基础电针治疗。取内关、人中、百会、印堂，常规皮肤消毒后，选用 30 号 50mm 针灸针进行针刺。之后在针柄上连通电针仪，电量调至患者感到舒适而穴位局部皮肤肌肉轻微抽动为限，使用疏密波，频率为 80~100 次 /min，每次 30min，每周 6 次，3 周为 1 个疗程，共治疗 2 个疗程。治疗组在基础电针治疗基础上采用经颅磁刺激治疗：在基础电针治疗基础上，加以重复经颅磁刺激。患者全身放松，坐于治疗椅上，采用磁场治疗仪。治疗师手握探头（圆形线圈），正对联合治疗组患者头颅右额叶前部背外侧治疗区域。调整治疗参数，频率 10Hz，刺激强度 80%MT（运动域值），刺激间隔 20s，刺激时间 1s，治疗 20min。2 周为 1 个疗程，共治疗 10 次。2 个疗程后评定疗效。对照组在基础电针治疗基础上给予假性重复经颅磁刺激，操作方法同联合治疗组，但进行经颅磁刺激时仅将探头垂直于患者颅骨，信号不能穿过颅骨作用于大脑。疗程同上。

结果：治疗组共 36 例，痊愈 12 例，显效 20 例，有效 4 例，无效 0 例，总有效率 100.00%；对照组共 36 例，痊愈 7 例，显效 16 例，有效 9 例，无效 4 例，总有效率 88.89%。

六、电针结合中药治疗

董峰等[12] 采用电针配合中药治疗强迫症

针灸取百会、印堂、照海、太冲、风池、气海、中脘、丰隆、绝骨、合谷、神门。电针治疗仪正、负极分别连接百会和印堂、太冲和照海，用疏密波，频率为 20/100Hz，电流以能耐受为度，每次 20min。中药给予逍遥散合安神丸加减，水煎服，1 剂/天。

结果：治疗后诸症基本消失，随访半年未复发。

七、电针结合认知疗法治疗

张静等[13] 采用电针结合认知疗法治疗强迫症

将 60 例强迫症患者采用随机数字方法分为对照组和观察组。对照组单纯服用药物百忧解或乐特，日用量 20~60mg/天，辅以苯二氮䓬类及适量中成药。观察组在对照组基础上进行认知治疗联合电针治疗。认知治疗：谈话时间 50min，每周 3 次。电针治疗：取穴百会、印堂。在针柄上通电针仪，使用疏密波，每次 30min，每周 3 次，30 次为 1 个疗程，共用 2 个疗程。

结果：两组在治疗前后，耶鲁-布朗强迫症状评定量表及抑郁自评量表、焦虑自评量表差异均有显著性，观察组明显优于对照组。提示认知疗法结合电针疗法治疗强迫症疗效好。

八、耳针结合中药治疗

李铭等[14] 采用耳针配合温胆汤化裁治疗强迫症

耳针治疗取神门、心、胆、肝、肾、交感、皮质下。采用 0.30mm×12mm 的耳毫针，用 0.5% 碘伏严格消毒后选准穴位快速刺入，以针尖刚刺破软骨层为度，得气后留针 1h，留针期间可间歇捻针。针刺 1 次/天，左右耳交替进行治疗，每周针 5 次，10次为 1 个疗程，两个疗程之间休息 3~7 天，一般最多治疗 3 个疗程。中药治疗用温胆汤化裁。由生姜、茯苓、半夏、橘皮、竹茹、枳实、大枣、炙甘草组成，煎服 1 剂/天，分早晚 2 次服。随证化裁：若心烦、失眠，舌红少苔，心阴亏虚，可去生姜、大枣，加百合、酸枣仁；若心火亢盛，心烦口苦，可去生姜、大枣，加川连、珍珠母；多梦者加龙骨；头疼者加川芎、白芷；若肝气郁结明显，可加郁金；若有遗精，阴虚阳亢或冲任不同，可去生姜加地黄、远志、山茱萸。

结果：本组共 18 例患者，临床治愈 3 例，占 16.67%；显效 6 例，占 33.33%；有效 5 例，占 27.78%；无效 4 例，占 22.22%。总有效率为 77.78%。提示耳针配合温胆汤化裁治疗强迫症疗效显著，安全稳定且无药物副作用。

九、穴位电刺激为主治疗

Feng Bin 等[15]采用经皮穴位电刺激治疗强迫症

将 360 例强迫症患者采用随机双盲法分为 A 组（120 例）、B 组（120 例）和 C 组（120 例）。A 组采用经皮穴位电刺激 + 认知行为疗法 + 氯咪帕明。经皮穴位电刺激在双侧内关穴进行，由电池驱动的经皮穴位电刺激仪器产生的恒流电脉冲通过放置在穴位皮肤上的两个粘贴电极垫传递到双侧穴位。刺激频率设置为 50Hz，脉冲宽度为 50μs。认知行为疗法治疗次数为 12 次（每周 1 次），每次治疗时间为 45min。第 1、2 部分包括治疗程序介绍、认知训练和识别 OCD 目标症状。在第 3~12 次会议中，指导患者面对由想象和真实情景诱发的强迫性恐惧。在暴露期间始终鼓励患者积极控制和制止强迫性想法和仪式行为。当焦虑情绪在前一个试次中降低到可以忽略的水平时，暴露强度逐渐增加。氯米帕明起始剂量为 25mg/ 天，16 天内滴定至最高 150mg/ 天，根据临床和副作用而定。B 组经皮穴位电刺激和认知行为疗法同 A 组，并给予与其余两组匹配的安慰剂片。C 组采用模拟经皮穴位电刺激 + 认知行为疗法 + 氯咪帕明。模拟经皮穴位电刺激采用瞬态安慰剂 – 经皮穴位电刺激进行。在距离内关穴 1cm 处放置粘贴电极片，将刺激强度调至最低感觉阈值 30s，在接下来的 15s 内逐渐关闭，使其持续活动 45s。认知行为疗法同 A 组。氯米帕明起始剂量为 25mg/ 天，16 天内滴定至最高 150mg/ 天，根据临床和副作用而定。

结果： 所有患者的 OCD 症状随着时间的推移而减轻，与 C 组相比，A 组和 B 组的耶鲁 – 布朗强迫量表总分及强迫症评分量表在第 2 周和第 12 周的下降幅度更大。A 组和 B 组在这些指标上的评分相似。两组临床有效率均显著高于 C 组（分别为88.3%、81.7%、67.5%）。B 组不良事件发生率低于其他两组。

参考文献

[1] 廖雅婷. 针灸从心胆论治强迫症的临床研究 [D]. 广州：广州中医药大学，2011.

[2] 肖攀攀，曹叶群，农秋葵，等. 针灸辅助帕罗西汀治疗强迫症的临床疗效观察 [J]. 中国临床研究，2016，29（8）：1123–1125.

[3] 梁银利. 针刺对强迫症患者反应抑制能力的影响 [J]. 医药前沿，2016，6（27）：298–299.

[4] 林霓鹏. 针灸从心胆论治难治性强迫症的临床研究 [D]. 广州：广州中医药大学，2013.

[5] 赖美琪，符文彬，黎庆连，等. 符文彬从心胆论治抑郁共病强迫障碍经验 [J]. 中国针灸，2022，42（3）：303–306.

[6] 宋阳，王恩忠，文丹阳，等. 疏肝调神针法联合三神穴长留针治疗强迫症的疗效观察

　　　　［J］. 上海针灸杂志，2022，41（9）：878-882.

［7］李爱凤，徐文军，张双春. 帕罗西汀联合针刺治疗难治性强迫症的对照研究［J］. 国际医药卫生导报，2016，22（16）：2406-2408.

［8］王晓燕，张静. 针刺配合认知疗法治疗强迫症临床疗效观察［J］. 湖南中医学院学报，2005，25（5）：55-56.

［9］孙兆庆，李贤佐，纪爱建，等. 电针内关人中承浆穴辅助治疗强迫症的对照研究［J］. 中国神经精神疾病杂志，2004，30（6）：426.

［10］Zhang ZJ，Wang XY，Tan QR，et al. Electroacupuncture for refractory obsessive-compulsive disorder：a pilot waitlist-controlled trial［J］. Journal of Nervous&Mental Disease，2009，197（8）：619-622.

［11］张茹，王学员. 电针结合重复经颅磁刺激治疗强迫症36例疗效观察［J］. 云南中医中药杂志，2011，32（1）：45-46.

［12］董峰，吕艳斐. 中药配合电针治疗强迫症验案一则［J］. 实用中医药杂志，2018，34（8）：1001-1002.

［13］张静，刘爱红. 认知疗法结合电针治疗强迫症临床疗效［J］. 中国误诊学杂志，2008，8（30）：7362-7363.

［14］李铭，沈学武，许爱琴，等. 耳针配合温胆汤化裁治疗强迫症临床疗效分析［C］//2010中国（大连）国际耳穴诊治学术研讨会论文集，2010：164-166.

［15］Feng B，Zhang ZJ，Zhu RM，et al. Transcutaneous electrical acupoint stimulation asanadjunct therapy for obsessive-compulsive disorder：a randomized controlled study［J］. Journal of Psychiatric Research，2016，80：30-37.

恐惧症

　　精神疾病通常采用西药治疗、心理治疗及物理治疗，但精神疾病发病受多种因素的影响，同时还存在着一些不明的原因，所以采用这些方法治疗痊愈率及有效率均不理想，同时还会存在较多的不良反应。有研究发现，在西医的基础上，针灸治疗强迫症、恐惧症、难治性抑郁症、急性应激障碍、创伤后应激障碍、难治性失眠、气功偏差、难治性呃逆、难治性睡眠呼吸暂停综合征等疾病明显提高了治愈率和有效率，取得了较好的疗效[1]。

一、针刺为主治疗

1. 马帅等[2]采用疏肝调神针法治疗社交恐怖症

　　采用疏肝调神针法治疗，取百会、四神聪、神庭、本神、印堂、膻中、内关、照海、三阴交、太冲。嘱患者取仰卧位，身体自然放松，选穴局部常规消毒；使用

0.30mm×40mm 的针灸针，百会平刺 0.6~1 寸，神庭向后平刺 0.4~0.6 寸，本神、四神聪向百会方向平刺 0.6~0.8 寸，印堂、膻中向下平刺 0.6~1 寸，内关、三阴交、照海直刺 0.6~1 寸，太冲向涌泉方向透刺 0.6~1 寸，采用平补平泻法。针刺得气后留针 20min。治疗 1 次 / 天，每周治疗 6 次，治疗 2 周。经治疗后，恐惧症状较前减轻，睡眠质量明显改善，病情得以控制，即嘱患者开始递减其西药量，减药后病情略有反复，但一经针刺后症状即可缓解。

结果：经过 4 个月的治疗，西药全部停用。患者与人交谈时已无恐惧情绪，社交基本正常，各种伴随症状基本消失，情绪转佳。

2. 郑进等[3]采用针刺治疗境遇恐怖症

例 1 驾驶恐怖症：以针刺治疗为主，壮胆宁心，同时辅以心理疏导。取阳陵泉、三阴交、胆俞益胆疏肝；取神门、心俞调养心经经气，宁心安神；取百会、印堂升阳气、宁心神；取丰隆、足三里益气除痰。每次治疗选以上 4~5 穴。针治 1 次 /2 天，针 10 次后改为每周 1 次，均以平补平泻手法。每次针治前均与患者耐心交谈，进行病情解释和心理疏导。针治 3 次以后鼓励患者驾车，从由人相伴逐渐到个人独立驾驶。针治 3 次以后，患者可开始由人相伴驾车；诊治到 6 次后，患者可独立驾驶，但仍有恐惧感，不能上高速公路，行车时速仅能在 40 公里以下。随着治疗次数增加，其恐惧感逐渐消失。针至第 12 次左右，患者已能独立驾车如常，能上高速公路，时速达 120 公里左右，且失眠、头晕等症状也基本好转。

结果：巩固治疗至第 16 次，随访 1 年多未见反复。

例 2 读书恐怖症：取三阴交、足三里、脾俞健脾益气，养血育阴；神门、心俞宁心安神，调养心气；印堂、百会宁神升阳。以上穴位针治 1 次 /2 天，针至第 10 次，改每周针治 1 次，均用平补平泻手法。每次针治前均与患者交谈，耐心疏导。鼓励其加强户外活动，多与他人接触，并教其学会用深呼吸等方法来缓解紧张情绪。针治 5 次以后，令患者试着读一些轻松的书籍。首次读书时间持续了 2min，针治到第 9 次时，每次读书能持续到 0.5h 左右，紧张情绪已基本能控制，仅有读书后全身疲乏的感觉。

结果：大约治疗到 1 个半月时，患者已能阅读专业书籍，精神面貌大为改观，原先的各种症状均有不同程度好转。

3. 孙学良[4]采用针刺治愈恐食症

针刺后溪、腋中、足三里。徐入徐出，以得气为度，起针后再于足三里穴埋针。

结果：次日患者来诊，自诉针刺后病情明显好转，再按上法治疗 2 次，病终痊愈。

4. 李之豪等[5]采用针刺治疗幽闭恐惧症

将 160 例幽闭恐惧症患者随机分为穴位组、非经穴组、穴位对照组和空白对照组，每组 40 例。穴位组取照海、太冲、灵道、内关、神门、膻中、百会、风池。嘱患者仰卧位，闭目，常规消毒后选用 0.30mm×40mm 的毫针，照海、灵道、神门、内关、太冲直刺 0.6 寸，膻中向下、百会向后平刺 0.6 寸，风池向鼻尖方向斜刺 0.6 寸。非经穴组取穴位组穴旁（外、前或上侧）0.5 寸处（百会取左前 0.5 寸），操作同穴位组。穴位对照组取商丘、太白、列缺、鱼际、太渊、华盖、头维、天窗。嘱患者仰卧位、闭目，常规消毒后选用 0.30mm×40mm 的毫针，商丘、太白、列缺、鱼际、太渊、天窗直刺 0.6 寸，华盖向下、头维向后平刺 0.6 寸。嘱患者清淡饮食休息后于检查前 45min 来针灸科室进行针刺。针刺均由同一医师执行，进针时速刺，留针 30min，每 10min 行针 1 次，以捻转手法为主，针刺手法尽可能一致，同时避免患者晕针。出现晕针等不良情况予以记录（视其情况能否继续治疗），行针后出针休息片刻去检查室观察效果。空白对照组患者仅就诊，不进行针刺，嘱患者清淡饮食、休息充分，直接去检查室。研究人员准备沟通中可能出现的问题，由同一医师进行，保证医师态度及沟通表达相近。同磁共振科室及患者充分沟通后，预约相应检查时间，避免患者等待。

结果：穴位组共 40 例，显效 21 例，有效 16 例，无效 3 例，总有效率 92.5%；非经穴组共 40 例，显效 2 例，有效 8 例，无效 30 例，总有效率 25.0%；穴位对照组共 40 例，显效 0 例，有效 7 例，无效 33 例，总有效率 17.5%；空白对照组共 40 例，显效 0 例，有效 2 例，无效 38 例，总有效率 5.0%。提示针刺对幽闭恐惧症有较好的治疗效果，且针刺宁心安神的作用可能存在穴位特异性。

二、针刺结合心理干预治疗

范晓娟等[6]采用针灸加心理干预治疗 MRI 中幽闭恐怖症患者

将 65 例幽闭恐怖症患者随机分为对照组和试验组。对照组采用心理干预：①认知调节：检查前关心体贴患者，通过交谈对患者进行评估，了解患者忧虑和担心的问题，对患者的疑问做好耐心细致的解答，使患者对检查过程、安全性问题有所了解。②情绪调节：以理解，尊重的态度与患者交谈，告之其虽噪声大，但对人体无害，不必理会，可想一些美好的事情，转移注意力。③行为调节：有些患者实在无法坚持配合检查，出现胸闷，气短，出冷汗，心悸甚至自行退出扫描孔，则让患者在休息室放松，听一些轻松舒缓的音乐。试验组在心理干预的基础上联合应用针灸治疗。针灸取四神聪、百合、率谷、太冲、合谷、内关。穴位常规消毒，用 30 号 25cm 毫针捻转进针法，先刺内关，再刺百合，以 45° 角进针，针尖达骨膜，用平补平泻法，同时施捻转手法 2min，频率 100 圈／min，余穴针刺，得气后出针。

结果：对照组共 33 例，完成检查 24 例，检查失败 9 例，检查成功率 72.7%；试验组共 32 例，完成检查 30 例，检查失败 2 例，检查成功率 93.7%。提示针灸加心理干预方法可改善幽闭恐怖症患者紧张、焦虑的心理状态，提高患者心理应对能力，使检查的成功率提高。

三、针刺结合中药治疗

刘郡等[7]针药结合治疗恐惧症

方药用六味地黄汤加减。熟地黄 25g，生地黄 20g，山药 15g，山萸肉 15g，泽泻 15g，丹皮 15g，茯神 15g，远志 15g，女贞子 15g，枸杞子 30g，炒白术 15g，巴戟天

15g，淫羊藿 15g，夜交藤 15g，合欢花 15g，甘草 5g，7 剂，1 剂 /2 次，早晚分服。针灸取顶区丛刺，养脑安神；配神门、太溪，以交通心肾；内关、通里，养血调气，三阴交、命门，滋养肾精，充养髓海。1 次 / 天，每次 40min，6 天为一疗程，手法为平补平泻。7 天后复诊，患者主诉恐惧感稍有减轻，但仍有腰膝酸软，耳鸣，心烦。查体见舌红，少苔，脉细略数涩。方药：久病入络，前方加桃仁 15g，红花 15g，以活血通络。6 剂，1 剂 /2 次，早晚温服。针灸配额区丛刺以调神理志。7 天后复诊，患者主诉恐惧感同前，但腰酸、失眠心烦诸证减轻，纳呆，乏力，口干。查体见舌红，苔薄白，脉略缓。方药：前方去淫羊藿、巴戟天等温阳之品，加焦三仙各 15g，健脾益胃，鸡血藤15g，麦冬 15g，养阴益胃，和血宁神。6 剂，1 剂 /2 次，早晚温服。针灸同前方。7 天后复诊，患者主诉恐惧感稍减轻，思绪混乱的现象亦随之减轻，周身无力，口干已无。查体见舌淡红，苔薄白，脉缓。肾虚之证明显缓解，脾虚又现。前方加党参 15g，炒白术 15g，黄芪 15g，健脾胃助。6 剂，1 剂 /2 次，早晚温服。针灸同前方。7 天后复诊，患者主诉能跟人简单交流，但仍有恐惧，便秘。查体见舌淡红，苔薄白，脉缓。方药：八珍汤加减。党参 15g，白术 15g，黄芪 15g，茯神 15g，当归 20g，川芎 15g，生地黄15g，白芍 15g，首乌 20g，黄精 20g，枸杞子 30g，女贞子 15g，菟丝子 15g，巴戟天15g，淫羊藿 15g，远志 15g，炒枣仁 15g，柏子仁 15g，甘草 5g。10 剂，1 剂 /2 次。针灸取顶区和额区丛刺，配神门、通里、内关、太溪、三阴交。用平补平泻法。7 天后脉缓。服散剂调理：灵芝胶囊 3 粒，3 次 / 天，口服 1 个月；乌灵胶囊 3 粒，3 次 / 天，口服 1 个月。

结果： 病已基本痊愈。

四、电针为主治疗

邓桂珠等[8] 研究电针内关、间使对恐惧情绪状态心率及心率变异性的影响

将 120 例健康试验者随机分为针刺组和对照组，各 60 例。每个受试者仅参与 1 次试验。试验于当天 19：00—24：00 在独立、安静、遮光的针灸推拿实验室进行。受试者到达，录入一般情况，静坐休息 5min 后平躺在治疗床上，戴上眼罩和耳机，连接并启动心电记录仪，记录安装时间。静卧 5min 后，两组分别给予恐怖音频刺激 20min，记录播放的开始和结束时间。恐怖音频在前期试验进行了验证，选择张震讲故事中的《眼睛系列之姐姐》，并剪辑一段恐怖音效拼接到恐怖故事的前后。①针刺组：音频播放结束后，受试者接受电针内关、间使刺激。使用 0.30mm×25mm 的一次性无菌带管针灸针，直刺双侧内关、间使，捻转得气后，连接韩氏电针仪，刺激频率选择 2/100Hz 疏密波，电流强度以患者耐受（皮肤轻微抖动）为度，记录电针开始时间，留针 20min。试验组结束电针刺激，出针，记录出针时间。受试者继续静卧 20min。②对照组：音频播放结束后，受试者在清醒状态下静卧 40min。研究者为两组试验者卸载心电记录仪，待试验者稳定情绪后，嘱其填写情绪自评表，结束试验。试验过程中，研究员需观察受试者的反应，如改变体位等可能影响结果的行为，并记录具体的行为和发生时间。

结果：与听音频 20min 差值比较，听音频后心率上升者针刺 / 对照 20min 平均心率、HF、LF/HF 差异有统计学意义；听音频后心率下降或不变两组静息 20min 平均心率、RMSSD、HF 差异有统计学意义。提示电针内关、间使对自主神经调节有即刻效应和后效应，且能双向调节惊恐引起的自主神经功能紊乱，可兴奋或抑制迷走神经功能，从而治疗疾病。

五、电针结合心理干预治疗

吴强等[9]采用电针结合心理干预治疗社交恐惧症

将 70 例社交恐惧症患者随机分为电针合并心理干预组 36 例、对照组 34 例。电针合并心理干预治疗组：针灸取穴四神聪、百会、率谷、太冲、合谷、内关。穴位常规消毒，用 30 号 25cm 毫针捻转进针，先刺内关，再刺百会，以 45° 角进针，同时施捻转手法 2min，得气后在针柄上通电针仪，使用疏密波，30min/ 次，治疗 2 次 / 周，2 个月为 1 个疗程。心理干预主要采用认知行为治疗，心理医生认真与患者交谈，主要采取开放式提问技术。了解患者发病前有无明显诱因等，建立良好的医患关系。详细讲解治疗程序，并记录患者个人生长史、生活环境、性格特点、成长过程中的各种遭遇，医生据此推断患者不良认知的根源，应用认知疗法原理让患者真正认识到其存在的不恰当的、歪曲的信念，并指导、鼓励患者以成熟的、恰当的、正确的信念面对现实，以健康的生活方式生活。同时采用系统脱敏及模仿行为等行为疗法，逐渐使患者从认知行为消除社交恐怖。上述过程一般需 16 次，1h/ 次，2 次 / 周。对照组口服氯硝西泮片，氯硝西泮起始剂量 1~2mg/ 天，隔 2~3 天加量，治疗量为 2~4mg/ 天，均为 2~3 次口服。

结果：电针合并心理干预治疗组临床痊愈 13 例（35%），显著进步 18 例（50%），好转 3 例（8%），无效 2 例（7%），显效率 93%。对照组痊愈 5 例（15%），显著进步 15 例（45%），好转 7 例（20%），无效 7 例（20%），显效率 80%。提示电针合并心理干预治疗社交恐惧症有效，起效快，安全性高。

六、针灸综合疗法

张力[10]采用针灸为主治疗恐惧症

采用体针和梅花针、耳针、灸法、按摩合用。主穴选用四神聪、神庭、心俞、胆俞。心虚胆怯者，治宜镇惊养心安神，加阳交、解溪、内关，耳针取神门、心、胆、神经衰弱点；心血不足者，治宜补血益气安神，加通里、神门、足三里，灸百会穴；痰浊内阻者，治宜健脾理气化痰，加丰隆、中脘、阴陵泉，梅花针叩刺头颅部的顶区及胸腰部（胸椎及腰椎旁开 0.5~1.5 寸区域）；肾精亏虚者，治宜补肾益精，取肾俞、志室、郄门，局部按摩太阳、脑空。1 次 / 天，10 次为一疗程。一疗程后统计疗效。

结果：经治疗，本组 58 例中，痊愈 18 例，占 31.0%；显效 19 例，占 32.8%；有效 16 例，占 27.6%；无效 5 例，占 8.6%。总有效率 91.4%。

参考文献

［1］冯斌，刘兰英，张滢，等．中西医结合治疗精神疾病研究进展［J］．世界科学技术 –
中医药现代化，2018，20（6）：880–887．

［2］马帅，马祖彬．疏肝调神针法治疗社交恐怖症验案［J］．中医外治杂志，2021，30
（6）：98–99．

［3］郑进．针刺治疗境遇恐怖症 2 例的体会［J］．云南中医学院学报，1998（3）：43–44．

［4］孙学良．针刺治愈恐食症 1 例［J］．国医论坛，1994（1）：33．

［5］李之豪，邹伟，于学平．穴位特异性对幽闭恐惧症疗效的影响［J］．中国针灸，2018，
38（9）：948–952．

［6］范晓娟．针灸加心理干预对 MRI 中幽闭恐怖症患者的临床疗效观察［J］．辽宁中医杂
志，2008，35（8）：1237–1238．

［7］刘郡，张洋，程为平．针药结合治疗恐惧症 1 例［J］．针灸临床杂志，2006，22（9）：29．

［8］邓桂珠，黄焕琳，岑曦，等．电针内关、间使对恐惧情绪状态心率及心率变异性的影
响［J］．世界科学技术 – 中医药现代化，2014（10）：2112–2117．

［9］吴强，刘智慧，刘爱红，等．电针结合心理干预治疗社交恐惧症 70 例临床观察［J］．
中国实用医药，2014，9（17）：234–235．

［10］张力．针灸为主治疗恐惧症患者 58 例［J］．中国针灸，2000，20（4）：218．

神经衰弱

　　针灸治疗神经衰弱可以避免西药治疗的副作用，具有疗效显著、无毒性、操作简
便、副作用少、易被患者接受且不导致成瘾性的优势，是目前非药物性治疗方案中疗效
较好的方法，在近年来得到临床检验，且不断得到推广[1]。

一、针刺为主治疗

1. 王平等[2]运用针刺华佗夹脊穴治疗神经衰弱

　　患者俯卧位，取双侧华佗夹脊共 34 穴，常规消毒后，毫针直刺 0.5 寸。电针导线
接同侧 3~5 穴串联为一组，将所有的穴位全部接通，接全能脉冲电疗仪，每输出端串
联穴位相等，左为“＋”极，右为“－”极，疏密波，中等程度电刺激，留针 30min，
1 次 / 天，10 次为 1 个疗程，休息 3~5 天，再进行第 2 疗程。

　　结果：本组患者共 83 例，其中显效 60 例，约占 72.3%；好转 20 例，约占
24.1%；无效 3 例，约占 3.6%。无效患者均有明显的外界负性刺激。

2. 李元友等[3]运用针刺治疗神经衰弱

　　主穴取神门、三阴交、风池、内关。肝郁气滞者配肝俞、太冲，心脾两虚者配心

俞、脾俞，肝肾阴虚者配肝俞、太溪。针神门直刺 0.5~0.8 寸，使麻胀向手部放射；针三阴交从内向外直刺 0.3~0.5 寸，使局部麻胀向下放射；针风池时针尖向对侧眼球方向刺 0.5~1 寸，麻胀上下传导更好；针内关直刺 0.5~1 寸，使局部麻胀向手放射。其他配穴按常规腧穴针刺。以上诸穴均采用补法或平补平泻手法。针刺手法不宜过强，1 次 / 天，留针 30min，10 次为 1 个疗程。

结果：84 例患者通过 2~3 个疗程的治疗，治愈 46 例，显效 22 例，好转 12 例，无效 4 例，总有效率为 95.2%。

二、电针结合中药治疗

曹文胜等[4]采用针药并用辨证治疗神经衰弱

针刺取风府、百会、神门、三阴交为主。配穴：肝郁化火加肝俞、期门、太冲，心脾两虚加心俞、脾俞、足三里，心肾不交加心俞、肾俞、太溪，痰火内扰加阴陵泉、丰隆、太冲，肝肾亏虚加肝俞、肾俞、太溪、照海；肾阳虚加命门、气海、关元。操作：取风府时，患者伏案正坐位，使头微前倾，项肌放松，用细针向下颌方向缓慢刺入，勿提插、捣针、捻转，深至 2 寸左右，密切注视患者反应，当患者出现上下放散的酸胀感便立即出针。上述其余腧穴采取卧位，使患者尽量放松后，选用 33~100mm 的毫针，常规消毒，取准穴位，快速针刺获得明显针感后，按电疗仪，选用疏密波，刺激强度以弱刺激为宜，留针时间 60min 左右，1 次 / 天，治疗均选在下午 2~5 时之间针刺，10 次为一疗程，疗程间隔 3~5 天。口服中药：根据神经衰弱的临床表现，结合舌脉辨证施治肝郁化火型方用丹栀逍遥散，心脾两虚型方用归脾汤，痰火内扰型方用黄连温胆汤，肝肾亏虚方用六味地黄丸合酸枣仁汤或右归丸，心肾不交型方用天王补心丹，以上方剂可随症加减，水煎服，1 剂 / 天，分 3 次温服，10 剂为一疗程。心理疗法：在确诊本病后，必须以诚恳、同情、关怀、耐心的态度对待患者，以取得患者的充分信任，通过交谈全面了解病史后，再针对患者的具体情况，选择适当的心理治疗。

结果：本组 96 例患者中临床治愈 69 例，占 71.9%，好转 26 例，占 27.1%，无效 1 例，占 1%，总有效率 98.96%。

三、针刺结合耳压治疗

张慧兰等[5]采用针刺加耳压治疗神经衰弱

将 60 例神经衰弱患者采用随机数字方法分为治疗组和对照组，各 30 例。治疗组：耳压穴位取心、神门、皮质下、脑干，均采用"耳穴探测仪"，以轻、慢、均匀的方法找出上述敏感点，碘伏常规消毒后，将王不留行籽贴附于 0.5cm×0.5cm 左右的胶布中央后，贴敷于耳穴上，以单手拇食指间歇性按压王不留行籽，手法由轻到重，使患者耳郭产生酸胀、灼热感，之后嘱患者自行左右耳交替按压，不少于 3~5 次 / 天。针刺穴位取太阳、印堂、百会、四神聪、风池，碘伏常规消毒所选穴位，用 32 号 33mm 的毫针，针刺使之得气，留针 30min，1 次 / 天。心脾两虚者加神门、心俞、脾俞、关元，心肾阴虚者加神门、太溪、三阴交，肝阳上亢者加神门、太冲、足临泣，肝气郁结者加阳陵泉、太冲、肝俞。每周 2 次，2 周为一疗程，休息 1 周，再行第 2 疗程。对照组：除耳压外，其他治疗同治疗组。每周 3 次，6 次为一疗程，休息 1 周，再行第 2 疗程。

　　结果：治疗组共 30 例，临床痊愈 8 例，占 26.67%；显效 20 例，占 66.67%；好转 1 例，占 3.33%；无效 1 例，占 3.33%，总有效率为 96.67%。对照组共 30 例，临床痊愈 7 例，占 23.33%；显效 16 例，占 53.33%；好转 3 例，占 10.00%；无效 4 例，占 13.33%，总有效率为 86.67%。

四、针刺结合激光照射治疗

龙桂花等[6]采用针刺结合超激光照射星状神经节治疗神经衰弱

　　将 84 例神经衰弱患者采用随机数字方法分为观察组和对照组，各 42 例。观察组：针刺取百会、四神聪、照海、申脉、安眠、神门、内关、三阴交。心脾两虚加心俞、脾俞、足三里，心肾不交加大陵、太溪，肝火上扰加行间、足窍阴，心胆气虚加心俞、胆俞，脾胃不合加太白、公孙。患者取舒适位，用 1~1.5cm 毫针斜或直刺，行提插捻转手法，平补平泻 20min，1 次 / 天。针刺后加用超激光治疗仪，选取探头照射双侧星状神经节，患者去枕仰卧，照射点为胸锁关节上 2.5cm 距正中线外侧 1.5cm 处，将胸锁乳突肌、颈总动脉、颈内静脉皆压向外侧，使探头距星状神经节最近，照射强度 90%，10min，1 次 / 天。对照组针刺取百会、四神聪、照海、申脉、安眠、神门、内关、三阴交。心脾两虚加心俞、脾俞、足三里，心肾不交加大陵、太溪，肝火上扰加行间、足窍阴，心胆气虚加心俞、胆俞，脾胃不和加太白、公孙。患者取舒适位，用 1~1.5cm 毫针斜或直刺，行提、插、捻、转手法，平补平泻 20min，1 次 / 天。治疗 10 天。

　　结果：观察组共 42 例，痊愈 22 例，好转 18 例，无效 2 例，总有效率 93.7%；对照组共 42 例，痊愈 12 例，好转 26 例，无效 6 例，总有效率 71.8%。

五、电针为主治疗

任莲芳等[7]采用电针治疗神经衰弱

　　将 60 例神经衰弱患者采用随机数字方法分为治疗组和对照组，各 30 例。治疗组：取穴太阳、印堂、百会、四神聪、风池。方法：用 2~3V 电针正负极分别连双侧太阳、风池穴上，通电后患者有整个枕区甚至头顶部麻木感及颈头顶部放射感，此时即达治疗目的。1 次 / 天，10~12 天为 1 个疗程。毫针配穴：心脾两虚加神门、心俞、气海，心肾阴虚加神门、太溪、命门，肝阳上亢加神门、太冲，肝阳虚弱加阳陵泉、足三里、肝俞，气郁癥结加气海、阳陵泉、足三里、丰隆。选取相应的经络腧穴，采用"实则泻之，虚则补之"的方法。对照组耳针取穴：心、神门、皮质下、脑干、神衰点及辨证配穴。王不留行籽埋穴，每次取 5~6 穴，中等刺激，每次按穴 50~100 下，3 次 / 天，3 天后换另一侧，两耳交替，10 次为 1 个疗程。

　　结果：治疗组共 30 例，痊愈 25 例，显效 3 例，好转 1 例，无效 1 例，总有效率 96.6%；对照组共 30 例，痊愈 7 例，显效 16 例，好转 3 例，无效 4 例，总有效率 90.0%。提示电针治疗神经衰弱疗效优于耳针。

六、电针结合耳压治疗

徐耀智等[8]运用电针配合耳穴贴压治疗神经衰弱

电针治疗取百会、风池二穴为主。患者俯卧位，穴位常规消毒，用 30 号 50mm 的毫针，百会穴针尖向前斜刺至皮下，针刺深度约 1 寸。风池穴针尖向下颌方向，针刺 1 寸左右，以得气为准。接上电针治疗仪，用疏密波，电量以患者能耐受为度，留针 20~30min 起针。1 次 / 天，15 次为一疗程。1 个疗程后休息 2~3 天，再进行下一疗程。耳压取耳穴脑点、内分泌、皮质下、神门。配穴：根据临床表现加用适当的穴位，如伴心慌、多梦加心、脾；如伴纳差、腹胀、腹泻、精神不振，则加肝、脾、胃；如伴头晕、耳鸣、腰膝酸软，则加肝、肾。若无特殊不适，可用探针头按压耳郭，寻找压痛点、敏感点取之。每次取 1~2 个配穴。选好穴位后，耳郭常规消毒，把王不留行籽置于 0.5cm × 0.5cm 的胶布中央，贴在选定的穴位上，稍用力按压 3~5min，直至耳郭发热发红为止。嘱患者自己按压 3~5 次 / 天，3 天更换 1 次，5 次 1 个疗程。

结果： 本组患者共 52 例，痊愈 34 例，占 65.4%；好转 16 例，占 30.8%；无效 2 例，占 3.8%，总有效率为 96.2%。提示电针配合耳穴治疗神经衰弱，方法简单，疗效确切，值得推广。

七、电针结合西药治疗

张铃如等[9]采用电针联合帕罗西汀治疗神经衰弱

将 112 例神经衰弱患者采用随机数字方法分为对照组和观察组。对照组用穴位电疗法进行治疗，在患者的百会、气海、大椎、命门、关元等单穴治疗，用直流电 5mA 左右，每次进行 20min 的治疗，连续治疗 20 天。观察组用电针进行治疗，在中医针灸的基础上，加上合适的电流大小，1 次 / 天，每次 20min 左右，每个疗程 10 次，连续治疗 2 个疗程。在此基础上给予患者使用帕罗西汀进行治疗，患者在早餐后服用帕罗西汀（20mg/ 片），1 片 / 天，连续服用 1 个疗程，即 7 周。经治疗后，通过匹兹堡睡眠质量指数评分和睡眠图描记与分期标准等指标评估。

结果： 观察组共 56 例，显效 29 例，有效 26 例，无效 1 例，总有效率 98%；对照组共 56 例，显效 24 例，有效 29 例，无效 3 例，总有效率 95%。

八、耳穴贴压为主治疗

1. 洪建云等[10]采用耳穴贴压配合心理治疗神经衰弱

耳穴贴压：神门、心、交感、脑。配穴：皮质下、脾、胃、肝、肾、神衰点。常规消毒耳穴，用王不留行籽置好耳压板，再用 3M 医用纸胶布贴好，用小钳从板上取下胶布丸贴在耳穴上，稍加压，嘱患者按压 3 次 / 天，临睡前再适当按压 1 次。每周贴 2 次，每次贴一侧耳穴，两侧交替使用。8次为一疗程，共贴3个疗程后评定疗效。心理治疗：必须以关心、同情患者的态度与患者建立良好的关系，根据不同情况因人而异进行治疗。倾听患者，把对患者的了解反馈给患者，并做必要的解释。引导患者，使患者认识到自己所患疾病是由于长期精神负担等因素引起脑的功能失调所致，是可以治好的。鼓励患者树立信心，配合治疗。合理安排工作、学习和生活，锻炼身体，适当参加文体活动，并克服和纠正不良习惯。

结果：本组患者共50例，痊愈11例，显效25例，好转13例，无效1例，总有效率98%。

2. 李爱芳等[11]采用耳穴贴压治疗神经衰弱

主穴：神门、交感、脑点、心、皮质下、内分泌。配穴：心脾两虚者加脾，肝气郁结加肝，肝阳上亢者加肝、降压沟。先在一侧用75%酒精棉球消毒，然后用针灸针选好穴位，再取0.6cm×0.5cm大小的胶布，嵌入王不留行籽，贴在选定的穴位上并嘱患者按压3~5min/天，以耳郭发热或穴位出现轻微疼痛为度。不宜重按，以免耳郭皮肤受损。1次/3天，两耳交替使用，3次为一疗程，可持续1~5个疗程。治疗期间不服用任何药物。

结果：本组共45例患者，显效36例，占80%；好转6例，占15%；无效3例，占5%。

九、针刀为主治疗

金福兴等[12]采用针刀治疗颈源性神经衰弱

患者俯卧，在颈椎棘突两侧找寻筋结、筋索、钝厚等阳性反应物，以甲紫标记。局部常规消毒，用无菌纱布包裹朱氏针刀，从标记处进针（对疼痛较敏感或对针刀有恐惧感者，可先用1%利多卡因注射液在进针处打一皮丘），快速刺入皮肤后，缓缓推进，直达病变层次，做纵行摆动和横行摆动，遇筋结或筋索则纵行或横行切割1~3刀。拔针后用纱布按压3~5min，如有出血按压时间可延长，然后以创可贴覆盖，嘱3天内针眼处勿沾水。治疗1次/周。

结果：本组患者共48例，显效41例，占85%，有效7例，占15%。

参考文献

[1] 吕敏. 针刺治疗神经衰弱56例疗效观察 [J]. 河北中医，2006（11）：853.

[2] 王平，郑常军. 针刺华佗夹脊穴治疗神经衰弱83例 [J]. 上海针灸杂志，2004（11）：29-30.

[3] 李元友，李红. 针刺治疗神经衰弱84例 [J]. 吉林中医药，2004，24（3）：42.

[4] 曹元胜. 针药并用辨证治疗神经衰弱96例 [J]. 针灸临床杂志，2000（11）：5-6.

[5] 张慧兰，仲远明，彭国民. 耳压加针刺治疗神经衰弱30例临床观察 [J]. 江苏中医药，2007，39（1）：38-39.

［6］龙桂花，王育庆，丁晓虹. 超激光照射星状神经节并针刺治疗神经衰弱 42 例［J］. 中国康复，2009，24（6）：374.

［7］任莲芳，朱文忠，环文英. 电针与耳针治疗神经衰弱 60 例［J］. 针灸临床杂志，2004，20（10）：26.

［8］徐耀智. 电针配合耳穴压籽治疗神经衰弱 52 例［J］. 针灸临床杂志，2001（7）：39.

［9］张玲如，尤雪梅，郭岩，等. 电针治疗联合帕罗西汀对神经衰弱患者症状及睡眠质量的影响［J］. 山西医药杂志，2019，48（22）：2774-2776.

［10］洪建云. 耳穴贴压配合心理治疗神经衰弱 50 例疗效观察［J］. 针灸临床杂志，2004，20（6）：49-50.

［11］李爱芳. 耳穴贴压治疗神经衰弱 45 例临床观察［J］. 中国针灸，2000，20（S1）：123-124.

［12］金福兴. 针刀治疗颈源性神经衰弱［J］. 中国临床康复，2003，7（22）：3149.

癔球症

癔球症即中医所说的"梅核气"。本病因气机郁结而发，针灸在调理气机、调整气血阴阳方面可发挥独到优势。研究表明，针灸通过整体调节和辨证论治可改善患者咽部异物感、情绪问题和睡眠障碍，可能是通过针刺调节脑–肠轴，改善食管异常动力实现的[1]。癔球症具有难治性、易复发和多种症状重叠等特点。西医采用认知行为疗法、抗焦虑抑郁治疗、护胃抑酸等治疗，对症处理临床疗效有限且易复发。针灸是治疗功能性疾病的"绿色疗法"，疗效显著、副作用少，深受患者青睐。

一、针刺为主治疗

1. 郗海铭[2]采用针刺翳风穴治疗梅核气

90 例梅核气患者随机分为观察组 60 例、对照组 30 例。观察组取双侧翳风。针刺时与外耳道方向平行进针，抵颞骨茎突尖端骨质后退针，改变方向，使针尖抵达茎突尖端后缘与软组织的结合处，得气后行雀啄术，令针感传至咽部。对照组取穴廉泉、天突、膻中、列缺、照海、丰隆、合谷、太冲。采用平补平泻手法。两组患者均留针30min，1 次 / 天，10 次为 1 个疗程，共治疗 1 个疗程。

结果：观察组治愈 43 例，好转 12 例，无效 5 例，有效率 91.7%；对照组治愈 15 例，好转 6 例，无效 9 例，有效率 70.0%。

2.Hu Jinsheng[3]采用针灸治疗癔球症

针灸取太冲、合谷、膻中、天枢、列缺、丰隆、足三里。各穴配合使用以疏肝健脾化痰。共治疗 5 次。

结果：患者咽部异物感、情绪等显著改善，随访半年未复发。

3. 汪艳等[4]采用针刺臂臑透肩髃治疗梅核气

选用 3 寸毫针从臂臑进针，向上斜刺透向肩髃，行捻转泻法，留针 30min，每 10min 行针 1 次，1 次 / 天，10 次为 1 个疗程。

结果：痊愈 19 例，显效 8 例，有效 6 例，无效 3 例，总有效率 91.7%。

4. 王芳等[5]采用分经取穴针刺治疗梅核气

将 76 例患者随机分为治疗组 40 例、对照组 36 例。治疗组取穴天突、廉泉、膻中、照海、列缺、外关、阳陵泉、太冲、丰隆、足三里。天突先直刺 0.2 寸，当针尖超过胸骨柄内缘后，向下沿胸骨柄后缘、气管前缘缓慢刺入 0.5~1 寸；列缺穴向上斜刺 0.3~0.5 寸；廉泉穴向舌根方向刺入 0.5~0.8 寸，使针感向舌根方向传导，针刺时嘱患者做吞咽动作；外关穴针尖向内关方向透刺；其余诸穴均常规针刺，以取得针感为度。1 次 / 天，10 次为 1 个疗程。对照组口服维生素 B$_1$20mg，每日 2 次，配合谷维素 20mg，3 次 / 天，10 天为一疗程。两组均治疗 3 个疗程。

结果：治疗组治愈 24 例，好转 11 例，未愈 5 例，有效率 87.5%；对照组治愈 7 例，好转 8 例，未愈 21 例，有效率 41.7%。

5. 吴立雨等[6]采用"循行病所"针刺治疗梅核气

针刺主穴太冲、阴陵泉、列缺，配穴内关。选用 1.5 寸毫针，施以"循行病所"针法，即先直刺入穴位，得气后调整针尖，使其方向朝向咽喉部，同时嘱患者做吞咽动作，医患配合以增强疗效。留针 30min，隔日治疗 1 次，3 次 /7 天，共治疗 6 次。

结果：治愈 36 例，好转 28 例，无效 3 例，脱落 1 例，总有效率 95.52%，治疗后随访 3 个月，其中治愈患者复发 2 例，好转患者复发 5 例。提示"循行病所"针法治疗梅核气疗效显著。

6. 李盾等[7]采用皮部浅刺法治疗咽异感症

将伴随焦虑、抑郁的 60 例咽异感症患者随机分为治疗组、对照组，各 30 例。治疗组采用皮部浅刺法进行治疗，分取咽喉部、腹部、下肢部，干预相关的任脉、足阳明胃经、足厥阴肝经皮部区域。选用 1.5 寸毫针快速进针，深度 0.08~0.16 寸，施予小幅度高频率捻转手法，针刺间距以 0.2~0.6 寸为度，行针后留针 30min。对照组采用常规针刺法治疗，取主穴廉泉，配穴合谷、内关、天突，3 次 /7 天，每次留针 30min，连续治疗 28 天。

结果：两组治疗后的格拉斯哥爱丁堡咽喉症状评价量表、汉密尔顿焦虑量表、汉密尔顿抑郁量表评分均较本组治疗前显著降低，且治疗组汉密尔顿焦虑量表、汉密尔顿抑郁量表评分较对照组显著降低。提示皮部浅刺法在改善咽异感症患者临床症状方面具有显著疗效，且与常规针刺法疗效相当；在改善临床患者的焦虑、抑郁心理应激状态方面较常规针刺法具有显著优势。

二、针刺结合中药治疗

1. 谭开林等[8]采用疏肝利咽合剂加针刺治疗咽异感症

将 150 例咽异感症患者随机分为治疗组 120 例、对照组 30 例。治疗组口服疏肝利咽合剂 20~30ml/ 次，3 次 / 天。服药第 3 天配合针刺梅核气点（位于掌面劳宫穴稍下方，于掌面食指和中指缝后 1 寸处），1 寸毫针进针 0.3~0.5 寸，强刺激的同时让患者深吸气，憋住数秒钟后做吞咽动作，反复这种动作，直到患者感觉咽部症状减轻或消失为止。对照组口服艾司唑仑 2mg，1 次 / 晚；谷维素 20mg，3 次 / 天；维生素 B_1 20mg，3 次 / 天。治疗 2 周。

结果： 治疗组有效率（99%）高于对照组（57%），差异有统计学意义。治疗前后血液流变学指标改变具有统计学意义。提示疏肝利咽合剂加针刺治疗咽异感症效果显著。

2. 韩新强[9]采用针刺配合中药治疗梅核气

针刺取天突、膻中、廉泉、内关、太渊、鱼际、丰隆、太冲。针刺得气后留针 30min，均用泻法，1 次 / 天，10 次为一疗程，疗程间休息 3~5 天，治疗 1 个疗程。配合口服半夏厚朴汤加减，2 次 / 天，50ml/ 次，疗程同上。

结果： 治愈 25 例，好转 13 例，无效 2 例，总有效率 95%。

3. 程松杨[10]采用针药配合治疗梅核气

将 90 例患者随机分为针刺组、中药组及针药组各 30 例。中药组予半夏厚朴汤加减，2 次 / 天，50ml/ 次。针刺组取内关、太冲、合谷、中脘、足三里，随证加减，得气后采用泻法，留针 30min，1 次 / 天，10 次为一疗程，疗程间休息 3~5 天。针药组方法同上。

结果： 针刺组显效 8 例，有效 14 例，无效 8 例，有效率 73.33%；中药组显效 2 例，有效 16 例，无效 12 例，有效率 60.00%；针药组显效 24 例，有效 4 例，无效 2 例，总有效率 93.33%。

4. 李鸿娜[11]采用半夏厚朴汤联合针刺治疗梅核气

将 60 例患者随机分为针刺组、中药组和中药针刺组，各 20 例。针刺组选用 1.5 寸毫针，常规消毒后选取喉结上方舌骨下缘凹陷处取穴，斜上直刺 0.5~1 寸，行提插捻转泻法，持续行针 1~2min，留针 30min，2 次 / 天。中药组口服加味半夏厚朴汤，1 剂 / 天。中药针刺组采用加味半夏厚朴汤联合针刺治疗。连续治疗 14 天为一疗程，共治疗 2 个疗程。

结果： 中药针刺组治愈 18 例，有效 2 例，无效 0 例，总有效率 100%；针刺组治愈 15 例，有效 2 例，无效 3 例，总有效率 85%；中药组治愈 14 例，有效 2 例，无效 4 例，总有效率 80%。中药针刺组疗效优于针灸组、中药组。提示加味半夏厚朴汤联合针刺治疗梅核气效果显著，值得推广。

5. 倪国勇等[12]采用针刺联合四七汤加减治疗气郁痰阻型梅核气

将 90 例患者随机分为对照 1 组、对照 2 组及治疗组，各 30 例。对照 1 组给予单纯针刺治疗，选穴合谷、太冲、间使。毫针直刺后捻转得气，用平补平泻法手法，留针30min，3次/周。对照2组给予中药口服四七汤加减治疗，2次/天，150ml/次。治疗组给予针刺联合中药治疗，疗程均为4周。治疗2、4周填写中医症状评分表、咽部异物感分级量表以评价临床疗效。

结果： 各组治疗前、治疗后中医症状评分及咽部异物感分级量表较疗前相比均差异有统计学意义；治疗4周后对照1组、对照2组、治疗组总有效率分别为83.3%、86.7%、93.3%。提示四七汤加减及单纯针刺治疗对梅核气患者咽部异物感、中医症状均有一定临床疗效，但联合治疗比单纯中药或单纯针刺疗效更显著。

三、电针治疗

1. 张勇[13]采用电针治疗梅核气

取主穴肝俞、肺俞、脾俞，配穴丰隆、膻中、膈俞，治疗时取主穴和1~2个配穴。采用1~1.5寸毫针，平补平泻，然后连接针灸治疗仪，采用连续波，强度以出现肌肉抽动为度，留针30min。1次/天，10次为一疗程，治疗1个疗程。

结果： 显效59例，有效22例，无效9例，总有效率90%。

2. 鲁宁[14]采用电针治疗难治性癔球症

选取30号1.5寸毫针，内关向上斜刺进针，行提插捻转，使针感向肘部放射，足三里直刺，针感向足部放射。连接电针仪，取连续波，强度以患者感到舒适为度。

结果： 电针刺激能有效降低难治性癔球症患者食管上括约肌平均静息压力，升高平均食管下括约肌静息压力，改善食管体部蠕动，改善患者临床症状，有效提高患者生活质量。

四、电针结合药物治疗

陈晓鸥等[15]采用半夏厚朴汤联合电针治疗癔球症

将90例患者随机分为观察组和对照组，各45例。观察组采用半夏厚朴汤联合电针治疗，针刺取百会、印堂。选用1.5寸毫针，得气后接电针，断续波，频率2Hz，电流强度以患者耐受为度，留针30min，5次/周，共治疗8周。对照组采用帕罗西汀片治疗，20~40mg/天，1次/天，服用8周。

结果： 观察组临床疗效总有效率（97.8%）明显优于对照组（88.9%）。观察组症状自评量表评分、躯体化因子评分及癔球症症状评分明显小于对照组。提示半夏厚朴汤联合电针治疗癔球症安全有效，对患者躯体化症状改善明显且起效较快，对抑郁、焦虑亦有明显改善作用。

五、浮针疗法

1. 张宏如等[16]采用浮针治疗慢性咽炎

浮针取尺泽、天突、扶突。针刺顺序为尺泽—天突—扶突，尺泽和天突刺向咽喉部，扶突顺着胸锁乳突肌走行向上针刺。针身与皮肤成 15°~25° 角刺入，待针身完全进入皮下后将针尖后退至套在针芯上的软管内行扫散动作，扫散的频率为 100 次 /min，扫散的同时医生左手配合轻轻上下按揉患者喉结两侧，并嘱患者做吞咽动作。扫散时间一般为 2min，扫散完成后将针芯抽出，用胶布固定好软管，埋在体内 3~5h 后取出。3 个穴位进行同样的操作，在治疗完成后均留置软管。1 次 /2 天，3 次为 1 个疗程，共治疗 1 个疗程。

结果：治愈 25 例，好转 6 例，无效 0 例，总有效率 100%。

2. 杜丽英[17]采用浮针治疗肝气郁结型梅核气

将 60 例患者随机分为普通针刺组和浮针组，各 30 例。普通针刺组取华盖、天突、双侧列缺、双侧扶突。留针 20min，行针时嘱患者配合做吞咽动作。1 次 / 天，7 次为 1 个疗程。浮针组先用双手触摸并明确患肌位置，选择进针点，进针后无得气感，以进针点为支点，手握针柄，使针体在皮内做大幅度的左右弧形扫散动作，扫散的同时医生左手轻轻上下按揉患肌，并嘱患者做吞咽、伸颈、摇头、抬头等动作，治疗 30min，待患肌紧僵硬滑改善后，将针芯抽出，用胶布固定好软套管，埋于体内 3~5h 后取出。1 次 /2 天，3 次为 1 个疗程。两组均治疗 1 个疗程。

结果：浮针组总有效率 93.33%，普通针刺组 66.67%，两组治疗后咽内异物感、咳痰不爽、烦躁易怒积分、综合医院焦虑抑郁量表（HAD-A、HAD-D）评分均下降，且浮针组低于普通针刺组。提示浮针治疗肝气郁结型梅核气疗效优于普通针刺。

六、穴位注射疗法

王天生等[18]采用穴位注射气管炎菌苗注射液治疗梅核气

取穴上廉泉、孔最或天突、丰隆，两组穴位交替使用。首先进行皮试，无不良反应后开始穴位注射气管炎菌苗注射液，每次 1ml 并维持此药量。选用 2ml 针管，用 5 号针头进针。上廉泉向舌根方向斜刺 0.4 寸，天突向下紧靠胸骨后面刺入 0.4 寸，孔最、丰隆直刺 0.6 寸，不做提插等手法，回抽无血后将药液缓慢注入。上廉泉、天突各注 0.4ml，孔最、丰隆各注入 0.6ml。1 次 /7 天，4 次为 1 个疗程，治疗 3 个疗程。

结果：痊愈 12 例，显效 4 例，有效 3 例，无效 1 例，总有效率 95%。

七、耳穴贴压为主治疗

张丛笑[19]采用耳穴贴压治疗梅核气

将中药磁珠放在方形胶布上，贴于耳穴肝、脾、咽喉、神门、肾、心上，嘱患者指压贴在耳穴上的胶布，3~5 次 / 天，同时让患者配合做吞咽动作，每次 3~5min，使耳部产生酸胀痛感觉，1 次 /3 天，10 天为 1 个疗程，两耳交替使用，共治疗 2 个疗程。

结果：治愈 25 例，显效 5 例，无效 2 例，总有效率 93.6%。

八、埋针疗法

1. 张茵州等[20]采用璇玑穴埋针治疗咽部异感症

选用 32 号 0.5mm 的皮内针，针柄向天突穴方向平刺，针体全部进入，露出针柄，酒精消毒后胶布固定。7 天为 1 个疗程，疗程间休息 3 天。

结果：2 次治愈 12 例，3 次治愈 28 例，4 次治愈 14 例，5 次治愈 16 例，6 次治愈 13 例，7 次治愈 12 例；3 次好转 5 例。

2. 周兴玮[21]采用揿针治疗梅核气

将 80 例梅核气患者随机分为治疗组和对照组，各 40 例。治疗组采用揿针治疗，取天突、人迎、足三里、内关埋穴治疗，常规消毒后，用镊子夹取带有揿针的胶布，针尖瞄准穴位按下，揿入皮肤，嘱患者不定时按压贴针部位，使其产生酸胀感，1 次 / 天。对照组采用 0.9% 氯化钠注射液 20ml 雾化吸入治疗，2 次 / 天。

结果：治疗组治愈 18 例，好转 17 例，无效 5 例，总有效率 87.5%；对照组治愈 10 例，好转 14 例，无效 16 例，总有效率 60.0%。提示揿针治疗梅核气疗效确切。

九、平衡针疗法

王宗江[22]采用平衡针法治疗梅核气

取咽痛穴（第 2 掌骨桡侧缘中点），男左女右，患者放松掌部，医者快速向掌心方向进针约 1.5 寸，嘱患者张口深吸屏气，上下提插强刺激，持续数秒后出针，患者即刻感觉咽喉部轻松舒适。1 次 /2 天，6 次为 1 个疗程，休息 3 天，治疗 3 个疗程。

结果：治愈 29 例，好转 34 例，无效 3 例，总有效率为 95.5%。

十、针挑疗法

李红新等[23]采用针挑治疗梅核气

主穴取太冲、膻中、天突、丰隆、鱼际、间使、神门，配穴取咽喉部阿是穴、肺俞、肝俞和颈夹脊 3~6 穴，每次选挑 2~4 穴，以挑筋法为主。用 2% 普鲁卡因注射液局部麻醉，取特制针具挑治，由浅而深逐层挑断皮下纤维组织。挑治过程中可施以牵拉、摇摆、震颤等手法，直至切口内皮下纤维组织全部挑完为止。1 次 /5~7 天，3 次为一疗程，治疗 2 个疗程。

结果：痊愈 21 例，好转 6 例，无效 1 例，总有效率为 96.4%。

十一、针灸综合疗法

1. 林文[1]采用针刺配合刮痧治疗梅核气

将 60 例患者随机分为治疗组和对照组，各 30 例。两组均 2 次 / 周，治疗 4 周。通过患者的咽部主要症状、全身症状来评估疗效。治疗组采用针刺配合刮痧治疗，针刺取合谷、太冲、间使。直刺得气后予平补平泻手法，留针 30min。针刺治疗 30min 后进行刮痧治疗 10min。刮痧任脉胸段（天突穴至膻中穴），不使用刮痧油，力度轻，刮痧板与皮肤成 45° 角，自上而下刮拭。施术 10min，以刮痧部位出现皮肤潮红为度，不强求有出血点痧象。对照组针刺方法同上。

结果：治疗组治愈 19 例，好转 9 例，无效 2 例，总有效率 93.33%；对照组治愈 10 例，好转 12 例，无效 8 例，总有效率 73.33%。

2. 郭成兵等[24]采用心理干预结合中医疗法治疗咽异感症

将 100 例患者随机分为中医治疗组和综合治疗组，各 50 例。中医治疗组口服中药汤剂半夏厚朴汤配合耳穴贴压，将王不留行籽粘在 0.5cm × 0.5cm 的方胶布上，贴于双耳穴位，嘱患者自我按压直至出现麻胀痛感，3 次 / 天，10min/ 次，每 5 天更换 1 次，中间休息 2 天。综合治疗组应用心理干预疗法结合中药汤剂半夏厚朴汤口服及耳穴贴压。4 周为 1 个疗程，治疗 3 个疗程。

结果：综合治疗组咽有效率（82%）优于中医治疗组（64%），且治疗前后患者汉密尔顿抑郁量表和汉密尔顿焦虑量表评分有改善。提示应用心理干预疗法结合中药汤剂及耳穴贴压治疗咽异感症疗效较好。

3. 江舒曼等[25]采用半夏厚朴清心汤联合经皮穴位电刺激治疗癔球症

将 75 例患者随机分为常规对照组（泮托拉唑，40mg/ 天）、半夏厚朴汤组、半夏厚朴清心汤组、联合治疗组（半夏厚朴清心汤联合经皮穴位电刺激），各 15 例。联合治疗组中经皮穴位电刺激天突穴和内关穴，每穴每次 10min，刺激强度 5 级，2 次 / 天。各组疗程均为 4 周。

结果：治疗 4 周后，联合治疗组食管上括约肌、癔球症症状评分、汉密尔顿抑郁 / 焦虑量表评分及匹兹堡睡眠质量指数评分均较治疗前明显改善，且优于其余各组。提示联用半夏厚朴清心汤及经皮穴位电刺激治疗癔球症具有良好的临床疗效。

4. 何梓健等[26]采用少商穴经皮电刺激治疗癔球症

将 60 例患者随机分为对照组和治疗组，各 30 例。治疗组采用适宜强度的电流刺激少商穴，2 次 / 天，1 次 /30min。对照组采用适宜强度的电流刺激少商穴旁 1~2cm 的非经络体表位置，2 次 / 天，1 次 /30min。疗程均为 4 周。

结果：经治疗，两组患者癔球症症状评分、匹兹堡睡眠质量指数、汉密尔顿焦虑量表、汉密尔顿抑郁量表评分较治疗前均下降，治疗组各评分的下降程度大于对照组。治疗组治疗有效率均高于对照组。提示少商穴经皮电刺激治疗可有效改善癔球症患者的症状、睡眠障碍、焦虑和抑郁状态。

参考文献

[1] 林文. 针刺配合刮痧治疗梅核气的临床疗效观察 [D]. 广州：广州中医药大学，2017.

[2] 郗海铭. 针刺翳风穴治疗梅核气 60 例 [J]. 中国针灸，2005（5）：371–372.

[3] Hu JS, Wang XZ. Acupuncture treatment of globus hystericus. [J]. Journal of traditional Chinese medicine, 2007（1）：76–79.

[4] 汪艳，马俊华. 臂臑透肩髃治疗梅核气36例 [J]. 上海针灸杂志，2007（12）：33.

[5] 王芳，吴昊. 分经取穴针刺治疗梅核气40例 [J]. 山东中医杂志，2014，33（5）：378-379.

[6] 吴立雨，葛杜鹃，刘凯凯，等. "循行病所" 针刺治疗梅核气68例 [J]. 中医临床研究，2021，13（6）：83-84.

[7] 李盾，丛滪彦，付于. 皮部浅刺法治疗咽异感症临床疗效观察 [J]. 中华中医药杂志，2021，36（12）：7479-7482.

[8] 谭开林，吴天祐. 疏肝利咽合剂加针刺治疗对咽异感症患者血液流变学的影响 [J]. 中国中西医结合耳鼻咽喉科杂志，2006（3）：165-167.

[9] 韩新强，韩宝茹，韩艳茹. 针刺配合中药治疗梅核气40例 [J]. 医药产业资讯，2006（17）：118.

[10] 程松杨. 梅核气针药配合治疗效果浅析 [J]. 时珍国医国药，2011，22（5）：1284-1285.

[11] 李鸿娜. 半夏厚朴汤联合针刺治疗梅核气随机平行对照研究 [J]. 实用中医内科杂志，2013，27（5）：132-134.

[12] 倪国勇，钮雪松，曾瀚琳，等. 针刺联合四七汤加减治疗气郁痰阻型梅核气临床疗效探讨 [J]. 系统医学，2020，5（10）：137-140.

[13] 张勇. 电针治疗梅核气90例 [J]. 上海针灸杂志，2012，31（1）：46.

[14] 鲁宁. 电针治疗难治性癔球症的临床疗效观察及对食管动力的影响研究 [D]. 杭州：浙江中医药大学，2018.

[15] 陈晓鸥，颜红. 半夏厚朴汤联合电针治疗癔球症45例临床观察 [J]. 中医杂志，2014，55（5）：408-411.

[16] 张宏如，符仲华，顾一煌. 浮针治疗慢性咽炎31例 [J]. 中国针灸，2013，33（3）：227-228.

[17] 杜丽英. 浮针治疗肝气郁结型梅核气临床研究 [J]. 实用中医药杂志，2021，37（12）：1969-1971.

[18] 王天生，吕兰萍. 穴位注射气管炎菌苗治疗梅核气20例 [J]. 中国针灸，2006（11）：768.

[19] 张丛笑. 耳穴贴压治疗女性梅核气32例临床观察 [J]. 吉林中医药，2006（8）：49.

[20] 张茵州，徐德凤，张犁，等. 璇玑穴埋针治疗咽部异感症 [J]. 辽宁中医杂志，1989（11）：28.

[21] 周兴玮，毛启碧，王剑，等. 揿针治疗梅核气40例疗效观察 [J]. 湖南中医杂志，2017，33（7）：106-107.

[22] 王宗江. 平衡针法治疗梅核气66例 [J]. 上海针灸杂志，2014，33（1）：33.

[23] 李红新，孙清军. 针挑治疗梅核气28例 [J]. 河北中医，2004（7）：527.

[24] 郭成兵，朱静静，吴曙辉，等. 心理干预结合中医疗法治疗咽异感症的临床疗效 [J].

中国临床医学，2017，24（5）：793-796.

[25] 江舒曼，贾林，李伟冬，等. 半夏厚朴清心汤联合经皮穴位电刺激治疗癔球症的临床疗效［J］. 广东医学，2018，39（20）：3119-3122.

[26] 何梓健，贾林，邓祺，等. 癔球症患者临床精神心理学特征及少商穴经皮电刺激治疗的疗效评价［J］. 中华诊断学电子杂志，2020，8（2）：130-134.

癔症性失音

癔症性失音又称功能性失声或精神性失声，目前临床认为本病主要由剧烈的不良精神或心理刺激诱发。不良刺激超过大脑皮质功能的承受限度，导致大脑皮质功能超限抑制，对皮质下中枢的控制减弱，出现喉肌的神经症性失声[1]。

针灸治疗该病起效快、疗效佳、无副作用，可能与针刺能有效解除大脑皮质的抑制状态，提高其兴奋性有关[2]。

一、针刺为主治疗

1. 李淑萍[3]采用针刺上廉泉穴治疗癔症性失语

常规消毒后手持毫针向上斜刺（舌根方向）1.5~2寸，达舌根部，随后大幅度捻转提插强刺激，使患者感到舌尖及舌根部有麻胀感，稍停留片刻，再次强刺激，直至患者可发音讲话，受精神刺激较重患者稍加语言暗示。

结果：11例患者经针刺3~4min后均能言语自如。

2. 李杰等[4]采用针刺通里穴治疗失音症

主穴为通里，辨证配穴。采用1寸毫针直刺0.5~0.8寸，小幅度捻转1~2min，出现针感后留针20~30min，留针期间每10min行针1次，1次/天，10次为一疗程。

结果：功能性失音一般治疗1~3次即可痊愈。

3. 马海丰[5]运用重刺涌泉穴为主治疗癔症性失音

穴位常规消毒后用0.30mm×25mm的毫针快速直刺进针，深度为0.2~0.3寸。双穴进针后，同时行快速捻转手法，观察患者表情，出现皱眉等难以忍受表情或发出"啊"声时，加快捻转速度，同时辅以提插手法，此时患者往往长呼一口气或大叫一声。这时对患者进行语言诱导，患者便可开口说话，待说话正常后停止针刺并出针。

结果：15例患者均经1次针刺后痊愈，随访仅1例复发。

4. 于德茹等[6]采用八脉交会穴治疗功能性失音

取列缺、照海。采用1寸毫针快速刺入，列缺向肘部斜刺0.7寸，照海直刺1寸，行平补平泻手法，留针20min。因精神因素而发病者配合适当的暗示疗法。每日1次，6次为一疗程。

结果：32例患者经1~2疗程治疗后痊愈。

5.Shen Xiaolei[7]采用针灸治疗癔症性失音

针刺扶突穴，进针约 0.5 寸，气滞型加刺行间、经渠，气虚型加针太渊、足三里，稍捻转，得气后留针 30min，配合简单发音练习。

结果：24 例显效，2 例有效，1 例无效。

6. 何继勇等[8]采用针刺治疗癔症性失语

主穴为内关、人中、百会，肝气郁结配太冲，痰气中阻加丰隆、中脘，脾胃虚弱配足三里、三阴交。先针刺双内关，深度 0.5~1 寸，针尖朝向肘关节行提插捻转泻法，患者针感向上肢放射。再刺人中，针尖朝向鼻中隔，深度为 0.5~1 寸，行雀啄针法使患者流泪或眼眶湿润为度。百会向后斜刺 0.5~1 寸，留针 30min。

结果：治愈 12 例，显效 2 例，好转 1 例，总有效率 100%。

7. 付霞等[9]采用针刺治疗失音

针刺上翳风、廉泉、下大迎、咽后壁、舌面，卒发新病配膻中、天突、丰隆、列缺、通里、曲池、合谷。上翳风针感最好传到咽喉部、咽后壁，舌面毫针点刺不留针，15 天为一疗程。

结果：其中 3 例为癔症性失音，总有效率 100%。

二、穴位贴敷配合针灸治疗

曹翠英等[10]采用咽可舒治疗贴配合针灸治疗功能性失音

将 60 例患者随机分为治疗组和对照组，各 30 例，治疗组应用咽可舒治疗贴配合针灸穴位治疗，对照组仅用针灸相同穴位治疗。患者取坐位，针刺廉泉、合谷、十宣及人迎穴并进行捻针，同时令患者发"一"音，如能够较好发出，令患者继续发"二""三""四""五"等，并及时鼓励患者。针刺 10~20min，治疗结束后嘱患者回家后继续练习发音，共 3~4 天。治疗组在对照组基础上给予咽可舒治疗，将治疗贴粘贴于天突穴和大椎穴。治疗 1 次不成功者，可于次日再次治疗，随访 3 个月。

结果：治疗组 30 例患者中 1 次治愈者 28 例，2 次治愈者 1 例，经 3 次以上治疗未愈者 1 例，1 次治愈率为 93.3%。对照组 30 例患者，1 次治愈率为 66.7%。提示咽可舒治疗贴配合针灸治疗功能性失音，可以提高治疗效果。

三、针刺结合心理暗示疗法

1. 李桂松等[11]采用针刺并语言暗示治疗癔症性失音

选 30 号 1.5~2 寸毫针针刺，上廉泉穴向舌根方向刺入 0.5~0.8 寸，行提插捻转手法，得气后留针；人迎穴避开动脉缓慢进针，刺入 0.2~0.4 寸；天突穴从胸骨窝进针，先直刺 0.2~0.3 寸，然后沿胸骨柄后缘、气管前缘缓慢向下刺入 0.5~1 寸，以针感气流下行为度。以上均行平补平泻手法，留针 15min，行针 3~5 次，留针过程中鼓励患者练习发音，每日 1 次。针刺前及针刺时进行语言暗示。

结果：痊愈 34 例，显效 4 例，无效 1 例，总有效率 97.4%。

2. 林元平等[12]采用针刺暗示发音训练治疗功能性失声症

治疗前予患者暗示与鼓励,树立患者治愈的信心。选取 0.38mm×40mm 的毫针,平刺水沟、人迎,进针 13mm,得气后留针;向舌根方向斜刺廉泉,进针 13~20mm;直刺合谷,进针 25~40mm;廉泉、合谷快速持续捻针。嘱患者咳嗽,诱导其发"啊"音,随后问答式对话,继续捻针至正常说话后再留针 5~10min。针感不明显者,采用 0.38mm×75mm 的毫针刺合谷透后溪,提插加快速捻转针法以加强刺激强度。

结果:痊愈 42 例,有效率 100%。

四、电针疗法

1. 翟华[13]运用超强电针治愈癔症性失语

取印堂、人中、合谷、足三里,用 28 号的毫针针刺后强刺激,接电针治疗仪,选疏密波超强电流,开机后使患者突感针刺的部位产生大幅度的动作为佳,每次治疗 20min 即可出针,每日 1 次。

结果:治愈 42 例。

2. 邓海萍[14]采用电针治疗癔症性失语

先予心理疏导,配以暗示疗法。取 3 寸毫针刺廉泉,缓慢向舌根方向斜刺 20~30mm,采用提插捻转强刺激泻法,引导患者发音。1min 后停止刺激并留针。再针百会、风池、通里,均采用平补平泻法,得气后留针。以上各穴均接低频电脉冲治疗仪,调至疏波,50~60 次/min,强度以患者适应为佳。15min 后将百会、风池、通里穴上电钮关闭;将廉泉穴上脉冲仪调至疏密波,强度以患者能忍受为度,1min 后停止电刺激,出针。

结果:治愈 28 例。

五、点刺放血疗法

尚艳华等[15]运用金津、玉液点刺放血结合发声矫治法治疗癔症性失音

嘱患者张口翘舌,舌尖抵住上腭,将舌体尽量送出口外。医者左手持一次性压舌板抵住舌体避免舌体回缩,右手持一次性 5 号注射器针头(或三棱针),迅速点刺金津、玉液二穴,出血 3~5 滴即可。放血疗法结束 30min 后,进行发声矫正训练。

结果:12 例患者,VHI-10 评分总分治疗前为(34.58±2.23)分,点刺放血后为(5.25±0.97)分,联合治疗后为(3.92±0.90)分,联合治疗后改善更明显;声强治疗前为(9.53±1.54)dB,点刺放血后为(73.83±2.52)dB,联合治疗后为(74.33±2.35)dB,两种结果对比无差异;最长发声时长治疗前为(2.75±0.74)s,点刺放血后为(8.92±1.78)s,联合治疗后为(16.67±1.60)s,联合治疗后改善更明显。提示金津、玉液点刺放血结合发声矫治法治疗癔症性失音有效,发声矫治训练在改善患者气息量方面更具优势。

六、针刺配合电兴奋治疗

费立凤[16]采用针刺配合电兴奋治疗癔症性失音

针刺取上廉泉、双人迎、天突、双通里。选30号1.5~2寸毫针针刺上廉泉、人迎，得气后予平补平泻手法，留针15min，行针3~5次，留针时鼓励患者练习发音，有声音发出时鼓励其重复发音以巩固疗效。电兴奋疗法采用直流感应电疗机。于喉部痛点两侧加大电流至有麻木感，持续通电3~5min，嘱患者练习发音。两种方法均每天治疗1次。

结果： 39例治愈，3例显效，总有效率100%。

七、电针结合按摩治疗

郝双阶等[17]采用电针结合按摩治疗失音

将60例失音患者随机分为治疗组和对照组，各30例。治疗组用电针结合按摩方法进行治疗，对照组经辨证后采用中药治疗。电针疗法以天鼎、扶突、合谷、人迎、水突、风池、哑门、廉泉为主穴，病初起者配合谷、少商，肺肾阴虚者配三阴交，肺脾气虚者配足三里。廉泉针刺得气后不留针，余穴针刺后接电针治疗仪，施以连续波，频率为1Hz，电流强度以患者耐受为度，通电20min。按摩主要用一指禅推法或拿法，往返数次，也可配合揉法作用于颈部3条侧线。电针结合按摩，每天1次，6天为一疗程，共治疗5个疗程。

结果： 治疗5个疗程后，治疗组总有效率96.67%，对照组总有效率85.00%，两组总有效率比较差异有统计学意义。提示电针结合按摩治疗失音的临床疗效优于中药治疗。

八、综合疗法

1. 宋辉等[18]采用3种穴位刺激法治疗癔症性失语

将30例癔症性失语患者随机分为传统针刺组、电针组、穴位电刺激组，每组10例。分别采用传统针刺（取穴人中、天鼎、扶突）、电针（取穴穴位同传统针刺组，天鼎、扶突接电流）和低频电穴位刺激治疗（取穴天鼎、扶突）。

结果： 各组经不同疗程的治疗后，患者均能恢复洪亮清晰的发音，其中以电针组疗程最短，穴位电刺激组次之，传统针刺组最长；癔症性失语的临床有效率与胸锁乳突肌的积分肌电值成负性相关；电针疗法疗效最优，其次为低频电刺激法、传统针刺法。提示在癔症性失语的治疗中，针刺和电兴奋疗法两者配合应用可起到相得益彰的作用。

2. 任应化[19]运用三联疗法治疗癔症性失声症

将31例癔症性失声症患者随机分为治疗组（21例）和对照组（10例），治疗组采用暗示疗法，针刺廉泉穴及双侧合谷穴、内关穴，口服甘麦大枣汤合逍遥散加味治疗。针刺疗法先针刺廉泉，向舌根方向斜刺1.5寸，采用强刺激泻法，留针3min，边运针边引导患者多说话；然后针刺双侧合谷、内关，直刺 1.5 寸，用捻转泻法强刺激，留针 15min。1 次 / 天，连续治疗 3 天。中药疗法 1 剂 / 天，水煎分 2 次温服，连服 5 天。对照组给予暗示治疗后口服多虑平和谷维素，3 次 / 日，连服 5 天。

结果：治疗组 21 例全部治愈，总有效率 100%，明显优于对照组的 60%。提示三联疗法是治疗癔症性失声症的有效方法。

参考文献

［1］陈文勇，张勤修．中西医结合耳鼻咽喉科学［M］．北京：中国中医药出版社，2021.

［2］雷征．针灸治疗癔病性失语的临床研究进展［J］．内蒙古医科大学学报，2015，37（S2）：71-74.

［3］李淑萍．针刺上廉泉穴治疗癔病性失语［J］．中国针灸，1994（S1）：225.

［4］李杰，管汴生．通里穴治疗失音症 21 例［J］．四川中医，1996（8）：51.

［5］马海丰．重刺涌泉穴为主治疗癔症性失音［J］．中国针灸，2007，27（3）：184.

［6］于德茹，赵树玲，林发亮．八脉交会穴疗功能性失音 32 例［J］．中国针灸，2006，26（4）：264.

［7］SHEN X. Acupuncture treatment of hysteric aphonia--a report of 27 cases［J］. J Tradit Chin Med，1998，18（4）：253-255.

［8］何继勇，何小翠．针刺治疗癔病性失语 15 例［J］．陕西中医，2003（10）：926.

［9］付霞，赵巍．针刺治疗失音的临床观察［J］．中国医药导报，2010（9）：161.

［10］曹翠英，杨振刚，胡爱丽．咽可舒治疗贴配合针灸治疗功能性失音 30 例疗效分析［J］．中国中西医结合耳鼻咽喉科杂志，2006（2）：121-122.

［11］李桂松，袁明华，许玲．针刺并语言暗示治疗癔病性失音 39 例［J］．山东中医杂志，2000，19（2）：90-91.

［12］林元平，张德清，王达英．针刺暗示发音训练治疗功能性失声症 42 例［J］．中国针灸，2005（4）：284.

［13］翟华．超强电针治愈癔病性失语 42 例［J］．中医外治杂志，2000（3）：44.

［14］邓海萍．电针治疗癔病性失语临床体会［J］．中国医学工程，2011，19（3）：163.

［15］尚艳华，梅祥胜，王冰，等．金津、玉液点刺放血结合发声矫治法治疗癔症性失音 12 例［J］．中国中西医结合耳鼻咽喉科杂志，2021，29（4）：283-286.

［16］费立凤．针刺配合电兴奋治疗癔病性失音 42 例体会［J］．临沂医学专科学校学报，2001，23（1）：38.

［17］郝双阶，田朝晖．电针结合按摩治疗失音的疗效观察［J］．湖北民族学院学报（医学版），2011，28（4）：34-35.

［18］宋辉，李登科，王越，等．三种穴位刺激法治疗癔病性失语的疗效观察［J］．世界中西医结合杂志，2012，7（10）：869-871.

［19］任应化．三联疗法治疗癔病性失声症临床研究［J］．实用中西医结合临床，2015，15（12）：58-59.

癔症性耳聋

癔症性耳聋是急性、发作性、暂时性的无耳部器质性病变的听觉功能障碍。该病的发生可能由于精神心理因素刺激导致听觉通路信号传导阻滞或听觉中枢功能受到抑制[1]。癔症性耳聋属于中医的"暴聋""耳聋"范畴，多因情志不畅导致耳窍气机闭阻，以突然的听力下降或完全失去听力为主症。针灸治疗癔症性耳聋的文献报道较少，整理如下。

一、针刺为主治疗

1. 杨艳艳[2]采用针刺治疗功能性耳聋

针刺主穴为翳风、耳门、中渚、听宫、听会、太冲。实证配足窍阴、侠溪、合谷，采用泻法；虚证配肾俞、太溪，采用补法。留针30min，1次/天，休息2天，7天为一疗程，共治疗3个疗程。

结果： 治愈5例，显效8例，好转3例。

2. 张仁勇[3]等采用耳郭、外耳道针刺治疗癔症性耳聋

针刺耳郭、外耳道，留针40~60min，治疗1~5天。

结果： 针刺后，患者均痊愈。

二、针刺结合心理暗示治疗

1. 王义涵等[4]采用针刺蝶腭神经节和心理疏导治疗神经性耳聋

针刺蝶腭神经节1次。

结果： 患者听力改善，复查纯音听阈测试示双耳正常听力曲线。

2. 孙建儿[5]采用针刺结合心理暗示疗法治疗癔症性耳聋

针刺取中渚、听会，1次/天，配合心理暗示疗法。

结果： 19例患者均痊愈，随访未复发。

3. 范为等[6]采用针刺暗示疗法治愈功能性耳聋

在暗示条件下行针刺治疗，取合阳、承山、翳风，采用泻法。针刺后2例患者均痊愈。

结果： 复查纯音测听，结果正常。

参考文献

[1] 陈文勇，张勤修. 中西医结合耳鼻咽喉科学 [M]. 北京：中国中医药出版社，2021.

[2] 杨艳艳. 针刺治疗功能性耳聋16例 [J]. 中国民间疗法，2007（8）：11-12.

[3] 张仁勇，岳青霞，靳小平. 癔症性耳聋三例报告 [J]. 实用医技，2001（Z1）：847.

［4］王义涵，王爱平，张琦，等．精神性聋1例［J］．中国中西医结合耳鼻咽喉科杂志，
2022，30（4）：289-290.

［5］孙建儿．19例癔症性耳聋患者的心理暗示与护理［J］．现代中西医结合杂志，2008
（22）：3534-3535.

［6］范为，张华．针刺暗示疗法治愈功能性耳聋2例［J］．中日友好医院学报，1998（1）：67.

戒断综合征

　　戒断综合征是长期吸烟、饮酒、使用镇静安眠药或吸毒者在成瘾产生依赖性后突然中断而出现的一系列阶段现象。针灸通过刺激穴位改善戒断症状，改善患者对毒品等的依赖，提高戒断效果，降低复吸率。临床研究认为，针灸治疗戒断毒品综合征多以调节中枢肽类、单胺类和氨基酸类神经递质为主，治疗烟草戒断综合征以改善中枢神经递质和调节上消化道内环境为主，治疗酒精戒断综合征通过神经递质单胺类及内源性阿片系统激活改善酒精依赖者戒断症状[1]。针灸可以通过刺激穴位及相应脏腑经络平衡阴阳，调节脏腑气血，达到治病的目的。近年来，针灸治疗以疗效好、简单易行、副作用低、无成瘾性、复发率低等优势，在戒断综合征的治疗中取得了较好的成果。

一、电针为主治疗

1. 吉佳[2]用针刺治疗烟草依赖患者

　　所有入组烟草依赖者均采用临床戒烟干预的国际通行模式"5A"方案，即询问吸烟情况、建议戒烟、评估戒烟意愿、提供戒烟帮助和安排随访。对于戒烟意愿较弱的烟草依赖者，医生对其进行动机访谈，在访谈中可以使用"5R"的方法，即让吸烟者认识到戒烟与他们密切相关，使吸烟者认识到吸烟的危害，帮助吸烟者认识到戒烟的益处，使吸烟者认识到戒烟过程中可能出现的障碍，反复对吸烟者进行动机干预。①针刺高频组：取百会、列缺、合谷、足三里、三阴交、太冲。在戒断过程中出现咳嗽流涕、眼睛干涩等戒断症状加印堂，出现烦躁、忧郁、失眠等戒断症状加内关。操作：患者取仰卧位，充分暴露所选穴位，用75%医用酒精棉球局部常规消毒，选取0.25mm×25mm和0.25mm×40mm的一次性无菌针灸针，百会向后平刺15~20mm，列缺逆经脉循行平刺15~20mm，合谷、足三里、三阴交、太冲均直刺20~30mm，采用平补平泻法，每隔10min行针1次，得气以穴位局部出现酸麻胀重感为准。得气后，同侧列缺与足三里连接脉冲电疗仪，予连续波，频率15Hz，强度以患者可耐受为度，留针20min。连续治疗8周，第1~4周5次/周，1次/天；第5~8周3次/周，1次/2天。②针刺低频组：取穴、操作同针刺高频组，连续治疗8周，第1~4周3次/周，1次/2天；第5~8周2次/周，1次/3天。

　　结果：治疗后，针刺高频组、针刺低频组点戒断率（35.4%vs29.6%）及持续戒断

率（33.3%vs25.9%）比较，差距无统计学意义；高、低尼古丁代谢率患者戒断率比较差异无统计学意义。两组治疗后烟草依赖评估量表评分均较治疗前降低，明尼苏达尼古丁戒断症状量表评分均较治疗 1 周后降低，差异有统计学意义。年龄、教育程度、尼古丁代谢率为针刺戒烟疗效的影响因素。提示不同频次针刺治疗烟草依赖者疗效未见明显差异，个体尼古丁代谢率越低，针刺疗效更佳，高尼古丁代谢率吸烟者接受高频次的针刺治疗戒烟效果可能更优。

2. 王莹莹[3] 探究针刺戒烟的效果

针刺组取百会、列缺、合谷、足三里、三阴交、太冲。出现咳嗽流涕、眼睛干涩等戒断症状时加用印堂，出现烦躁、忧郁、失眠等戒断症状时加用内关。除百会、印堂外，其余各穴均双侧取穴。操作方法及频次：取双侧穴位，用医用酒精常规消毒，分别采用捏提斜刺和指压进针法，选择提插捻转的平补平泻手法，得气后留针 30min，并使用电子针疗仪在列缺、足三里行连续波（15Hz）刺激 30min。每隔 5~10min 行针 1 次，以加强治疗效果。3 次 / 周，总共治疗 8 周。尼古丁贴片组选取受试者躯干或四肢清洁、干燥的部位。撕去保护膜后迅速将尼古丁贴片粘贴到相应部位，同时紧压数秒，以确保贴牢固。贴片须保持干爽，如触及水，可用干布擦拭干净。规定的保留时间过后，撕下旧的贴片，换不同部位粘贴新贴片，以避免出现皮肤敏感。每日吸烟 20 支以下者，前 6 周 14mg/ 天，第 7~8 周 7mg/ 天；每日吸烟 20 支以上者，前 4 周 21mg/ 天，第 5~6 周 14mg/ 天，第 7~8 周 7mg/ 天，持续治疗 2 个月。

结果：治疗 8 周后，针刺组的基于呼气 CO 测定的 24h 点戒断率为 42%，与尼古丁贴片组的 46% 相比差异无统计学意义；24 周随访时，针刺组的戒烟率为 43%，与尼古丁贴片组的 44% 相比差异无统计学意义。治疗 8 周后，针刺组的古丁依赖程度评估量表、吸烟强度指数量表、明尼苏达尼古丁戒断症状量表、吸烟渴求简短问卷与尼古丁贴片组的结果相比，差异无统计学意义；24 周随访时，针刺组的古丁依赖程度评估量表、吸烟强度指数量表、明尼苏达尼古丁戒断症状量表、吸烟渴求简短问卷与尼古丁贴片组的结果相比，差异无统计学意义。结论针灸是一种安全有效的戒烟干预措施，并能够有效缓解戒断症状。

3. 赵非一[4] 用艾司西酞普兰联合电针治疗稽延性戒断症

两组受试者均口服草酸艾司西酞普兰片（10mg/ 片，7 片 / 盒），早餐后 30min 服 2 片，共 4 周。研究人员每天分发药物。此外，参与者每周接受 5 天真实或虚假的电针治疗，连续治疗 4 周后休息 2 天。电针组除药物治疗外还接受百会、水沟、双侧神门、合谷、内关的真 EA 治疗。患者仰卧位，用 0.25mm×25mm 的不锈钢毫针平刺百会，斜刺水沟，用 0.25mm×40mm 的针灸针直刺双侧神门、合谷、内关。针刺 10~30mm，并行针至得气。留针 30min 后拔针。此外，将双侧合谷和内关的针头连接电针仪，并根据患者耐受设置强度。假电针组除口服艾司西酞普兰外，采用与电针组相同的穴位治疗。使用安慰剂针，选穴及针刺操作同电针组，针连接到相同的电刺激器，但频率和振幅为零，受试者被告知电刺激器设置在固定水平，治疗频率和疗程持续时间与真实电针组相同。

结果：治疗后，两组宾夕法尼亚州酒精渴望量表和汉密尔顿抑郁评定量表总体评分均显著下降，电针组的下降幅度优于假电针组。汉密尔顿焦虑量表总分仅在真实电针组下降，在假电针组没有下降。两组患者相关参数均较前明显下降，部分值真电针组优于假电针组。探索性眼动参数仅真实电针组相关指标显著增加。血清同型半胱氨酸水平仅在真实电针组有显著下降趋势。提示艾司西酞普兰联合电针疗法可能是减轻酒精依赖住院患者长期酒精戒断症状的潜在替代疗法；艾司西酞普兰联合电针治疗可能通过上调同型半胱氨酸的表达来改善酒精依赖引起的认知功能障碍。

4. 俞捷[5]用电针干预苯丙胺类兴奋剂戒断者

①常规治疗组：患者经过急性脱毒后，在给予健康宣教的基础上以自然戒断疗法为主，必要时采取药物辅助对症治疗，同时予日常营养支持及社会工作技能培训等。②电针治疗组：患者经过急性脱毒后，在给予健康宣教的基础上进行电针治疗，同时予日常营养支持及社会工作技能培训等。电针取穴：双侧 T_5 夹脊穴、肾俞、内关、神门、足三里、三阴交，共计 12 穴。操作方法：患者取坐位，双手放置在椅背上，面向椅背；选用 0.25mm×40mm 的一次性无菌针灸针，进针得气后将同侧 T_5 夹脊穴（接正极）与肾俞穴（接负极）连通低频电子脉冲治疗仪，共两组，给予连续脉冲波，刺激频率为 2Hz，刺激强度以患者能够耐受为度，每次治疗持续 20min。治疗 3 次／周，共计治疗 10 次。观察指标：苯丙胺戒断症状调查表（AWQ）、阳性与阴性精神症状量表、药物成瘾者的生命质量评定量表。

结果：治疗 1 周、2 周后及治疗结束时，电针治疗组患者的苯丙胺戒断症状调查表评分较治疗前均降低；治疗 2 周后及治疗结束时，电针治疗组患者的苯丙胺戒断症状调查表评分低于常规治疗组。治疗 1 周、2 周后及治疗结束时，两组患者的阳性与阴性精神症状量表总分及阳性量表、一般精神病理量表评分较治疗前均降低，电针治疗组患者的阳性与阴性精神症状量表阴性量表评分较治疗前亦降低，且电针治疗组患者的阳性量表评分低于常规治疗组；治疗 2 周后及治疗结束时，常规治疗组患者的阳性与阴性精神症状量表阴性量表评分较治疗前亦降低，且电针治疗组患者的总分及阴性量表、一般精神病理量表评分均低于常规治疗组。治疗 1 周、2 周后及治疗结束时，电针治疗组患者的药物成瘾者的生命质量评定量表评分较治疗前均升高，且电针治疗组患者的评分均高于常规治疗组。提示电针疗法可改善苯丙胺类兴奋剂戒断者的精神症状及生命质量，且起效时间短，其疗效随治疗时间的延长而逐渐增强。

二、调神法针刺治疗

孙远征[6]用调神法针刺治疗甲基苯丙胺戒断症

对照组予心理疗法：认知行为疗法：帮助患者摒弃内心杂念，树立正确的认知观点，修正患者潜意识中"冰毒难戒，戒毒痛苦"的错误观点，并鼓励其运动锻炼；音乐疗法：通过不同类型的音乐调节患者情绪，上午播放轻快明朗的音乐，下午播放舒缓婉转的音乐，晚上播放宁心定神的音乐。1 次 / 天，6 天 / 疗程，疗程间休息 1 天，共治疗 4 个疗程。观察组在对照组的基础上予调神法针刺治疗。穴取调脑神之百会、神庭、本神，调心神之神门、内关。操作：患者取仰卧位，局部常规消毒，采用 0.35mm × 40mm 的一次性针灸针，百会向后平刺进针 20~30mm；神庭、本神沿经脉循行刺至帽状腱膜下再分别向后、向下平刺 20~30mm，并施小幅度高频率重复捻转（200r/min 以上），每穴捻转约 2min，分别于进针后和起针前各行针 1 次。神门直刺 10~15mm，内关直刺 20~30mm，施以平补平泻手法，促使针下得气。留针 30min，1 次 / 天，6 天为一疗程，共治疗 4 个疗程。

结果： 治疗后，两组患者汉密尔顿焦虑量表、药物成瘾者生命质量测定量表、匹茨堡睡眠质量指数各项评分及总分均较治疗前降低，且观察组汉密尔顿焦虑量表评分的躯体性焦虑因子、精神性焦虑因子及总分、药物成瘾者生命质量测定量表各项评分及总分、匹茨堡睡眠质量指数各项评分及总分均低于对照组。

三、针刺结合耳穴按压治疗

蔡梓彬[7]用针刺结合耳穴按压治疗烟草依赖

试验组：针刺取百会、印堂、列缺、合谷。患者仰卧位，上述穴位常规消毒后，采用 0.32mm × 40mm 的一次性无菌针灸针进行针刺，其中百会平刺 17~33mm，印堂提捏局部皮肤平刺 17~33mm，列缺透刺至阳溪穴，合谷直刺 27~33mm，各穴均使用徐入徐出的提插手法，得气后留针 30min，每 10min 行针 1 次，行针 20 下 / 次。耳穴压豆取单侧神门、肺、胃、内分泌、皮质下、交感、口。耳郭及耳周常规消毒后，将王不留行耳贴用镊子夹住，贴敷在各耳穴上，每日可自行按压，烟瘾发作时随时按压，每 3~4 天更换 1 次，双耳交替。针刺组单纯采用针刺，取穴及操作同试验组。耳穴组单纯采用耳穴压豆，取穴及操作同试验组

结果： 试验组戒断率为 40.0%，针刺组为 30.0%，耳穴组为 33.3%。3 组烟草依赖患者呼出气体一氧化碳含量均较治疗前显著改善，试验组优于针刺组。3 组尼古丁依赖检测量表量表评分较治疗前均显著下降，试验组与针刺组均优于耳穴组。试验组和针刺组在烟草自制力量表量表 3 个维度（戒断症状、精神依赖及烟瘾诱因）方面优于耳穴组。试验组和耳穴组治疗后患者每日吸烟量减少的速度和程度均优于针刺组。提示针刺结合耳穴按压对烟草依赖有明确的临床疗效，且综合疗效优于单纯针刺及单纯耳穴按压。单纯针刺能更好地控制患者的戒断综合征，耳穴按压能更快更好地减少患者的每日吸烟量。

四、温针灸治疗

高晓悦[8]用温针灸治疗肾阳虚型海洛因戒断者

自然戒断组美沙酮脱毒疗程结束后自然戒断。温针组在美沙酮脱毒治疗结束后进行温针治疗。取双侧 T_5 夹脊穴、肾俞、内关、神门、足三里、三阴交。患者取坐

位，面向椅背，两前臂置于椅背上，暴露后背、手腕及下肢针刺部位。四肢穴位用 0.25mm×40mm 无菌针灸针，后背穴位用 0.30mm×50mm 无菌针灸针。各穴位进针得气后，选用 18mm×200mm 的甲级分段艾灸条，截取长度约 20mm 艾条段，压松艾绒，将艾条段插于 T_5 夹脊穴、肾俞处针柄尾部，行温灸，艾条段距离皮肤 2~3cm，自近端点燃艾条段，以患者感觉温热为度。若患者诉温度太高不能忍耐，予无菌干棉球贴垫于皮肤上隔热。每次治疗 20min，1 次 /2 天，共治疗 10 次。

结果：治疗 1 周后，温针组症状评分、躯体症状因子、情绪症状因子、睡眠障碍因子评分均较治疗前降低；治疗 2 周后，温针组症状评分、躯体症状因子、睡眠障碍因子评分均低于自然戒断组；治疗 3 周后，温针组症状评分、躯体症状因子、情绪症状因子、睡眠障碍因子评分均低于自然戒断组。提示温针灸能有效改善肾阳虚型海洛因戒断者稽延性戒断症状，且起效时间早，在改善睡眠障碍方面效果显著。

五、穴位埋线治疗

王娜[9] 在内关和足三里穴位埋线治疗海洛因戒断后焦虑和睡眠障碍

内关组：取内关穴，患者仰卧位，常规皮肤消毒，把内置有 2/0 号医用羊肠线（长 0.8cm）的埋线针快速刺入内关穴，提插得气后将线埋入肌层，迅速拔针，20 天治疗 1 次，共治疗 3 次。足三里组：取足三里穴，操作方法及疗程同内关组。联合组：取内关、足三里穴，操作方法及疗程同内关组。

结果：埋线 60 天后，3 组焦虑自评量表总分和标准分、入睡时间和匹兹堡睡眠质量量表总分较治疗前显著降低，睡眠时间显著延长。其中，在改善焦虑效果方面，联合组＞内关组＞足三里组；在改善睡眠效果方面，联合组疗效优于足三里组、内关组提示内关、足三里、内关加足三里穴位埋线对海洛因戒断后焦虑和睡眠障碍均有疗效，其中穴位组合疗效优于单穴，说明穴位组合产生协同治疗效应。

六、耳穴贴压联合经颅直流电刺激治疗

匡泓俊[10] 用耳穴贴压联合经颅直流电刺激康复技术治疗烟草依赖效应

联合组用耳穴贴压联合 tDCS 疗法。耳穴贴压：取耳穴肺、胃、神门、口、皮质下、心。患者取端坐位，以 75% 酒精棉球擦净患者单侧耳郭，用 0.7cm×0.7cm 的胶布将王不留行籽贴于耳穴肺、胃、神门、口、皮质下、心。每次取单耳，隔次双耳交替取穴。嘱患者每日自行按捏王不留行籽 5 次，每次 2min，吸烟欲望强烈时加按捏 3min。隔 2 天换贴 1 次，每周换贴 3 次，治疗 4 周。经颅直流电刺激疗法：选取双侧前额叶背外侧（背外侧前额叶皮质）。开始治疗前，向患者说明治疗中可能会出现轻微均匀的针刺感、蚁行感，无需担忧。患者取坐位，治疗前用 75% 酒精对皮肤表面进行脱脂清洁。采用经颅直流电刺激器，将电刺激器的衬垫用生理盐水完全浸湿后拧至不滴水为宜，把衬垫套在 5cm×7cm 大小的刺激电极片上。将 tDCS 刺激电极阳极置于左侧 DLPFC，阴极置于右侧背外侧前额叶皮质，用弹性带将电极片绑在头部。打开电源，调整刺激强

度，将电流强度调整为 1.4mA，刺激时间设置为 20min。治疗 3 次 / 周，治疗 4 周。经颅直流电刺激组给予经颅直流电刺激疗法，部位、操作、疗程同联合组。耳穴贴压组给予耳穴贴压疗法，部位、操作、疗程同联合组。

结果：与治疗前相比，3 组治疗 4 周后每日吸烟量均下降，差异有统计学意义；联合组患者每日吸烟量，优于经颅直流电刺激组和耳穴贴压组，差异均有统计学意义；随访 4 周时，联合组患者每日吸烟量优于经颅直流电刺激组和耳穴贴压组，差异均有统计学意义。与治疗前相比，治疗 4 周后，3 组法氏烟草依赖评估量表评分、明尼苏达尼古丁戒断症状量表评分、吸烟渴求简短问卷评分均下降，差异均有统计学意义；联合组患者法氏烟草依赖评估量表、吸烟渴求简短问卷、明尼苏达尼古丁戒断症状量表评分均优于经颅直流电刺激组和耳穴贴压组分，差异均有统计学意义。与治疗前相比，治疗 4 周后，3 组尿液可替宁浓度均下降；联合组患者尿液可替宁浓度优于经颅直流电刺激组和耳穴贴压组，差异均有统计学意义。提示耳穴贴压联合 tDCS 康复技术能减少每日吸烟量，降低烟草依赖程度和吸烟渴求，缓解戒断症状，其效果优于单一耳穴贴压和单一经颅直流电刺激治疗，有推广价值。

七、耳穴贴压联合经皮穴位电刺激治疗

陈淑敏[11]用耳穴贴压联合经皮穴位电刺激干预戒烟

联合组：耳穴贴压：取耳穴神门、内分泌、皮质下、交感、肺、胃。患者取坐位，将穴位常规消毒，在穴位上贴王不留行籽耳穴贴并按压 1min。按压 > 3 次 / 天，1 次 /2 天，共治疗 8 周。患者出现戒断症状时可自行按压 3~5min。经皮穴位电刺激：取列缺、足三里。患者卧位或坐位，75% 医用酒精常规消毒，将不干凝胶电极贴片贴于穴位上，连接电子针疗仪，予连续波，设置频率 20Hz，脉冲间隔 0.5ms，电流强度 1mA，治疗过程中根据患者感觉适度调整。双侧列缺、足三里交替使用，每次取一侧，30min/ 次，1 次 / 天，共治疗 8 周。患者可自行在家中治疗，注意保持电极胶片清洁，防止黏附灰尘。尼古丁贴片组：予尼古丁贴片治疗。选取患者上臂清洁干燥无毛的部位，确保贴片可完整贴合于皮肤。撕去尼古丁贴片（规格 7mg/24h、14mg/24h、21mg/24h）保护膜后迅速将其粘贴到所选部位，同时紧压数秒，以确保粘贴牢固。贴片保持干爽，如触及水，可用干布擦拭干净。规定的保留时间过后，撕下旧的贴片，换不同部位粘贴新贴片，以避免皮肤敏感。选用规格如下：每日吸烟 20 支以下者，前 6 周 14mg/24h，第 7~8 周 7mg/24h；每日吸烟 20 支以上者，前 4 周 21mg/24h，第 5~6 周 14mg/24h，第 7~8 周 7mg/24h。持续治疗 8 周。

结果：两组患者治疗 8 周后及随访时点戒断率及持续戒断率比较，差异均无统计学意义。两组患者治疗 8 周后及随访时尼古丁依赖检测量表评分均较治疗前降低；随访时，联合组尼古丁依赖检测量表评分低于尼古丁贴片组。治疗 8 周后及随访时两组患者明尼苏达尼古丁戒断症状量表评分均较治疗 1 周后降低，联合组降低幅度大于尼古丁贴片组。两组均未出现严重不良反应。治疗 8 周后及随访时，联合组脱落率均为

16%，尼古丁贴片组脱落率分别为 20% 和 23%，两组比较差异无统计学意义。联合组治疗完成度与尼古丁贴片组比较，差异无统计学意义。提示耳穴贴压联合经皮穴位电刺激可有效降低戒烟患者尼古丁依赖程度，改善烟草戒断症状，疗效优于尼古丁贴片治疗。

参考文献

[1] 王洋洋，徐媛，苑功名，等. 戒断综合征的现代研究机制及针灸治疗进展 [J]. 针灸临床杂志，2021，37（8）：93-96.

[2] 吉佳，杨金生，刘朝，等. 尼古丁代谢率与针刺频次对针刺戒烟效果的影响：随机对照试验 [J]. 中国针灸，2022，42（3）：271-276.

[3] 王莹莹，刘朝，吴远，等. 针刺戒烟的随机对照研究 [J]. 北京中医药大学学报，2018，41（7）：605-610.

[4] Zhao F, Xu Y, Yue LP, et al. Escitalopram with or without combined electroacupuncture on protracted alcohol withdrawal symptoms（PAWS）among male inpatients with alcohol dependence [J]. World Journal of Acupuncture–Moxibustion, 2020, 30（2）: 90-96.

[5] 俞捷，梁艳，顾尤，等. 电针干预苯丙胺类兴奋剂戒断者精神症状及生命质量的临床研究 [J]. 上海中医药大学学报，2023，37（1）：38-44.

[6] 孙远征，丁园，于天洋，等. 调神法针刺对甲基苯丙胺戒断后焦虑情绪的影响 [J]. 中国针灸，2022，42（3）：277-280，331.

[7] 蔡梓彬，曾婧纯，罗镇科，等. 针刺结合耳穴按压治疗烟草依赖的临床随机对照试验 [J]. 中华中医药杂志，2022，37（11）：6864-6867.

[8] 高晓悦，梁艳，霍莉莉，等. 温针灸对肾阳虚海洛因戒断者稽延性戒断症状的影响 [J]. 上海针灸杂志，2021，40（10）：1217-1222.

[9] 王娜，牛相来，袁红丽，等. 内关和足三里穴位埋线对海洛因戒断后焦虑和睡眠障碍的影响 [J]. 上海针灸杂志，2017，36（8）：943-946.

[10] 匡泓俊，付珊珊，黄倩，等. 耳穴贴压联合经颅直流电刺激康复技术对烟草依赖效应的影响 [J]. 康复学报，2021，31（5）：381-388.

[11] 陈淑敏，刘振宇，吉佳，等. 耳穴贴压联合经皮穴位电刺激干预戒烟：随机对照试验 [J]. 中国针灸，2022，42（11）：1235-1239.

双相情感障碍

双相情感障碍是临床典型的慢性精神障碍，患者以抑郁、狂躁情绪反复交替出现为主要临床症状，每次在负性情绪交替之前会有一段稳定期。有研究发现，针灸可通过激活中枢神经系统内源性的单胺类神经递质的合成和释放改善多种神经精神症状[1-2]。有研究证实，针灸联合黛力新可调节单胺类和氨基酸类神经递质含量，从而有效改善患者的抑郁症状。一项动物研究发现，针刺穴位能有效改善睡眠剥夺躁狂大鼠模型的睡眠潜伏期，效果与丙戊酸钠相当，并能减轻部分行为抑制[3]。

临床上治疗双相情感障碍的常用西药有心境稳定剂丙戊酸钠、碳酸锂及非典型抗精神病的喹硫平等，存在胃肠道反应、肝肾功能损害等副反应。患者服药的心理压力大，在治疗过程中常因不能耐受而私自停药。针灸治疗副作用小，患者容易接受[4]，近年来得到临床检验，且不断推广。

一、针刺为主治疗

1. 景双为等[5]采用针刺治疗花癫

取穴：①头面四肢及腹部穴位：百会、神庭、印堂、翳风、听宫、劳宫、内关、中极、关元、大赫、水道、太溪、三阴交、太冲；②背腰骶部穴位：次髎、中髎、肾俞、心俞、肝俞；③耳穴：外生殖器、神门、肾、交感。操作：①头面四肢及腹部穴位操作：嘱患者仰卧位，充分暴露施术部位，穴区皮肤常规消毒，选取 0.25mm×25mm 的一次性针灸针，常规针刺得气后，水道、中极、大赫、太冲施以捻转泻法，三阴交、太溪施以捻转补法，其余各穴平补平泻。在双侧水道、大赫及三阴交、太溪加电针，采用疏密波，强度以患者能够耐受为宜，通电 30min。②背腰骶部穴位操作：嘱患者俯卧位，穴区皮肤常规消毒。心俞、肝俞、肾俞选取 0.25mm×25mm 的毫针与皮肤成 15°角向下斜刺 0.8 寸，行提插补法；次髎、中髎选用 0.25mm×75mm 的毫针，快速透皮后针尖朝向大腿根部刺入 2.8 寸（须确保刺入骶后孔），角度因骶后孔变异等因素因人而异，使患者产生强烈的酸胀感及向前阴放射的传导感。此两组穴位可不做行针手法，只加电针，操作要求如前。③耳穴操作：耳郭严格消毒，选用 0.25mm×25mm 的毫针直刺 0.2 寸，留针 30min。每周治疗 2 次，2 周为一疗程。治疗期间予患者精神安慰，嘱其多参加室外活动以转移注意力。

结果：患者痊愈。

2. 张丹璇等[6]采用升阳益胃针法治疗双相情感障碍

将 60 例双相情感障碍患者随机分为治疗组和对照组，每组各 30 例。对照组予以常规西药治疗。草酸艾司西酞普兰片（规格：10mg/片）口服，1 片/次，1 次/天。丙戊酸钠缓释片（规格：500mg/片）口服，初始剂量为 1 片/天，分 2 次服用，早晚各 1 次。第 3 天增至 2 片/天，1 周后则为 3 片/天。维持剂量在 2~4 片/天。治疗组在对照组基础上加用升阳益胃针法治疗。取穴中脘、天枢、关元、神门、足三里、内关、公孙、太冲、合谷。选取规格为 0.25mm×25mm 或 0.25mm×40mm 的 30 号一次性毫针，所有腧穴均先使用 75% 酒精棉球涂擦消毒 2 次。嘱患者仰卧位，先取中脘、关元、天枢、足三里，均直刺 1 寸，每 10min 捻转 1 次。再依次选取内关、神门、合谷、公孙、太冲，直刺 0.5 寸。上述穴位针刺得气后根据发病时症状轻重程度分别采用提插捻转补法或泻法，进针得气后留针 30min。发作期每天治疗 1 次，缓解期每隔 2 天治疗 1 次。两组均治疗 8 周。

结果： 治疗组显效 18 例，好转 9 例，无效 3 例，总有效率为 90%；对照组显效 9 例，好转 12 例，无效 9 例，总有效率为 70%。提示升阳益胃针法治疗双相情感障碍，不仅可以改善患者心身症状，还能降低药物不良反应，值得临床推广。

3. 陈源瑜等[7]采用针刺治疗双向抑郁症

针刺取穴：百会、左右神聪、神庭、头临泣、印堂、风府、风池、大椎、心俞、肝俞、腰阳关、血海、足三里、三阴交、太冲、关元、气海、中脘、天枢、鸠尾、膻中、尺泽、内关、神门、合谷、水沟、承浆。操作：①头部穴位针刺：嘱患者端坐位，采用 0.25mm×40mm 的毫针，百会、神聪、神庭、头临泣针刺时垂直刺入皮下，达帽状腱膜下后，与皮肤成 15° 角，沿皮向后轻微快速刺入 0.4 寸；神庭向上星穴方向透刺；头临泣向囟会穴方向透刺；风府、风池穴向下颌方向刺入 0.6 寸。②督脉与背俞针刺：采用沿皮透刺，进针角度与皮肤成 30° 角，刺入 0.8~1.2 寸，心俞与肝俞采用提插泻法，腰阳关用提插补法。③其他穴位患者采取仰卧位，以捻转补法取血海、足三里、三阴交、关元，捻转泻法取太冲、合谷、尺泽，其余穴位皆平补平泻，直刺 0.8~1.2 寸，每 10min 行针 1 次。所有穴位留针 20min，针刺 1 次 /2 天，每周 3 次，1 个月为一疗程。

结果： 针刺 1 个疗程后，患者狂躁期缩短至 3 天，抑郁期缩短至 2 周。2 个疗程后，未出现狂躁期，抑郁期精神低落、懒散乏力消失，仅出现白天困乏，偶有眼干。患者用药改为仅服碳酸锂，早 1 粒，晚 2 粒。针刺 3 个疗程后，症状及其余不适皆消失。3 个疗程后患者决定结束针灸治疗，每天仍服用碳酸锂，早 1 粒，晚 1 粒。随访 5 个月无明显复发症状。

4. 杜青等[8]采用以"晕痛针"为基础改善耳石症残留症状中的情感障碍

将患者随机分为观察组和对照组，各 60 例。对照组经手法复位后给予甲磺酸倍他司汀 6mg 口服，3 次 / 天。治疗组在对照组的治疗基础上使用以"晕痛针"为基础的针刺疗法。具体选穴包括基础穴四神针、双侧太阳、印堂。在此基础上通过中医辨证，结合辨证配穴原则选穴，肝阳上亢型加率谷、合谷、太冲、中渚，气血亏虚型加足三里、三阴交、脾俞，痰湿中阻型加内关、丰隆、三阴交，肾精不足型加太冲、太溪、肾俞，瘀血阻窍型加血海、合谷、膈俞。上述配穴均取双侧。采用一次性无菌针灸针（规格 0.35mm×40mm），平补平泻手法，每次留针 40min，1 次 / 天。两组均以治疗 1 周为 1 个疗程。

结果： 观察组治愈 32 例，好转 24 例，无效 4 例，总有效率为 93.33%；对照组治愈 3 例，好转 41 例，无效 16 例，总有效率为 73.33%。

二、针刺结合耳穴揿针治疗

王美娜等[1]采用项七针针刺结合耳穴揿针治疗首发双相情感障碍

项七针针刺：主穴项七针（风府、风池、天柱、完骨）。配穴：抑郁状态配内关、神门，躁狂状态配太冲、合谷。患者取坐位或侧卧位，局部常规消毒，选用

0.25mm×40mm 的一次性无菌针灸针，从右向左依次针刺完骨（右侧）、风池（右侧）、天柱（右侧）、风府、天柱（左侧）、风池（左侧）、完骨（左侧）。风池向鼻尖方向斜刺0.8~1 寸，风府向下颌方向斜刺 0.6~1 寸，完骨直刺 0.8 寸，天柱直刺 0.6~1 寸，上穴均施小幅度（≤180°）、低频率（60 次 /min）捻转平补平泻法，得气后出针。配穴均直刺0.5 寸，太冲、合谷行捻转泻法，内关、神门行捻转平补平泻法，得气后出针。每周治疗 5 次，10 次为一疗程，共治疗 4 个疗程。耳穴揿针取神门、心、肝、皮质下、交感、脾。局部常规消毒，将 0.2mm×1.3mm 的揿针轻轻刺入耳穴，由轻至重、一压一松式按压揿针刺激耳穴，每次共按压 2min，以耳穴局部有发热、麻、胀、酸痛得气感为度。留针 48h，两耳交替治疗，其间按压 3 次 / 天，每次 2min。每周治疗 3 次，6 次为一疗程，共治疗 4 个疗程。

结果： 治疗 28 例中，治愈 12 例，好转 14 例，无效 2 例，有效率为 92.9%。

三、针刺结合药物治疗

1. 陈宏等[3] 采用针刺辅助碳酸锂和丙戊酸钠治疗双相情感障碍

将患者随机分为对照组和观察组，各 67 例。对照组给予心境稳定剂治疗，碳酸锂（0.25g/ 片）口服起始量 0.5g/ 天，根据患者耐受程度和血锂浓度调整，逐渐增量至 0.8~1.2g/ 天；丙戊酸钠缓释片（500mg/ 片）口服起始量 500mg/ 天，逐渐加量至20~30mg/（kg·d）。连续治疗 8 周。观察组在此对照组上进行针刺治疗，针刺穴位为印堂、合谷、百会、太冲。配穴：肝肾亏虚者加肝俞、肾俞，气血亏虚者加脾俞、气海、膈俞，血瘀阻滞者加内关、膈俞，痰扰者加丰隆、中脘、足三里。患者取仰卧位，操作前医者清洁双手，随后使用酒精或碘伏棉球对针刺部位中心进行消毒 3 次。首先针刺四关穴，顺序为左太冲、右太冲、左合谷、右合谷，针尖垂直入穴，进针速度要快，针尖穿透皮质后再缓慢入针，刺入深度约 0.6 寸，得气之前主要采用温和的升降插法，得气之后以不加重患者的疼痛和不适为前提，采用升降插法在小范围内缓慢针刺调气。然后针刺百会，针尖与头皮成 20°，迅速刺入头皮，之后沿督脉向后刺入头皮约 0.6 寸，针刺方法以平缓为主，直至得气。最后针刺印堂，局部皮肤捏紧，迅速刺入，刺入皮肤后向鼻根刺入，深度约为 0.6 寸，至得气。同时配合导气法，闭上眼睛，轻轻地闭上嘴唇，用鼻子深呼吸，直到起针。针刺保持 30min，依进针顺序起针，起针后用消毒棉球按压局部 30s，直至无出血。

结果： 观察组显效 35 例，好转 30 例，无效 2 例，总有效率为 97.01%；对照组显效 24 例，好转 33 例，无效 10 例，总有效率为 85.08%。提示针刺辅助西药治疗双相情感障碍可显著提高治疗总有效率，促进患者认知等功能的恢复，改善生活质量，降低复发风险，且安全性良好。

2. 张云飞等[9] 采用针刺联合喹硫平治疗肝气郁结型双相抑郁

采用随机数字表法将患者分为两组，各 30 例。对照组仅用西药单一治疗。口服富马酸喹硫平片（规格：0.1g×20 片），第 1~3 天给药 200mg/ 天，从第 4 天开始增量，逐渐达到 400~750mg/ 天。治疗组在对照组的基础上给予中医针刺治疗。选百会、四神聪、神庭、太冲、蠡沟、内关、三阴交。应用 1~1.5 寸毫针，头部穴位采用快速提插捻转法，余穴采用平补平泻手法，得气后留针 30min。1 次 / 天，4 周为 1 个疗程。以上两组均以 4 周为 1 个疗程，2 个疗程后进行评价。研究期间，两组均不联合使用心境稳定剂、抗抑郁药物等，若出现严重焦虑、失眠可联合使用劳拉西泮 1~2mg/ 天。

结果： 治疗组 30 例中，治愈 19 例，显效 7 例，有效 3 例，无效 1 例，总有效率为 86.7%；对照组 30 例中，治愈 14 例，显效 9 例，有效 2 例，无效 2 例，总有效率为 76.0%。提示应用喹硫平联合针刺疗法治疗双相情感障碍（肝气郁结型）疗效显著，不良反应少，值得于临床推广。

3. 刘全良等[10] 采用针灸治疗双相 Ⅱ 型障碍患者

依据随机数字表法将患者分为对照组和观察组，每组 36 例。对照组给予盐酸帕罗西汀 + 碳酸锂缓释片治疗。盐酸帕罗西汀口服，初期剂量为 20mg/ 天，2~4 周内加至最高剂量（≤ 40mg/ 天），维持治疗 8 周。碳酸锂缓释片，起始剂量为 500mg/ 天，根据病情，1 周内调整剂量至 750~1500mg/ 天，维持治疗 8 周。治疗组在对照组的基础上给予常规针灸治疗。主穴取三阴交、足三里、百会、印堂、丝竹空、率谷、大陵。抑郁状态配伍心俞、脾俞，轻躁狂状态配伍肝俞、太冲。使用 30~32 号 0.32mm ×（25~50）mm 的不锈钢一次性针灸针，皮肤常规消毒后进针。各穴均采用快速进针，配穴均按常规针刺方法。留针 30min，隔天治疗 1 次，每周 3 次，其治疗 8 周。

结果： 治疗组治愈 17 例，显效 9 例，有效 7 例，无效 3 例，总有效率为 91.67%；对照组治愈 10 例，显效 7 例，有效 8 例，无效 11 例，总有效率为 69.44%。提示针灸能有效改善双相 Ⅱ 型障碍患者焦虑、躁狂、抑郁的精神症状，还可改善患者的睡眠质量，提高生活质量，具有临床推广意义。

四、电针结合药物为主治疗

1. 李淑宇等[11] 采用电针联合富马酸喹硫平治疗双相情感障碍

将 115 例双相情感障碍患者根据治疗方法分为两组，对照组 57 例、观察组 58 例。对照组采用富马酸喹硫平（规格：25mg/ 片）治疗，饭后口服，治疗第 1 天剂量为 25mg/ 次，2 次 / 天；间隔 1~3 天调整为 50mg/ 次，逐渐增加剂量为 100mg/ 次，2 次 / 天。或依据病情调整剂量，持续治疗 2 个月。观察组在对照组基础上采用 ZCEA 型电针仪。取穴百会、印堂，进针后连接电针仪，调整电针数值，频率 2Hz，强度以患者最大耐受限度为准，每次 45min，1 次 / 天，持续治疗 5 次为 1 个疗程，休息 2 天后进入下一疗程，持续治疗 2 个月。

结果： 治疗 2 个月后，两组的抑郁自评量表评分，贝克 - 拉范森躁狂量表评分均较治疗前降低，且观察组的抑郁自评量表评分，贝克 - 拉范森躁狂量表评分均显著低于对照组。两组的不良反应发生率比较，差异无统计学意义。提示电针联合富马酸喹硫平可有效改善双相情感障碍患者的抑郁、躁狂症状，且不会明显增加不良反应。

2. 许静等[12] 采用疏肝解郁法治疗双相情感障碍抑郁发作

将 60 例双相情感障碍抑郁发作患者随机分为对照组与观察组，每组 30 例。治疗组采用疏肝解郁法，代表方丹栀遥散加减（丹皮 12g、栀子 12g、柴胡 15g、当归 15g、白芍 15g、白术 15g、茯苓 15g、生姜 6g、薄荷 3g、甘草 9g），2 袋 / 天，真空包装，分早晚两次口服，每次 1 袋。观察组在对照组的基础上给予电针治疗，取穴合谷、太冲、百合、印堂，电针治疗到中药治疗结束。观察组、对照组疗程均为 6 周。对照组采用碳酸锂治疗，初始剂量 500mg/ 天，根据患者临床症状改善情况，1 周内调整剂量至 750~1500mg/ 天，2 次 / 天，早晚各 1 次。

结果： 治疗组治愈 8 例，显效 14 例，有效 6 例，无效 2 例，总有效率为 93.3%；对照组治愈 4 例，显效 13 例，有效 5 例，无效 8 例，总有效率为 73.3%。提示疏肝解郁法治疗双相情感障碍抑郁发作，可明显改善患者的抑郁症状，值得临床推广。

五、其他治疗

罗曼等[13] 采用耳穴迷走神经刺激治疗原发性失眠症及情感障碍

采用外配式耳迷走神经刺激仪，于耳甲迷走神经分布区（解剖学定位为耳甲腔和耳甲艇）进行刺激治疗。在医生的指导下，由患者本人定位耳迷走神经刺激区域及操作仪器。同时医生嘱患者每日坚持记录课题组自行设计的睡眠日记卡，于每日晨起后及临睡前各记录 1 次，记录内容包括晨间起床时间、晚上就寝时间、仪器的使用时间、有无不良反应等。医生定期检查患者睡眠日记卡的填写情况并做指导，以督促患者坚持治疗，保证研究质量。刺激部位：双耳耳迷走区域。操作方法：刺激部位以医用酒精常规消毒，患者自己使用耳迷走神经刺激仪，把耳塞电极固定在外耳道内。脉冲频率：使用疏密波，20Hz 持续 7s，4Hz 持续 3s，电流 ≤ 50mA（500Ω 负载阻抗），强度自行调节至可忍受而不产生疼痛为度。每次持续刺激 30min，治疗 2 次 / 天（晨起后与临睡前 30min 各 1 次），双耳交替治疗。每周连续治疗 5 天，休息 2 天，共治疗 4 周。

结果： 匹兹堡睡眠质量指数评分在治疗第 2 周周末为（13.20 ± 3.61）分，较治疗前降低，差异有统计学意义；治疗第 4 周末及第 6 周末随访时 17 项汉密顿抑郁量表和汉密顿焦虑量表评分较治疗前均有不同程度下降，差异有统计学意义。未观察到不良反应的发生。提示外配式耳甲迷走神经刺激仪可缓解原发性失眠症状，同时又可改善患者的焦虑、抑郁症状，具有一定远期疗效，且较为安全。

六、综合治疗

罗莹华等[14] 采用耳穴压豆配合易筋经改善轻症新冠病毒感染患者应激性情感障碍

耳穴压豆方式：患者取坐位，取神门、皮质下、肺、脾、内分泌等穴位，使用 75% 酒精擦拭局部皮肤。取完整无壳的王不留行籽，消毒后将其放置于 0.6cm × 0.6cm 的胶布中间位置，贴至对应耳穴，使用食指，拇指指腹予揉、按、捏、压，力道由轻至重，以患者自感酸、胀、麻为宜，每穴每次按压 2min。患者可自行按压 5 次 / 天，双耳交替进行，持续至出院前 1 天。易筋经训练方式：由医护人员向每位患者发放易筋经的教材和配套视频，易筋经共十二式，分别为韦驮献杵一势、韦驮献杵二势、韦驮献杵三势、摘星换斗势、倒拽九牛尾势、出抓亮翅势、九鬼拔马刀势、三盘落地势、青龙探爪势、卧虎扑食势、打躬势、掉尾势。教练均为正规且教授经验丰富的专业人员，患者于病情稳定后开始学习易筋经，要求借助呼吸引导，动作与意识协调配合，伸筋拔骨，呼吸自然，每次练习 30min，早晚各 1 次。

结果：干预后焦虑自评量表、抑郁自评量表评分低于干预前，差异有统计学意义。干预后睡眠时间、入睡时间、睡眠质量、日间功能障碍、睡眠障碍、催眠药物、睡眠频率评分低于干预前，差异有统计学意义。干预后情感功能、心理状态、身体功能、社会功能评分高于干预前，差异有统计学意义。提示耳穴压豆配合易筋经可显著改善轻症新冠病毒感染患者应激性情感障碍，提升其睡眠质量及生活质量。

参考文献

[1] 王美娜，王家振，王浩然，等. 项七针针刺结合耳穴揿针治疗首发双相情感障碍 28 例 [J]. 中国针灸，2022，42（7）：753-754.

[2] Priebe T，Stumpf SH，Zalunardo R. Can a science-based definition of acupuncture improve clinical outcomes? [J]. Journal of Integrative Medicine，2017，15（3）：165-171.

[3] 陈宏，丛文杰，赵永忠，等. 针刺辅助碳酸锂和丙戊酸钠治疗双相障碍的疗效 [J]. 浙江临床医学，2021，23（6）：827-829.

[4] 何新芳. 电针结合耳穴埋针对双相抑郁心境稳定作用的临床研究 [D]. 广州：广州中医药大学，2010.

[5] 景双为，王茵萍，郎娟，等. 花癫案 [J]. 中国针灸，2019，39（10）：1124.

[6] 张丹璇，刘静，谢静，等. 升阳益胃针法治疗双相情感障碍 30 例临床观察 [J]. 湖南中医杂志，2021，37（1）：60-62，91.

[7] 陈源瑜，姜东耀，东红升，等. 双相抑郁症案 [J]. 中国针灸，2018，38（1）：50.

[8] 杜青，顾宝东，李鑫，等. 以"晕痛针"为基础改善耳石症残留症状中情感障碍的临床疗效观察 [J]. 湖北中医杂志，2019，41（5）：32-34.

[9] 张云飞. 针刺联合喹硫平治疗肝气郁结型双相抑郁临床观察 [J]. 光明中医，2022，37（10）：1838-1840.

[10] 刘全良，周鑫，李晓娟，等. 针灸治疗双相 Ⅱ 型障碍患者的临床效果 [J]. 中国医药导报，2022，19（31）：139-142.

[11] 李淑宇，陈李静，杨艳艳. 电针联合富马酸喹硫平治疗双相情感障碍患者的效果观察 [J]. 临床医学工程，2022，29（4）：443-444.

[12] 许静. 疏肝解郁法治疗双相情感障碍抑郁发作的疗效观察 [J]. 内蒙古医学杂志，2020，52（11）：1302-1304.

［13］罗曼，屈箫箫，李少源，等．耳穴迷走神经刺激治疗原发性失眠症及其情感障碍 35 例：病例系列研究［J］．中国针灸，2017，37（3）：269-273．

［14］罗莹华，罗云丰，胡宋锋．耳穴压豆配合易筋经改善轻症新冠肺炎患者应激性情感障碍的观察［J］．实用临床医学，2021，22（1）：57-59．